"十一五"国家重点图书

中国中医药名家经典实用文库

孙桂芝
实用中医肿瘤学

主　编　孙桂芝

中国中医药出版社

·北　京·

图书在版编目（CIP）数据

孙桂芝实用中医肿瘤学 / 孙桂芝主编. —北京：中国中医药出版社，
2009.10（2025.9 重印）

（中国中医药名家经典实用文库）

"十一五"国家重点图书

ISBN 978-7-80231-712-3

Ⅰ. 孙…　Ⅱ. 孙…　Ⅲ. 中医学：肿瘤学　Ⅳ. R273

中国版本图书馆 CIP 数据核字（2009）第 145325 号

中国中医药出版社出版

北京经济技术开发区科创十三街 31 号院二区 8 号楼

邮政编码　100176

传真　010-64405721

北京盛通印刷股份有限公司印刷

各地新华书店经销

开本 787×1092　1/16　印张 31.5　彩插 1　字数 702 千字

2009 年 10 月第 1 版　2025 年 9 月第 5 次印刷

书号　ISBN 978-7-80231-712-3

定价　98.00 元

网址　www.cptcm.com

服 务 热 线　010-64405510

购 书 热 线　010-89535836

维 权 打 假　010-64405753

微信服务号　zgzyycbs

微商城网址　https://kdt.im/LIdUGr

官 方 微 博　http://e.weibo.com/cptcm

天猫旗舰店网址　https://zgzyycbs.tmall.com

如有印装质量问题请与本社出版部联系（010-64405510）

《中国中医药名家经典实用文库》

编　委　会

出版者的话

21世纪的今天，随着现代医学模式由生物模式向生物、心理、社会和环境相结合模式的转变，现代的医学理念由治愈疾病向预防疾病和提高健康水平方向做出调整，以中医药为代表的传统医药的理论思维和辨证论治方法的生命力正在、并将进一步凸显出来，中医药继承创新和发挥特色优势比任何时候都显得更为紧迫和重要。与此同时，党和国家更加关心和支持中医药工作，反复强调"要大力扶持中医药和民族医药发展，充分发挥祖国传统医药在防病治病中的重要作用"，并采取了一系列重大措施，中医药事业迎来了前所未有的发展战略机遇期。正是在这样的大背景下，我们不失时机地推出了《中国中医药名家经典实用文库》（简称《文库》）大型系列丛书，被国家新闻出版总署列为"十一五"国家重点图书出版项目。

突出传统中医特色，吸收现代研究成果，浓缩名医大家经验，贴近当前临床实际，为读者提供一套特色鲜明、质量上乘、规范实用的中医临床参考书籍，打造出具有时代特征和典范作用的中医临床学术精品，这是策划、编写此套大型《文库》的宗旨。

整套《文库》既有中医临床学科，也有中医临床专科疾病，第一批将出版《周仲瑛实用中医内科学》、《夏桂成实用中医妇科学》、《徐福松实用中医男科学》、《石学敏实用针灸学》、《孙桂芝实用中医肿瘤学》、《邵长荣实用中医肺病学》等。每册均以该学科或专病领域德高望重、学验俱丰、卓有建树的名医专家冠名，意在彰显专著的权威性和名医特色。主编则由该名家或本领域一流权威专家领衔担纲，以确保专著质量，做到名副其实。《文库》的编写框架，从基本体例到具体内容都力求遵从中医辨证论治规律，尽可能符合当代中医临床医师的临证思维和实际操作过程，并充分吸收现代研究成果，严谨规范，切于实用，较好地反映出当代中医临床学科水平。

名老中医药专家的临床经验是他们数十年长期临床实践、学术研究的积淀，并与中医药理论、前人宝贵经验有机结合的智慧结晶，是他们融古贯今、继承与创新的成果，在一定程度上代表着当今中医学术和临床发展的水平，是中医临床学科体系中不可或缺的重要部分，也是中医临床的特色之一。因此，《文库》尤其注重融入名医成熟的辨治经验，除在各部分内容中有机结合，很好体现外，还专设"临证经验"栏目，集中选介名医诊查辨治的心得体会、处方用药的技巧要诀以及典型验案举例等，从而更加符合中医临床实际，更好地体现中医特色，这是此套文库的一大亮点。

今年是新中国60华诞，又恰逢中国中医药出版社建社20周年。作为重点献礼图书，这套《文库》的出版，既是对正处于蓬勃成长期的出版社综合实力的很好检验，也是所有中医药出版人志存高远、欲成大器的具体体现。我们有信心在各位专家和广大同仁的支持和帮助下，精心制作，认真修订，使之不断充实、完善，共同打造出无愧于时代的精品、好书，充分展示新时期中医药的别样风采。

中国中医药出版社

2009 年 8 月

孙桂芝实用中医肿瘤学

编 委 会

主 编 孙桂芝

副主编 李东涛 王 逊

编 委（以姓氏笔画为序）

王 逊 卢文屏 闫洪飞 孙桂芝 杨宗艳

李东涛 李 杰 吴 洁 张培彤 唐晓颇

医家小传

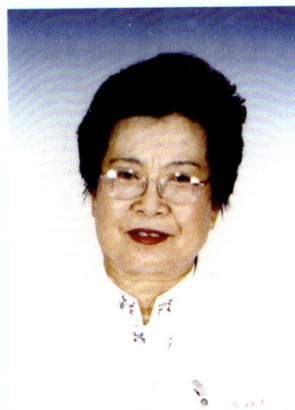

　　孙桂芝，女，1937 年 12 月出生于山东淄博，1964 年毕业于山东医学院（现山东大学西校区）。二级主任医师、博士生导师、教授、第一至四批全国老中医药专家学术经验继承工作指导老师。1990 年被遴选为全国首批 500 名著名中医药专家之一，享受国务院特殊津贴，中国中医科学院广安门医院肿瘤科学术带头人，我国著名中西医结合肿瘤专家，兼任中国中医科学院广安门医院学术委员会委员，中国疑难病防治研究委员会理事，国际癌症康复学会理事，中国中西医结合研究会北京肿瘤委员会委员，全国中医药学会中医康复学会理事，国家食品药品监督管理局新药评审专家，中国癌症康复学会顾问，中央保健委员会专家等职。

　　孙桂芝教授擅长以中西医结合方法综合治疗各种肿瘤。她在从事中西医结合防治常见肿瘤的 45 年里，诊治中晚期肿瘤患者 60 余万人次，积累了丰富的临床经验，临证善用引经药和药对，筛选出一系列抗肿瘤转移、防复发及减轻放化疗毒副反应的有效方药与方案；对常用抗癌中草药进行实验研究，筛选出疗效确切部分，研制出中药制剂 16 个；对余桂清等老中医在化疗中常用的四个处方（心脾方、脾胃方、脾肾方、肝胃方）进行研究，率先创建了扶正培本法配合化疗治疗胃癌的研究方向，1983 年被列为国家"六五"攻关项目，在中医肿瘤界率先进入国家五年规划，得到全国同行的广泛认同。

　　孙桂芝教授先后主持参加国家"六五"、"七五"、"八五"中医肿瘤攻关项目、国家自然科学基金、国家中医药管理局科研基金及中央保健局课题等 12 项，获国家级科技成果奖 1 项，省部级科技成果奖 6 项，主编专著 2 部，参编 7 部，培养博士后和硕博士研究生 22 名，发表学术论文 50 余篇。

她不仅医术精湛，而且医德高尚，在患者中享有极高的声誉。努力把获得的知识奉献给所有需要的人，并以自己的乐观情绪感染患者，是她的人生信仰。她常说："人的一生就是奋斗的一生，只要病人满意，再累我也高兴。"

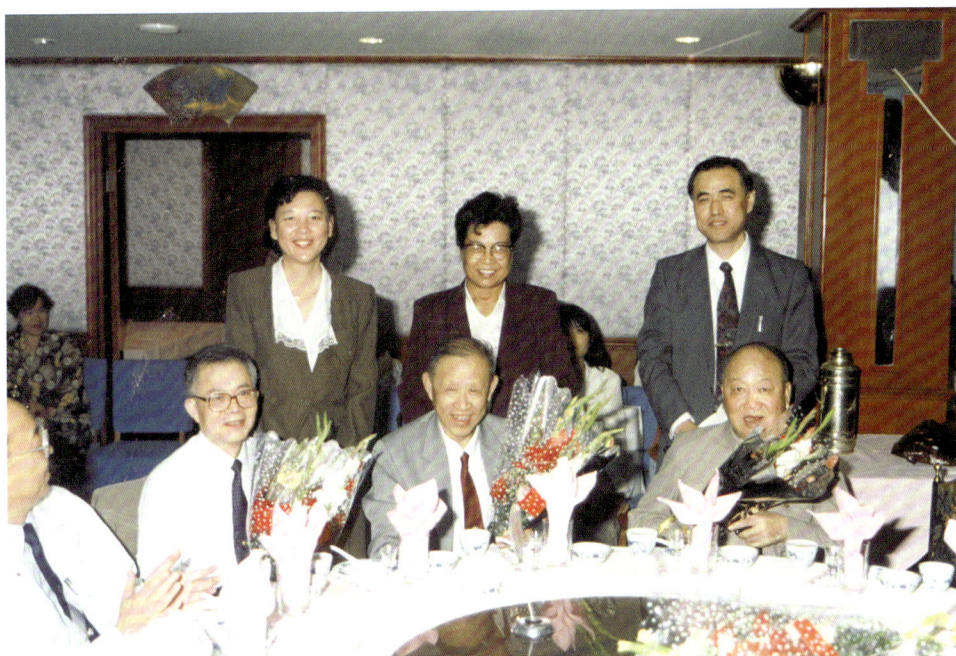

中国中医科学院广安门医院肿瘤科成立 30 周年纪念

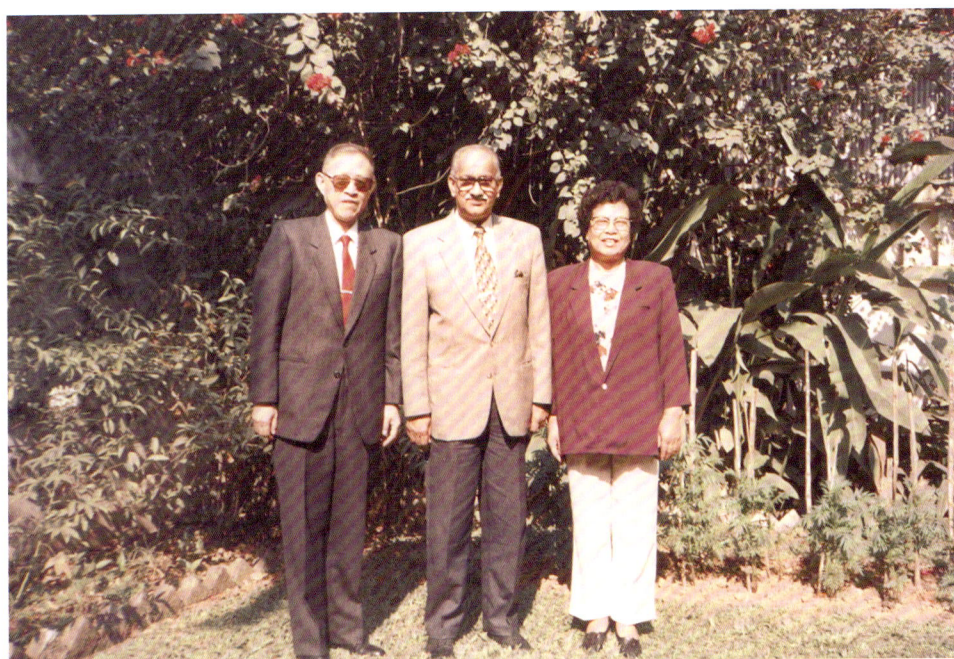

和余桂清主任（左一）为达卡外长诊病后留念

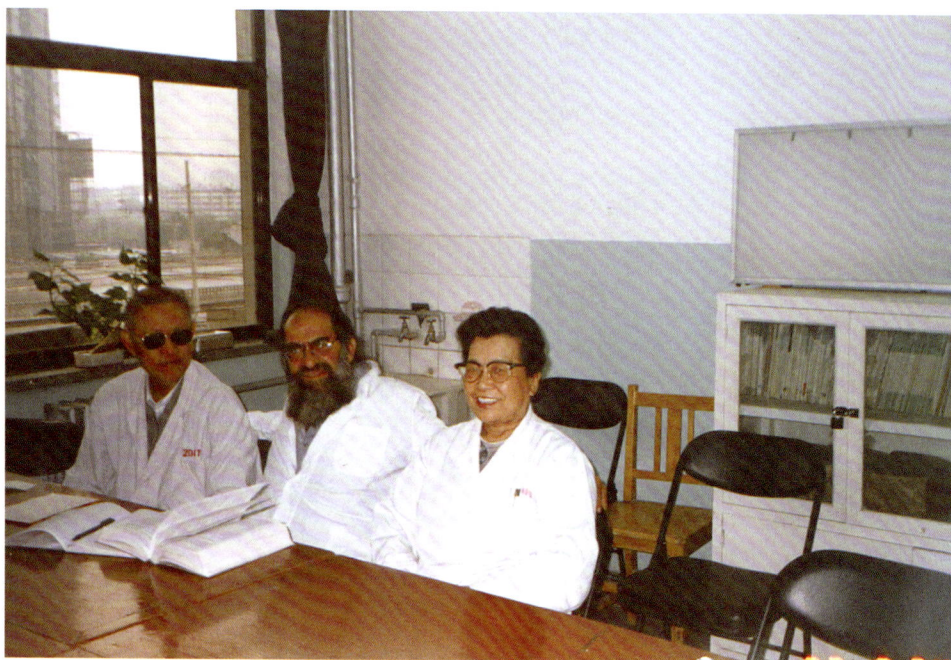

与意大利学生在一起

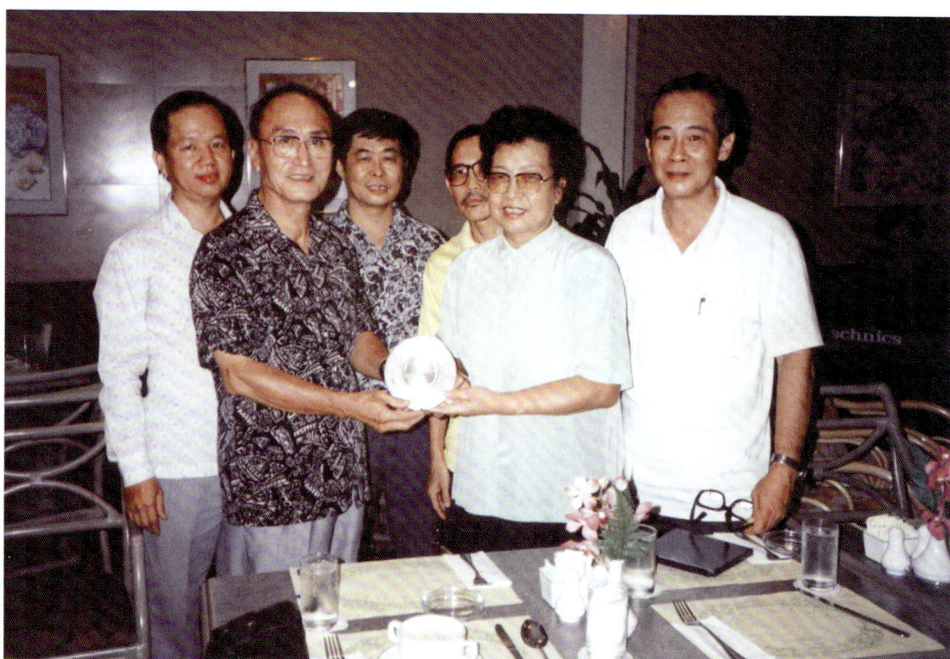

指导马来西亚气功学会成立

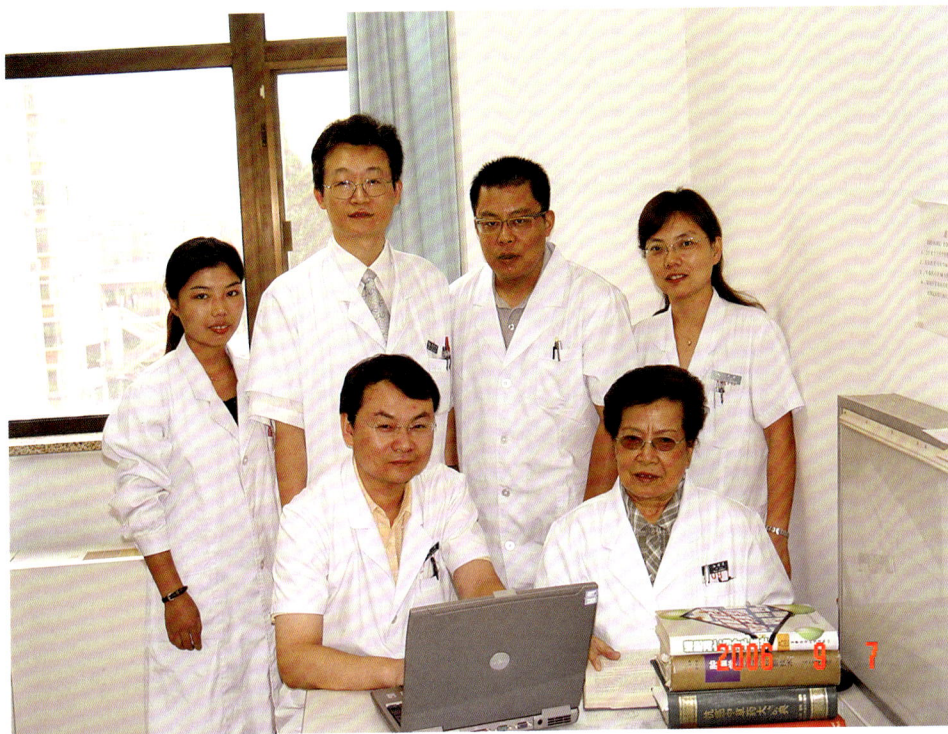

传承中医，桃李芬芳

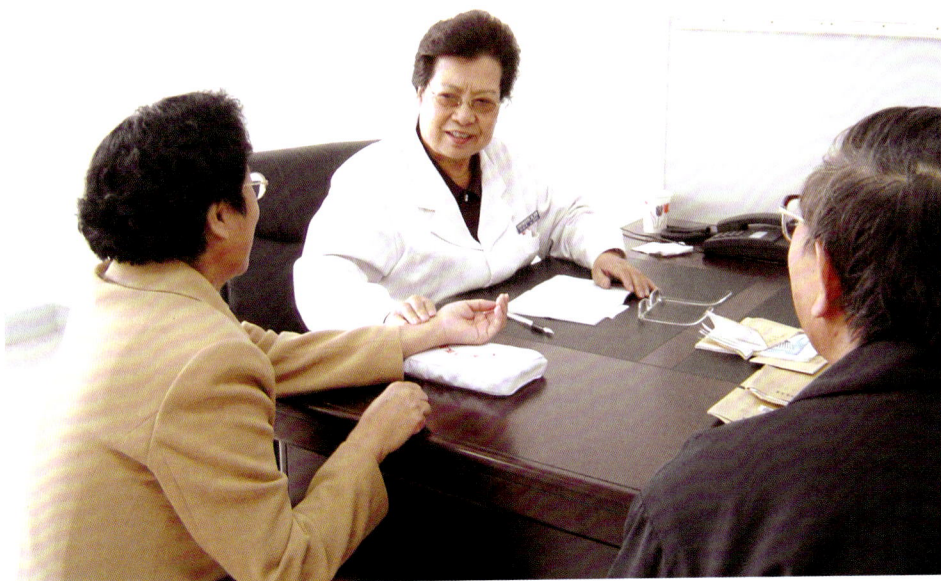

察色按脉，精心诊治

自　序

　　一个不容忽视的事实是：西医对肿瘤的研究在迅速发展的同时，也不断从中医理论中吸取行之有效的方法来丰富自己。就我国中医界的基本状况而论，中医肿瘤工作者每天都在接触以西医方法命名的各种肿瘤、化验指标和特殊检查结果，对此，大多数人是按中医的理论体系与思维方法对病因、病机、辨证论治规律进行临床治疗、科研与教学。我们体会，在恶性肿瘤的诊疗中，中西医结合是必要的和有效的。中医研究疾病所认识到的是整体性的规律，对内部细节了解得较少；西医对患者的体内变化了解得详细而具体，但往往忽略了整体的"大联系"。中医的不足正是西医的长处，而中医的长处也正是西医的短处，因此我们在多年的临床医疗和科研中坚持走中西医结合的道路，在中医中药防止肿瘤术后复发与转移及放化疗增效减毒等方面取得了很好的效果。

　　中医肿瘤工作者在采用中医治疗的同时，应当了解当前西医发展的方向、成果与水平，西医肿瘤工作者也同样需要及时汲取与借鉴中医在肿瘤治疗中的有效方法。二者均不应有门户之见，相互排斥。只有这样，我们才能给患者提出最合理的建议，选择最有效的治疗方案，达到最佳的治疗效果。

　　我在从事肿瘤临床的过程中，深深体会到中医药学的博大精深。历代的医学论著浩如烟海，有取之不尽、用之不竭的营养素。多年来，我如饥似渴地摘录历代名医有关肿瘤的论述，查阅中医医学期刊，有案必录，有论必记，并认真消化，融会贯通，夯实了中西医的理论基础。在临床治疗中，为了给患者提供最佳的治疗方案，我始终坚持辨病在先，辨证为主，本着西为中用的原则，对各种实验室检查（如肿瘤标记物等）给予中医理论的解释。在科研中，我坚持将临床的发现通过实验研究给予验证和理论上的升华。经过40多年60余万人次的肿瘤诊疗实践，我积累了一些经验，愿加以总结，奉献于社会。

本书分上、下两篇。上篇为总论，共8章，分别介绍中医文献中有关肿瘤的论述、肿瘤的病因病机、中医辨证、常用治疗大法等。下篇为各论，共9章，介绍常见肿瘤的病因病机、病理机制、诊断、治疗（辨证施治、手术、化疗、放疗、生物治疗）、临证经验及各家经验等。

由于水平有限，书中的缺点与疏漏之处在所难免，不足之处尚祈广大读者和专家提出宝贵意见，以便再版时修正。

孙桂芝
2009年8月

目录
孙桂芝实用中医肿瘤学

总 论

各　论

总　论

□ 第一章 □

中医文献中有关肿瘤的论述

西医认为，机体受到某些致癌因素的作用，某一部分器官或组织过度生长所形成的新生物即为肿瘤。肿瘤的生长不符合正常组织的生长规律，也不适应机体的机能需要，这种过度生长一旦形成，即使去掉诱发因素，它仍然能继续生长。肿瘤的生长是由肿瘤细胞的三个生物学特性所决定的：一是肿瘤细胞的增殖、分裂不像正常细胞，处于精确的调节和控制之下，很难从细胞增殖状态转换成行使特殊功能的细胞分化状态，而是表现为一种机体难以控制的生长繁殖；二是肿瘤细胞具浸润性生长和远处转移的特性；三是肿瘤细胞可将过度生长、浸润方式及远处转移的特性传给子代。

中医关于肿瘤的描述和记载可追溯到殷周时期。殷墟出土的甲骨文就有"瘤"的病名。《内经》中记载："瘤者，肿大也，瘤者留居也，肿大成块，留居在一处而不消散者，为之瘤也。"宋代重校《圣济总录》对"瘤"进一步论述曰："瘤之为义，留滞而不去也，气血流行不失其常，则形体和平，无或余赘及郁结壅塞，则乘虚投隙，瘤所以生。"关于肿瘤的病因，《内经》谓"营卫不通"，"寒气客于肠外与卫气相搏"，"邪气居其间"等。邪气居留于不同的部位，则发为不同的肿瘤，如筋瘤、肠瘤、骨疽、肉疽。华佗在《中藏经·痈疽疮肿第四十一》中指出："夫痈疽疮肿之作也，皆五脏六腑蓄毒之不流则生矣，非独因营卫壅塞而发者也。"认为肿瘤的发病不仅可因营卫之气壅塞而引起，脏腑蓄毒不流也是重要因素。

肿瘤的治疗最早见于《山海经》。公元7世记的《晋书》曰："初蒂目有大瘤疾，使医割之。"宋代东轩居士的《卫济宝书》中开始有"癌"字出现。到明代，对肿瘤的病因病机、症状、辨证用药及鉴别诊断已提出了非常有价值的认识。如明代申斗亘在《外科启玄·论癌发》曰："初起时不寒热疼痛，紫黑色不破，里面先自黑烂，二十岁以后不慎房事，积热所生，四十岁上血亏气衰，厚味过多所生，十全一二，皮黑者难治，必死。"从中可清楚地看出，古人不仅记述了肿瘤的症状、病因病机，对其预后也有较清楚的论述。明·《证治汇补》曰："吞酸小疾也，然可即不可久，或以疾小而忽之，此不知其噎膈、反胃之渐也。"

虽然古代中医文献中关于肿瘤的描述与西医某一种肿瘤极其相似，但却没有进行系统的分类和良恶性的划分，也无法与西医肿瘤的病名一一对应，因此，我们只能根据文献中的论述进行分析。现将与肿瘤相似的中医病名分别归纳如下：

一、鼻渊

鼻渊，又名"鼻痔"、"鼻息肉"、"控脑砂"等，相当于鼻咽部恶性肿瘤。

《素问·气厥论》曰："鼻渊者，浊涕不止也，传衄。"金代窦汉卿称鼻孔中息肉为"鼻痔"。明代李梴在《医学入门》中曰："有流黄水者，甚则脑亦作痛，俗名脑砂，有虫食脑中。"《医宗金鉴·外科心法要诀》中记载："鼻渊浊涕流鼻中，久淋血水秽而腥……控脑砂因蚀脑虫……鼻痔初起榴子形。"上述文献对鼻渊、控脑砂、脑砂、鼻痔症状的描述，均与西医鼻咽部恶性肿瘤（如鼻咽癌、鼻咽部恶性肉芽肿）相类似。

二、噎膈

噎膈，又称"膈证"、"食膈"。

历代关于噎膈的描述很多。《素问·通评虚实论》曰："膈塞闭绝，上下不通，则暴忧之病也。"《灵枢·邪气脏腑病形》记载："脾脉……微急为膈中，食饮入而还出，后沃沫。"《灵枢·上膈》篇曰："下膈者，食晬时乃出。""膈中"是指食物进入后即吐出，这很像食管癌的表现。"下膈"是指食物进入后停一段时间后再吐出，这与幽门梗阻极其相似，可见于胃窦癌晚期。隋代巢元方在《食噎候》中曰："饮食入则噎塞不通……胸内痛，不得喘息，食不下，是故噎也。"元代朱丹溪在《丹溪心法》中说；"其槁在上，近咽之下，水饮可行，食物难下，名之曰噎；其槁在下，与胃为近，名之曰膈。"从其描述看，膈的症状与食管癌相似，膈的症状很像是贲门癌。至明清，医家已认识到噎膈是顽痰瘀血等有形之物阻遏其间，如明代赵养葵在《医贯》中曰："噎膈者，饥饮得食，噎塞迎逆于咽喉胸膈之间，在胃口之上，未曾入胃，即带痰涎而去。"清代徐灵胎在《医学十二种》中指出："噎膈之证，必有瘀血、顽痰、逆气阻隔胃气。"从上述的描写中可以看出，古代医家对食管癌和贲门癌的病因症状已有较清楚的认识。

三、反胃

反胃，又名"翻胃"、"胃反"。

《金匮要略》中指出，"反胃"是"朝食暮吐，暮食朝吐，宿谷不化"，其对反胃和噎膈并未区分。隋代巢元方的《诸病源候论》将反胃描述为："朝食暮吐，暮食朝吐，心下牢大如杯，往来寒热，甚则食以即吐。"此段描述与幽门梗阻极为相似。清代《医宗金鉴》总结噎膈翻胃曰："干枯贲幽魄不通，贲门不纳为噎膈，幽门不放翻胃成。"从上述论述可以看出，古人对食管、胃、小肠、大肠之间的解剖已经相当清楚，对类似于胃肿瘤的症状、病因都有一定的认识。

四、积聚癥瘕

有关积聚的论述最早见于《灵枢·五变》："皮肤薄而不泽，肉不坚而淖泽，如此则肠胃恶，恶则邪气留止，积聚乃作，脾胃之间，寒温不次，邪气稍止，蓄积留止，大聚乃起。"《难经》曰："气之所积曰积，气之所聚曰聚，故积者五脏所生，聚者六腑所成也。积者，阴气也，其始发有常处，其痛不离其部，上下有所终始，左右有所合处；聚者，阳气也，其始发无根本，上下无所留止，其痛无常处，谓之聚。"《难经》将积证按五脏所生分为心、肝、脾、肺、肾五种，其中心、肝、脾、肺四积与肿瘤的症状类似，现列举如下。

1. 心之积

又称伏梁。《灵枢·邪气脏腑病形》曰："心脉……微缓为伏梁，在心下，上下行，时唾血。"《难经》曰："起脐上，其大如臂，上至心下，久不愈，令人病烦心。"宋《济生方》曰："伏梁之状，起于脐下，其大如臂，上至心下，犹梁之横架于胸膈者，是为心积，其病腹热面赤，咽干心烦，甚则吐血，令人食少肌瘦。"从上述的描述可见，心积是指上腹部较大的包块，可见于肝癌、胆囊癌、胰腺癌、胃癌等。

2. 脾之积

又称痞气。《难经》曰："在胃脘，覆大如盘，久不愈，令人四肢不收，发黄疸。"《医学入门》载："脾积胃脘，稍右曰痞气，言阳气为温所蓄也，令人黄疸倦怠，饮食不为肌肤。"《证治要诀》曰："脾积在胃脘，大如覆杯，痞塞不通，背痛心疼，饥减饱气。"由此可见，脾积为右上腹较大的肿块，伴有黄疸、疲乏无力、消瘦、疼痛、食欲减退等症状，可见于肝癌、胆管癌等。

3. 肺之积

又称息贲。《素问·咳论》曰："肺咳之状，咳而喘息，贲息有音，甚则唾血。"《难经·五十六难》曰："肺之积名曰息贲，在右胁下，覆大如杯。久不已，令人洒淅寒热，喘咳，发肺壅。胸中气满，喘息不便，内痛引肩，身热，脱肉。"宋代《济生方》记载："息贲之状，在右胁下，覆大如杯，喘息贲溢是为肺积。诊其脉浮而毛，其色白，其病气逆，背痛少气，喜忘目暝，肤寒，皮中时痛，或如虱缘，或如针刺。"该描述类似于西医学的肺癌。

4. 肝之积

又名肥气、肝壅、肝胀、癖黄。《灵枢·邪气脏腑病形》载："肝脉……微急，为肥气在胁下，若覆杯。"《诸病源候论》曰："肝积，脉弦而细，两胁下痛……身无膏泽，喜转筋，爪甲枯黑，春瘥秋剧，色青也。"《圣济总录》曰："肝气壅盛，胁下结块，腹内引痛，大小便赤涩，饮食减少。"这些描述类似于肝癌之特点。

从上述的描述可以看出，积聚包括肺癌、食管癌、肝癌、胰腺癌、胆囊癌等在内的胸腹部固定和活动的肿块。

关于癥瘕，晋·葛洪《肘后备急方》曰："凡癥坚之起多以渐生，如有卒觉便牢大，自难治也。腹中癥有结节，便害饮食，转羸瘦。"《诸病源候论》曰："癥者，由寒温失节致脏腑之气虚弱……若积引岁月，人皆柴瘦，腹转大，遂致死。"又曰："其病不动者名曰为癥，若病虽有结而可推移者，名为瘕。瘕者假也，谓虚假可动也。"可见癥是腹腔内固定的肿块，逐渐长大变硬，患者腹大，不纳食，羸瘦以致死亡。这些与腹腔内恶性肿瘤的症状相似。瘕是腹腔内可活动的包块，如石瘕、肠覃。石瘕者，《灵枢·水胀》记载："生于胞中……日以益大，状如怀子，月事不以时下，皆生于女子。"这与子宫肌瘤的肿块逐渐长大，如妊娠，并伴有月经不调等症状相似。肠覃虽也"稍以益大，至其成，如怀子之状……按之则坚，推之则移"，但月事以时下，颇似卵巢肿瘤。

癥瘕与积聚均包括腹腔内固定与活动的包块。宋《圣济总录》曰："癥瘕癖结者，积聚之异名也。"明张景岳也认为："癥瘕之病，即积聚之别名。"从历代医家描述的症状看，两者有所不同。一般积聚多指上腹部的包块，如肝积、心积、脾积、肺积，而癥瘕多指下腹部与盆腔的包块。

五、乳岩

隋代巢元方《诸病源候论》中称乳岩为乳石痈，其多处与乳腺良性病变和早期乳腺癌相似。其描述包括："肿结皮强，如牛领之皮"；"乳中结聚成核，微强，不甚大，硬若石状"；"石痈者……其肿结确实，至牢有根，核皮相亲，不甚热，微痛"；"乳中隐核，不痛不痒"；"石痈之候微强……但结核如石"。这些描述与乳腺癌的临床特征极相似。唐·孙思邈在《备急千金要方》中称乳岩为"妒乳"，记载曰："妇人女子乳头生小浅热疮，痒搔之，黄质出，浸润为长，百种治疗不瘥。"宋·陈自明所著《妇人大全良方》记载："若初起内结小核，或如棋子，不赤不痛，积之岁月渐大，巇岩崩破，如熟石榴，或内溃深洞……名曰乳岩。"宋·窦汉卿的《疮疡经验全书》认为，乳岩"若未破可疗，已破难治，捻之内如山岩，故名之，早治得生，迟则内溃烂，见五脏而死。"《医宗金鉴·外科心法要诀》谓："乳岩初结核隐痛，肝脾两损气郁凝，核无红热身寒热，速灸养血免患攻，耽延续发如堆粟，坚硬岩形引腋胸，顶透紫光先腐烂，时流污水日增疼，溃后翻花怒出血，即成败证药不灵。"此段描述颇似乳腺癌的发病过程。《外科全生集》记载："乳岩……男女皆有此证。"

六、瘿瘤

中医所谓之瘿多指颈部特别是甲状腺部位的肿块。瘤则范围广，如宋·陈士铎《三因方》谓："瘿者多著于肩颈，瘤则随气凝结"，并将瘿瘤分为五瘿六瘤进行了详细论述。"坚硬不可移者，名曰石瘿；皮色不变者，名曰肉瘿；筋脉露结者，名曰筋瘿；赤脉交结者，名曰血瘿；随忧愁消长者，名曰气瘿……五瘿皆不可妄决破，决破则脓血崩溃，多致夭枉。""瘤则有六，骨瘤、脂瘤、气瘤、肉瘤、脓瘤、血瘤，亦不可破。"《外科枢要》曰："按之如筋，久而或有赤缕，名曰筋瘤……其自肌肉肿起，久而有赤缕，或皮俱赤，名曰血瘤……按之实软，名曰肉瘤……其自骨肿起，按之坚硬，名曰骨瘤。"从以上的描述可见，瘿包括甲状腺良恶性肿瘤，瘤包括肌肉、皮肤、骨及血管等部位的良恶性肿瘤。筋瘤多指纤维肉瘤，血瘤包括血管瘤、血管肉瘤，骨瘤包括骨骼的良恶性肿瘤，肉瘤多指恶性肿瘤，亦可指良性脂肪瘤。

七、失荣

明代医家陈实功在《外科正宗》中曰："失荣者……其患多生肩之上，初起微肿，皮色不变，日久渐大，坚硬如石，推之不移，按之不动，半载一年方生隐痛，气血渐衰，形容瘦削，破烂紫斑，渗流血水，或肿泛如莲，秽气熏蒸，昼夜不歇，平生疙瘩，愈久愈大，起溃越坚，犯此俱为不治。"又曰："失荣症生于耳前及项间，初如痰核，久则坚硬，渐大如石，破后无脓，惟流血水，坚硬乃作，肿痛异常，乃百死一生之症。"《类证治裁》指出，失荣可生于"颈、肘、腋等处"。由此可见，古人所指的失荣症好发于颈部及锁骨上，与西医的淋巴系统恶性肿瘤及淋巴结转移癌极其相似。

八、茧唇

茧唇，又名紧唇、沈唇。《妇人大全良方》记载："肿起白皮，皱裂如蚕茧，名曰茧唇。"金代的《疮疡经验全书》将其描写为："茧唇者，此症生于嘴唇者也，其形似蚕茧，故名之……始起一小瘤，如豆大小，或再生之，渐渐肿大，合而为一，约有寸厚，或翻花如杨梅，如疙瘩，如灵芝，如菌，形状不一。"从上述症状看，茧唇与唇部恶性肿瘤如唇癌、唇部恶性黑色素瘤比较接近。

九、舌菌

舌菌，指舌癌。《外科金鉴》云："舌菌最恶，初如豆，次如菌，头大蒂小，疼痛，红烂无皮，朝轻暮重。若失于调治，以致肉肿，突如泛莲，或有状如鸡冠，舌本短缩，妨碍语言饮食，时流臭液，再因怒气上冲，溃然崩裂，血出不止。久久延及颈颔，肿如结核，坚硬，痛而皮色如常。顶软一点，色暗不红。破后时流臭水，腐如烂棉，其证虽破，坚硬肿痛，仍前不退，此为绵溃。甚至透舌穿腮、汤水漏出……"《疮医大全》曰："本病舌头一烂，外壳虽好，其中如烂鱼肠相似……血出如泉，穿腮腐龈……"这些描述把舌癌的临床表现、病程经过和转移都阐述得非常清楚。

十、肾岩

肾岩，又名翻花、翻花下疳。《疮科心得集》曰："本病初起马口之内，生肉一粒，如竖肉之状，坚硬而痒，即有脂水，延至一二年后……时觉疼痛应心，玉茎肿胀，竖肉翻花，如石榴子样，渐至龟头破烂，凸出凹进，气味异臭，痛楚难胜或鲜血液注，斯时必脾胃衰弱，饮食不思，形神困惫，则玉茎尽为烂去……"其描述与阴茎癌相似。

除以上中医文献所描述的几种与肿瘤有关的疾病外，还有诸如脏毒、耳菌、牙菌、石疔等，在此暂不一一罗列。

□ 第二章 □

肿瘤的病因

肿瘤的病因目前还不十分清楚。已知许多因素与肿瘤的发病有密切关系。现根据中医学审病求因、审证求因和西医肿瘤流行病学的相关研究介绍如下。

一、外感六淫

风、寒、暑、湿、燥、火本是自然界的六种气候变化，与四时相应，称为六气。人类对六气有一定的适应能力，但在气候急剧变化和人体抗病能力下降时，六气就成为致病的条件，侵入人体而引起疾病的发生。这种情况下，六气就称为六淫。因此，六淫在习惯上泛指一切外感病的致病因素。中医很早就认识到肿瘤的发生与外邪侵袭有关。《灵枢·九针论》曰："四时八风之客于经络之中，为瘤病者也。"《灵枢·百病始生》曰："积之所生，得寒乃生，厥乃成积也。"《灵枢·痈疽》记载："热气淳盛，下陷肌肤，筋髓枯，内连五脏，血气竭，当其痈下，筋骨良肉皆无余，故名曰疽。"《灵枢·刺节真邪》记载："虚邪入之于身也深，寒与热相搏，久留而内着……邪气居其间而不反，发为筋瘤……肠瘤……昔瘤。"金·刘完素曰："疮疡者，火之属。"窦汉卿在《疮疡经验全书》中指出："妇人阴浊疮、阴茄、疽疮、翻花疮、匿疮等皆由湿热与心火相击而生。"《医宗金鉴》认为，茧唇是"积火积聚而成"。以上论述说明，六淫与积证、痈疽、瘤、翻花疮、积聚的形成有关。

从西医角度看，肿瘤的外邪实际上包括物理、化学和生物等诸多因素。近年的研究已经证明，人类肿瘤中至少有15%是由环境因素所引起。

二、物理因素

物理因素包括γ射线、X线、紫外线、热辐射、长期的机械和炎症刺激、创伤、埋入皮下和器官的片状异物、纤维性物质（如石棉、玻璃丝）等，均有较高的致癌作用。

三、化学因素

现已明确，具有致瘤作用的化学物质包括砷、铬和铬酸盐、镍和羰基镍、氮芥、芳香胺类染料中的2－萘胺、4－氨基联苯、4－硝基联苯、苯、煤焦油、润滑油、矿物油、切削冷却油、炭黑、二氯甲醚、氯甲甲醚、氯乙烯、2－萘胺芥、异丙油和工业用1－萘胺中的2－萘胺杂质等。还有一些动物实验证实有致瘤性，但对人类的致瘤作用尚不明确的物质，如镉、铍、亚硝酸类化合物和一些芳香类染料。另外，一些有潜在致瘤作用的物质也应引起注意，如铅、汞、农药等。

四、饮食不节

脾胃为后天之本，寒热饥饱无常必伤脾胃，引起疾病。《素问·痹论》曰："饮食自倍，脾胃乃伤。"《医学法律》曰："滚酒从喉而入，日将上脘饱灼，渐有热腐之象，而生气不存，窄隘有加，只能纳水不能纳谷者有之，此所以多成膈症也。"常食滚烫、煎炸和含有很高亚硝酸盐的腌制食品以及含有很高黄曲霉素的霉变食品均有很强的致癌作用，正如《医学统旨》所说："酒、米面、炙焙、黏滑难化之物滞于中宫，损伤脾胃，日久不治，渐成痞满吞酸，甚则为噎膈反胃。得斯疾患者不可轻视，必须早治。"《外科正宗》曰："茧唇……因食煎炒，过餐炙煿，又兼思虑暴急，痰随火行，留注于唇。"以上均说明，饮食无度，过量饮酒，过食炙煿、煎炒、腌制食品和霉变食品均能伤及脾胃，邪毒、痰湿瘀阻体内，气血郁滞，从而有导致各种癌变的可能。

五、情志刺激

情志是指喜、怒、忧、思、悲、恐、惊，亦称为七情。在一般情况下，七情是人体对客观事物的反映，属于正常的精神活动范围。如果长期精神刺激过度，或突发剧烈的精神创伤超过了人体生理活动所能调节的范围，就会引起机体阴阳气血失调，脏腑经络功能紊乱，导致疾病的发生。在日常生活中，影响情志的因素很多，诸如工作环境、居住条件、生活遭遇、大量饮酒及吸烟、喝浓茶等，都可造成精神紧张，情绪异常，影响脏腑气机。《素问·举病论》曰："百病生于气也，怒则气上，喜则气缓，悲则气消，怒则气下……惊则气乱……思则气结矣。"因此，在肿瘤的致病因素中，情志也是重要原因之一。元代朱震亨在《格致余论》中认为："忧怒抑郁，朝夕积累，脾气消阻，肝气积滞，遂成隐核……又名乳岩。"明代陈实功在《外科正宗》中曰："忧郁伤肝，思虑伤脾，积想在心，所愿不得达者，致经络痞涩，聚结成痰核。"又曰："失荣者，或因六欲不遂，损伤中气，郁火相凝，遂痰失道，停结而成。"明代邵达在《订补明医指掌》中曰："（噎膈）多起于忧郁，忧郁则气结于胸，臆而生痰，久则痰结成块，胶于上焦……而病已成矣。"金代窦汉卿在《疮疡经验全书》中曰："茧唇皆由六气七情相感而成，或忧思太过，忧思过深则心火焦炽……"以上论述均说明，七情不舒可致肿瘤。

现代研究认为，人体是一个生理和心理密切结合的整体。健康人体常保持整体的平衡，这种平衡是通过神经体液系统来调节的，而情志的变化尤其是长期的和过度的刺激，可以影响神经－体液－免疫－内分泌系统的抑制或兴奋，从而破坏人体内环境的稳定，有可能使正常的细胞癌变或使癌细胞增殖。如美国在对精神病患者的调查中发现，妄想型精神病患者的肿瘤发病率高于正常人群。

六、脏腑虚损

脏腑虚损是肿瘤发病的最重要原因之一。脏腑是指五脏（包括心、肝、脾、肺、肾）、六腑（包括胆、胃、小肠、大肠、膀胱、三焦）以及奇恒之腑（包括脑、髓、骨、脉、女子胞、胆）。脏腑的功能及其相互关系是以精、气血、津液为物质基础，以经络为交通。先天禀赋不足，或后天失养、外感六淫、内伤七情以及饮食失调等因素可造成脏腑功能紊乱，气、血、津液亏损而引起疾病。《内经》云："正气存内，邪不可干。""邪之所凑，其气必虚。"《诸病源候论》曰："积聚由阴阳不和，脏腑虚弱，受于风邪，搏于脏腑之气所为也。"脏腑虚弱与年龄、性别有一定关系。《灵枢·水肿》谓："岐伯曰：石瘕生于胞中……皆生于女子。"《仁斋直指方》曰："癌者……男则多发于腹，女则多发于乳。"明代张景岳指出："少年少见此症，而惟中年丧耗伤者多有之。"申斗垣认为："癌发四十岁以上，血亏气衰，厚味过多所生，十全一二。"从以上论述可见，肿瘤发生的内因之一是脏腑亏虚。

脏腑亏虚包括西医所谓的先天缺陷、遗传因素、免疫功能低下及年老体弱等。近年来的研究发现，肿瘤患者的免疫功能一般较低，有一些肿瘤还有遗传倾向，如多发性神经纤维瘤、视网膜母细胞瘤、肾母细胞瘤、多发性脂肪瘤、肝癌、乳腺癌、胃癌、大肠癌和宫颈癌等。同时，有先天缺陷者较正常人更易患肿瘤。流行病学调查也证实，不同的民族、不同的个体确实对某种肿瘤存在遗传易感性。另外，肿瘤的发病与年龄增长有密切关系（幼童除外，因为 5 岁以内的儿童肿瘤发病率比其后的 10 年高）。在不同年龄阶段，男性与女性的肿瘤发病率也有明显差异。

□ 第三章 □

肿瘤的病机

在诸多致病因素或单一因素的作用下，脏腑亏虚，脏腑功能失调可致痰湿、热毒、气滞、血瘀等，因此，肿瘤的病机可归纳为以下几个方面。

一、气滞血瘀

气属于阳，血属于阴，两者之间的关系犹如阴阳相随，相互依存，相互为用。气对血具有推动、温煦、化生、统摄的作用，血对气具有濡养和运载等作用。二者虽有不同，但又存在着"气为血之帅，血为气之母"的密切关系，故曰"气行则血行"，"血至气亦至"。气与血在病理上也是互相影响的。气病可伤血，血病可伤气，故气的虚衰和升降出入异常必然影响及血。如气虚则血无以化生，气必因之而虚少；气虚则推动、温煦血液的功能减弱，血必因之而凝滞；气滞则血必因之而瘀阻。同样，血虚和血的运行失常也必然影响及气。如血虚则气亦随之而衰少，血瘀则气亦随之而郁滞。由此可见，气滞可致血瘀，血瘀又阻碍气机，气滞和血瘀常同时存在，相互影响。

气滞血瘀是由于各种内在和外在的原因引起气的运行失调和血的生化无源，因而出现气郁、气滞、血虚、血瘀。气血之病互为因果，气滞日久必血瘀，血瘀必兼气滞，日久成疾，积聚成块。在肿瘤的发病过程中，随气血瘀滞的部位不同可形成各种肿瘤。如巢元方《诸病源候论·噎膈》曰："此由忧恚所致，忧恚则气结，气结则不宜流，使噎。"《明医指掌》亦指出："若人之气循环周流，脉络清顺流通，焉有癌瘤之患也。"《医学十二种》曰："噎之症也，有瘀血、顽痰、逆气阻膈胃气。"《外科医宗汇编》谓："忧愁则气闭而不行，失荣等症成矣。"从以上的记载可以看出，由于气血不和造成的气滞血瘀、脉络阻滞与肿瘤的形成有关。气滞血瘀造成的肿瘤常累及肝、肺、胃肠，可见于肺积、肝积、乳岩、噎膈、反胃、肠覃等疾病中。

西医对血瘀证的研究已经证实，大多数肿瘤患者的血液处于高凝状态，表现为血液流变学的明显改变，患者的血沉、纤维蛋白原、血浆黏度、血小板黏附性等明显增高。血液黏度的增高有利于肿瘤细胞的着床，也正因如此，益气活血法被认为是治疗肿瘤的大法之一。有学者认为，活血法可促进肿瘤的转移。为探讨该问题，我们专门进行了实验研究，结论是：活血药与健脾益肾的药物同用，不仅不会促进转移，而且可以防止转移。

二、湿聚痰结（痰湿不化）

湿聚痰结的原因是津液的输布和排泄功能障碍。津液输布和排泄的正常进行有赖于多个脏腑的多种生理功能相互协调。津液输布障碍可致津液在体内环流迟缓，或在体内某一局部发生滞留，因而津液不化，水湿内生，酿痰成饮。

痰、湿、饮三者同出一源，清稀者为饮，稠浊者为痰，黏滞者为湿。津液的排泄障碍主要是指津液转化为汗液和尿液的功能减退，其成因涉及肺、脾、肾三脏。肺主行水，通调水道。邪毒犯肺，肺失宣降，水道不通，津液不降，痰湿停肺，故"肺为贮痰之器"。脾主运化水湿和输布精微，脾失健运，津液环流迟缓则水聚于内，久成湿毒。湿毒泛滥，浸淫生疮，经久不愈而成疮疡之类，故"脾为生痰之源"。肾阳为人身阳气之根，能温煦蒸腾全身脏腑组织，而且水湿的排泄与肾的功能直接相关。"肾者，胃之关也，关门不利，故聚水而从其类也。"肾阳亏虚，气化不利，水湿上泛成痰。肾阴不足，阴虚生内热，热灼津液而成痰。古人云："痰为有形之火，火即无形之痰。"以上所述之痰，既包括因外感六淫所咳出的痰涎，又包括内生之痰湿。咳吐之痰涎主要因肺失宣肃所致，而内生之痰涎主要由脾或肾亏虚所致。痰无处不到，流注在体内脏腑和体表而形成各种各样的痰症，如痰凝毒聚，坚硬如石，走窜项间、腋下、鼠蹊等处，而成"痰核"、"失荣"、"瘰疬"等。湿毒与浊气互结而成恶疮，流注周身，留于胸腹，成为腹水、胸水；泛于体表而成浮肿；流注关节而成阴疽；流注肌肤而成痈疽溃烂、疮口难收等。古代医家认为，"百病多因痰作祟"，"怪病当属于痰"。元代朱丹溪首先提出："凡人身上、中、下有块者多是痰。"《医学入门》曰："盖瘿瘤本为一种，皆痰气而成。"《医贯》认为，噎膈是"多升少降，津液不布，积而为痰为饮"。

临床上，对于皮下脂肪囊肿采用化痰通络、软坚散结之法，常常可获得一定疗效。药理研究表明：一些祛湿化痰散结药具有抗肿瘤活性。如土茯苓可使黄曲霉素 B_1 致大鼠肝癌前病变 γ–GT 染色阳性肝细胞减少，说明土茯苓对肝癌有一定的预防作用。薏苡仁的丙酮提取物对子宫颈癌 14（U14）及腹水型肝癌（HCA）实体瘤有明显抑制作用。天南星的水提取液经醇处理后，对体外 Hela 细胞有抑制作用，对小鼠实验性肿瘤如肉瘤 S180、HCA 实体型及 U14 等均有一定抑制作用，其有效成分可能是 D–甘露醇。临床观察发现，有薏苡仁配伍的煎剂可延长肿瘤患者的生命，薏苡仁 50% 乙醇提取物可促进培养的扁平上皮癌细胞角化。此外，山慈菇的提取物秋水仙碱是较强的植物类抗肿瘤药。

三、毒热内结

毒热为火热温毒之邪，其性炎上，易耗气伤津，生风动血，易生痈肿疮疡。火热之形成可由外感六淫之邪和内生。火与热同类，有"火为热之极，热为火之渐"之说。毒热致癌的机理，历代医家早有论述。《灵枢·痈疽》说："大热不止，热胜则肉腐，肉腐则为脓，故名曰痈。"《素问·至真要大论》又说："诸痛痒疮，皆属于心。"《医宗金鉴·痈疽总论歌》说："痈疽原是火毒生。"宋代僧厥名载本《咽喉脉证通论》论喉菌曰："此证因食膏粱炙煿厚味过多，热毒积于心脾二经，上蒸于喉，结成如菌。"明代赵献可的《医贯》谓："论噎膈，丹溪谓得七情六淫，遂有火热炎上之化。"清朝《医宗金鉴》论茧唇曰："茧唇脾胃积火成"，"鼻渊……胆热移脑风寒火"。清代高秉钧的《疡科心得集》认为，肾岩"若有郁虑忧思，相火内灼……阴精消涸，火邪郁结，遂遘疾于肝肾。"清代易方坞的《喉科肿瘤》谓："喉痹……此由肾液久亏，相火炎上，消铄肺金，熏燎咽喉。"从以上医家的描述可以看出，肿瘤的发生发展与毒热在体内的蓄积有着重要关系。

现代药理实验已经证实，清热解毒药物具有明显的抗肿瘤作用。如常用的清热解毒药白花蛇舌草对急性淋巴细胞型、粒细胞型、单细胞型以及慢性粒细胞型白血病细胞均有较强的抑制作用；夏枯草对小鼠肉瘤180，小鼠子宫颈癌14均有抑制作用，其煎剂能抑制S180及艾氏腹水癌的生长；山慈菇的化学成分之一秋水仙碱及其衍生物秋水仙胺对多种动物移植性肿瘤均有抑制作用。临床观察也证实，清热解毒药不仅可以改善患者的症状，而且能抑制肿瘤的发展。

四、脏腑阴阳失调

阴阳失调是阴阳消长失去平衡协调的简称。机体在疾病的发生发展过程中，由于各种致病因素的影响，阴阳消长失去相对的平衡，从而形成阴阳偏盛、偏衰或阴不制阳、阳不制阴的病理状态。同时，阴阳失调又是脏腑、经络、气血、营卫等相互关系失调以及表里出入、上下升降等气机失常的概括。年龄愈大，阴阳失调的可能性越大，肿瘤发生的可能性也就愈大。历代医家均指出，肿瘤的发病与脏腑功能失调、年龄、性别有关。如隋代巢元方在《诸病源候论》中指出："癥者，由寒温失节致脏腑之气虚弱，而饮食不消，聚结在内。"申斗垣曰："癌发四十岁以上，血亏气衰，厚味过多所生，十全一二。"明张景岳云："少年少见此症（噎膈），而惟中年丧耗伤者多有之。"朱丹溪谓："噎膈……多由气血衰弱而成。"就性别而言，男女也有一定的差异。《仁斋直指方》曰："癌者……男则多发于腹，女则多发于乳。"清代陈梦雷等《古今图书集成·医部全录》引吴田宛曰："噎膈反胃……若脾胃虚伤，运化失职，不能腐熟五谷，变化精微，朝食暮吐，暮食朝吐，食虽入胃，复反而出，此反胃所由成也。"从以上论述可以看出，年老体衰，脏腑功能失调影响着各种肿瘤的发生和进展。

肿瘤患者大多有脏腑功能低下、气血两亏，通过调节脏腑功能、补气养血等扶正培本的治疗方法，可以达到调节患者免疫功能、提高抗肿瘤能力、改善患者生存质量和延长生存期的效果。

肿瘤的发病机理常常是错综复杂的，大多本虚与邪实同时存在，如脏腑气血亏虚与热毒壅盛夹杂，或气虚、气滞与血瘀或痰湿夹杂，所以其治疗应分清病机主次，审证求因，标本兼治，才能取得满意疗效。本虚常常是气阴两虚，邪实经常是几种病理产物并存，因此在治疗时，单一的法和方常常难以奏效。

□ 第四章 □

肿瘤的辨证论治

一、辨证原则

1. 明病识证，病证结合

恶性肿瘤是一大类病因病机复杂，目前治疗效果仍不理想的疾病，因此，在肿瘤的诊断上必须做到辨证与辨病相结合，才能更好地把握全局。了解肿瘤的发病部位、病理组织学类型、临床分期、有无转移及浸润、脏器的功能情况以及气血、阴阳、脏腑、经络等受损的情况，才能更好地指导临床治疗。

首先，应根据西医的理论和方法，详细了解患者的病情，做出准确、详实的诊断。如一个人患食管癌，必须要清楚食管癌的部位、长度、临床分型分期、有无浸润及转移、病理组织学类型及分化情况。如果已进行过其他治疗，还应了解其治疗的经过及恢复情况，目前有无复发转移以及近期的症状和体征，这些都属于辨病的范畴。其次，要进行辨证诊断，明确病变的部位、病邪的性质、脏腑气血的盛衰等。如同为食管癌患者，由于体质的差异、病情的浅深等，其症状表现可能不尽相同，有的可表现为痰气交阻型，有的可表现为痰热内扰型，或表现为瘀血阻络型。再者，即使同一个患者，在疾病的发展过程中症状常不断变化，因此，辨证也会不同。此外，由于手术、放疗、化疗等治疗手段的普及，很多患者在就诊时可能已进行过一种或多种治疗。因此，必须了解治疗情况以及这些方法可能会给机体造成的危害。只有通过辨病与辨证相结合，才能更好地把握疾病的转归和预后，更好地把握机体与肿瘤的关系，更好地把握正气与邪气的消长盛衰，更好地把握脏腑功能情况，为治疗提供确切的依据。

2. 审证求因，把握病机

肿瘤的病因复杂，临床表现变化多端，因而病机转化也千差万别。因此，在肿瘤的辨证论治中应详细进行望、闻、问、切，并根据四诊所搜集的材料，仔细推敲疾病的病因病位，确定病变的本质。

首先，根据患者的临床表现、经络循行及其所属脏腑的功能等确定病位，并进而辨别疾病的性质，如阴证、阳证、实证、虚证以及在表、在里、在气、在血。一般情况下，不痛不痒，坚硬且长久难消，久则溃烂翻花者属阴证；红肿疼痛者属阳证；全身衰竭，畏寒肢冷，蜷卧不动者为阴证；高热烦躁者为阳证。在体表者为在表，在内脏者为在里，气滞者为在气，血瘀者为在血。其次，还应根据脉象辨别机体的邪正盛衰情况。一般脉象弦大滑数者为邪实，多属病情进展；脉象细弱涩者为正虚之象；体虚而脉盛，提示肿瘤迅速发展，一般预后较差。

由于恶性肿瘤是在正气先亏的基础上，然后邪气踞之，故多表现为正虚邪实。即便是在肿瘤早期，也多有正虚的症状。正虚者，脏腑气血阴阳的虚衰为本，邪实者，气滞、血瘀、痰浊、湿聚、毒火是标，从而表现为本虚标实的证候。标实多是在阴阳气血失调的情况下产生的，这些病邪往往会互相搏结，表现出更为复杂的证候。如痰、湿、瘀与热相搏结而成痰热、湿热、瘀热等证候。因此，在恶性肿瘤的辨证诊断时，要紧紧围绕脏腑阴阳气血功能失调和气滞、血瘀、痰结、湿聚、毒火等病邪，正确把握正与邪的消长进退情况，同时结合五脏六腑、气血津液及经络的生理功能，做出正确的诊断和预后的判断，为治疗提供可靠的依据。如胃癌早期，患者多表现为肝郁气滞，以实证为主，但因肝与脾胃的关系，也可兼见脾失健运、胃失和降的症状。此外，由于肝郁化热，灼伤胃阴，也会出现相应症状。此期以肝胃功能失调为本，气滞、郁热为标。病变发展至中期，则多表现为气滞血瘀、邪毒内蕴或瘀毒化热或痰瘀互结的证候。病情继续发展，可因失血耗气伤正而导致气虚血瘀，因痰湿伤正、中焦失养而出现脾胃虚寒，因脾阳久亏、累及肾阳而出现脾肾阳虚。病至晚期，气、血、阴、阳俱伤，从而出现虚劳之象。此时，病邪日深，正气严重亏虚，病情极为严重。总之，通过对病因病机的整体把握，结合某一时期的特点和临床表现以及患者的身体状况等，才能进行正确的辨证诊断。

二、辨证方法

辨证论治是运用中医的理论和诊疗方法来检查诊断疾病、观察分析疾病、治疗处理疾病的原则和方法。这种原则和方法经历了长期反复的验证和不断地充实完善，已发展为独特的理论和行之有效的临床诊治方法。所谓辨证，就是通过望、闻、问、切四诊的手段，获得临床症状和体征等原始资料，继而进行综合、分析、归纳，辨明疾病的实质，做出正确的诊断，以利治疗。

辨证论治的过程就是检查、分析和处理疾病的诊断治疗过程。在这一过程中，医生除了要熟练掌握中医的系统理论和诊疗方法外，还必须掌握和运用辨证的一般方法和原则，才能达到辨证准确、处理得当的目的。

1. 分清主次

在肿瘤的诊断中，应首先从其临床表现的复杂证候中明辨主证，这是辨证的技术关键。怎样判断主证呢？这不能单从症状出现的多少和明显与否来判定，而要从病因病机来分析比较，看那个证是反映其病理本质的，对病情发展起着关键作用，那就是主证。如肝癌黄疸患者，既有胁痛、头晕等肝郁的见证，又有倦怠、纳呆、腹满、泄泻等脾虚的症状，甚至还有其他见症，若按病机分析，抓住脾虚的主证，治以调理脾胃为主，随症加减，往往可使各种症状好转。另一些患者表现为胁痛剧烈、眩晕、口苦、喜怒、失眠，虽见其他一二兼症，但按病机分析，则应以肝郁化火为主证，治以疏肝清热为主，才有可能收到预期的效果。因此，辨明主证，抓住主证，即抓住主要矛盾，才能有助于制订主要和次要的治疗原则。同时必须注意，主证并不是始终不变的。在一定条件下，寒证可以转化为热证，热证可以转化为寒证，虚证可以转化为实证，实证可以转化为虚证。主证一旦转化，就应及时采取相应的治疗措施。

2. 明辨真假

在临床诊断过程中，一些典型的证候较易认识，但不典型的占多数，有时一些症状还互相矛盾，甚至出现假象。最常见的就是寒热和虚实的真假，所谓"真寒假热"、"真热假寒"、"大实有羸状"、"至虚有盛候"。在这种情况下，首先要克服片面性和表面性，要从极其复杂的证候群中透过现象看本质，分清哪些是真的，哪些是假的，哪些是反映疾病本质的，哪些是非本质的。要做到这一点，首先应抓住关键性的证候，不要被假象所迷惑。一般说来，舌象和脉象是对辨别寒热真假有参考价值的指征。如虚寒的脉迟而无力，舌淡而湿润；实热的脉数而有力，舌质多红而干。此时，问诊也不可忽视。如寒证口不渴而喜热饮，畏寒蜷卧，虽身热不欲去衣，舌淡白湿润，脉重按无力，虽有其他假热的症状，只要抓住上述脉证，就可以判断出寒的本质。其次，要全面分析各种因素，包括从体质、年龄、病史、病程、饮食、情志、服药史等去寻找线索，进行详细的比较，才能辨明寒热的真假。

3. 详审标本

审察病证之标本，以定治法之先后逆从，这是辨证的重要内容。所谓标，就是疾病表现于临床的标志和现象；所谓本，就是发生疾病的根本。疾病的标本不是固定不变的，它往往随具体疾病和具体患者各有不同。以病因而论，引起疾病发生的病因为本，所表现于外的各种临床征象是标；以症状本身而论，原发症状是本，继发症状是标；以病之新旧而论，旧病是本，新病是标。临床病证虽多，但总不离标本。一切复杂的证候都可以分析出它的标本，即透过现象分析其本质，从而得出确切的辨证和进行合理的治疗。就肿瘤而言，治疗原发疾病，消除内外致病因素，调整已经失调了的气血、脏腑功能，控制和消除肿瘤病变，都是属于治其根本。恶性肿瘤的各种并发症和一些急迫症状都属于标，如出血、感染、呕吐、疼痛、腹胀、腹泻、脱水、胸腹腔积液、发热、咳嗽等，需要及时治疗或对症处理，此时常需标本兼顾。如肿瘤胸膜转移时产生胸水，胸水压迫致呼吸困难，不能平卧，这时，治疗胸水、减轻压迫症状是当务之急，但如果不以控制胸膜转移病灶为着眼点，单纯抽水放液是不能根治的，所以唯有在标证急迫之时治标，待标证缓解后再继以治根图本，才能收到确切疗效。

4. 识别虚实

辨邪正虚实是对病邪和正气消长与病情发展演变关系的客观估计和分析，也是临床辨证的一般原则之一，对于疾病的诊断是否正确，治疗处理是否得当，都有十分重要的意义。"虚"是精气亏损而不足，"实"是邪气盛而有余，故虚是体虚，实是邪实。实是指致病的病因、病理产物等客观存在，虚是指人体防御能力、代偿能力或修复能力的不足。这两者之间是互相影响，不能截然分开的。邪气盛则正气受到郁遏或损耗，易导致邪气更实，因而正气愈虚则邪气愈盛的情况是较为常见的。识别虚实，不外辨表里之虚实，阴阳之虚实，脏腑之虚实，气血之虚实。一般外感之病多有余，内伤之病多不足。不过虚证中常夹有实，实证中常兼有虚，临证应详细识别。只有辨明虚实，才能合理施以补泻，收到预期的疗效。

5. 病证结合

病和证都是人体病理变化的临床反应。中医的辨证论治既讲辨证，又讲辨病，即病证结合。一方面，疾病的本质和属性往往是通过证的形式表现于临床的，辨证即能识病；另一方面，病又是证的综合和疾病全过程的临床反映，只有在辨病的基础上，才能对辨脉、辨证和论治等一系列问题进行较全面的讨论和阐述。概括地说，辨病是认识和解决疾病的基本矛盾，辨证则是认识和解决疾病过程中的主要矛盾。辨病和辨证是相辅相成的，只有在辨证的基础上辨病，在辨病的范围内辨证，才能体现中医独特理论体系的科学内涵和应用价值。恶性肿瘤是一类疾病，根据西医理论，每一种肿瘤都有它的生物学特征和大致相同的发生发展规律，有其形态学变化的共同基础和病理、生理、生化改变的共同规律，这些都是辨病的基础。明确肿瘤的部位、细胞类型、分化程度、有否转移等均属于疾病的诊断。然而仅有这些还不够，还必须进一步结合中医的辨证分型，弄清患者是哪一个证型，才能更好地施治，以取得更满意的疗效。

6. 辩证统一

在疾病的过程中，局部和整体是对立统一的辩证关系。局部病灶的存在可使受侵组织器官损伤，并影响到全身，产生各系统的功能失调和形态变化；反之，全身整体状况的好坏又往往能左右治疗的成败和局部治疗的效果。所以，对一个肿瘤患者，治疗前必须弄清楚其全身机能状况、精神状态、体质强弱、饮食好坏、各脏腑气血的功能失调状态等，作为整体衡量的内容。同时，还要详细掌握肿瘤局部的情况，如大小、种类、发展浸润情况及肿瘤的性质等，以便考虑如何消除病灶，或有无可能消除病灶。当整体情况较好时，治疗可侧重于局部病变的攻伐。晚期肿瘤患者全身衰弱，或肿瘤已经很大，或已经广泛转移时，则必须侧重整体机能的维护，特别是调理脾胃，补气养血，以保"后天之本"，从而增强患者的抗肿瘤能力，以延长生命。

三、辨证步骤和内容

辨证的过程，除根据四诊检查收集资料外，还要在一般原则指导下，遵循具体的步骤和内容。中医学的辨证包括许多种，如八纲辨证、脏腑辨证、经络辨证、气血辨证及病因病机辨证等。肿瘤辨证以八纲辨证、脏腑辨证、气血辨证为主，具体内容可参阅有关书籍。在此，仅按辨证步骤简述之。

1. 辨病位

中医辨证十分强调整体观，如《内经》说："五脏相通，移皆有次，则各有传其所胜。"人体虽然是由经络、脏腑、皮肉筋骨、四肢百骸等不同的器官组织所组成，但它们都是整体的一部分，在生理上是相互联系的，在病理上是相互影响的。所以，任何一个局部病变，实际上都是全身性病变的局部表现。肿瘤除与本脏本腑本经络有关外，常累及其他脏腑经络。如乳癌归属肝胃二经，子宫癌属冲任二脉，口腔癌属心脾二经病变，眼部肿瘤属肝，阴茎癌属肾，脑瘤也归属于肾等。由于肿瘤的病变范围较广，定位常比较困难，也较难掌握。方药中在其所著的《辨证论治研究七讲》中，将有关脏腑辨证的内容加以归纳，提出了从七个方面进行脏腑定位的方法，颇得要领，切合实用。这七个方面是：①根据脏腑归属部位及所属经络循行部位，从临床表现部位上的特点进行定位；②从各脏器功能上的特点进行定位；③从各脏器在体征上的特点进行定位；④从各脏器与季节气候方面的关系和影响来进行定位；⑤从各脏器与病因方面的关系和影响来进行定位；⑥从各脏器与体型、体质、年龄、性别的关系和影响进行定位；⑦从发病时间及临床治疗经过上的特点进行定位。此外，这七个方面是相互联系的，临证时必须四诊合参，综合分析，才能使定位符合实际。

2. 辨病机

辨病机，也就是审证求因，是辨证的进一步深化，即根据患者的一系列具体证候（包括自觉症状、四诊和某些化验检查结果等）加以综合分析，求得疾病的症结所在，为临床治疗提供确切的依据。这里的"求因"，从广义上说，包括对病因、病机和病情进行全面的分析和了解，也就是从患者的一系列具体征象中分析、确定其病因是什么，病在何经何脏，病机和发展演变如何，务使分析所得的辨证和诊断切合患者的病情实际。狭义的"求因"，乃是根据患者的临床表现，辨明其具体病因，以便针对病因，从根本上治疗疾病。在辨证分析肿瘤病机时，要把常见的肿瘤病因，如痰、湿、邪毒、积食、七情所伤等分清，同时还要分析属气属血，在何脏何腑，并结合证候分类，脉症合参，掌握肿瘤的发病机理和变化过程。

3. 辨病性

辨病性，就是辨别疾病的性质。疾病的发生根本在于邪正斗争引起的阴阳失调，故病性无非阴阳的偏盛偏衰。阳盛则热，阴盛则寒，病性常具体表现在寒热属性上。虚实是邪正消长盛衰的反映，也是构成病变性质的一个重要方面。寒热虚实是一切疾病中最基本的性质，各种疾病都离不开这四个方面，所以治疗的总原则就是补虚、泻实、清热、温寒。辨清病变性质的目的在于，对病证有一个基本的认识，治疗上有一个总的原则。

（1）阴阳

阴阳是八纲中的总纲，也是辨证的大纲。只有掌握了阴阳，才能推及表里、虚实和寒热。古代医学文献中有关阴阳的论述很多。《外科集验方》说："发于阳者为痈，为热，为实；发于阴者为疽，为冷，为虚。"又说："阳中之阴似热而非热，虽肿而实虚……阴中之阳似冷而不冷，不肿而实……"中医认为，毒邪"在脏在骨者多阴毒，在腑在肤者多阳毒。""痈者热望于外，阳毒之气也。其肿高，其色赤，其痛甚，其薄而泽，其脓易化，其口易敛，其来速者，其愈亦速。疽者结陷于内，阴毒之气也。其肿不高，其痛不甚，其色沉黑，或如牛领之皮，其来不骤，其愈亦难，或全不知痛痒，甚有疮未形成，精神先困，七恶迭见者，此其毒将发而内先败。"一般认为，里、虚、寒证属阴，表、实、热证属阳。阴证多指虚寒证，阳证多指实热证。

①阴证：表现为精神委顿，语声低微，面色晦暗，目光无神，动作迟缓，身冷畏寒，近衣喜温，口不渴，尿清白，大便溏，苔白滑，舌质淡，脉沉细无力等。局部毒结内陷，肿不高，色如常，痛不甚或全不知痛痒，形平塌，脓水清稀或臭败，神色萎愈，病在脏在骨。预后方面，其来不骤，其愈最难。有的疮毒未形成而精神先困，七恶渐次出现，成为不治的败症，这与恶性肿瘤极其相似，故恶性肿瘤应视为阴毒之症。若肿瘤初起漫肿，不红不痛，经久不消，消瘦神疲，多属阴证。

②阳证：表现为精神兴奋，发热口渴，语声粗壮，面赤气粗，身热喜凉，便秘尿黄，甚则烦躁谵语，舌质红，苔黄燥，脉浮滑，数而有力等。局部热望于外，其肿高赤，痛甚，皮薄而泽，脓水稠黏，神清气朗，易化脓，口易收。其来速，愈亦速。肿瘤合并感染或迅速恶化可出现阳证。人体内阴阳二者互为依存，平时可反映体质强弱的情况，在病时则直接影响疾病发展变化的趋向，甚至可引起亡阴、亡阳，直至阴阳离绝而死亡。

（2）寒热

寒热是辨别疾病属性的纲目。辨明寒热是指导临床用药的依据。辨寒热主要是根据患者口渴与否，二便情况，四肢冷热，舌质舌苔以及脉象等。

①寒证：导致寒证的原因有二，一是寒邪侵袭，一是人体的阳气衰退。寒证主要表现为怕冷，四肢不温，口不渴或喜热饮，尿清长，大便溏，舌质淡，苔白，脉沉细。寒证也有实寒与虚寒之分。实寒证多系寒邪盛，而正气也旺盛；虚寒证则正气不足。实寒证可见四肢厥冷，腹痛胸闷或便秘，脉沉弦或沉迟有力；虚寒证可见食少口淡，吐涎沫，气短便稀或泄泻，舌淡苔白，脉微细或沉弱无力。

②热证：导致热证的原因也有二，或为邪热侵扰人体，或因人体素有阴虚而生内热。热证主要表现为发热面红，渴喜冷饮，烦躁不安，尿少便结，脉洪大而数，舌红苔黄。实热可见高热烦渴，谵语或狂，声音粗壮，舌红苔黄，脉滑数或沉实。虚热多属低热或潮热，可见倦怠食少，消瘦，舌淡红少苔或舌绛无苔，脉细数无力。肿瘤邪毒郁滞者常表现

为热证，寒痰凝结常表现为寒证。晚期肿瘤患者病情复杂，常寒热夹杂，虚实相兼，要详细辨别。

3. 虚实

虚实是辨别正气强弱和邪气盛衰的纲目，是决定治疗用攻或用补的依据，对指导临床治疗有很重要的意义。虚实辨证的要点主要在于患者体质、病程、脉象、舌象几个方面。一般体强多实，体弱多虚；新病多实，旧病多虚；脉有力多实，无力多虚；舌质坚敛苍老多实，淡润胖嫩多虚。

（1）虚证

虚证多见于重病或久病之后，或身体虚弱，正气不足者，可见面色苍白，精神萎靡，气弱懒言，心悸气短，食少便溏，自汗盗汗，舌淡嫩，脉无力。虚证主要治以补法，但因有阴虚、阳虚、气虚、血虚、脏腑之虚等不同，宜分别采用补阴、补阳、补气、补血和调补脏腑等。

（2）实证

实证多见于体质壮实，发病较急或热病较盛者，可见高热口渴，烦躁谵语，便秘腹痛，舌质苍老，苔黄干燥，脉有力。实证主要以祛邪法治之，因有气滞、血瘀、实热、寒凝等之分，故分别治以行气、活血、清热、散寒等法。

肿瘤的发展过程中往往是虚实互见，错综复杂的，故临床上应针对邪实和正虚的轻重与主次，分别采取攻邪和扶正的措施。

4. 辨善恶

历代医家在长期的临床实践过程中不断观察，总结出一套判断外科疾病（包括肿瘤）预后的规律，即"五善七恶"，"顺逆吉凶"，给我们在诊疗过程中提供了可以借鉴的经验。善恶大多指全身症状的表现，顺逆多指局部情况。判断预后的良好与否，既要观察局部症状的顺逆，又要结合全身症状的善恶，必须两者综合参看，加以分析，才能进行全面的判断。

（1）善证

精神清爽，语言流利，舌质润泽鲜明，无烦躁口渴，醒时安静，睡眠正常，谓之心善。身体灵活不沉重，情绪安定，无恼怒及惊恐现象，指（趾）甲红润，二便通畅，谓之肝善。唇色润泽，饮食知味，食欲正常，大便调和，谓之脾善。声音响亮，皮肤光滑润泽，呼吸均匀，无喘咳痰嗽，谓之肺善。午后无潮热，口不渴而齿润泽，小便清长，夜卧安静，谓之肾善。

（2）恶证

神志模糊，时有谵语妄言，心烦，口舌干燥，疮色紫黑，谓之心恶。身体强直，双目斜视或上视，时作惊搐，疮口时流血水，谓之肝恶。胃纳日减，日渐消瘦，疮形平塌而木硬，脓液稀而臭秽，谓之脾恶。皮肤枯槁，呼吸喘促，鼻翼煽动，痰多音暗，谓之肺恶。面色黯黑，阳痿囊缩，引饮而咽干不解，若火燎，谓之肾恶。全身浮肿，肠鸣泄泻，频频呕吐呃逆，谓之脏腑衰败。疮形倒陷，颜色紫黯，时流污水，四肢厥冷，大汗淋漓，谓之阳脱。

肿瘤病情复杂，其预后好坏还与病变性质有关。良性肿瘤大多预后良好，而恶性肿瘤大多预后不佳，多数是"不治或难治"之病，但若及时采取积极而有效的治疗措施，不少肿瘤患者是可以治愈或延长生命的。

□ 第五章 □

肿瘤的常用治则治法

第一节 常用治则

一、平调阴阳，整体论治

人体正常的生理活动是阴阳保持相对平衡的结果。阴阳失去平衡，则人体反映出一定的病理状态。所以，整体论治的目的是使失去平衡的阴阳重新恢复和建立起来，保持新的相对平衡。《素问·至真要大论》所说"谨察阴阳所在而调之"，是治疗一切疾病时立法、选方、遣药的总原则。"以平为期"，则是治疗的目的。

平调阴阳作为治疗原则，不外去其有余、补其不足两个方面。去其有余，即去其阴阳之偏盛。阴或阳的过盛和有余，或有阴盛，或为阳盛。阴盛则寒，阳胜则热，阴盛还可转化为水湿痰饮，阳盛亦可转化为实滞燥结，故去其有余，有温、清、利、下之不同。补其不足，即补其阴阳之偏衰。阴或阳的偏衰和不足，或为阴虚，或为阳虚。阳虚则寒，阴虚则热，故补其不足，也有温补、清补的区别。平调阴阳，总在查明阴阳偏盛偏衰的性质与程度，或正治，或反治，或补，或泻，当依具体情况而定。

整体论治要求在治疗过程中把人体各部脏腑视为一个整体，因此，立法选方既要注意局部，更需重视整体。通过整体调节以促进局部病变的恢复，从而使阴阳归于相对平衡，这是整体论治的主要精神。整体论治不仅把人体视为一个整体，还把人与自然视为一个整体，要求在治疗中从天时、地理、体质等通盘考虑。天时有春温、夏热、秋凉、冬寒之气候变化，地域有东南西北、寒温燥湿之不同，这些因素都必然影响到人的生理病理。人有男女老少的不同，强弱盛衰的差别，因此感受病邪后的发病与转归也因人而异。所有这些因素都应在立法、选方、用药中加以考虑，即因时、因地和因人制宜。

二、明辨标本，权衡缓急

明辨标本，就是分清疾病的主次和轻重缓急，从而确定先后缓急的治疗步骤。标本理论首先见于《内经》。"治病必求其本"，在一般情况下，治病总是先治本，后治标，只要治好了本，标也就迎刃而解了。例如，肿瘤患者常因肿瘤压迫而引起疼痛，一般应首先用活血消肿的方法消除肿瘤，疼痛才能得到缓解。疾病的发展是极其复杂的，有时标证转化为矛盾的主要方面，就需要把标证列为主要矛盾来解决。如肿瘤患者出现严重的吐血、便血、尿血或呕吐不止、二便闭塞等，则应先治其标，及时采取止血、止呕等对症处理的方法，待标证缓解后，再行抗癌治疗。这就是"急则治其标，缓则治其本"的原则。治标治本也有同时进行的，叫做标本同治。这在临床上也是常见的。如患者表现出全身浮肿、小便不利、腰痛等肾虚水泛症状的同时，又有咳嗽、气喘等风寒袭肺的症状。前者为本，后者为标，这是标本俱急的证候，必须标本同治，用发汗与利小便法表里双解。又如肿瘤压迫、梗阻、坏死以及扩散转移引起发热、咳嗽、胸痛等症状时，也应标本兼顾，既要抗癌，又要消除一系列继发性病理变化。标本同治仍然要分清主次，突出重点，解决主要矛盾，只有这样，才能正确处理标本之间的关系。

三、扶正祛邪，分段论治

扶正就是调动机体的抗病能力，提高机体的免疫功能，增强体质，达到防治疾病的目的。祛邪就是抑制、排除和消灭致病因子。人是一个高度辩证统一的整体，人体疾病的发生无不体现在气血、阴阳、脏腑、经络的失调，局部可以影响全身，全身也可以显现在某一局部。反过来说，通过扶正的整体治疗后，全身状况的好转可以促进局部病变的改善，而进行局部治疗后，局部病变的改善和消失也有利于全身状况的恢复。

肿瘤是一种全身性疾病的局部表现，与整体有着极其密切的关系，因此，肿瘤的治疗必须注意辨别阴阳气血的盛衰、脏腑经络的虚实以及邪正双方力量的对比，从而确定治疗方法。根据病情的具体表现，或以扶正为主，或以祛邪为主，或先攻（祛邪）后补（扶正），或先补后攻，或攻补兼施，随机应变。扶正是为祛邪创造必要的条件，祛邪是为了达到保存正气的目的。

疾病的过程是由不断变化与相对稳定的阶段组成的。疾病的不断变化可形成不同的传变、转归趋势，因此，我们必须用发展的观点、动态的观点进行观察和处理。疾病的相对稳定形成一定的阶段性。疾病的阶段性不仅反映出病情的轻重、病势的进退等特点，还能揭示出病机的变化，可作为更方易药的依据。因此，动态观察病情，分阶段论治，是中医治疗的原则之一。肿瘤初起，邪实正盛，应祛邪以消散之；病之中期，邪实正虚，以邪实为主，应着重祛邪以软化之；病至晚期，正气大虚，则应着重扶正，或攻补兼施。正如

《医学心悟》所说："积聚癥瘕之症，有初中末之三法焉。当其邪气初客，所积未坚，则先消之而后和之。及其所积日久，气郁渐深，湿热相生，块因渐大，法从中治，当扶湿热之邪，削之软之，以抵于平。但邪气久客，正气必虚，须以补泻叠相为用。"由此可见，肿瘤演变的不同阶段，由于邪正的消长，其病机、证候特点各有不同，临床必须进行分段论治，掌握扶正与祛邪的主次、轻重，始能获得良好效果。

四、异病同治，同病异治

肿瘤病种繁多，病情复杂。全身从上到下，由内而外，除爪甲、毛发外，无一处不能形成肿瘤。虽然这些是不同的疾病，但有些有相同的病因病机。例如，无论肝癌或肺癌，都可以有气滞血瘀、毒热蕴结等病理变化，这就要用相同的方法治疗。又如，不同的肿瘤，在其发展过程中出现了同一性质的病理状态，如气阴两虚，便都可用益气养阴法治疗。同样，表现为痰湿蕴结的肺癌和恶性淋巴瘤都可用化痰利湿法来治疗。还有，许多肿瘤患者都可见到舌上瘀斑、痞块肿物等血瘀证，自然可以用活血化瘀加健脾补肾法来治疗。毒热内结引起的多种肿瘤则可以用清热解毒抗癌法来治疗。这些就是中医的异病同治。

相同的疾病，由于病因病机不同而采用不同的方法治疗，这就是同病异治。同一种肿瘤，甚至是同一个患者，在不同的阶段反映出疾病的性质不同，出现不同的证型，也要用不同的方法治疗。例如，肺癌患者有的表现为气阴两虚，有的表现为痰湿蕴结，其治疗法则就不同。食管上段癌患者多有火热，中段癌患者多为痰气交阻，下段癌患者常为痰湿蕴结，在治疗上也各不相同。在肿瘤的治疗中，不论是化疗、放疗，还是手术后，均应根据辨证施治的理论，按不同的证型选择不同的治法。

五、中西结合，提高疗效

近年来，中西医结合防治肿瘤取得了很大的进步。实践证明，中西医结合比单纯应用中医或西医疗效要好。单纯依靠中医的望、闻、问、切四诊来诊断肿瘤，常常会失去早期诊断和及时治疗的机会，因此，只有坚持中西医结合，把中西医治疗肿瘤的方法结合起来，发挥各自的长处，才能提高疗效。如肿瘤手术切除后的中医药治疗，放射线治疗时的中医治疗，化学药物治疗时的中医药治疗，以及这些治疗告一段落后用中医药治疗等，常使患者术后恢复较快，放疗、化疗的毒副反应减轻，并可延长生存期。中医特别着重整体机能的调整，强调人体自身的防御能力。中医的扶正培本法能增强机体免疫功能，改变机体的内在环境和条件，从而使肿瘤得到控制，所以许多患者得以带瘤生存。然而，中医扶正抗癌药物消除肿瘤包块的作用较小，存在着针对性差的缺点。利用西医手术切除、放疗和化疗等手段能消除肿瘤病灶，控制肿瘤的发展，甚至取得根治性效果，但这些手段在杀伤肿瘤细胞的同时也常损伤相应的器官和组织，产生一系列毒副反应。这时，根据中医的辨证治疗能减轻毒副反应，增强治疗效果。所以，中西医结合起来才能提高疗效。当然，中西医结合既不是简单的拼凑，更不是各自取代，必须是中西医互相渗透，融会贯通，扬长避短，取各自的精华，在理论上、在医疗实践和科学实验中不断提高，不断发展。大量实践证明，这是我国医学发展的重要途径。

六、医护结合，重视预防

中医非常重视护理，把治疗和护理结合在一起，是辨证治疗的基本原则之一。早在春秋战国时代，医家就已认识到调养护理在治疗疾病中的重要作用。《内经》中已有关于精神、饮食、起居、服药护理的记载，并广泛流传于民间。中医的护理同样以辨证论治为指导，因此也当随证而异，并与治则紧密衔接。如风寒表证，在解表发汗时，护理上不仅应嘱患者避免再受风寒外袭，而且要酌加衣被，给予热汤、热粥，促其发汗；里实热证在护理上则要注意多给清凉冷饮，保持室内通风，衣着宜薄，且使大便通畅，或以湿浴降温。此外，中医特别强调精神和饮食护理，在药物治疗时还常加用针灸、推拿、拔火罐等其他治疗方法，以增强效果。

《内经》提出"治未病"的原则，就是强调防患于未然。《素问·四气调神大论》说："不治已病治未病，不治已乱治未乱……夫病已成而后药之，乱已成而后治之，譬犹渴而穿井，斗而铸锥，不亦晚乎？"该段原文对预防为主的原则进行了精辟的阐述。后世对这一思想又有进一步发展。如唐代孙思邈在《千金要方·养性·居处法》中就明确指出："每日必须调气补泻，按摩导引为佳，勿以康健便为常然，常需安不忘危，预防诸病也。"如此等等，均强调了预防的重要性和必要性。

第二节 常用治法

一、扶正培本法

近年来，中医、中西医结合对扶正培本治则的研究在肿瘤综合治疗中越来越显示出强大的生命力，并为国内外肿瘤学者所瞩目。现将扶正培本法防治肿瘤的理论依据、临床研究、实验研究及存在的问题等几个方面概述如下。

1. 理论依据

恶性肿瘤是机体全身性疾病的局部表现。中医学对肿瘤的认识较着重整体观念。从人体正邪的消长而论，《内经》说："正气存内，邪不可干"，"邪之所凑，其气必虚"。《医宗必读》中论述肿瘤曰："积之成也，正气不足而邪气踞之。"《外证医案》更明确提出："正气虚则成岩。"所以说，肿瘤的发生、发展是一个正虚邪实的过程。在病灶局部多表现为邪实，而患者整体的表现多是正虚。正气内虚是肿瘤发生和发展的根本原因。《诸病源候论》说："凡脾肾不足，虚弱失调之人，多有积聚之病。"大多数的外界因素，也是在人体正虚的情况下侵入机体而发病的。

基于中医学对肿瘤病机整体观的认识，扶正培本法指导下的一系列方药已广为运用，这是探索肿瘤防治中我国的首创。

2. 临床研究

运用中医或中西医结合方法扶正培本可明显提高肿瘤患者的生存率，减轻放化疗的毒副反应，提高手术治疗效果，并有效地治疗某些癌前病变。全国各地大量的临床观察表明，运用扶正培本的方法与药物防治肿瘤，目前已达到较高的水平。

（1）提高治疗生存率

中国中医科学院广安门医院应用健脾益肾方（党参、白术、补骨脂、菟丝子、女贞子、枸杞子）合并化疗治疗胃癌Ⅲ期术后103例，其1、3、5年生存率分别为99.3%、79.41%和55.32%，较单纯西医治疗有所提高。上海肿瘤医院用健脾理气中药（党参、白术、茯苓、枳实、八月札等）治疗原发性肝癌，该方药单用、配合化疗、配合放疗的1年生存率分别为43.7%、36.3%和72.7%，疗效显著优于非健脾理气方药组和对照组。河南医学院附属第一医院用扶正方药（瓜蒌、薏苡仁、白术、山豆根、冬凌草等）合并化疗治疗223例食管癌，其1、3、5年生存率分别为42%、8.3%和7.1%。上海中医药大学附属龙华医院以滋阴益气温阳法辨证治疗原发性肺癌300例，药用沙参、天冬、玄参、人参、白术、茯苓、黄芪、补骨脂、仙灵脾、白花蛇舌草、石上柏、苦参等，其1、3、5年生存率分别为39%、5.1%和0.6%。福州市第一医院用扶正生津汤（天冬、麦冬、沙参、玄参、生地、白茅根、玉竹、白花蛇舌草、白毛藤、党参、茯苓、白术、丹参、甘草）配合放疗治疗鼻咽癌150例，其5年、10年生存率分别为58%和30.8%。中国医学科学院肿瘤医院报道，放疗加扶正中药治疗宫颈癌和乳腺癌，5年以上生存率有相当提高，结果具有统计学意义。

（2）减轻放化疗毒副反应

恶性肿瘤患者接受放疗或化疗后常耗气伤阴，脾胃受损，影响气血生化和肾主骨生髓的功能。中医扶正治疗对放疗有益气养阴、滋补气血、补益肝肾、健脾和胃的作用，对化疗有健脾益肾、疏肝和胃、补益心脾的作用。在放疗和化疗后用中医扶正培本治疗，不但可大大减轻放化疗毒性反应，使患者顺利完成放化疗，而且具有稳定机体内环境的作用。兰州军区总医院将黄芪、当归、白芍、地黄、丹参、鸡血藤、甘草用于122例放疗引起的白细胞减少患者，治疗有效率为94%，预防有效率为88.9%。中国中医科学院广安门医院曾观察了健脾益肾冲剂对326例晚期胃癌术后化疗毒副反应的影响，表明该冲剂具有提高化疗完成率，改善全身状态、消化和造血功能以及免疫功能的作用。

（3）提高手术治疗效果

手术是治疗恶性肿瘤的重要手段，但可造成机体创伤，引起脏腑、阴阳、气血的失调，从而导致一些后遗症或并发症。中医扶正培本治疗能提高肿瘤患者的免疫功能，改善术前或术后症状，减轻手术的后遗症。福州市第一医院曾用中药治疗629例晚期胃癌患者，手术后症状改善，手术后遗症如腹胀、便秘、小便不利、食欲不振等减少，达到改善生存质量和延长生命的目的。北京中医药大学东直门医院以黄芪注射液治疗胃癌、大肠癌术后 40 例，患者症状改善、体重增加、巨噬细胞吞噬功能增强，促进了肿瘤患者的康复。中国中医科学院广安门医院给肿瘤患者术前应用黄芪注射液，结果白细胞数提升，末梢血中 T 细胞活性和细胞免疫功能增强，患者的免疫力改善。

（4）治疗癌前病变

中国中医科学院中药研究所应用滋阴益肾的六味地黄丸治疗经普查发现的食管上皮重度增生，好转率为 85%，充分体现了中医药对癌前病变的治疗作用。

3. 实验研究

近年来，应用扶正培本方药进行免疫调控的研究日益增多。如中国医学科学院肿瘤研究所的实验研究表明，扶正中药黄芪、女贞子的水提剂具有明显促进正常人和肿瘤患者淋巴细胞增殖的作用，可使患者低下的细胞水平恢复到正常。

一些扶正的中药、方剂及其活性成分，如人参、黄芪、灵芝、刺五加、茯苓多糖、猪苓多糖、灵芝多糖、补中益气汤、当归补血汤、六味地黄丸、健脾益肾冲剂等，均能促进实验动物的免疫功能，对活化的 T 细胞、网状内皮细胞及巨噬细胞的吞噬力均有不同程度的增强作用，其改善骨髓造血功能，调节内分泌和体液水平的作用也较好。

大量实验研究证明，扶正培本方药的作用包括：①促进机体免疫功能，提高淋巴细胞增殖和网状内皮系统活力，增强机体对外界恶性刺激的抵抗力；②保护和改善骨髓造血功能；③提高内分泌和体液的水平，增强垂体 - 肾上腺皮质的作用；④调整患者机体内环腺苷酸和环鸟苷酸（cAMP/cGMP）的比值，有利于抑制肿瘤细胞的生长；⑤减轻放化疗毒副反应，增强放化疗的效果；⑥某些扶正方药能直接抑制肿瘤细胞生长、浸润和转移，同时有可能预防肿瘤的发生和发展。

4. 当前存在的问题

肿瘤扶正培本的研究在临床与实验工作中起步较晚。目前，该方法在临床较多应用于肿瘤晚期患者，而培本法在早中期肿瘤患者的治疗、抗复发和抗转移等方面均有重要的作用，因此，仍需要进行系统的研究，以扩大防治范围，充分发挥其优势。

有关肿瘤扶正培本及其方药的研究，需根据中医学的理论与临床，设计一些新的实验，而不能仅限于沿用西医的研究方法。

肿瘤虚证的类型有气虚、血虚、阴虚、阳虚、气阴两虚、气血两虚及脏腑诸虚等。相关研究既要探求中医对各种肿瘤治疗的客观化依据，又要从现代医学中寻找较敏感的检测指标，但目前不论是临床上，还是实验上，这些指标大多为非特异性的，容易受多种因素干扰而影响疗效统计。

在肿瘤扶正培本的研究工作中，应充分利用最新的科学成果，更新仪器设备，引进先进的经验技术，古为今用，洋为中用，以加速研究进程。

中医传统的防病治病手段，除服用各种方药外，还包括气功、针灸、食疗、外治法等。在肿瘤扶正培本方法的运用上，急需结合现代科学方法进行整理和提高。这些既为群众乐于接受，又行之有效的防治方法，在肿瘤治疗中应占有自己的位置，在整体的、综合的、中西医结合的肿瘤防治中，有望作出更大的贡献。

5. 述评与前瞻

恶性肿瘤的发生与发展是多种因素综合作用的结果，如免疫功能低下、内分泌失调及精神因素等。西医对恶性肿瘤的治疗常以手术、放疗、化疗等攻伐方法为主，极易造成患者脏腑、阴阳、气血、经络失调，抑制肿瘤的能力下降。中医学治疗肿瘤的原则是补益虚损，改善症状，减轻放化疗反应，保护脾胃和骨髓，虽不能根治肿瘤，但可延长患者的生存率，达到带瘤延年的效果。

关于恶性肿瘤的治疗，目前还存在一些争论。有人认为，手术、放疗、化疗是"三大宝"，离此不能杀灭肿瘤细胞。同时，中医之间也有扶正与抗邪之争。一些人认为"癌"为毒邪，不祛邪不攻瘤，不用蝎子、蜈蚣、红娘子等攻毒之品非其治也；也有人提出，正气虚乃肿瘤形成的原因，只有扶正培本才是治疗肿瘤的唯一途径。到底孰是孰非？如何正确理解扶正与祛邪的关系？如何正确对待肿瘤的治疗？这些都是肿瘤治疗过程中的重要问题。我们认为，肿瘤是全身疾病的局部表现，因此，要把扶正与祛邪结合起来，把中西医结合起来，以手术、放化疗、中医攻伐之品祛邪攻瘤，同时以扶正培本方药调整人体的阴阳、气血、脏腑、经络，增强机体抗肿瘤能力，减轻抗肿瘤治疗的毒副反应，做到"扶正以达邪，祛邪而不伤正"。此外，还要充分运用最新的研究成果，如免疫调控、分子生物学治疗、遗传工程学等，不断提高肿瘤的防治效果，开创我国防治肿瘤的新途径，新局面。

根据中医学的理论，在应用电子计算机的基础上，可研制和逐步完善检测肿瘤诸虚证的系列仪器，为肿瘤的辨证论治、诊断治疗、疗效检测和对动物实验结果的评价提供客观根据。

深化肿瘤扶正培本方药剂型的改革，有计划地开展各种传统防治方法，特别是气功、针灸、食疗等，也将有助于提高肿瘤的治疗水平。

二、活血化瘀法

1. 临床研究

目前，以活血化瘀法来治疗肿瘤较为普遍，特别是国外有关肿瘤患者血液高凝状态的学说，与中医血瘀理论有相似之处。因此，深入开展活血化瘀法治疗肿瘤的临床和实验研究，以西医手段进行验证与提高，对中西医结合防治肿瘤无疑有极大的促进作用。

（1）相关文献记载

在中医历代文献中，肿瘤常包括在癥瘕积聚之内。《内经》中有四篇论及积、伏梁、石瘕与血瘀证的关系。《素问·举痛论》曰："寒气客于小肠膜原之间、络血之中，血泣不得注于大经，血气稽留不得行，故宿昔而成积矣。"《灵枢·百病始生》曰："厥气生足悗，悗生胫寒，寒则血脉凝涩，血脉凝涩则寒气上入于肠胃，入于肠胃则䐜胀，䐜胀则肠外之汁沫迫聚不得散,日以成积。"又曰:"卒然多食饮则肠满,起居不节,用力过度,则络脉伤……肠胃之络伤,则血溢于肠外,肠外有寒,汁沫与血相抟,则并合凝聚不得散,而积成矣。"《素问·腹中论》曰:"伏梁……裹大脓血,居肠胃之外。"《灵枢·水胀》曰:"石瘕生于胞中,寒气客于子门,子门闭塞,气不得通,恶血当泻不泻,衃以留止,日以益大……"文中血泣、血脉凝涩、汁沫与血相抟、并合凝聚不得散、脓血、恶血等血的功能异常,即是肿瘤的病理基础。明《外科正宗》曰:"痞癖皆缘内伤过度,气血横逆,结聚而生。初起腹中觉有小块举动,牵引作痛,久则渐大成形,甚者嗡嗡内动。"亦指出痞癖的病因乃气血结聚。清·王清任曰:"气无形不能结块,结块者必有形之血也,血受寒则凝结成块,血受热则煎熬成块。"血瘀必有寒、热之分,其认识显然比《内经》进了一步。清·唐容川更明确指出:"瘀血在经络脏腑之间,则结为癥瘕",肯定了癥瘕与瘀血的关系。清代叶天士《临证指南医案》噎膈反胃篇中涉及案例 33 个,其中有 4 个兼用逐瘀法,药用桃仁、红花、延胡索、郁金等。徐灵胎批注曰:"噎膈有瘀者极多,此方为宜。"噎膈、反胃的证候与食管贲门癌极为相近,血瘀证亦不少见。总之,血瘀证是肿瘤重要的病理基础之一。

(2)血瘀的证候

曾有人对 12448 例恶性肿瘤患者的舌象进行了统计,结果暗红舌和紫舌占 53.44%,而以上两种舌象均是血瘀证的典型表现。林氏观察了 33 例原发性肝癌,其中舌有瘀点或瘀斑者 19 例,占 57.6%,肝脾肿大者 17 例,占 51.6%,疼痛固定者 9 例,占 27.2%,肝掌、蜘蛛痣者 4 例,占 12.1%,腹壁静脉曲张者 1 例,占 3.0%。以上这些症状与体征均属中医血瘀证范围。陈氏将 494 例肿瘤分为虚证、实证、虚实夹杂证三组,除虚证外,虚实夹杂证 261 例,其中有血瘀者 132 例,占 50%,实证 117 例,其中有血瘀者 62 人,占 53%。这样,血瘀者占总体观察例数的 40% 左右,不可不谓高也。云南锡业公司职工医院曾统计了 61 例肺癌,其中见颜面晦暗、舌质暗红或青紫、舌下静脉怒张等血瘀表现者达 40.9%。

肿瘤血瘀证与分期分型的关系亦引起不少人的关注。唐氏将原发性肝癌分成气滞血瘀、脾虚湿困、肝胆湿热、肝肾阴虚四型,并指出气滞血瘀型多见于单纯型肝癌Ⅱ期。徐氏将早期原发性肝癌分成三型:肝郁血瘀型、肝郁脾虚型、肝郁阴虚型,其中肝郁血瘀型多见于Ⅰ、Ⅱ期硬化型肝癌。霍氏对 420 例肺癌分成气虚、气滞血瘀、阴虚内热、气阴两虚、脾虚痰湿五型,其中 80% 的气滞血瘀型为Ⅰ、Ⅱ期,71% 的气虚型为Ⅰ、Ⅱ期,80%的气阴两虚和脾虚型为Ⅲ、Ⅳ期。以上工作从中西医结合角度分析是很有意义的。当然,要得到一致的公认,还有待大量资料的积累与分析。

(3)肿瘤患者的血液高凝状态

早在 1865 年,Trousseau 就指出了静脉血栓和肿瘤的关系。1974 年,Clifton 亦指出,晚期肺癌、胰腺癌及卵巢癌等均易发生血栓性静脉炎。同年,Michaels 报道了两组年龄相仿的心血管疾病患者,其中 A 组长期服用抗凝剂,B 组不服,两组患者的肿瘤发生率相似，但 B 组的死亡率为 A 组的 8 倍，因而提出肿瘤患者血液高凝状态学说。此学说有三个要点：肿瘤细胞释放物容易引起血液高凝状态；血液高凝状态又为肿瘤转移创造了条件；抗凝药物可以提高肿瘤治疗的有效率，减少复发率，延长生存期。

引起血液高凝状态的原因有以下几种：肿瘤细胞分泌"肿瘤凝血因子"（CCF），血红蛋白（纤维蛋白、免疫球蛋白）质和量的改变，血脂（甘油三酯、脂蛋白等）升高，血小板易聚集。在肿瘤转移的四种途径中，以血行播散最为重要。血行播散可分为四个阶段：①肿瘤细胞释放与浸润：肿瘤细胞钙离子下降，膜表面负电荷上升，同性排斥，游离性增加；②血流运输：由于 CCF 的作用，血小板聚集，纤维蛋白包围肿瘤细胞而形成栓子；③局部停留：由于脂质、蛋白质量上升而使血液黏稠，流速减慢，促使肿瘤栓子停留；④肿瘤细胞生存增殖：小动脉生长出毛细血管，为远道而至停留于血管壁的肿瘤栓子提供营养，形成远处转移的新病灶。Dintenfass 认为，肿瘤是某些血管疾患的成因，原因之一就是纤维蛋白原水平的明显升高造成红细胞聚集程度的升高，而且许多肿瘤还伴有血浆黏度的升高。所以，血液黏滞诸因素为阐明心血管及恶性肿瘤的病理机制提供了重要资料，而这一点正是目前人们普遍忽视了的。

陈氏对 440 例肿瘤患者进行了血液流变学观察，其中 82.7% 患者呈现不同程度的血液高黏状态，尤以贲门癌最高，为 95.5%，其次为肝癌、肺癌、甲状腺癌、鼻咽癌、口腔鳞癌、胃癌等。在 163 例血瘀证中，血黏度异常率为 93.3%，无血瘀证者的血黏度异常率为 78.7%，二者差异显著。在 286 例转移者中，血黏度异常率为 87.1%，133 例无转移者的血黏度异常率为 74.4%，91 例死亡者与 280 例存活者的血黏度异常率分别为 89.1% 和 78.2%，差异均有显著性，说明有血瘀证和转移者的血液高凝状态均较严重。王氏和铁氏对急性白血病、胃癌、肠癌、肺癌患者的血清 FDP（纤维蛋白原降解产物）含量测定表明，FDP 高含量在肿瘤中多见。屠氏检测到肝癌者血浆纤维蛋白原高于其他肝病。林氏发现，肝癌者的血浆黏度较正常人高。上述临床资料均证实肿瘤血液高凝状态的客观存在，这亦为活血化瘀法治疗肿瘤提供了可靠依据。林氏认为，肝癌中晚期都呈现血瘀证；活血化瘀药物具有抑制肿瘤细胞生长的作用；活血化瘀药有抗凝和溶纤作用，对防止或减少肿瘤栓子的形成和转移是有意义的；肝癌患者大多伴有肝硬化，应用活血化瘀法能促进纤维组织的软化、吸收，疏通肝内血管闭塞，改善肝细胞血液循环，有利于肝硬化的修复。

（4）肿瘤的活血化瘀治疗

活血化瘀法治疗肿瘤的研究范围较广，包括药物筛选、单味药、复方以及配合化疗、放疗等，这无疑对正确评价活血化瘀法有益。

治疗肿瘤常用的活血化瘀药有：川芎、丹参、桃仁、红花、当归、生蒲黄、三棱、莪术、肿节风、喜树、乳香、没药、血竭、地龙、五灵脂、地鳖虫、斑蝥、水蛭、虻虫、蟑螂等。浙江医科大学第二附属医院曾对 200 种中草药进行筛选发现：毛冬青、昆布具有抗凝作用，丹参、虎杖、夜交藤、鸡血藤具有抗凝与纤溶作用，并认为活血类似于抗凝，化瘀类似于溶纤。翁氏比较了 20 种活血药对血液黏滞性的影响，认为益母草、郁金、桃仁能降低血黏度和红细胞凝聚性，红花、三棱、当归、川芎、延胡索等的作用次之。这些研究均为活血化瘀药改善肿瘤血液高凝状态提供了实验依据。

单味药中，以莪术研究较多。莪术属姜科，有破血祛瘀、消积止痛的作用。有人用莪术挥发油注射液、粉剂、软膏治疗宫颈癌363例，总有效率为77.2%，其对卵巢、外阴、皮肤、唇等部位的癌亦有效。治疗后病理观察发现，癌细胞变性、坏死、脱落、消失、退变。莪术油不仅对艾氏腹水癌细胞有直接抑制作用，而且具有主动免疫保护效应，其有效成分之一为β-榄烯。肿节风来源于金栗兰科植物草珊瑚，功效为祛风通络、活血散瘀，其治疗373例消化道肿瘤，有效率为53.9%。体外研究发现，肿节风有极强的直接杀伤肿瘤细胞的作用。喜树又名旱莲木、千张树、南京梧桐，能破血化瘀，可用于胃肠道肿瘤和白血病的治疗。喜树碱衍生物不仅有直接抑制肿瘤的作用，而且能增强宿主的免疫力。此外，蟑螂的提取物能抑制肿瘤，且不抑制患者的免疫力。

目前，用活血化瘀法治疗肿瘤已属临床常用大法。成都市第一人民医院对41.3%的原发性肝癌患者使用活血化瘀法。陈氏以芎龙汤（川芎、地龙、牛膝等5味）治疗226例肿瘤，其血液黏滞度改善率为56.2%。临床活血化瘀法常需配合扶正、清热解毒、软坚等治法。如唐氏用消积软坚片（三棱、莪术、地鳖虫、当归、党参、半枝莲等13味）治疗肝癌，其1年、2年生存率分别为20.8%和16.7%，最长存活时间为8年10个月。

用活血化瘀法合并化疗、放疗是对其改善肿瘤血液高凝状态及对化疗、放疗增效作用的尝试。中国中国医学科学院林县食管癌防治队以EFB化疗方案合并活血化瘀药治疗食管癌，上海市杨浦区中医医院等以CONB方案合并活血化瘀法治疗支气管肺癌，成都市第一人民医院以化疗加中药治疗原发性肝癌，西安医科大学第一附属医院以COP化疗方案合并丹参治疗恶性淋巴瘤等，有效率均较单纯化疗提高，生存期也延长。同时，中国医学科学院日坛医院以放疗合并活血化瘀药治疗食管癌，蔡氏以放疗合并活血化瘀药治疗鼻咽癌，鲍氏以放疗合并活血化瘀药为主治疗食管癌，湖南医科大学附属第一医院以放疗合并川红注射液治疗鼻咽癌，亦观察到增敏作用及生存期的延长。活血化瘀药物能扩张毛细血管，改善循环血流量，特别是肿瘤局部血流量，降低血管阻力，改善组织缺氧，使化疗药物局部相对浓度有所提高，因而能增强放化疗的敏感性，更好地发挥放化疗的作用。

然而，有人通过体外动物实验发现：活血化瘀药丹参及赤芍有促进肿瘤细胞扩散及转移的作用，并能抑制细胞免疫和体液免疫。川芎、当归、红花、鸡血藤则无此作用。在临床使用中，亦可见到应用活血化瘀药后肝癌患者出血率增高，上消化道出血及肝破裂发生率达25.6%，而对照组仅为12.8%。这些研究结果提示，在使用活血化瘀药时要慎重，并需注意严密观察，以使其在肿瘤防治中正确有效地发挥作用。

2. 实验研究

活血化瘀是中医学一种独特的治疗原则。近年来，我国在相关实验和理论研究方面都取得了较为丰富的经验，并得到国内外学者的广泛重视。目前，关于活血化瘀药抗肿瘤的机理研究尚不多见，但有关其抗肿瘤的联合、辅助治疗研究较多，现分述如下。

（1）活血化瘀药抗肿瘤的实验研究

研究发现，活血化瘀药有抗肿瘤增效作用。如在丹参、鸡血藤等活血药与喜树碱合用治疗小鼠白血病 L165 瘤株实验中，同样量的喜树碱，加活血药后，小鼠生命可以延长 60% 左右，这就相对地降低了喜树碱的毒性。口服活血药 6 天后，脏器病理检查无明显病变；而给活血药的白血病小鼠接种局部肿瘤细胞浸润不明显，肝脏组织病理检查见少量白血病细胞浸润，脾脏内白血病细胞基本消失，脾重减轻程度及生存时间延长率均较单用喜树碱组有显著差异（ $P < 0.01$ ）。这是由于血流量加大，尤其是微循环改善，因而充分发挥了喜树碱杀灭白血病细胞的作用。该研究为临床中西医结合治疗白血病提供了有意义的线索。此外，有学者观察了丹参合并 COP 方案治疗肿瘤，结果患者平均缓解期延长，其对恶性淋巴瘤的近期疗效比未加活血药的好。因此，初步认为丹参抗肿瘤的机理有三个方面：①调整凝血功能紊乱，使过高的血浆纤维蛋白原趋于正常；②对溶菌酶活性可能有一定程度的提高；③能影响小鼠 S180 的 RNA 合成，有细胞毒作用。

目前，国内对抗癌中草药及其单方、验方进行了大量的筛选，发现有效的抗癌活血化瘀中药有莪术、斑蝥等。

活血化瘀药物对肿瘤治疗是否具有积极的作用，目前还存在不同看法。根据中医理论，"瘀血在经络脏腑之间，结为癥瘕"，应用活血化瘀药有助于瘀证的消除。但是，有人认为活血药也可导致肿瘤细胞在体内扩散。研究发现，单独应用丹参对小鼠 S180 没有明显抗瘤作用，但丹参与小剂量环磷酰胺（8mg/kg）合用则显示出增效作用，抑制率从 29.4% 提高到 46.7%。大鼠 W256 癌细胞血行扩散实验中，采用大鼠静脉注入 1×10^6 个 W256 癌细胞 24 小时后，腹腔注入复方丹参（20g/kg），每日 1 次，连续 4 天，第 28 天处死大鼠，结果给药组肺部转移率和转移灶显著增加。小鼠 Lewis 肺癌细胞接种后第 3 天，腹腔注射丹参（9g/kg）12~15 次，结果丹参对肿瘤的自发转移也有明显促进作用，但对原发癌生长没有明显影响。从丹参对癌细胞的影响来看，其有明显的抑制癌细胞聚集的效力，可抑制 PHA 诱发的癌细胞凝集，使细胞呈分散状态。另外，丹参对血液的动力效应和增加血管通透性的作用可能促使肿瘤转移。丹参对抗肿瘤的增效作用是肯定的，但其促进转移作用是否与给药途径和给药剂量有关，值得进一步研究。

（2）活血化瘀药对放射性纤维化作用的研究

肿瘤患者经放疗后，在某些部位可并发放射性纤维化。如胸部照射所引起的放射性肺炎、肺纤维化，在临床上缺乏满意的治疗措施。现有人经过 3000Gy 照射大鼠右肺引发肺纤维化模型，照射 20 天后即有以渗出为特征的放射性肺炎，肺泡隔增宽，较大血管充血，周围水肿，毛细血管数减少，管腔狭窄，Ⅱ型肺泡上皮细胞增生，肺泡腔内可见单核巨噬细胞。照射 60 天后，肺病理表现为间质性肺炎和肺纤维化，肺泡隔中血管腔狭窄，管壁增厚，血管周围有灶性浆细胞、淋巴细胞、单核细胞浸润，血管及支气管周围胶原纤维增生。照射 90 天后，肺间质纤维化进一步发展，在血管、支气管周围及肺泡隔间可见较多的梭形细胞、肥大细胞和浆细胞等。活血化瘀药治疗及预防组的 42 只大鼠中，有 34 只肺泡结构正常，仅部分可见肺泡隔稍增宽，部分可见肺气肿，故以活血化瘀药作为肿瘤放疗的辅助治疗是极为有益的。

3. 活血化瘀抗肿瘤作用探讨

用活血化瘀法来治疗各种肿瘤是有其特点的。肿瘤细胞有以下几个特征：①失去原细胞的形态特征，在染色体的结构、数量乃至功能上与正常细胞有明显差别，或某个染色体发生畸变。②无休止地生长和繁殖，摆脱了机体固有的反馈控制系统。这可能是细胞去分化以后具有胚胎细胞生长特征的结果。③正常细胞具有接触抑制的特性，因而可聚集排列在一起，组成有规律的组织和器官。肿瘤细胞失去了接触抑制的特性，能够自由地迁移。正是这种性质造成肿癌细胞的转移。④肿瘤细胞能分泌某些物质，抑制机体的免疫能力，使免疫防御系统无力排斥肿瘤细胞。肿瘤细胞因此得以摆脱机体的控制，发挥个体细胞的独立性。

肿瘤细胞还是可以被各种手段所杀灭的。某些活血化瘀药物，如莪术、鸡血藤、五加皮、赤芍、红花、三棱、地鳖虫、水蛭、川芎、归尾、南星等，均有直接杀灭肿瘤细胞的作用。活血化瘀对肿瘤的发展与转移的影响是以气滞血瘀为前提的。河南医科大学第一附属医院的实验证明，肿瘤患者的血凝状态偏高与肿瘤的转移及治疗效果有关。还有人证实，降低血小板数量可减少肿瘤的转移。研究表明，活血化瘀药的药理作用是多方面的，如降低血小板的黏附聚集性能，降低纤维蛋白原的含量，增加纤维蛋白的溶解，增大血流量，改善血液循环及机体高血凝态，使肿瘤细胞处于药物及机体免疫功能控制下，借以提高疗效。按活血药的治疗效果来看，它具有杀灭肿瘤细胞和增强免疫功能的双重作用。在中医治疗中，还可以将扶正固本的中药与活血化瘀药合并应用，如灵芝、香菇、黄芪、云苓、党参等，提高机体抗病能力，调整酶系统，促进自身免疫，将有益于临床疗效的提高。

三、清热解毒抗癌法

1. 理论依据

有关毒热致瘤的机理，历代医家早有论述。《灵枢·痈疽》说："大热不止，热胜则肉腐，肉腐则为脓，故名曰痈。"《素问·至真要大论》云："诸痛痒疮，皆属于心。"《医宗金鉴·痈疽总论歌》谓："痈疽原是火毒生。"宋代僧厥名载本《咽喉脉证通论》论喉菌曰："此证因食膏粱炙煿厚味过多，热毒积于心脾二经，上蒸于喉，结成如菌。"明代赵献可的《医贯》说："论噎膈，丹溪谓得七情六淫，遂有火热炎上之化。"清朝《医宗金鉴》论茧唇曰："茧唇脾胃积火成。"清代高秉钧的《疡科心得集》认为，肾岩"若有郁虑忧思，相火内灼……阴精消涸，火邪郁结，遂遘疾于肝肾。"清代易方坞的《喉科肿瘤》曰："喉瘖……此由肾液久亏，相火炎上，消铄肺金，熏燎咽喉。"从以上的描述可以看出，肿瘤的发生发展过程与毒热在体内的蓄积有着重要关系。

"毒"的含义很广，凡是对人体有害的物质均谓之毒。从中医的病因讲，毒有热毒、湿毒、火毒等，其中热毒与肿瘤的关系较密切。中医的热毒证候相当于西医的炎症表现。由于肿瘤的机械压迫，脏器的管腔、血管受压迫或梗阻，造成全身脏器功能失调及气血循行障碍，因而容易发生感染。此外，肿瘤本身供血不足，易引起坏死、液化、溃烂，也可发生炎症。肿瘤细胞新陈代谢的产物也会刺激体温调节中枢，致使平衡失调，引起发热。事实证明，凡有肿瘤的地方就有炎症存在，而炎症会降低机体的抗肿瘤能力。肿瘤组织及其周围发生炎症会加速肿瘤的生长及恶化，所以消除炎症、清除和降解体内毒素是治疗恶性肿瘤的重要手段。

2. 临床应用与实验研究

（1）清热解毒抗癌药有直接抗菌抗病毒的作用

清热解毒抗癌常用的黄连、黄芩、大黄、银花、白毛藤、半枝莲、白花蛇舌草、山豆根、败酱草、野菊花、蒲公英、穿心莲、七叶一枝花、垂盆草、鱼腥草、全瓜蒌、龙葵、臭牡丹、紫草根、肿节风、冬凌草、虎杖、大青叶、青黛等都是广谱的抗菌药，其中有的还有抗病毒作用。临床应用这些药物，不但能达到抗菌消炎之目的，而且大都没有抗生素的副反应。有些肿瘤患者因感染发热，应用抗生素无效时，采用中医清热解毒抗癌治疗往往能收到较好的效果。

（2）清热解毒抗癌药具有清除肿瘤性毒素的作用

肿瘤中晚期，由于肿瘤细胞恶性的增强以及全身脏器病理生理的改变，特别是毒热灼津，出现阴虚证候时，常表现为交感神经系统兴奋，代谢旺盛，体内醛固酮、酪氨酸、单胺氧化酶等含量增高。人体乳酸代谢需要通过乳酸脱氢酶（LDH）的酶促反应来完成。脾虚证患者 LDH 含量降低，乳酸代谢减慢而在体内堆积，因此常出现肌肉酸困症状。此外，肿瘤可引起胸水、腹水、小便不利、腹胀、便秘，毒素刺激神经、皮肤、肌肉和关节可导致酸痛和剧痛，久病耗津伤阴，可出现口干舌燥、烦躁难眠等肝肾阴虚证候。清热解毒抗癌药除有抗菌消炎作用外，还具有降火排毒、凉血止血、通便利尿、生津润燥、宁心安神等功效，临床上可针对病情，分别选择不同性能的清热解毒抗癌药。体内诸种毒素及废物可随小便排出，久积燥屎可以荡涤而下，肝火下降，睡眠增加，全身和局部症状随之减轻，体内抗肿瘤积极因素得到调动，从而能增强其他疗法的功效。

（3）清热解毒抗癌药能提高机体的免疫功能

热毒蕴结可引起阴阳失衡，削弱正气，这与西医认为过度的炎症反应会降低机体免疫功能的观点一致。清热解毒抗癌药可清除体内蕴热，排除毒素，减轻机体的创伤和负担，自然就会增强其免疫功能。实验研究证明，不少清热解毒抗癌药能增强单核巨噬细胞系统的功能，降低体内毒素对机体的毒性刺激，调整体内的平衡。如白花蛇舌草除具有广谱抗菌作用外，还能使网状内皮系统显著增生，网状细胞增生肥大，胞浆丰富，吞噬活跃，同时能增强白细胞的吞噬能力；白毛藤能增强机体非特异性免疫反应；蒲公英能提高淋巴细胞的转化率；臭牡丹对大鼠免疫功能有不同程度的促进作用，尤其是在促进巨噬细胞吞噬功能方面更为显著。研究发现，山豆根、断肠草在手术前短期应用后，手术切除标本周围出现较明显的淋巴细胞样反应，并伴有不同程度的肿瘤细胞退化，提示它们能增强宿主的抗肿瘤免疫能力。此外，青黛、黄连、黄柏、黄芩也有明显的免疫促进作用。清热解毒抗癌药提高免疫力的机理，除了药物本身的特异性作用外，不少药物是多种功能的配合，有的是通过抗菌抗病毒的作用来增强免疫机能，有的是在抑瘤的基础上提高了机体抗肿瘤的免疫力，所以要进行综合考虑。

（4）清热解毒抗癌药能减轻手术、放疗、化疗的副反应，增强疗效

凡是毒热炽盛、阴阳偏颇显著、体内炎症反应严重的病例，若未经中药调理即行手术，术中或术后不但并发症多，而且恢复慢，效果也差。如能在手术前先行辨证施治，清其热毒、平衡阴阳后再行手术，术后针对创伤性炎症及体虚给予扶正培本，并佐以清热解毒抗癌或消导之品，能显著减轻手术并发症，促进胃肠功能的恢复，加速伤口的愈合，缩短住院日期，提高疗效。

中医认为，电离辐射是一种"热性"物质。热可化火，火能灼津而渐成阴虚证候，电离之"火"与癌毒互结，热毒互蕴，所以"阴虚"与"热毒"是放疗（特别是头颈部）最常见的副反应。在放疗同时配合扶正养阴、清热解毒抗癌之品，如麦冬、天冬、沙参、白茅根、知母、石斛、太子参、茯苓、银花、黄芩、白花蛇舌草、白毛藤等，并进行辨证施治，可减轻副反应，有助于放疗的完成，并能明显提高疗效。放疗之后，继续给予扶正生津、清热解毒抗癌治疗，对巩固疗效，预防再发，也确有独到之功。

福州市第一医院以"扶正生津汤"（内含清热解毒抗癌药）配合放疗治疗鼻咽癌150例，其5年生存率为58%，10年生存率为30.8%，疗效比国内同时期报道的单纯放疗明显要高。此外，福建省妇幼保健院在宫颈癌放疗同时配合内服紫草根，结果放疗副反应减轻，疗效增强。近年来，有关清热解毒抗癌及扶正生津疗法配合放疗的减毒增效作用已为国内医学界所公认，广东、上海、北京、天津、浙江、武汉等地都有类似的报道。此外，化疗同时配合内服消热解毒扶正培本药，化疗疗效提高，副反应减轻。河南用山豆根、夏枯草、全瓜蒌、黄芪、白术、丹参、薏苡仁组成的复方及"抗炎灵"（半边莲、半枝莲、白花蛇舌草）分别与争光霉素、环磷酰胺合用，显效率从单纯化疗的22.2%分别提高到44.5%和50.0%。福州市第一医院以四君子汤加白毛藤、白花蛇舌草及黄芪配合化疗，既能减轻化疗副反应，保护骨髓及肝肾功能，又能减少化疗期间的炎症反应，对保证化疗的顺利进行具有积极的作用。

（5）清热解毒抗癌药有直接抑瘤作用

我国对中草药的抗癌研究已有较长的历史，但以往大都属零星的临床实践和经验总结。正规的实验研究从1955年开始。50多年来，对2000多种中草药、400多个复方的大量筛选发现，160多种药物、40多个复方有抗癌活性，其中大多属清热解毒之品。这些药物有的具有细胞毒作用；有的能提高机体免疫功能，从而抑制肿瘤细胞的生长；有的通过调节机体内在环境，纠正阴阳偏颇，达到抗肿瘤作用。具有抗肿瘤作用的清热解毒抗癌药包括：

①喜树碱：我国从珙桐科植物喜树中提取、分离出 21 种化合物，其中喜树碱 10 - 羟喜树碱、11 - 羟喜树碱、10 - 甲氧基喜树碱和 11 - 甲氧基喜树碱有抗肿瘤活性，尤以 10 - 羟喜树碱的抗肿瘤作用最强，对胃癌效果较好，对肝癌、白血病、肠癌也有一定的疗效。

②长春花碱和新碱：从夹竹桃科长春花全株提出的 70 多种生物碱中，6 种具有抗肿瘤作用。临床上常用的长春花碱和长春新碱能抑制肿瘤细胞的有丝分裂，使细胞分裂停止在中期，同时能影响 DNA 的合成，抑制 DNA 聚合酶的作用，对淋巴肉瘤、网状细胞肉瘤、白血病、绒癌、神经母细胞瘤有效，近年来常作为联合化疗的药物之一。

③三尖杉生物碱：1969 年，福州市第一医院最早从粗榧科植物三尖杉中提取出生物碱。该物质经动物实验证实有抗肿瘤活性，临床对淋巴瘤和肺癌有效。1972~1975 年，在福建全省和全国的大协作中分离、提取和合成的抗肿瘤物质包括三尖杉酯碱、高三尖杉酯碱、异三尖杉酯碱、脱氧三尖杉酯碱和三尖杉碱等。这些物质对恶性淋巴瘤、急性单核细胞白血病、粒细胞白血病等有效，其总生物碱对肺癌、淋巴肉瘤及胃肠道肿瘤有一定疗效。

④美登木素：1976 年，国内从卫矛科云南美登木中分离出美登木素。该物质对肝癌、食管癌、白血病、胃癌有一定疗效。美登木植物共 70 多种，除云南美登木外，密花美登木和广西美登木也有抗肿瘤活性。

⑤野百合碱：本品为豆科猪屎豆植物野百合（农吉利）的提取物，原为山东民间治疗皮肤癌的中草药。野百合碱能抑制 DNA 的合成，对皮肤癌、宫颈癌有效，对食管癌、直肠癌、乳腺癌、肝癌等也有一定疗效，但因对骨髓、肝、肾、消化道的毒性大而限制了其使用。

⑥秋水仙碱：从百合科秋水仙中提取的秋水仙碱毒性大。从云南顺江山慈菇中提取的秋水仙碱合成为秋水仙胺后，能抑制肿瘤细胞有丝分裂，抗肿瘤活性高，毒性小。据天津市人民医院和山东中医药大学附院报道，其对乳腺癌有效率为 74%~88%，此外，对鼻咽癌、肺癌、食管癌等部分病例亦有效。

⑦冬凌草：本品为唇形科香茶菜属，其提取的活性成分冬凌草乙素和甲素经体内外实验证实，均有细胞毒作用。河南省报道，冬凌草用于 43 例食管癌和 25 例贲门癌，有效率分别为 34.8% 和 40%。

⑧青黛：中国医学科学院在当归龙荟丸治疗慢性粒细胞白血病取得肯定疗效的基础上，又从组成当归龙荟丸的各味药中分别进行抗肿瘤筛选，结果发现该药的主要作用成分是青黛。单独用青黛治疗 15 例慢性粒细胞白血病，其中完全缓解 1 例，部分缓解 4 例，进步 10 例。从青黛中提取的有效成分靛玉红治疗慢粒的作用与马利兰相当。由于本品水溶性差，对胃肠道有刺激，故在一定程度上限制了其应用。

⑨雷公藤：从卫矛科雷公藤中提取的雷公藤碱、雷公藤内酯醇对小鼠白血病 L1210、P388 有明显抗肿瘤活性。雷公藤是免疫抑制剂，对风湿和类风湿性关节炎及皮肤过敏性

疾病有效，对肿瘤性关节痛、神经痛有镇痛镇静作用，对胃癌和鼻咽癌也有一定疗效。

⑩天花粉：为葫芦科植物瓜蒌新鲜块根中提取的植物蛋白质，是我国创造的中期引产药物。本品能直接作用于胎盘滋养叶细胞，使绒毛合体滋养层细胞发生变性、坏死和循环障碍，抑制绒毛膜促性腺激素（HCG）分泌，对宫颈癌 U4、肉瘤 S180、绒毛膜癌等有抑制作用，对恶性葡萄胎有较好的疗效，对绒毛膜上皮癌也有效。此外，天花粉对少数喉癌和食管癌也有效。值得注意的是，本品有较强的抗原样作用，应用前应先做皮试。

⑪鸦胆子油乳剂：来自苦木科植物鸦胆的成熟干燥果实，味苦有毒，毒性主要存在于水溶性的苦味质部分中，油脂部分无明显毒性。1976 年，沈阳药学院以石油醚提取制成水型的鸦胆子油静脉乳剂，是我国首创的可供静脉滴注的中药新剂型，其油乳粒子直径在 $5\mu m$ 以下，可通过毛细血管而无栓塞之虑，在脾、肝、肺、肾、脑内有较高的分布浓度，且能迅速通过血脑屏障，具有抗肿瘤作用而无化疗常见的副反应，是治疗肺癌肝脑转移的有效药物之一。

此外，一些清热解毒抗癌中药通过调动机体免疫功能，增强淋巴细胞和巨噬细胞对肿瘤细胞的杀伤能力而发挥抗肿瘤作用，如白花蛇舌草、白毛藤、半枝莲、山豆根、臭牡丹等。还有一些清热解毒抗癌药，既不属细胞毒类，也不是直接的免疫增强剂，而是具有清热泻火、排毒消炎之功，如黄连、黄芩、黄柏、大黄、山栀、龙胆草、银花等。随着热毒降解，炎症消除，阴阳失调纠正，体内抗肿瘤积极因素随之调动，从而间接地起到抗肿瘤效果。

3. 清热解毒抗癌与其他治则的配合

清热解毒抗癌药大都属苦寒之品，久服容易碍胃，特别是脾胃虚寒之体，副反应更为明显。如能在应用之时适当配伍调理脾胃药，如四君子汤之类，既可防止副反应，又能提高疗效。

热毒与机体相搏，邪正相争，必伤正气，因此，有必要在使用清热解毒抗癌药的同时，根据病情伍用扶正培本药物。除四君子汤外，可酌情选加生黄芪、枸杞、黄精、猪苓、女贞子等，既可以纠正热邪伤正，提高机体免疫功能，又能增强抗菌、抗病毒和抗肿瘤效果。

热毒内蕴还能造成气血壅滞，瘀血的病理状态又能引起热毒郁积，两者互为因果，因此在使用清热解毒抗癌疗法的同时，如有瘀血症状，还应佐以活血化瘀之品，一方面可以改善循环，增加肿瘤组织的血液灌注量，提高肿瘤细胞的含氧量，从而增强其对放射的敏感性，另一方面也有利于将化疗药品顺利输送到病变部位，发挥其抗肿瘤效应。肿瘤组织及周围循环改善，新陈代谢后的废物也容易排泄，从而促进炎症的吸收和修复，增强清热解毒抗癌的功效。

四、软坚散结法

某些肿瘤属于中医"癥瘕"的范畴，其一旦形成后，聚结成块，坚硬如石。对此，

《内经》中早已提出"坚者削之"、"结者散之"的治疗原则，后世在肿瘤的治疗中常用软坚散结法。中医认为，咸能软坚，故软坚药多为味咸之品。散结则可分为清热散结、解毒散结、化痰散结、理气散结和消导散结等。在临床常用的软坚散结药中，僵蚕、牡蛎、海藻、夏枯草、土鳖虫、莪术等具有抗肿瘤作用。

软坚散结法是肿瘤治疗的一个大法，临床应用极广，如芋艿丸可治疗各种肿块，黄药子（有毒性，需慎用）可治疗甲状腺肿瘤，人参鳖甲煎丸可治疗肝癌和其他腹腔肿瘤。此外，软坚散结法还常与理气化滞、活血化瘀及扶正的各类方剂结合应用。

软坚散结药物的实验研究包括两大方面：一是应用软坚散结药作抗肿瘤筛选，以得到一些具有较强抗肿瘤作用的药物；二是观察这类药物在调整机体免疫水平以及其他病理生理指标方面的功效。

按照中医传统的辨证原则，对带瘤的"脾虚"动物模型应用健脾药，可提高其降低的NK细胞活性，而用软坚散结药时则此作用不明显，用清热解毒抗癌药时NK细胞的活性更低，这说明辨证论治的重要性。临床研究还发现，化疗药与扶正药合用，有可能使肿瘤缩小最明显，而NK细胞活性恢复最好。这也说明，扶正加辨病用药——软坚散结，有可能取得较好的临床效果。

五、以毒攻毒法

1. 理论依据

肿瘤之形成，不论是由于气滞血瘀，或痰凝湿聚，或热毒内蕴，或正气亏虚，久之均能导致邪毒郁积。邪毒与正气相搏，可表现为各种证候。尽管病情变化错综复杂，但邪毒蕴结却是根源之一。毒陷邪深，非攻不可，故历代医家及民间流传许多治疗肿瘤的方法及药物大都以攻毒祛邪为目的，即所谓"以毒攻毒"之法。

金元四大家之一的张子和善用攻法，他说："夫病之一物，非人身素有之也，或自外而入，或由内而生，皆邪气也。邪气加诸身，速攻之可也，速去之可也。"当然，此处所指之邪为实邪。肿瘤是邪毒郁积，大多表现为阴邪之毒，所以攻毒祛邪多用辛温大热有毒之品，取开结拔毒之效。

应用有毒药物有一定危险性，医者往往有所顾忌。同时，许多晚期患者常自己试服，缺乏正确的指导。《素问·五常政大论》说："大毒治病，十去其六；常毒治病，十去其七；小毒治病，十去其八；无毒治病，十去其九。""无使过之，伤其正也。"一般来说，许多人因为抗肿瘤药难以取效，故求之于有毒之剂。实践证明，一部分以毒攻毒的药物也确有攻坚蚀疮、破瘀散结、消肿除块之效。实验研究表明，这些药物大多对肿瘤细胞有直接的细胞毒作用，确系以毒攻毒。过去，一些有毒之品多作局部外用，但逐步掌握了适应证和用法用量后还是可以内服的，如现在将蟾酥制成注射液，藤黄、钩吻等也都已应用于肿瘤的治疗。

以毒攻毒法应该与药物的毒副反应相区别。常用的无毒药物在用量较大时也能变成有毒的，如马兜铃一般用 10 ~ 15g，如加至 30 ~ 45g，则可能出现心律不齐，这时并不是以毒攻毒，而是中毒反应了。另外，一些以毒攻毒药物的特点是有效剂量与中毒剂量很接近，因此，必须谨慎地掌握，并适可而止，即中医所谓将邪毒衰其大半之后，继之使用小毒或无毒药物以扶正祛邪，逐步消灭残余之肿瘤细胞。

2. 常用以毒攻毒中药

以毒攻毒的药物较多，应用于肿瘤临床的有以下几类：

（1）动物药

全蝎、蜈蚣、斑蝥、红娘子、守宫、蛇毒、河豚油、蟾蜍、土鳖虫、蜣螂、水蛭。

（2）金石矿物药

雄黄、硇砂、砒石、轻粉等。

（3）本草类

藤黄、黎芦、常山、毛茛、狼毒、蓖麻、马钱子、蛇六谷、巴豆、干漆、洋金花、石胡荽、生半夏、生南星、生附子、急性子、雪上一枝蒿、乌头、钩吻、六方藤、八角莲、独角莲、芫花、大戟等。

□ 第六章 □

肿瘤患者的饮食与康复

第一节　肿瘤患者的饮食

中医学认为，肿瘤的发病有外因和内因两个方面。外因包括六淫邪气，饮食失节或不洁；内因包括七情所伤及脏腑功能失调等。临床在注重内因对肿瘤发病影响的同时，也要重视外因，如饮食因素在肿瘤发病和治疗过程中同样发挥着重要的作用。

在发病方面，饮食不节制或不洁净，或进食习惯不良，如进食过快、过热，或嗜酒，或偏好辛辣等都可导致肿瘤的发生。消化道肿瘤与饮食的关系非常密切，如食管癌、胃癌、结肠癌等的发病与不良饮食习惯，特别是与多食煎炸食物、嗜饮烈酒热酒的关系非常密切。正如《医碥》所记载，"酒客多患噎膈，饮热酒者尤多，以伤津液，咽管干涩，饮食不得入也。"《医学统旨》曰："酒面炙煿黏滑难化之物滞于中宫，损伤肠胃，渐成痞满吞酸，甚则噎膈反胃。"

在肿瘤患者的饮食调护方面，饮食卫生和营养都是非常重要的。人一旦生病，就要承受身体和精神的痛苦，尤其是肿瘤患者，其痛苦更加明显，对自身的饮食调养和康复无疑是非常重视的。此时患者在积极配合医生治疗的同时，常会向医生咨询饮食方面的注意事项。但是，患者往往忽视这样的一个事实，即饮食卫生的配合也相当重要。由于市场经济的发展和社会的进步，饮食行业日益繁荣，病毒和细菌很容易通过餐具进行传播。肿瘤患者在化疗、放疗、介入治疗等过程中，往往体质和免疫功能下降，如果不注意饮食卫生，就更容易感染疾病，影响治疗的顺利进行。因此，肿瘤患者必须树立自我保护意识，克服饮食上的暂时困难，养成良好的饮食卫生习惯，不吃腐败变质的食物，以利于早日康复。

合理的饮食和调养对肿瘤的治疗也能起到一定的作用，现分述如下。

一、饮食治疗的必要性

肿瘤本身及其治疗手段都会影响患者的营养状况，因此营养不良在肿瘤患者中普遍存在。肿瘤患者主要出现的营养问题包括：

1. 厌食和体重下降

二者可见于各种肿瘤手术、放化疗和其他药物治疗的过程中。厌食以消化道肿瘤最为常见，尤其是食管癌、胃癌和大肠癌。

2. 代谢异常

一般认为，肿瘤患者的能量代谢比正常情况下高10%，体重下降是肿瘤患者的常见表现。究其原因，一方面食欲下降导致患者摄入减少，另一方面，肿瘤代谢异常致消耗增加。碳水化合物代谢异常主要是许多肿瘤患者出现葡萄糖不耐症；蛋白质代谢异常表现在蛋白质转换增加，肝脏合成蛋白增加，肌肉合成蛋白减少，血浆支链氨基酸水平下降；脂肪代谢异常表现为脂肪分解作用增强，血清脂蛋白酶活性降低，可出现高脂血症；维生素代谢异常主要表现在维生素C、维生素E等抗氧化维生素水平下降；微量元素代谢异常表现为肿瘤患者血硒和血锌含量降低。

肿瘤的发生发展可分为三个时期：启动期、促癌期和恶变进展期。前两个时期为肿瘤生长的良性阶段，处在这个时期的病变是可以逆转的，如果尽早进行饮食调养，有可能在一定程度上避免向第三阶段发展。良好的膳食营养不仅具有潜在的预防肿瘤作用，某些营养素还有抗氧化、抑制肿瘤细胞增生、刺激人体产生干扰素等功能，因此在一定程度上起到了积极的治疗作用。对于已经恶变的肿瘤，经过手术、放疗、化疗等治疗后，合理的饮食调养对于患者的康复非常重要，因此，肿瘤患者的饮食治疗贯穿于肿瘤发生、发展的各个阶段。

事实上，饮食治疗与抗肿瘤治疗具有同等重要的作用。人的一生都是围绕着"衣、食、住、行"来进行的，其中"食"是衡量生活质量和生存质量的重要方面。目前，对于肿瘤的治疗主要是外科手术、化疗和放疗。有研究认为，肿瘤患者增加营养会助长肿瘤细胞的生长、扩散，增加转移的机会，但营养支持是肿瘤治疗的一个重要方面，是其他治疗的基础。目前，在我国普遍重视其他治疗方法、轻视营养治疗的现实情况下，应该将肿瘤患者的营养治疗与抗肿瘤治疗放在同样重要的地位。所谓的营养治疗实质上就是指饮食调养。

中医学认为，"有胃气则生，无胃气则死"，说的就是患者的食欲。患者能够正常进食，得到合理的营养补充，对肿瘤的康复是非常重要的。肿瘤细胞是一种生长迅速的细胞，需要大量的营养物质，必然与正常组织争夺营养，而且在这场争夺战中，正常细胞一般都是失败者，所以患者常常出现消瘦乏力，表现为恶病质。如果不进行营养补充，首先受损的往往是正常的细胞、组织和器官，甚至最终导致患者死亡。因此，肿瘤患者在治疗期间，配合营养调护是有益的。营养的增加使机体受益大于肿瘤受益。

适当的饮食治疗既可改善患者的营养状况，使患者的免疫力、抗肿瘤能力增强，提高生活质量，又能提高肿瘤患者对手术治疗的耐受性，减少或避免手术后的感染，促进术后伤口愈合，提高肿瘤患者对放疗或化疗的耐受能力，减轻毒副反应等。虽然没有确切的证据证明营养物质对肿瘤细胞有直接杀伤作用，但其增强体质和免疫力的作用是肯定的，可间接达到抑制肿瘤生长的效果。

二、肿瘤食疗的基本原则和方法

1. 肿瘤食疗的基本原则

（1）注意饮食调理

饮食营养是正常人养生保健的基础，同时也是肿瘤患者康复的基础。"平衡膳食"是大家相当熟悉也经常提到的饮食调养的基本原则之一。人体是一个整体，需要多种的营养素，不能只偏爱一个方面。饮食的偏嗜不仅可导致肿瘤的发生，而且会影响肿瘤患者的康复。尤其在肿瘤康复期间，营养全面均衡才能在补充人体正常消耗的同时，满足身体康复的营养需求。

（2）肿瘤患者的营养标准

肿瘤患者的营养要达到均衡，就必须注意补充营养的标准，过量和不足都是不可取的。肿瘤患者的营养标准为：蛋白质每人每天每公斤体重 1.2～1.5g，共约 70～80g；脂肪每人每天每公斤体重 1g，共约 60g；碳水化合物每人每天每公斤体重 6g，共约 300g；同时，还要保证蔬菜的合理摄入。在遵守以上膳食原则的同时，还要注意有无其他疾病。如肾病患者要少吃蛋白质含量高的食物，以免增加肌酐和尿素氮的含量；糖尿病患者要少吃碳水化合物含量较高的食物等。这些标准均是基于患者病情稳定前提下的，如果患者有病情变化，如手术、放疗、化疗等导致能量消耗增加，或其他原因导致能量的消耗减少等，则需要根据医生和营养师的意见进行适当调整。

（3）营养的选择和摄取

肿瘤患者要尽可能食用优质蛋白含量丰富的食物。优质蛋白是容易被人消化、吸收和利用的蛋白质，其含有丰富的人体必需氨基酸。常见的富含优质蛋白的食物如瘦肉、鱼、蛋、奶等，其中鱼类的蛋白质更易消化吸收，而且不饱和脂肪酸的含量高。但是，肿瘤患者要注意不能吃带鱼和羊肉。古人认为，羊肉味甘，大热且腥膻，易使疾病复发。食用带鱼也容易犯病。这一点肿瘤患者需要谨记。食物中的碳水化合物主要来源于米和面，肿瘤患者每天都应进食一定量的米或面，一般以 300g 即 6 两左右为宜。有些人认为，人体的主要营养来源是蛋白质和脂肪，这种观点是不全面的。人体的主要能量来源是碳水化合物。碳水化合物在体内分解后除了产生能量外，主要的生成物是二氧化碳和水。二氧化碳可随呼吸排出体外，水则对人体进行补充，多余部分可通过汗液、呼吸、大小便等排出体外。蛋白质除了产生能量外，还合成肌酐、尿素氮等。如果这些物质生成过多则会加重肝、肾的负担，引起或加重相应疾病。脂肪虽然产生的能量较多，但是其代谢后生成的酮体是酸性物质，如果无法有效排出，可引起酮中毒。因此，肿瘤康复期碳水化合物、蛋白质、脂肪这三大营养素之间的比例要适当。

另外，还要保证进食一定量的蔬菜。蔬菜可提供各种维生素、微量元素和膳食纤维，这三类物质对人体非常重要，不能缺少。有些患者手术后尽管吃了不少蔬菜，但仍大便干结，原来是把蔬菜榨成汁吃，实际上进食的是蔬菜汁液，而没有摄入膳食纤维，因而大便干燥。

仅饮食搭配均衡还是不够的，还要注意饮食的烹饪方法。例如，进食的碳水化合物、蛋白质、脂肪最好不是煎炸过的，蔬菜要保证新鲜且营养素没有被破坏等。这些都是需要肿瘤患者在日常生活中时刻注意的事项。

在计算一个人每天的饮食量和比例时，可以采用以下的简单计算方法：即每天1袋牛奶＋1个鸡蛋＋50g鱼＋50g豆制品＋300g米饭（或面食）＋适量的蔬菜。当然，每个患者的病情不同，具体要根据医生的意见，对饮食进行适当的调整。

（4）因时、因地、因人制宜

①因时制宜：包括两个层次的含义：一是季节和天气，二是疾病的不同阶段。

中医讲究天人相应，认为气候条件、大自然的变化对人体的生理病理活动都有影响，尤其是秋冬时分，季节交替对人体影响明显。不少肿瘤患者在这个季节出现病情变化，不是肿瘤本身变化，而是出现了并发症，尤其是炎症性并发症。因此，在气候转变过程中，提高肿瘤患者免疫功能是康复的关键。如秋冬之交，肿瘤患者的食疗要注意养肺润燥生津。秋冬之交的气候首先是"燥"，秋天多以燥邪为病。燥胜则干，易伤阴伤津。燥邪又可化火，伤及肺阴，久之可伤及胃津或肝肾。其次是早寒，中医认为寒属于阴邪，容易伤及人体阳气，这里的阳气涵盖了我们通常所讲的机体免疫功能。基于这一阶段的气候变化特点，秋冬之交的饮食调养原则是以平补养肺、润燥生津为根本，应忌食辛辣及厚腻之味。患者可以选择养肺润燥的平补食物，如杏仁、泥鳅、鸭肉、鲫鱼、山药、芋艿、白木耳、银杏、葡萄、百合、牛乳、冰糖、蜂乳、胡萝卜、萝卜、黑木耳、无花果、乌梅等，清肺润燥的食物如萝卜、菠菜、马兰头、罗汉果、甘蔗、荸荠、冬瓜子、丝瓜、梨、鸭蛋、白菜、蘑菇、柚子等。

处于不同病理阶段的肿瘤患者需要由医生或营养师进行专业饮食指导或处方。一般肿瘤初期邪气较盛，体质亦强壮，可以清热泻火的食物为主，不能过于滋腻；肿瘤手术治疗后病灶得到清除，体质虚弱，则应以补虚、富有营养的食物为主，以助身体尽快恢复抗病能力；肿瘤晚期患者体质异常虚弱，邪气强盛，此时应扶正与祛邪并重，可根据实际情况，或以补虚扶正为主，或以祛邪为主。

②因地制宜：就是根据地域的饮食习惯进行适当的饮食调护。如西北地区的人喜食牛羊肉，而羊肉是肿瘤患者不宜食用的，所以要尽量纠正饮食习惯。实在无法改变的，仅可进食少量绵羊肉，切忌食用山羊肉。再如，北方地区的人们热情好客，嗜好烟酒，这不仅

可诱发肿瘤，而且能使病情进一步加重，患者要适当戒除或减少。

③因人制宜：就是根据每个人的具体情况采取最适合的饮食调护。其实，医生一般提供的都是主要的原则，具体到每个人身上，还需要自己去体会和寻找最佳方案。如过敏体质的人，要根据自身的情况，结合医生的指导方针来选择食物。偏寒和偏热体质的饮食治疗方案也有所不同。阳虚怕冷者应进食温热之品，如桂圆、荔枝、牛肉、狗肉等；阴虚内热者应进食滋阴清热之品，如百合、银耳、海参、鸭肉、蛇肉等。

2. 肿瘤食疗的常用方法

在肿瘤食疗过程中，除干鲜果品和较少的蔬菜可以直接食用外，一般都必须根据患者口味和食疗的需要制成不同的食物类型。临床食疗用品的类型繁多，常用的有米饭、粥、汤羹、菜肴、汤剂、饮料（鲜汁）、散剂、蜜膏（蜜饯）、糖果等。

（1）米饭

以粳米、糯米为主，可加入其他食物或药物，如大枣、龙眼肉、山药、党参等，经蒸煮而成。主要具有补脾益气或养血的作用，如八宝饭、参枣米饭等。

（2）粥

《随息居饮食谱》说："糯米味甘，宜煮粥食，粥为世间第一补人之物。"粥以粳米、糯米、粟米等粮食为主，可酌加其他食物或药物，加水煮成半流质状（稀粥）。若加入的食物或药物不宜同煮，可先煎取汁或绞取汁液，再与粮食同煮。粥可加入糖或盐、油脂、味精等调味品。如菊花粥等。

（3）汤羹

汤羹是菜肴的一种形式，以肉、蛋、奶、鱼、银耳等食物为主，或适当配入其他药物，经煎煮或熬炖而成。在制作汤羹时可根据食物的滋味、性能加入适量的糖或盐、酱油、姜、椒等佐料。在食疗中汤羹主要起补益滋养作用，如银耳羹、龙眼莲子羹可养阴润肺，佛手阿胶羹可疏肝养血柔肝。

（4）菜肴

菜肴涉及的食物十分广泛，如蔬菜、肉类、禽蛋、鱼、虾等。菜肴品种繁多，制作方法多样，如凉拌、蒸、炒、卤、炖、烧等。制作菜肴时一般都要加入适量的调味品，如姜、葱、蒜、辣椒、花椒、胡椒、芥末、盐、酱、醋、酒、糖等。作为食疗菜肴，除一般作正餐外，还应针对不同的食疗目的合理选择与搭配食物（包括调味品）。一般肉类、鱼类、禽蛋类皆为血肉有情之品，以其为原料制作的菜肴偏于补益，蔬菜类菜肴多能清热泻火、通利二便，临床应用时可酌情增减。

（5）汤剂

将食物或药物加水一同煎煮，滤取煎液即成汤剂。煎煮时，加水要适量，除气味薄、不宜长时间煎煮的食物外，一般要煎煮 2～3 次，将分别滤取的煎液混匀，分 2～3 次饮用。如赤小豆鲤鱼汤、当归生姜羊肉汤等。

（6）饮料（鲜汁）

酸甜或清香、微苦之类的食物、茶料或药物用清水煮沸或沸水浸泡后可制成饮料，供饮用或代茶饮。新鲜、多汁、可口的植物果实、茎叶或块根亦可绞汁，新鲜饮用。有时可适量加蜜、糖。鲜汁、饮料类除冷饮外，也可温服，主要有清热除烦、生津止渴、利尿等功效。如果汁、胖大海茶等。

（7）散剂

将食物晒干或烘干、炒脆后，研磨成细粉末，即散剂。制作散剂常用谷物、干果等，也可加入适宜的药物，用沸水冲调成糊状，或加糖、盐等调味食用。不适口者，以温开水或米饮（米汤）送服。散剂食用方便，如瓜蒌薤白散、橘皮内金散等。

（8）蜜膏（蜜饯）

蜜膏也称为膏滋，一般选取滋养性食物，或加用具有治疗作用的药物，加水煎煮，取汁液浓缩至一定稠度，然后加入炼制过的蜂蜜、白糖或冰糖，再浓缩成半固体状，食用时用沸水化服。蜜膏主要具有滋养润燥作用，如桑椹地黄膏、羊髓蜜膏等，均可滋补肝肾。

蜜饯一般选用水果或瓜菜等，加水或药液适量煎煮，待水或药液将煮干时，加入蜂蜜或砂糖，以小火煮透，收汁即成。蜜饯味道甜美，可直接食用，也可切片作浸泡剂饮用。蜜饯因配伍的不同，作用各异，但一般具有滋阴和胃、润燥生津的功效。如柿干桂圆蜜饯、糖渍龙眼等。

（9）糖果

以白糖、红糖、饴糖等为主要原料，加水熬炼至较稠厚时，再掺入其他食物的汁液、浸膏或粗粉，搅拌均匀，再继续熬至挑起细丝状而不粘手为止，待冷后，将糖分割成块状，也可用制熟的食物与熬炼好的糖混合加工而成。糖果可嚼食或含化，其作用较广泛，如薄荷糖可清热润燥利咽，杏仁芝麻糖能润肠通便。

常用的食疗方法还有其他多种形式，在具体运用时，应根据病情的需要，结合患者的饮食习惯，灵活掌握。

三、食疗注意事项

中医选择食疗必须"于脏腑有宜"，因此需要用四气、五味、升降浮沉理论及药物归经学说来分析食物的作用。如小米、高粱米、赤小豆等属于寒性或凉性的食物，具有清热泻火解毒的作用；糯米、面粉、羊肉、鸡肉、鲫鱼、黄鳝等属于热性或温性食物，具有补虚除寒的作用。

除了按照中医辨证进行食物选择之外，预防肿瘤还要注意以下几个方面：

（1）减少食物中致癌物和致癌前体物的摄入，如黄曲霉素、油煎和油炸食物等；

（2）注意摄入膳食的结构平衡，膳食中各种营养素的种类、数量、比例合理；

（3）增加保护性营养物质的摄入，如抗氧化营养素、膳食纤维、蛋白质和钙，还有抗致病菌食物，如大蒜、韭菜等，提高免疫功能食物，如真菌类等。

1997 年，中国营养学会公布的 8 条膳食指南，对于我国人民食疗防癌具有指导意义，现罗列如下：

①食物多样，谷物为主。多种食品应包括谷物与薯类、动物性食品、豆类及其制品、蔬菜水果及纯热量食品等 5 大类。

②多吃蔬菜、水果和薯类，维护心血管健康，增加抗病能力，预防肿瘤，预防眼疾。

③每天吃奶类、豆类及其制品。我国膳食中钙普遍缺乏，仅为推荐供应量的一半。奶类食品含钙量高，其与豆类食品一样，是优良的蛋白质来源。

④经常吃适量的鱼、禽、蛋、瘦肉，少吃肥肉与荤油。动物性蛋白的氨基酸组成全面，赖氨酸含量高；鱼类的不饱和脂肪酸有降血脂、防血栓形成的作用。

⑤膳食与体力活动平衡，保持适当体重。早、中、晚餐的供热量分别为 30%、40% 和 30% 为宜。

⑥吃清淡少盐的膳食。我国居民的平均食盐摄入量约每天 15g，是世界卫生组织建议值的两倍以上，故应减少食盐量的摄入。

⑦饮酒应节制。

⑧吃清洁卫生、不变质的食品，包括选购符合卫生标准的食品，尤其是绿色食品。

四、辨证施食

中医学认为，每一种食物都含有精微物质。《素问》有"食气入胃，精散于肝，淫气于筋。食气入胃，浊气归心，淫精于脉，脉气流经，经气归于肺，肺朝百脉，输精于皮毛，毛脉合精"等论述，说明食物是养育人体的后天之精。以中医理论为指导的中医食疗在选择食物时，必须符合辨证论治的精髓。因此，辨证施食需要掌握中医理论（如藏象、经络、辨证、治则等）和食疗养生原则（如扶正祛邪、补虚泻实、寒者热之、热者寒之等）。

中医学有"药食同源"之说，饮食中很多调料或辅料都是中药，临证可以根据患者的证候进行辨证施用。古代医学家将中药的"四性"、"五味"理论运用到食物之中，认为每种食物同样也具有"四性"、"五味"，下面进行简要介绍。

食物的"四性"，又称为四气，即寒、热、温、凉。寒和凉的食物能起清热泻火解毒的作用，如在炎热的夏季可选用菊花茶、绿豆汤、西瓜汤、荷叶粥、苦丁茶等，具有清热解暑、生津止渴的作用。热和温的食物能起温中除寒的作用，如严冬季节可选用姜、葱、蒜类食物以及狗肉等，能除寒助阳，健脾和胃补虚。食物除"四性"外，尚有性质平和的"平性"食物，如谷物中的米、麦及豆类等。

食物的"五味"，即辛、甘、酸、苦、咸。食物的性味不同，对人体的作用也明显有区别。辛味食物可祛风散寒，舒筋活血，行气止痛。如生姜可发汗解表，健胃消食；胡椒可暖肠胃，除寒湿；韭菜可行瘀散滞，温中利气；大葱可发表散寒等。甘味食物可补养身体，缓和痉挛，调和性味。如白糖可助脾润肺生津；红糖可活血化瘀；冰糖可化痰止咳；

蜂蜜可和脾养胃，清热解毒抗癌；大枣可补脾益阴。酸味食物可收敛固涩，增进食欲，健脾开胃。如米醋可消积解毒；乌梅可生津止渴，敛肺止咳；山楂可健胃消食；木瓜可平肝和胃等。苦味食物可燥湿清热泻实。如苦瓜可清热解毒明目；杏仁可止咳平喘，润肠通便；枇杷叶可清肺和胃，降气解暑。咸味食物可软坚散结，滋润潜降。如海参可补肾益精，养血润燥；海带可软坚化痰，利水泻热；海蜇可清热润肠。

每种食物都有不同的"性味"，只有把"性"和"味"结合起来，才能准确分析食物的功效。如有些食物同为甘味，却有甘寒、甘凉、甘温之分，如姜、葱、蒜，因此不能将食物的性与味孤立起来。如莲子味甘微苦，有健脾养心安神的作用；苦瓜性寒味苦，可清心火，是热性病患者的理想食品。

中医理论认为，辛入肺，甘入脾，酸入肝，苦入心，咸入肾。肝病忌辛味，肺病忌苦味，心肾病忌咸味，脾胃病忌甘酸味。只有对"五味"有了全面的认识，才能在饮食方面吃得更合理，更科学，取得药食兼用的效果。

有些中药可配合食物一起食用，其中人参与灵芝的抗癌功效较显著。人参具有大补元气、健脾益肺、生津止渴、安神除烦的作用。现代研究表明，人参能提高机体对外环境的适应能力，调节人体新陈代谢及内分泌功能等，有抗癌防癌作用。灵芝味甘性平，具有安神、滋补强壮、延缓衰老、保肝解毒、补心气、益肺气等功效。现代研究证明，灵芝可增强机体应激能力，调节免疫功能，保护骨髓功能，能镇咳祛痰平喘，强心和抗心肌缺血，抑制血小板聚集及抗肿瘤等。人参和灵芝均可配合食物食用，但一定要注意辨证。

下面举例介绍部分食物的功效，以便辨证施食中参考选用。

1. 软坚散结类食品

（1）海蜇

海蜇头和海蜇皮，可消一切痞块。

（2）淡菜

淡菜可消瘿瘤，补五脏，并具有止血作用，特别对咯血者适用。

（3）鲍鱼、乌贼、章鱼

三者都具有软坚散结作用。鲍鱼可补益身体，用于治疗妇科肿瘤有出血者。

（4）芋艿

芋艿可消散肿块，是中医治疗肿瘤的重要食品。

2. 活血化瘀类食品

（1）蟹

蟹具有散血即活血化瘀的作用。在肿瘤的治疗上，蟹的全身都很有价值。如民间用蟹壳或蟹脚烧灰吞服来治疗乳腺癌；蟹肉、蟹黄鲜美，可增强食欲；蟹脚和蟹钳能活血化瘀，消散结块。海蟹与河蟹的作用相似，但海蟹宜鲜活食用。蟹性寒，阳虚者不宜。蟹黄滋腻，不易消化，故不宜多食。消化能力差者不宜吃蟹黄，但可吃蟹肉。需要注意的是，如果河蟹是用添加激素的饲料喂养的，要慎食或不食。

（2）山楂

山楂活血而不伤正气，还可助消化。康复期的患者可经常吃山楂，对身体有好处。亦可自制山楂浆，每日服用2~3匙，对于慢性胃炎、胃肠癌术后、胆囊术后有益。

（3）芹菜

芹菜分旱芹和水芹。旱芹也称药芹，有特殊的香味，具有活血平肝的作用，可用于肝功能异常者。

（4）菠菜

菠菜具有活血、开胸膈的作用，可用于手术前后的贲门癌、食管癌。

3. 清热解毒抗癌类食品

本类食品适用于发热或有内热者。

（1）丝瓜

丝瓜具有清热作用。丝瓜络，即丝瓜的筋络，可用于部分肿瘤患者的皮肤瘙痒，既能止痒，又不伤皮肤，且可发挥清热通络作用。

（2）米苋

米苋可分为红米苋和绿米苋，食用价值相似，可清肠道之热，用于肠癌手术后的康复期。

（3）茄子

茄子可清热活血，用于治疗乳痈、便血。

（4）冬瓜

冬瓜肉可通利小便，冬瓜皮可清热利水，冬瓜子可清热化痰。腹水或下肢肿时，可煎服冬瓜汤。

从食物性味分析，肿瘤患者可以选用的食品非常丰富。根据中医理论辨证施食，可以对疾病起到辅助治疗作用，对肿瘤患者的康复有很大帮助。

附：常用食补药膳

①瘦猪肉150g，灵芝10g，黄芪6g。用于气血虚弱，化疗、放疗后白细胞下降，属气血不足者。

②赤豆、红枣各50g，龙眼肉15g。用于血虚、夜寐不安者。由于可使阴虚阳亢者的血压升高，因此高血压者要慎用。

③生晒参5g，水发海参250g。用于神疲乏力，体质虚弱者。

④当归12g，生姜100g，羊肉500g。用于术后血虚者，但下午3~5点面容潮红、手心发热、盗汗、口干等阴虚患者不宜。

⑤青鱼肉250g，鲜山药片250g。用于脾虚食少，大便溏薄者。

⑥猴头菇150g，嫩鸡肉250g，黄芪10g。用于脾虚食少，气短乏力，气血两亏者。

五、肿瘤饮食宜忌

许多肿瘤患者在用药治疗的同时都采用食疗作为促进康复的重要手段，在此过程中，尤其要注意饮食宜忌。总的来讲，肿瘤患者应忌服对疾病有不良影响的食物。如热性病应忌服辛辣、油腻、煎炸食物，寒性病应忌食生冷食物、清凉饮料等，肝炎患者应忌食肥肉、脂肪、动物内脏及烟酒等，肝阳上亢、头晕目眩、烦躁易怒者应忌食胡椒、辣椒、大蒜、白酒、荤菜、膏粱厚味等辛热助阳之品，黄疸胁痛者应忌食动物脂肪及辛辣、烟酒等刺激之品，脾胃虚弱者应忌食油炸黏腻、寒冷生硬、不易消化的食物，痰湿患者应忌食酸敛之品。

在向肿瘤患者推荐有益康复的食物时，应该明确哪些食物是不能食用的，哪些是可以少量食用的，哪些是可以食用的。

所有肿瘤患者不能食用的食物包括：腐败变质的动物性食品，霉变的豆制品，腐败变质的蔬菜，霉变的粮食及其制品等。尽量少吃的食物包括：肥畜肉和肥禽肉；腌制的肉、鱼；烟熏制品，如香肠、红肠；干豆类；新腌制的咸菜和不新鲜的蔬菜；水果罐头或果味饮料。

肿瘤患者适宜的食物包括：瘦猪肉、牛肉、羊肉和鸡、鸭、鸽肉及禽蛋等动物性食品，黄鱼、鲞鱼等海鲜类食品，海蜇、海带、紫菜、海参、海藻等海藻类食品，豆浆、豆腐等豆制品，新鲜的深绿色、黄色、橙色蔬菜，新鲜水果，红枣、桂圆、核桃等坚果类及各种粮食制品。

由于每种肿瘤均有其特殊性，所以下面介绍几种常见肿瘤的饮食宜忌。

1. 肺癌饮食宜忌

肺癌患者适宜多食具有增强机体免疫功能和抗肿瘤作用的食物，如薏苡仁、甜杏仁、菱、牡蛎、海蜇、黄鱼、海龟、蟹、鲞、蚶、海参、茯苓、山药、大枣、乌梢蛇、四季豆、香菇、核桃、甲鱼。咳嗽多痰，宜选择白果、萝卜、芥菜、杏仁、橘皮、枇杷、橄榄、橘饼、海蜇、荸荠、海带、紫菜、冬瓜、丝瓜、芝麻、无花果、松子、核桃、淡菜、罗汉果、桃、橙、柚等；发热，宜选择黄瓜、冬瓜、苦瓜、莴苣、茄子、发菜、百合、苋菜、荠菜、蕹菜、石花菜、马齿苋、梅、西瓜、菠萝、梨、柿、橘、柠檬、橄榄、桑椹子、荸荠、鸭、青鱼等；咯血，宜选择青梅、藕、甘蔗、梨、柿、海蜇、海参、莲子、菱、海带、荞麦、黑豆、豆腐、荠菜、茄子、牛奶、鲫鱼、龟、鲩鱼、乌贼、黄鱼、甲鱼、牡蛎、淡菜等；胸痛，宜选择鲞、油菜、丝瓜、猕猴桃、核桃、荞麦、杨桃、杏仁、茄子、桃、芥菜、鹌鹑、金橘、蟹、橙、麦、鲫鱼等。进行放疗或化疗时，宜选择能减轻副反应的食物，如鹅血、蘑菇、桂圆、黄鳝、核桃、甲鱼、乌龟、猕猴桃、莼菜、金针菜、大枣、葵花籽、苹果、鲤鱼、绿豆、黄豆、赤豆、虾、蟹、银豆、泥鳅、塘虱、鲩鱼、马哈鱼、绿茶等。

肺癌患者忌烟、酒，不宜食用辛辣刺激性食物如姜、花椒、辣椒、桂皮等，油煎、烧烤等热性食物，并忌油腻、黏滞生痰的食物。

2. 胃癌饮食宜忌

胃癌患者适宜多吃能增强免疫力和抗肿瘤的食物，如山药、扁豆、薏苡仁、菱、金针菜、香菇、蘑菇、葵花籽、猕猴桃、无花果、苹果、沙丁鱼、蜂蜜、鸽蛋、牛奶、猪肝、猴头菌、鲍鱼、海参、牡蛎、乌贼、鲨鱼、老虎鱼、黄鱼鳔、海马、甲鱼等；宜选择高营养食物以防治恶病质，如乌骨鸡、鸽子、鹌鹑、牛肉、猪肉、兔肉、蛋、鸭、豆豉、豆腐、鲢鱼、鲩鱼、塘虱鱼、青鱼、黄鱼、乌贼、鲫鱼、鳗、鲮鱼、鲳鱼、泥鳅、虾、淡菜、猪肝、鲟鱼等。恶心呕吐，宜吃莼菜、柚子、橘子、枇杷、粟米、核桃、玫瑰、杨桃、无花果、姜、藕、梨、冬菜、芒果、乌梅、莲子；便血，宜吃淡菜、龟、鱼翅、马兰头、金针菜、猴头菌、蜂蜜、荠菜、香蕉、橄榄、乌梅、木耳、蚕豆、芝麻、柿饼、豆腐渣等；腹泻，宜吃扁豆、梨、杨梅、芋芀、栗子、石榴、莲子、芡实、青鱼、白槿花等；腹痛，宜吃金橘、卷心菜、比目鱼、鳖鱼、蛤蟆鱼、海参、乌贼、黄芽菜、芋头等。化疗期间，可选用防治化疗副反应的食物，如猕猴桃、芦笋、桂圆、核桃、鲫鱼、虾、蟹、鹅血、海蜇、鲩鱼、塘虱、香菇、黑木耳、鹌鹑、薏苡仁、泥螺、绿豆、金针菜、苹果、丝瓜、核桃、龟、甲鱼、乌梅、杏饼、无花果等。

胃癌患者忌烟、酒，不宜食用辛辣刺激性食物，如葱、蒜、姜、花椒、辣椒、桂皮等及霉变、污染、坚硬、粗糙、多纤维、油腻、黏滞不易的消化食物，忌煎炸、烟熏、腌制和生拌食物，特别要忌暴饮暴食。

3. 大肠癌饮食宜忌

大肠癌患者适宜多吃具有抗大肠肿瘤作用的食物，如甲鱼、鳖、鹌鹑、花菜、麒麟菜、核桃、薏苡仁、慈菇、芋芀、无花果、菱、芦笋、胡萝卜；多吃增强免疫力的食物，如西红柿、蜂蜜、甜杏仁、胡萝卜、芦笋、刀豆、扁豆、山药、鲟鱼、海鳗、鲳鱼、鲩鱼、黄鱼、海参、虾、蟹、龙虾、香菇、黑木耳等；多吃具有排脓解毒作用的食物，如丝瓜、冬瓜、甜杏仁、桃仁、荞麦、莼菜、油菜、大头菜、鱼腥草、核桃、蓟菜、蛇肉、猪腰、乌鸦肉、鲫鱼、蛤、蜗牛肉等。里急后重，宜吃刺猬肉、野猪肉、大头菜、芋芀、乌梅、杨梅、无花果、丝瓜、苦瓜等；腹痛，宜吃柚子、橘子、橙子、萝卜、豆豉、杨梅、韭菜、虾、猪胰、鲤鱼、鳖、海参等；便血，宜吃赤豆、黄瓜、丝瓜、黑豆、山楂、栗子、菠菜、荸荠、银杏、橄榄、蕨菜、蓟菜、荠菜、蚕豆、莲子、蕹菜、苦瓜、无花果、乌贼、柑、柿、龟肉、猪大肠等；腹泻，宜吃石榴、乌梅、杨梅、豆腐渣、醋、荞麦、韭菜、栗、荔枝、芡实、莲子、陈仓米、锅巴、鲫鱼、龟肉、鲤鱼、鸭、猪等；便秘，宜吃莼菜、甘蔗、枇杷、山楂、黄瓜、土豆、大白菜、芝麻、麻油、桑椹子、桃仁、杏仁、蜂蜜、萝卜、苋菜、香蕉、苹果、无花果、麦片、松子、海蜇、泥螺、牛奶、龟肉、海参等；食欲差，宜吃鸭肫、鸡肫、鸭血、野鸡、野鸭、猪胰、猪脾、青鱼、蛤等。化疗期间可选择能减轻化疗毒性反应的食物，如甲鱼、乌龟、鸽、鹌鹑、鹅血、泥螺、塘虱、泥鳅、鲩鱼、猕猴桃、无花果、苹果、橘子、绿豆、赤豆、黑大豆、薏苡仁、核桃、香菇、丝瓜等。

大肠癌患者忌烟、酒，不宜食用辣椒等辛辣刺激性食物和霉变、盐腌、油腻、煎炸、烧烤食物。

4. 肝癌饮食宜忌

肝癌患者适宜多吃具有软坚散结、抗肿瘤作用的食物，如赤豆、薏苡仁、大枣、裙带菜、海蒿子、海带、毛蚶、海鳗、海龟、泥鳅等；宜多吃具有护肝作用的食物，如龟、甲鱼、牡蛎、桑椹子、蓟菜、香菇、蘑菇、刀豆、蜂蜜等。腹水，宜选择赤小豆、鹌鹑蛋、海带、青蟹、蛤蜊、黑鱼、鲤鱼、鲫鱼、鸭肉等；黄疸，宜吃鲨、鲤鱼、鲮鱼、泥鳅、蟹、蛤蜊、甘薯、茭白、荸荠、金针菜、橘饼、金橘等；有出血倾向，宜吃扇贝、橘子、海龟、牡蛎、海蜇、海参、乌贼、乌梅、柿饼、马兰头、荠菜等；肝痛，宜吃金橘、橘饼、佛手、杨梅、山楂、慈菇、黄瓜等；有肝昏迷倾向，宜吃刀豆、薏苡仁、牛蒡子、河蚌、海马等。

肝癌患者忌烟、酒，暴饮暴食；不宜食油腻、盐腌、烟熏、火烤和油炸的食物，特别是烤糊了的食物；忌辛辣刺激性食物，如葱、蒜、花椒、辣椒、桂皮等；忌霉变、醋腌食物，如霉花生、霉黄豆、咸鱼、腌菜等；忌多骨刺、粗糙坚硬、黏滞不易消化及含粗纤维的食物；忌味重、过酸、过甜、过咸、过冷、过热及含气过多的食物。出现腹水时，忌多盐多水食物；凝血功能低下，特别是有出血倾向的患者，忌蝎子、蜈蚣以及具有活血化瘀作用的食物和药物。

5. 乳腺癌饮食宜忌

乳腺癌患者适宜多吃具有抗乳腺癌作用的食物，如海马、蟹、文蛤、牡蛎、海带、芦笋、花菜等；宜多吃具有增强免疫力、防止复发的食物，如桑椹、猕猴桃、芦笋、南瓜、大枣、洋葱、韭菜、薏苡仁、菜豆、山药、香菇、虾皮、蟹、青鱼、对虾等。出现肿胀时，宜选择薏苡仁、丝瓜、赤豆、芋艿、葡萄、荔枝、荸荠、鲫鱼、鲛鱼、海带、泥鳅等；乳房胀痛、乳头回缩者，宜吃茴香、葱花、虾、橘饼、榧子、柚子、鲨等。

乳腺癌患者忌烟、酒，辛辣刺激性食物及肥腻、油煎、霉变和腌制食物。

以上对几种常见肿瘤的饮食宜忌进行了简单介绍。那么，如何把握食疗、食补呢？中医特别注重养护胃气。肿瘤患者经过手术或放化疗后，机体的消耗增加，正气损伤，每日所需的营养物质要比其他疾病和正常人的需求增加约20%以上，所以应适当补充蛋白质、热量和营养素，但补养一定注意不要太过。《内经》提出："味厚为阴，薄为阳，厚则泄，薄则通，补之太过，亦有所伤。"说明补益太过反而会对人体产生伤害，因此在食用除羊肉外的肉类、除带鱼外的鱼类、虾类、蛋类、奶类等补品的同时，要适当进食五谷杂粮。肿瘤患者的饮食应按照其脾胃承受能力，选择动物蛋白、五谷杂粮及瓜果蔬菜，并注意搭配得当，不能偏食。

六、药食配伍禁忌

药物与食物的配伍禁忌多来自古人的经验总结，其中有些禁忌虽有待科学证明，但在没有得出可靠的结论以前，还应参照传统说法，以慎用为宜。如服用滋补药物时应忌服萝卜。萝卜有消导的作用，与滋补作用截然相反，同用会影响甚至抵消药效，因此人参、党参不宜与萝卜同用。如果服用人参不当导致胸闷气短等不良反应时，可以用萝卜来消除不良反应。其他禁忌如甘草、黄连、桔梗、乌梅忌猪肉，地黄、何首乌忌葱、蒜、萝卜，丹参、茯苓、茯神忌醋，薄荷忌蟹肉，羊肉反半夏、菖蒲，忌铜、丹砂，狗肉反商陆，忌杏仁，鲫鱼反厚朴，忌麦冬，猪血忌地黄、何首乌，猪心忌吴茱萸，鲤鱼忌朱砂，雀肉忌白术、李子，葱忌常山、地黄、何首乌、蜜，蒜忌地黄、何首乌，萝卜忌地黄、何首乌、土茯苓、威灵仙忌茶，蜜忌生葱，柿忌蟹等，饮食调养时也应注意。

第二节　肿瘤患者的康复

一、康复治疗的重要性

康复是指健康的恢复。按照世界卫生组织的定义，所谓健康不仅是疾病或虚弱的消除，而且是身体、精神和社会生活的和谐完美状态。康复是达到健康目标的过程，是指通过综合、协调地应用各种措施，消除或减轻病、伤、残者的身心和社会功能障碍，使其达到和保持生理、感官、智力精神和（或）社会功能上的最佳水平，或借助某种手段改变其生活，增强自立能力，使病、伤、残者能重返社会，提高生活质量。

肿瘤患者的康复，严格来讲应是肿瘤的完全根治，心理、生理和体能完全恢复，并能胜任各项工作。这是肿瘤康复的最终目标，然而由于肿瘤的特殊性，完全达到具有一定的难度。因此，从实际出发，肿瘤的康复主要是针对肿瘤所导致的原发性或继发性残疾，通过医学、社会、心理、体能、教育、职业等综合性手段，使患者尽可能改善或恢复，以提高生活和生存质量。

肿瘤导致的患者功能障碍包括：

1. 肿瘤本身所导致的功能障碍

肿瘤本身可导致器官功能发生改变，甚至出现功能障碍。如肺癌可引起呼吸障碍；食管癌可导致吞咽障碍；肿瘤侵袭可引起严重疼痛和脏器功能障碍，还可导致躯体活动减少，进一步引起骨关节活动限制、肌肉萎缩和心肺功能减退等；肿瘤还可导致食欲减退，肿瘤快速生长对营养的消耗可导致全身营养障碍以及皮肤损害等。

2. 治疗所导致的功能障碍

治疗也可能造成患者的功能障碍。肿瘤患者的治疗首选手术，手术是有创治疗，接受根治术的肿瘤患者可致脏器或肢体缺损，甚至影响生理功能和生活。如乳腺癌行乳房切除术后体形不对称，直肠癌术后的人工肛门引起生活不便，胃癌手术后可见消化功能障碍，喉癌手术后可见失语等。放疗和化疗也是治疗肿瘤的常用方法。患者经放疗后，可发生局部组织损害和全身放射性损害。化疗可影响造血系统和消化系统功能，引起食欲下降，导致营养不良，抵抗力下降。放疗和化疗还可引起脱发，影响形体美观。

3. 心理压力所导致的功能障碍

肿瘤的种类很多，可发生于多个系统和各个年龄段。随着社会的发展，环境的改变，人们所面临的社会、心理压力逐渐增大，肿瘤的发病率逐渐增加，而大多数人并没有意识到这一点，仍然沿袭着原有的不良习惯，这就造成肿瘤的发病年龄有所降低。在中青年时罹患肿瘤，患者多承受着巨大的心理压力。许多肿瘤患者在患病时，由于缺乏医学常识，且根本没有心理准备，常存在不同程度的心理障碍。肿瘤患者一方面是恐惧、忧虑，一方面是希冀，如果无法有效调节，可造成食欲减退甚至是脏器功能障碍，还会引起日常生活能力和工作能力的降低或丧失。这又给患者的精神和肉体带来不同程度的痛苦，形成更大的压力。肿瘤患者在忍受病痛折磨的同时，还要直接面对死亡，因而容易造成全身性的功能障碍。

肿瘤不仅可引起患者的功能障碍，而且可以导致心理变化，甚至终生承受经济、心理压力和病痛的打击。因此，对国家、社会和家庭来说，肿瘤患者的康复非常重要。肿瘤患者的康复不是等待其临床治疗结束之后才进行，而是越早越好，特别是肿瘤患者的心理恢复。

二、康复的可能性和条件

1. 肿瘤患者康复的可能性

肿瘤的高发病率、高病死率和高致残率是造成患者对康复失去信心的重要因素。随着科学技术的发展，诊疗技术的进步，人类对肿瘤的认识不断深入，肿瘤患者的存活率有所提高。目前，大约 1/3 肿瘤患者可以根治痊愈，约 1/3 的患者存活期可超过 5 年，因此，肿瘤患者经过有效治疗后是可以康复的。肿瘤患者进行康复治疗的目的是：恢复某些根治术后遗留的功能障碍，消除放疗、化疗的毒副反应，预防复发转移及治疗癌前病变等。肿瘤患者经过有效治疗和康复，达到这种目标是可能的。

2. 促进肿瘤患者康复的条件

（1）积极配合治疗和康复

合理有效的治疗是康复的基础，在此基础上的有效康复措施和过程则是肿瘤患者康复的保障。肿瘤患者的治疗包括手术、放疗、化疗、免疫治疗、内分泌治疗、热源治疗、中医中药治疗等。根据疾病种类、分期和患者的一般状况，选择最适宜的治疗方案，对于患者的治疗后康复非常重要，这需要患者的积极配合。中医药适合于肿瘤患者的整个病程，尤其在防止复发、转移方面，中医药的作用已受到极大关注，因此，在治疗过程中，应积极配合中医药治疗。肿瘤患者的康复治疗是患者回归社会的有力保障，在患者的积极配合下，将会起到一定的决定作用。

（2）良好的心理状态

肿瘤患者从患病、诊断，一直到治疗前后，都可伴随剧烈的心理变化和心理反应，表现为震惊、否认、恐惧、悲伤、绝望、焦虑、抑郁等。之所以出现这些异常心理状态，多由于患者对肿瘤及其治疗的不了解，不能正确对待，有的患者甚至因绝望而拒绝治疗。这些心理状态的出现是可以理解的，但是如果长期存在，可能影响患者的饮食，进而影响机体状态和免疫力，必将对肿瘤的治疗和患者的康复产生不良影响。消极情绪可以从以下几方面导致肿瘤恶化。

①患者不积极采取必要的治疗措施，延迟或耽误有效的抗肿瘤综合治疗，失去确诊后的早、中期治疗时机，导致肿瘤的迅速扩散。

②患者不主动配合医护人员的治疗，医生难以采取有效的治疗措施，勉强的治疗手段不能有效地发挥作用；消极情绪还可能使患者损伤"胃气"，饮食减少，因营养不良而导致恶病质的提前发生或加重。

③有患者错误地认为，肿瘤是不治之症，因此听天由命，无所作为。基于此，患者常不愿采取中药、气功、太极拳等有效的康复治疗措施，不注意生活的合理安排，甚至因此失去宝贵的综合治疗机会，加速病情的发展。

④肿瘤患者的消极情绪可以使其体内早已存在的神经内分泌失调进一步加剧，亦可直接影响下丘脑对机体的神经内分泌调节，促使肿瘤快速长生。

⑤肿瘤患者的不良心理状态和紧张情绪可以通过中枢神经系统使机体的免疫功能降低，表现为巨噬细胞吞噬能力下降，胸腺功能失调，抗体产生抑制，自身稳定和免疫监视功能进一步障碍，从而导致机体的抗肿瘤能力降低，肿瘤迅速发展。

因此，肿瘤患者应加强对肿瘤治疗过程和康复知识的了解和掌握，尽快消除异常心理，正确认识肿瘤，保持良好的心理状态和乐观向上的情绪，这样才能更快地康复。

（3）保持良好的睡眠

良好的身体状态除取决于疾病的有效治疗、合理的饮食调护之外，患者的睡眠也非常重要。良好的睡眠对肿瘤患者的康复有很大的帮助。睡眠的作用不仅仅在于能恢复体力和脑力，消除疲劳，完成自身修复，更重要的还在于它能增强免疫力，使人体能抵御疾病的侵扰。肿瘤本身或放、化疗可引起患者的免疫力下降，如睡眠不佳，则免疫力将受到更大的损害，康复治疗就更加困难。因此，良好的睡眠对于肿瘤患者的康复显得尤其重要。

中医认为，睡眠与机体的气血和脏腑功能有关。"心主神明"，故睡眠主要与五脏中的心有关，与脾、肾、肝、胃等脏腑的关系也很密切。机体的气血和脏腑功能失调可导致心神不安，夜眠不安，甚至不寐。因此，必须对患者进行整体调理，使其身心平和，保持优质睡眠。

三、肿瘤患者的康复措施

肿瘤经治疗后进入恢复期，所需要的康复措施包括：

1. 严格遵照医嘱，定期复查，坚持治疗，巩固疗效。

2. 治疗后有功能障碍的患者需进行功能评定和康复治疗，使功能障碍与残疾降至最低，甚至完全恢复。

3. 进行短时间、小强度、多次重复的耐力运动和健身操、太极拳等锻炼，注意活动强度和时间要循序渐进。康复治疗期间应注意营养均衡，改善全身情况和增强体质。

4. 肿瘤患者经治疗痊愈，全身情况良好，处于就业年龄的，应鼓励其回归社会，恢复原来工作或酌情更换，这也是患者康复治疗的一部分。

5. 肿瘤患者的康复锻炼方法包括多种形式，如散步、慢跑、爬楼梯、体操、太极拳、太极剑等，均有助于放松精神，增强体质，保持肌肉张力。

下面举例介绍两种肿瘤的康复措施：

（1）乳腺癌根治术

术后可出现术侧上肢淋巴性水肿，有的患者会在乳房切除后出现幻乳觉。有助于消除淋巴性水肿的方法有：术后抬高术侧上肢，早期进行活动和向心性按摩；出现水肿后可进行患肢袖套气囊式压力疗法或穿压力袖套，每天2～12小时；避免对患肢进行测血压、输液、静脉采血等操作，避免下垂或重负荷的活动；注意保护患肢，防止外伤，一旦破损应及时治疗，防止感染。当患者出现幻乳觉时，可轻柔按摩局部，或进行经皮电神经刺激。乳房切除后的形体缺陷可通过穿衣掩饰，或使用乳房假体，必要时可进行乳房重建。

（2）肺癌根治术

肺癌根治术切除肺段或肺叶后，可导致呼吸受限、肺功能减退。呼吸训练有助于肺功能恢复。术后早期，因胸部切口疼痛，可先进行腹式呼吸，待疼痛减轻后改为自然的胸式呼吸，切口拆线后进行胸式深呼吸，以后逐渐过渡到吹瓶子等有阻力的呼吸运动，可使肺叶充分扩张，防止肺不张。术后卧床期间，应多做下肢活动，以防止下肢静脉血栓形成；尽早下地活动，适当加大肺通气量；术后因双侧肺容量不等而出现脊柱侧弯畸形时，要进行呼吸练习和矫正体操。

四、肿瘤患者康复的精神环境

肿瘤患者康复过程中，营造良好的精神心理环境非常重要，这需要患者本人及其家属、同事和医护人员的共同努力。

1. 在确诊后，医护人员要充分了解患者的思想、情绪状况，针对心理障碍的类型，介绍肿瘤防治和康复知识，纠正错误认识，引导患者正确对待，坚定治疗的决心，同时，动员患者家属、亲友和单位了解患者心理障碍的关键所在，采取积极措施，如解决其在经济、工作等方面的实际困难等。

2. 治疗前后，应使患者充分了解和认识治疗的目的、方法、治疗后可能出现的各种情况（例如功能障碍、残疾、副反应等）及处理措施，使患者有信心，并主动克服困难，积极配合治疗。对于治疗后可能出现严重功能障碍、残疾、毁形或毁容的患者，治疗前应促使其对治疗有足够的理解和思想准备，一旦治疗后出现心理障碍（如震惊、悲观、暴躁、回避交往、精神崩溃、轻生等）时，应尽快给予支持和指导，使患者尽快稳定情绪，逐步适应，避免发生意外。此外，在治疗和疾病发展过程中，一旦患者的病情发生变化，其心理状态也会随之改变，需随时注意。

3. 在肿瘤的终末期，营造良好的心境更加重要。有些晚期肿瘤患者要为自己未完成的事业做最后的努力，应该给予鼓励，在可能的情况下帮助其完成最后的心愿。有的患者可能出现悲观、绝望等情绪，应进行心理支持，安慰疏导，稳定患者的情绪。此外，晚期肿瘤患者可能对剧烈疼痛无法耐受，极其痛苦，甚至产生轻生的念头，应在谨慎使用镇痛药的同时给予精神安慰和支持，多关怀，多体贴，尽量减轻患者的痛苦。

五、忌忧思郁怒，戒紧张情绪

肿瘤不仅是一种身体的疾病，而且是一种身心疾病。心理因素与肿瘤的发生有一定的关系。《内经》就指出了心理因素与身体疾病的相关性，如"喜怒不节则伤脏，脏伤则病起于阴也。"一些医家在此基础上加以发展，提出了七情致病学说，指出过度的喜、怒、忧、思、悲、恐、惊等心理反应可引起各种疾病，肿瘤也不例外。长期的紧张、焦虑、愤怒、怨恨、灰心失望等可引起机体内分泌失调和免疫系统功能降低，从而助长肿瘤细胞的滋长蔓延。因此，掌握一些解除心理不良反应的方法，帮人们保持健康的心理，对预防肿瘤的发生很有益处。

六、有求生意志，持乐观精神

肿瘤患者的心理状态对肿瘤的康复治疗可产生重要的影响。良好的心境是肿瘤康复的重要条件。了解肿瘤康复治疗的医学知识，有助于增强求生意志，有助于保持良好的心理状态和乐观地对待生活，有助于改正不良生活习惯和行为，进而树立战胜肿瘤的信心，积极地配合康复治疗，因此往往可取得良好的治疗效果，达到促进肿瘤患者康复，改善临床症状，提高生存质量，延长患者生存期的目的。

良好的心理状态有助于肿瘤患者的康复，主要表现为以下几方面。

1. 患者可主动配合医护人员采取各种必要的治疗措施，并能耐受某些治疗的毒副反应，完成所需要的疗程，从而提高治疗效果。

2. 良好的心理状态使患者从思想上正确对待肿瘤，相信肿瘤是可以战胜的。这样，患者的情志条达，情绪稳定，对生活充满希望，生活安排得合理有序，像正常人那样生活和工作，为国家和社会作出贡献，不仅提高了自身的生存质量，而且增加了肿瘤长期控制、甚至临床治愈的可能性。

3. 肿瘤患者的良好心理状态使其情绪振奋，具有与肿瘤拼搏斗争的奋发精神。这样患者往往能主动采取气功、太极拳等有效的康复治疗措施，并长期坚持。具有奋发拼搏精神的患者，即使遇到病情的波动也多能泰然处之，在与肿瘤的斗争中感受人生和生活的乐趣，体现人生的价值。这些患者往往取得良好的治疗效果。

4. 心理因素可通过下丘脑对肿瘤发挥作用。肿瘤患者的积极情绪可以有效地调节机体神经内分泌系统的功能，抑制或延缓肿瘤的发展，有利于各种综合性的康复治疗措施更好地发挥作用。

5. 有关的研究证实，情绪可以影响免疫功能。肿瘤患者的良好心理状态还可以通过中枢神经的调节而增强机体的免疫功能，纠正机体的免疫缺陷，减轻或阻止放疗、化疗所引起的免疫抑制，提高机体的抗肿瘤免疫能力，促进肿瘤患者的康复。

七、建立规律生活

规律的生活对于防病和治病都非常重要。日本国立肿瘤研究所对于预防肿瘤提出了12条忠告，可供人们在日常生活中参考。

1. 饮食应注意口味和营养兼顾。

2. 克服挑食、偏食的习惯，不长期服用同一种药物。

3. 美味佳肴不过量，适可而止。

4. 不饮用烈性酒，同时避免过量饮酒。

5. 不吸烟或戒烟。

6. 适量摄入维生素 A、维生素 C、维生素 E 和食物纤维。

7. 少吃过咸或过热的食品。

8. 不吃烧焦的食物，尤其是烧焦的鱼、肉。

9. 不吃霉变的食物。

10. 避免过度日光曝晒。

11. 节制性生活，避免过度劳累。

12. 保持居室空气流通，注意身体清洁。

此外，良好的生活习惯包括良好的睡眠习惯。睡眠是自身修复和调整的过程，充足的睡眠可有助于体力和脑力的恢复，有助于消除疲劳，增强免疫力，有助于人体抵御疾病的侵扰。

八、气功康复锻炼

气功可通过各种动作开通气机，调理气血，平衡阴阳，疏通经络，恢复脏腑功能，因而起到有病祛病、无病强身的作用。华佗曰："动摇则谷气得消，血脉流通，病不得生，引挽腰肢，动诸关节，以求难老。"这对肿瘤患者康复也是有积极作用的。但是，肿瘤患者一定要在医生指导下，选择有利于疾病康复的功法。目前被证明对肿瘤患者有健身作用的功法包括郭林健身操、站桩功法、导引养生功法等。这些功法需要根据不同疾病、不同阶段来进行选择。

郭林健身操（新气功）是一种动静相兼的功法。该功法主张练功要合乎圆、软、远的原则，要求意念导引、姿势导引、呼吸导引三者结合进行，相辅相成。意念导引是三者的中心，是整个功法的关键，可使大脑皮层处于保护性抑制状态，使中枢神经得到调整和平衡。郭林新气功是一种整体疗法，它能调整阴阳，疏通经络脉道，调和气血和调节新陈代谢，增强免疫功能，从而达到防病治病的效果。郭林新气功分为预备功、初级功、中级功、高级功和防治肿瘤基础功等。

郭林新气功的要领有以下几点：

1. 树立信心、决心和恒心，以求早日达到预期疗效。

2. 安排好日常生活，如穿衣要轻软、宽松，卧室内要空气清新，练功场所最好有水，有松柏树，环境幽静，练功期间不抽烟喝酒，练功时要避免情绪刺激和波动，一言一行均要有利于健康，行动上行善积德，不损害他人。

3. 练功时要做到圆、软、远。

（1）圆：在练功时，躯干和肢体的活动都要保持圆形（包括半圆形），不要硬直。

（2）软：颈部、躯干和肢体的肌腱及大小关节都要松软，不要僵硬死板，同时要做到松而不懈。

（3）远：轻轻闭眼，平视前方，意念在身体外面（有相当功力时，可放在丹田）。

在练功过程中，要时时用圆、软、远来要求自己。只有做到圆、软、远，才能更多地产生内气，更好地调动内气，取得疗效。违背了圆、软、远，就会影响内气产生，影响疗效，甚至出现偏差。

4. 注意意、气、形

意是意念活动，包括思想、感情、意识、思维等活动。气是内气。形是形体动作，即姿势。练功就要练出内气，以疏通经络，调整阴阳，补气血之不足，增强免疫力，达到治病的目的。要想更多地产生内气，就要正确使用各种导引法，过好三关（即松静关、意守关、调息关）。练功中各种功法是相辅相成、缺一不可的，其中意念活动起着关键作用。正确使用意念，能使大脑皮层在半抑制状态中得到休息。练功只有正确利用"选题"，使意念集中于一点或一物，才能开动机体，产生更多的内气。因为内气是通过意念导引产生的，所以叫做"意引气"。练功时，除了意念活动外，还要有正确的姿势配合。正确的姿势可以帮助产生内气，又可以使已产生的内气沿着正确的轨道运行。初练功者由于姿势不熟，需要一段时间熟悉姿势。姿势动作一旦熟了，就不要再过多地想它，这时练出的内气会使姿势更快更好，叫做"气引形"。

如果肿瘤患者选择郭林健身操进行康复锻炼，一定要在专业人士的指导下进行。

九、音乐疗法

音乐能通过大脑调节躯体运动神经、自主神经和大脑皮质功能，提高或降低中枢神经系统的活动水平。合理地运用音乐可对人体产生有益的影响。音乐是一种声音，是声波的振动，是一种物理能量。一定的声波振动可作用于人体的各个系统，引起和谐的共振，产生一种类似于细胞按摩的作用，使其兴奋或抑制，从而达到治疗的目的。音乐治疗能提高人的生活质量，促进人的身心健康，近年来在康复医学中发挥的作用越来越大。尤其是爱好或擅长音乐的患者，由于对音乐的理解较深，更容易产生共鸣。音乐是保持情绪平衡、稳定的有效方法之一，可增进肿瘤患者与外界的交流；音乐还是现实和非现实、意识和非意识之间的桥梁，可通过想象平衡和满足人的情感，达到治疗的作用。

音乐的选择要根据治疗和康复的目的来进行，一般古典音乐和一些民族音乐对患者有益，而节奏快、兴奋性强的音乐不适合于焦虑的肿瘤患者，伤感的音乐则不适合于抑郁、悲伤状态的患者。

采用音乐疗法时要注意全身心投入来聆听音乐，从音乐中体悟和感受其意境，寻求健康向上的感觉，以使身心放松，心情愉快。每次聆听音乐以 30 ~ 60 分钟为佳，音量宜适中，曲目可适当更换，以便增加注意力和兴趣。

□ 第七章 □

肿瘤的预防

第一节　坚持预防为主的方针

西医认为，肿瘤是可以预防和治疗的。在肿瘤的发生、发展、侵袭和转移的过程中，预防占据着重要的地位。随着科学技术的进步，人类对自身的认识也不断加深，许多疾病已经能被各种干预措施所防止，肿瘤的预防也是如此。中医学非常重视预防，如《内经》曰："上工不治已病治未病。"《金匮要略》谓："见肝之病，知肝传脾，当先实脾。"这充分体现了中医学"未病先防，既病防变"的思想，对于指导肿瘤的防治同样具有重要意义。

世界卫生组织肿瘤顾问委员会指出："如果能够采取正确的措施，利用足够的资源，并持续开展有目的性的研究工作，在现有的各种肿瘤中，三分之一是可以预防的。"肿瘤的发生是复杂和漫长的过程，可能需要 10 年或者更长的时间，其发生常常是各种环境因素综合作用的结果。所以，对于能够引发肿瘤的环境因素，如果能够做到早认识、早发现、早预防，完全可以预防一部分肿瘤，尤其是与职业有关的肿瘤的。

要达到预防肿瘤的目标，需要明确以下方针。

一、明确肿瘤的高危人群

肿瘤的高危人群是指在流行病学范畴内极易发生肿瘤的人群。不同的肿瘤，其高危人群可能完全不同。例如多年吸烟的老年男性是肺癌的高危人群，而乳腺癌的高危人群则是从未生育或首次妊娠时超过 35 岁的女性，或寡居妇女，或家族中有人（母亲或姐妹）患乳腺癌的妇女等。

只有明确了肿瘤的高危人群，才有可能进行有效的预防。肿瘤的高危人群一般包括以下几种。

1. 老年人

肿瘤可发生在任何年龄，但肿瘤的发病风险随年龄增大而增大，尤其是 50 岁以后，是肿瘤发病的高峰。定期体检是早期发现该人群肿瘤的较好方法。

2. 接触致癌物质的人群

有些人在工作过程中可接触到致癌物质，如放射线、石棉等。对于这些人，要定期检查身体，加强劳动防护，必要时需调换工种或工作。

3. 有遗传因素的人群

肿瘤是内因和外因共同作用的结果。内因就是个体遗传因素，某些肿瘤具有家族聚集性和遗传易感性，即有肿瘤家族史的人群更易患该肿瘤。这一人群如果接触到致癌物质，即外因，则罹患肿瘤的几率大大增加。对该人群要积极进行肿瘤预防知识的指导，落实预防措施并定期检查，如果发现与肿瘤相关的疾病要尽早治疗。

4. 癌前病变患者

这一人群可能罹患了某种良性疾病，如果不及时纠正，在致癌因素的作用下可发展为肿瘤。及时掌握和防治该人群的疾病，可在一定程度上防止其转变为肿瘤。

5. 治疗后的肿瘤患者

经过治疗的肿瘤患者，如果没有根治，有复发和转移的可能，而且其身体内还可能存在新发的病灶。所以，肿瘤的治疗要力求根治，消灭亚临床病灶，防止复发和转移。这就要求肿瘤患者在治疗后要注意复查随诊。

二、进行肿瘤的三级预防

肿瘤尤其是恶性肿瘤，必须坚持三级预防。

1. 一级预防

一级预防是指预防发病因素，防患于未然，措施主要是鉴别、掌握和消除致病因素，同时提高机体免疫力，减少肿瘤的发生。大多数肿瘤的发生与个人的行为、卫生习惯、饮食类型及职业和环境污染有关，所以避免不良的生活习惯或生活方式，从环境中消除已知的致癌因素，或将其减小到最低程度，就可能减少和防止除少数与遗传因素有关的肿瘤。戒烟、限酒，改变原有的不良饮食习惯，改善营养，加强职业和环境防护，防止致癌物质的污染，避免日光暴晒，注意性生活卫生，预防病毒感染，锻炼身体，增强抗病能力等，可有效控制肿瘤的发生。

2. 二级预防

二级预防指预防肿瘤进展，防患于开端，主要措施是筛查癌前病变和早期肿瘤，以求早发现、早诊断、早治疗。此外，健康人群要学会自我检查，了解肿瘤发生的早期征象，如发现异常，应及早诊治。高危人群更要充分认识"三早"的重要性。例如对口腔、食管、子宫颈及外阴黏膜的白斑，子宫颈糜烂，乳腺纤维囊性变，结直肠息肉，萎缩性胃炎，胃溃疡，皮肤慢性溃疡，食管上皮增生，老年日光性角化病，乙型肝炎，肝硬化等要尽早治疗。

3. 三级预防

三级预防指提高肿瘤患者的治疗率、生存率、康复率和生活质量，减少并发症，防止致残，以及减轻由肿瘤引起的疼痛等，预防复发和转移也是其中的重要方面。

第二节　肿瘤预防的途径和方法

肿瘤的预防需要医患双方的共同努力，尤其需要高危人群和患者的积极配合。养成良好的生活习惯，坚持健康的生活方式，保持良好的生理和心理状态是预防肿瘤发生、发展、复发和转移的最佳途径和方法。

一、肿瘤一级预防的方法

肿瘤一级预防的方法包括：合理的饮食结构，纠正不良生活习惯，确定并消除环境中的致癌物质及危险因素，适当、合理应用预防药物等。

1. 避免吸烟

吸烟为日常生活中常见的致癌因素。烟焦油中含有多种致癌物质和促癌物质，如多环芳香烃、酚类、亚硝胺等，当烟草燃烧的烟雾被吸入时，焦油颗料便附着在支气管黏膜上，长期慢性刺激可诱发局部组织癌变。吸烟主要引起肺、咽、喉及食管部肿瘤。研究表明，被动吸烟的危害甚至超过主动吸烟，所以避免吸烟也包括避免被动吸烟。

2. 注意饮食结构

合理的膳食对大部分肿瘤都有预防作用，例如结肠癌、乳腺癌、食管癌、胃癌及肺癌等，是最有可能通过改变饮食习惯而加以预防的。植物类型的食品中存在各种各样的防癌成分，这些成分几乎对所有肿瘤的预防均有效。

3. 防止职业、环境、感染、药物等其他致癌因素

因职业和环境的原因而接触某些化学物质可导致不同部位的肿瘤。例如肺癌与石棉有关，膀胱癌与苯胺染料有关，白血病与苯有关。有些感染性疾病与某些肿瘤也存在密切联系，如乙肝病毒与肝癌，人乳头状瘤病毒与宫颈癌等。暴露于一些离子射线和大量的紫外线，尤其是来自太阳的紫外线时，容易导致皮肤癌。常用的有致癌作用的药物包括性激素、抗雌激素药三苯氧胺及某些化疗药物等。绝经后妇女广泛应用的雌激素与子宫内膜癌和乳腺癌有关。

二、肿瘤二级预防的方法

肿瘤二级预防的方法包括：监测肿瘤高危人群，广泛进行筛查；提高早期诊断能力；

根治癌前病变等。肿瘤防治知识的宣传和教育也非常重要。

1. 重视肿瘤 10 大危险信号

（1）体表或表浅可触及的肿块，并逐渐增大。

（2）持续性消化异常，或食后上腹部饱胀感。

（3）吞咽食物时胸骨不适感乃至梗噎感。

（4）持续性咳嗽，痰中带血。

（5）耳鸣、听力减退、鼻衄、鼻咽分泌物带血。

（6）月经期外或绝经期后的不规则阴道出血，特别是接触性出血。

（7）大便潜血、便血、血尿。

（8）久治不愈的溃疡。

（9）黑痣、疣等短期内增大，色泽加深，脱毛，痒或破溃等现象。

（10）原因不明的体重减轻。

2. 对高危人群进行普遍检查

3. 治疗癌前病变

常见的癌前病变包括食管上皮重度增生，胃黏膜的不典型增生、化生和萎缩性胃炎，慢性肝炎和肝硬化，结肠息肉，支气管上皮的增生和化生等。

4. 加强对易感人群的监测

有遗传易感性和肿瘤家族史的人群是易感人群，必须对其进行定期监测。

5. 肿瘤自检

对于体表可触及和看到的部位，可进行定期自检，如妇女的自我乳腺检查。进行自我检查时需要注意检查的手法，如果发现异常，应及时到医院进行专科检查和诊断。

三、肿瘤三级预防的方法

肿瘤三级预防是临床（期）预防或康复性预防，其目标是防止病情恶化，防止残疾。肿瘤三级预防的具体任务是：采取多学科综合诊断和治疗手段，正确选择合理或最佳诊疗方案，尽早消灭肿瘤，尽力恢复功能，促进康复，延年益寿，提高生活质量，甚至重返社会。三级预防的主要方法有：研究并制订合理的治疗方案，进行全面的康复和护理指导，加强功能和体力锻炼，合理安排生活起居和饮食，三阶梯镇痛等。患者的心理指导及防止肿瘤复发和转移的知识宣传也很重要，需充分重视。

第三节　癌前病变的防治

一、萎缩性胃炎的防治

胃炎是胃黏膜的炎症，可分为急性胃炎和慢性胃炎。慢性胃炎根据病变程度和特点又可分为浅表性胃炎、萎缩性胃炎、肥厚性胃炎、慢性糜烂性胃炎、胆汁反流性胃炎、慢性增生性胃病等，其中以萎缩性胃炎与胃癌的关系最为密切。当炎症仅侵犯胃黏膜表层时，称为浅表性胃炎。慢性萎缩性胃炎（CAG）是慢性胃炎的一种类型，多由浅表性胃炎发展而来，此时炎症已向黏膜深层发展，胃黏膜萎缩变薄，黏膜上的腺体减少或消失，故称萎缩性胃炎。萎缩性胃炎主要表现为局限性或广泛性的胃黏膜固有腺体萎缩（数量减少、功能降低），常伴有肠上皮化生和炎性反应，其诊断主要依靠胃镜和胃黏膜活组织的病理检查。

1. 临床表现

CAG 是中老年人常见的胃病之一，常表现为食欲减退、恶心、嗳气、上腹部饱胀或钝痛，少数患者可发生上消化道出血、消瘦、贫血、舌炎或舌乳头萎缩等。本病的发病率随年龄的增长而明显增高，病变程度也会加重。由于慢性萎缩性胃炎发病率高，常反复发作，不易治愈，且与胃癌的关系密切，因而越来越受到人们的重视。

2. 演变及预后

CAG 演变为胃癌有一个漫长的过程，其发生率约为 10% ~ 19%。萎缩性胃炎分为轻、中、重三度，若进一步发展可出现肠上皮化生和不典型增生，并且有一部分萎缩性胃炎可转变为胃癌，因而被称为胃癌的癌前病变。但是，并非所有的萎缩性胃炎都会发展为胃癌。胃炎演变为胃癌一般需要经过以下过程：浅表性胃炎→慢性萎缩性胃炎→胃黏膜肠上皮化生→胃黏膜不典型增生→胃癌。尽管 CAG 有可能向胃癌转化，但经过有效的防治，其病变是有可能逆转的。

萎缩性胃炎的癌变可能与以下因素有关：

（1）病变部位

胃窦部的萎缩性胃炎比胃体部的萎缩性胃炎更容易癌变。

（2）病变程度

重度萎缩性胃炎，特别是伴有肠上皮化生的胃炎，癌变概率较大。

（3）病理类型

萎缩性胃炎按病理类型分为两型。Ⅰ型属自身免疫性疾病，患者血清中存在抗体，其病变弥漫分布于胃体，很少或不累及胃窦部，较少癌变；Ⅱ型患者血清中无抗体，其病变容易累及胃窦部，癌变的概率较大。

（4）患者年龄

从浅表性胃炎发展到萎缩性胃炎，直到胃癌，整个过程需 10 ~ 20 年甚至更长的时间。萎缩性胃炎在中年以后较常见，癌变也多发生于中年以后。

此外，幽门螺杆菌（HP）在胃癌发病中的作用日益受到重视，世界卫生组织已把 HP 作为Ⅰ类致癌物质。HP 致癌的可能因素有：细菌代谢产物如空泡毒素、尿素酶等直接损伤胃黏膜；HP 的某些 DNA 片段移入宿主细胞，引起转化，导致基因突变；HP 感染者抗坏血酸分泌减少，氧自由基堆积，使亚硝胺类致癌物质的形成增加；HP 能使 NO 生成过多，导致 DNA 损伤等。

3. 治疗

慢性萎缩性胃炎患者，不论其病因如何，均应戒烟忌酒，避免使用损害胃黏膜的药物，如阿司匹林、消炎痛、红霉素、可的松等，饮食宜规律，避免过热、过咸和辛辣食物，积极治疗慢性口、鼻、咽部感染等。

（1）西医治疗

①弱酸治疗：经五肽胃泌素试验测定证实低酸或无酸患者，可适量服用米醋，每次 1~2 匙，每天 3 次，或 10% 稀盐酸 0.5~1.0ml，饭前或饭时服，同时服用胃蛋白酶合剂，每次 10ml，每天 3 次，亦可选用多酶片或胰酶片治疗，以改善消化不良症状。

②抗幽门螺杆菌治疗：慢性萎缩性胃炎时胃酸降低或缺乏，胃内细菌滋生，尤其是幽门螺杆菌阳性检出率很高。对幽门螺杆菌检出阳性患者，可根据病情使用二联或三联药物进行根除治疗。应用抗生素类药物对慢性萎缩性胃炎的症状改善有一定疗效，常用的治疗方法是：三钾二橼络合铋，每次 120mg，每天 4 次，服用 4~6 周；羟氨苄青霉素胶囊，每次 0.5g，每天 4 次；呋喃唑酮（痢特灵）100mg，每天 3~4 次。这些药物不仅能清除幽门螺杆菌，而且对减轻和消除活动性胃炎有帮助。对幽门螺杆菌有治疗作用的药物还包括庆大霉素、黄连素、甲硝咪唑、四环素、氟哌酸等。

③抑制胆汁反流和改善胃动力：消胆胺可络合反流至胃内的胆盐，防止胆汁酸破坏胃黏膜屏障，方法为每次 3~4g，每天 3~4 次。硫糖铝可与胆汁酸及溶血卵磷脂结合，也可用于治疗胆汁反流，方法为 0.5~1g，每天 3 次。亦可给予熊去氧胆酸，每次 100mg，每天 3 次。胃复安、吗丁啉、西沙比利等可增强胃蠕动，促进胃排空，协助胃、十二指肠运动，防止胆汁反流，调节和恢复胃肠运动，但胃黏膜脱垂者不宜使用。具体应用方法：胃复安 5~10mg，每日 3 次；吗丁啉 10mg，每天 3 次；西沙比利 5mg，每天 3 次。

④增加黏膜营养：合欢香叶酯能促进胃黏膜更新，提高细胞再生能力，增强胃黏膜对胃酸的抵抗能力，达到保护胃黏膜作用，常用剂量为 50~60mg，每天 3 次。也可选用硫糖铝、尿素囊、生胃酮、前列腺素 E 等。

⑤五肽胃泌素和激素：五肽胃泌素除促进壁细胞分泌盐酸，增加胃蛋白酶原分泌外，还对胃黏膜及其他上消化道黏膜有明显的增殖作用，可用于治疗低酸、无酸或有胃体萎缩的慢性萎缩性胃炎患者，剂量为 50μg，早餐前半小时肌注，每天 1 次，第 3 周改为隔日 1 次，第 4 周改为每周 2 次，以后每周 1 次，3 个月为一疗程。

⑥其他对症治疗：包括解痉止痛、止吐、助消化、抗焦虑、改善贫血等。贫血若为缺铁性，应补充铁剂。巨细胞性贫血可根据维生素 B_{12} 或叶酸缺乏情况，分别给予补充，方法是维生素 B_{12} 每天 50~100μg，连用 20~30 天；叶酸 5~10mg，每日 3 次，直至症状和贫血完全消失。

⑦手术治疗：中年以上的慢性萎缩性胃炎患者，如在治疗或随访过程中出现溃疡、息肉、出血，或虽然未见明显病灶，但胃镜活检病理中出现中、重度不典型增生，均应结合

患者临床情况考虑进行部分胃切除。从这类患者的胃切除标本中，有可能检出早期胃癌。

（2）中药治疗

目前，用于慢性萎缩性胃炎治疗的中成药很多，现简要列举如下。

①温胃舒胶囊

药物组成：党参、白术、山楂、黄芪、肉苁蓉等。

功用：扶正固本，温胃养胃，行气止痛，助阳暖中。

主治：慢性萎缩性胃炎、慢性胃炎所引起的胃脘冷痛，胀气，嗳气，纳差，畏寒，无力等。

②阴虚胃痛冲剂

药物组成：北沙参、麦冬、五味子、甘草等。

功用：养阴益胃，缓中止痛。

主治：胃阴不足，胃脘部隐隐作痛，口干舌燥，纳呆干呕等。

③养胃舒胶囊

药物组成：党参、黄精、玄参、乌梅、白术、菟丝子等。

功用：扶正固本，滋阴养胃，调理中焦，行气消导。

主治：慢性萎缩性胃炎、慢性胃炎引起的胃脘胀痛，手足心热，口干口苦，纳差等。

④虚寒胃痛冲剂

药物组成：白芍、干姜、党参、甘草、大枣等。

功用：温胃止痛，健脾益气。

主治：十二指肠球部溃疡、慢性萎缩性胃炎等引起的脾虚胃弱，胃脘隐痛，喜温喜按，遇冷或空腹痛重。

⑤三九胃泰

药物组成：三桠苦、九里香、白芍、生地、木香。

功用：消炎止痛，理气健胃。

主治：浅表性胃炎、糜烂性胃炎、萎缩性胃炎等各型胃炎。

根据《黄帝内经》"未病先防，既病防变"的思想，结合辨证，治疗萎缩性胃炎和防止癌变可用以下经验方。

①脾胃虚寒型，药用高良姜15g，香附15g，白芍20g，太子参15g，白术15g，茯苓15g，吴茱萸5g，黄连20g，蜂房5g，白芷10g，血余炭10g，生蒲黄（包煎）10g，细辛2g，炙甘草10g。

②胃阴不足型，药用沙参15g，麦冬15g，知母10g，牛膝6g，生石膏15g，生地12g，蜂房5g，白芷10g，血余炭10g，生蒲黄（包煎）10g，细辛2g。

二、多发性肠息肉的防治

结肠息肉是由于结肠黏膜炎症或受到慢性刺激，导致黏膜向肠腔凸起或呈腺瘤样改变，临床可为单发或多发，以乙状结肠和直肠多见。

1. 临床表现

结肠息肉常表现为便血、便秘或排便次数增多，其中直径 > 2.0cm 的直肠息肉是直肠癌的癌前病变，在恶变前将其切除是重要的防治措施。家族性结肠息肉已被公认为遗传性结肠癌的癌前疾病，属常染色体显性遗传病，外显率为50%。本病大多有家族史，但也有20% ~ 50%是基因突变引起的新病例，无家族史。家族性多发性息肉如不适时治疗，大部分可发生癌变。因此，一旦发现多发性肠息肉，一定要尽快到正规医院进行手术治疗。

2. 演变及预后

结肠癌的发生发展包含了黏膜增生→息肉形成→非典型增生→非浸润性癌→浸润性癌→转移癌的过程。要预防多发性肠息肉发展为肿瘤，需注意临床筛查，一旦发现即应尽早治疗。临床筛查的方法包括：直肠指诊、大便潜血试验、纤维肠镜检查、癌胚抗原检测等。

3. 治疗

（1）西医治疗

多发性肠息肉的治疗包括几个方面：低位蒂长息肉可随排便时脱出肛外，需结扎切除；无蒂而直径 < 1.0cm 者，可直接电灼切除；高位带蒂息肉，可在纤维结肠镜下用高频电切除；息肉较大，不规则，基底广，可经腹做肠段切除。息肉一旦癌变，则应按结肠癌行根治性手术。

（2）中医治疗

多发性肠息肉可采用经验方辨证加减，主要药物包括：生苡仁30g，牛膝6g，黄柏10g，苍术10g，鸦胆子2g。

三、慢性乙型肝炎和肝硬化的防治

慢性乙型肝炎是我国常见的慢性传染病之一，严重危害人民的健康。乙型肝炎病毒（HBV）侵入人体，与肝细胞膜上的受体结合后，脱去包膜，进入肝细胞质内，然后脱去衣壳，部分双链环状 HBV DNA 进入肝细胞核内，在宿主酶的作用下，以负链DNA 为模板延长正链，修补正链中的裂隙区，形成共价闭合环状 DNA（cDNA），并以 cDNA 为模板，在宿主 RNA 聚合酶Ⅱ 的作用下，转录成几种不同长短的 mRNA。其中3.5kb 的 mRNA 含有 HBV DNA 序列上的全部遗传信息，称为前基因组 RNA。后者进入肝细胞质后可作为模板，在 HBV 反转录酶的作用下合成负链 DNA，然后以负链 DNA 为模板，在 HBV DNA 聚合酶的作用下合成正链 DNA，形成子代的部分双链环状 DNA，最后装配成完整的 HBV，释放至肝细胞外。肝细胞质中的子代部分双链环状 DNA 也可进入肝细胞核内，再形成 cD-NA 并继续复制。cDNA 半寿（衰）期长，很难从体内彻底清除。HBV 的抵抗力较强，65℃10 小时、煮沸10 分钟或高压蒸汽均可灭活 HBV。含氯制剂、环氧乙烷、戊二醛、过氧乙酸和碘伏等对 HBV 也有较好的灭活作用。

人感染 HBV 后，病毒持续 6 个月仍未被清除者，称为慢性 HBV 感染。在青少年和成人感染 HBV 者中，仅 5% ~10% 可发展成慢性。慢性乙型肝炎患者中，肝硬化失代偿的 5 年累计发生率约为 16%。慢性乙型肝炎、代偿期和失代偿期肝硬化的 5 年病死率分别为 0% ~2%、14% ~20% 和 70% ~86%。

1. 临床表现

慢性乙型肝炎指患有乙型肝炎或 HBsAg 阳性超过 6 个月，患者常 HBsAg 和（或）HBV DNA 呈阳性。根据 HBV 感染者的血清学、病毒学、生物化学检测及其他检查结果，可将其分为三种类型。

（1）慢性乙型肝炎

①HBeAg 阳性慢性乙型肝炎：血清 HBsAg、HBV DNA 和 HBeAg 阳性，抗 – HBe 阴性，血清 ALT 持续或反复升高，或肝组织病理学检查见炎性病变。

②HBeAg 阴性慢性乙型肝炎：血清 HBsAg 和 HBV DNA 阳性，HBeAg 持续阴性，抗 – HBe 阳性或阴性，血清 ALT 持续或反复异常，或肝组织病理学检查见炎性病变。

（2）乙型肝炎肝硬化

乙型肝炎肝硬化是慢性乙型肝炎发展的结果，肝组织病理学表现为弥漫性纤维化和假小叶形成，两者必须同时具备才能作出肝硬化的病理诊断。

①代偿期肝硬化：一般属 Child – Pugh A 级，可见轻度乏力、食欲减退或腹胀，ALT 和 AST 可异常，但尚无明显肝功能失代偿表现。可有门静脉高压征，如脾功能亢进及轻度食管胃底静脉曲张，但无食管胃底静脉曲张破裂出血、腹水和肝性脑病等。

②失代偿期肝硬化：一般属 Child – Pugh B 或 C 级，患者常发生食管胃底静脉曲张破裂出血、肝性脑病、腹水等严重并发症。多有明显的肝功能失代偿，如血清白蛋白 <35g/L，胆红素 >35μmol/L，ALT 和 AST 呈不同程度升高，凝血酶原活动度（PTA）<60% 等。

（3）HBV 携带者

①慢性 HBV 携带者：血清 HBsAg 和 HBV DNA 阳性，HBeAg 或抗 – HBe 阳性，但 1 年内连续随访 3 次以上，血清 ALT 和 AST 均在正常范围，肝组织病理学检查一般无明显异常。对血清 HBV DNA 阳性者，应动员其做肝穿刺检查，以便进一步确诊和进行相应治疗。

②非活动性 HBsAg 携带者：血清 HBsAg 阳性、HBeAg 阴性、抗 – HBe 阳性或阴性，HBV DNA（PCR 法）检测不到或低于最低检测限值，1 年内连续随访 3 次以上，ALT 均在正常范围。肝组织病理学检查显示：Knodell 肝炎活动指数（HAI）<4 或其他半定量计分系统病变轻微。

（4）隐匿性慢性乙型肝炎

血清 HBsAg 阴性，但血清和（或）肝组织中 HBV DNA 阳性，并有慢性乙型肝炎的临床表现。患者可伴有血清抗 – HBs、抗 – HBe 和（或）抗 – HBc 阳性。另外，约 20% 隐匿性慢性乙型肝炎患者除 HBV DNA 阳性外，其余 HBV 血清学标志均为阴性。诊断本病需排除其他病毒及非病毒因素引起的肝损伤。

2. 预防

（1）乙型肝炎疫苗预防

接种乙型肝炎疫苗是预防 HBV 感染的最有效方法。乙型肝炎疫苗的接种对象主要是新生儿，其次为婴幼儿和高危人群（如医务人员、经常接触血液的人员、托幼机构工作人员、器官移植患者、经常接受输血或血液制品者、免疫功能低下者、易发生外伤者、HBsAg 阳性者的家庭成员、男性同性恋者、有多个性伴侣或静脉内注射毒品者等）。接种乙型肝炎疫苗后有抗体应答者的保护效果一般至少可持续 12 年，因此，一般人群不需要进行抗 – HBs 监测或加强免疫，但对高危人群可进行抗 – HBs 监测，如抗 – HBs < 10mIU/ml，可给予加强免疫。

（2）传播途径预防

临床应注意安全注射（包括针刺的针具），对牙科器械、内镜等医疗器具严格消毒。医务人员应按照医院感染管理标准中的预防原则，在接触患者的血液、体液及分泌物时均要戴手套，严格防止医源性传播。服务行业中的理发、刮脸、修脚、穿刺和文身等用具也应严格消毒。注意个人卫生，不共用剃须刀和牙具等用品。进行正确的性教育，若性伴侣为 HBsAg 阳性者，应接种乙型肝炎疫苗。对有多个性伴侣者，应定期检查，加强管理，性交时应用安全套。对 HBsAg 阳性的孕妇，应避免羊膜腔穿刺，并缩短分娩时间，保证胎盘的完整性，尽量减少新生儿暴露于母血的机会。

（3）意外接触 HBV 后的预防

在意外接触 HBV 感染者的血液和体液后，可按照以下方法处理。

①血清学检测：立即检测 HBsAg、抗 – HBs、ALT 等，并在 3 个月和 6 个月内复查。

②主动和被动免疫：如已接种过乙型肝炎疫苗，且已知抗–HBs ≥ 10mIU/ml 者，可不进行特殊处理。如未接种过乙型肝炎疫苗，或虽接种过乙型肝炎疫苗，但抗–HBs < 10mIU/ml 或抗–HBs 水平不详，应立即注射 HBIg 200 ~ 400 IU，并同时在不同部位接种乙型肝炎疫苗 20μg（第 1 针），继而于 1 个月和 6 个月后分别接种第 2 和第 3 针乙型肝炎疫苗各 20μg。

（4）对患者和携带者的管理

各级医务人员在诊断急性或慢性乙型肝炎后，应及时向当地疾病预防控制中心（CDC）报告，并注明是急性乙型肝炎还是慢性乙型肝炎。同时，应建议对患者的家庭成员及其他密切接触者进行血清 HBsAg、抗 – HBc 和抗 – HBs 检测，并对其中的易感者（该 3 种标志物均为阴性者）接种乙型肝炎疫苗。对急性或慢性乙型肝炎患者，可根据其病情确定是否住院治疗。患者用过的医疗器械及用具（如采血针、针灸针、手术器械、划痕针、探针、各种内镜及口腔科钻头等）应严格消毒，尤其要加强对带血污染物的消毒处理。对慢性 HBV 携带者及 HBsAg 携带者，除不能献血和从事国家法律规定的特殊职业（如服兵役等）外，可照常生活、学习和工作，但要加强随访。乙型肝炎患者和携带者的传染性高低主要取决于血液中 HBV 的 DNA 水平，而与血清 ALT、AST 或胆红素水平无关。

3. 治疗

慢性乙型肝炎治疗的总体目标是：最大限度地抑制或消除 HBV，减轻肝细胞炎症、坏死及肝纤维化，延缓和阻止疾病进展，减少和防止肝脏失代偿、肝硬化、肝细胞癌及其并发症的发生，从而改善患者的生活质量和延长存活时间。慢性乙型肝炎治疗主要包括抗病毒、免疫调节、抗炎保肝、抗纤维化和对症治疗，其中抗病毒治疗是关键。只要有适应证，且条件允许，就应进行规范的抗病毒治疗。

（1）西医治疗

①干扰素

在进行治疗时，要注意以下禁忌证：

绝对禁忌证：妊娠、精神病史（如严重抑郁症）、未能控制的癫痫、未戒断的酗酒或吸毒、未经控制的自身免疫性疾病、失代偿期肝硬化、有症状的心脏病、治疗前中性粒细胞计数 $<1.0 \times 10^9/L$ 和治疗前血小板计数 $<50 \times 10^9/L$。

相对禁忌证：甲状腺疾病、视网膜病、银屑病、既往抑郁症史、未控制的糖尿病、未控制的高血压、总胆红素 $>51 \mu mol/L$ 特别是以间接胆红素为主者。

②抗病毒治疗

中华医学会肝病学分会、中华医学会感染病学分会推荐的抗病毒治疗方案是：

A. 慢性 HBV 携带者和非活动性 HBsAg 携带者

对慢性 HBV 携带者，应动员其做肝组织病理学检查，如肝组织病理学显示 Knodell HAI≥4，则需进行抗病毒治疗。如肝炎病变不明显或未做肝组织病理学检查者，建议暂不进行治疗。非活动性 HBsAg 携带者一般不需治疗。上述两类携带者均应每 3～6 个月进行生物化学、病毒学、甲胎蛋白和影像学检查，一旦出现 ALT≥2×ULN，且同时 HBV DNA 阳性，可用 IFNα 或核苷（酸）类似物治疗。

B. HBeAg 阳性慢性乙型肝炎患者

对于 HBV DNA 定量≥1×10^5拷贝/ml，ALT 水平≥2×ULN 者，或 ALT <2×ULN，但肝组织病理学显示 Knodell HAI≥4 者，均应进行抗病毒治疗。根据具体情况和患者的意愿，可选用 IFNα（ALT 水平应 <10×ULN）或核苷（酸）类似物治疗。对 HBV DNA 阳性但定量 <1×10^5拷贝/ml 者，经监测病情 3 个月，对 HBV DNA 仍未转阴且 ALT 异常者，应予抗病毒治疗。

a. 普通 IFNα 5 万单位（MU）（可根据患者的耐受情况适当调整剂量），每周 3 次或隔日 1 次，皮下或肌肉注射，一般疗程为 6 个月。如有应答，为提高疗效，亦可延长疗程至 1 年或更长。临床应注意剂量及疗程的个体化。如治疗 6 个月无应答者，可改用其他抗病毒药物。

b. 聚乙二醇干扰素 α－2a（PEG IFNα－2a）180μg，每周 1 次，皮下注射，疗程 1

年。剂量应根据患者耐受性等因素决定。

c. 拉米夫定100mg，每日1次，口服。治疗1年时，如HBV DNA（PCR法）检测不到或低于检测下限，ALT正常，HBeAg转阴但未出现抗-HBe者，建议继续用药，直至HBeAg血清学转换。经监测2次（每次至少间隔6个月）仍保持不变者可以停药，但停药后需密切监测肝脏生物化学和病毒学指标。

d. 阿德福韦酯10mg，每日1次。疗程可参照拉米夫定。

e. 恩替卡韦0.5mg，对拉米夫定耐药者为1mg，每日1次。疗程可参照拉米夫定。

C. HBeAg阴性慢性乙型肝炎患者

HBV DNA定量≥1×10^4拷贝/ml，ALT水平≥$2 \times ULN$者，或ALT<$2 \times ULN$，但肝组织病理学检查示Knodell HAI≥4者，应进行抗病毒治疗。由于此类患者难以确定治疗终点，因此，应治疗至检测不出HBV DNA（PCR法），ALT正常。此类患者复发率高，疗程宜长，至少为1年。因需要较长期治疗，最好选用IFNα（ALT水平应<$10 \times ULN$）或阿德福韦酯或恩替卡韦等耐药发生率低的核苷（酸）类似物治疗。对达不到上述推荐治疗标准者，则应监测病情变化。如持续HBV DNA阳性，且ALT异常，也应考虑抗病毒治疗。

a. 普通IFNα 5MU，每周3次或隔日1次，皮下或肌肉注射，疗程至少1年。

b. PEG IFNα-2a 180μg，每周1次，皮下注射，疗程至少1年。

c. 阿德福韦酯10mg，每日1次，口服，疗程至少1年。当连续3次（每次至少间隔6个月）HBV DNA（PCR法）检测不到或低于检测下限，且ALT正常时，可以停药。

d. 拉米夫定100mg，每日1次，口服，疗程至少1年。治疗终点同阿德福韦酯。

e. 恩替卡韦0.5mg，对拉米夫定耐药者为1mg，每日1次。疗程可参照阿德福韦酯。

D. 代偿期乙型肝炎肝硬化患者

HBeAg阳性者的治疗指征为HBV DNA≥1×10^5拷贝/ml，HBeAg阴性者的治疗指征为HBV DNA≥1×10^4拷贝/ml，ALT正常或升高，治疗目标是延缓和降低肝功能失代偿和肝细胞癌的发生。

a. 拉米夫定100mg，每日1次，口服。无固定疗程，需长期应用。

b. 阿德福韦酯10mg，每日1次，口服。无固定疗程，需长期应用。

c. 干扰素。因其有导致肝功能失代偿等并发症的可能，应十分慎重。如认为有必要，宜从小剂量开始，根据患者的耐受情况逐渐增加到预定的治疗剂量。

E. 失代偿期乙型肝炎肝硬化患者

本类患者的治疗指征为HBV DNA阳性，ALT正常或升高。治疗目标是通过抑制病毒复制，改善肝功能，延缓或减少肝移植的需求。值得注意的是，抗病毒治疗只能延缓疾病进展，但不能改变终末期肝硬化的最终结局。由于干扰素治疗可导致肝衰竭，因此属禁忌证。对于病毒复制活跃和炎症活跃的失代偿期肝硬化患者，在知情同意的基础上，可给予拉米夫定治疗以改善肝功能，但不可随意停药。一旦发生耐药变异，应及时加用其他已批准的能治疗耐药变异的核苷（酸）类似物。

F. 应用化疗和免疫抑制剂治疗的患者

对于因其他疾病而接受化疗、免疫抑制剂（特别是肾上腺皮质激素）治疗的 HBsAg 阳性者，即使 HBV DNA 阴性，ALT 正常，也应在治疗前 1 周开始服用拉米夫定，每日 100mg。化疗和免疫抑制剂治疗停止后，应根据患者病情决定拉米夫定的停药时间。对拉米夫定耐药者，可改用其他已批准的能治疗耐药变异的核苷（酸）类似物。核苷（酸）类似物停用后可出现复发，甚至病情恶化，应十分注意。

G. 肝移植患者

对于拟接受肝移植手术的 HBV 感染相关疾病患者，应于肝移植术前 1~3 个月开始服用拉米夫定，每日 100mg，口服，术中无肝期可加用 HBIg，术后应长期使用拉米夫定和小剂量 HBIg（第 1 周每日 800 IU，以后每周 800 IU），并根据抗 – HBs 水平调整 HBIg 剂量和用药间隔（一般抗 – HBs 谷值浓度至少大于 100~150 mIU/ml，术后半年内最好大于 500 mIU/ml），但理想的疗程有待进一步确定。对于发生拉米夫定耐药者，可选用其他已批准的能治疗耐药变异的核苷（酸）类似物。

H. 其他特殊情况的处理

a. 普通 IFNα 治疗：经过规范的普通 IFNα 治疗而无应答者，再次应用普通 IFNα 治疗的疗效很低，可试用 PEG IFNα–2a 或核苷（酸）类似物治疗。

b. 强化治疗：指在治疗初始阶段每日应用普通 IFNα，连续 2~3 周后改为隔日或每周 3 次的治疗。目前对此疗法意见不一，因此不予推荐。

c. 应用核苷（酸）类似物发生耐药突变后的治疗：拉米夫定治疗期间发生耐药突变，出现"反弹"时，建议加用其他已批准的能治疗耐药变异的核苷（酸）类似物，并重叠 1~3 个月，或在 HBV DNA 检测阴性后撤换拉米夫定，也可使用 IFN–α（建议重叠用药 1~3个月）。

d. 停用核苷（酸）类似物后复发者的治疗：如停药前无拉米夫定耐药，可再用拉米夫定治疗，或用其他核苷（酸）类似物治疗。如无禁忌证，亦可用 IFNα 治疗。

I. 儿童患者

12 岁以上慢性乙型肝炎患儿，其普通 IFNα 治疗的适应证、疗效及安全性与成人相似，剂量为 3~6 MU/（m² · d），最大剂量不超过 10 MU/（m² · d）。在知情同意的基础上，也可按成人的剂量和疗程用拉米夫定治疗。

（2）中医治疗

苦参素是从中药苦豆子中提取的有效成分，目前已制成静脉内和肌肉内注射剂及口服制剂，具有改善肝脏生物化学指标和一定的抗 HBV 作用。中医中药治疗慢性乙型肝炎在我国应用广泛，但多数药物的抗病毒疗效尚需进一步验证，可在辨证的基础上加用水红花子 10g，桃仁 5~10g，地龙 10g，炮山甲（先煎）10g，鳖甲（先煎）15g，蝼蛄 5g。

四、乳腺增生病的防治

乳腺增生病是指乳腺导管、乳腺小叶、腺泡上皮、纤维组织的单项或多项良性增生，以周期性加重的乳房胀痛和多发性乳房肿块为主要临床特点。乳腺增生病是中青年妇女的常见病、多发病，其发病率居全部乳房疾病的首位，约为10%左右，且多发于30～50岁妇女，男子亦有发生。本病原因迄今尚未明确，目前主要认为与人体的内分泌功能紊乱，特别是与妇女的卵巢功能失调有关。乳腺增生的发生主要由于多种内分泌激素的分泌、代谢调节障碍，乳腺局部激素受体质和量的异常，其部位不一、程度不等。在育龄妇女体检中，乳腺增生病的检出率占体检人数的80%以上，其主要的临床表现——乳房疼痛可明显影响患者的生活和工作。如果未能对乳腺增生病给予充分重视，则可能延误诊治而造成不良后果。鉴于乳腺增生病与乳腺癌有一定的相关性，因此，正确认识和防治乳腺增生病，对每一位成年女性都非常必要。

乳腺增生病属中医"乳癖"、"乳疬"、"乳核"范畴。《中藏经》已有"乳癖"病名。明清时期相关论述渐趋详细。如明代陈实功认为："乳癖乃乳中结核，形如丸卵，或坠重作痛，或不痛，皮色不变，其核随喜怒而消长"，提示本病的发生与七情变化密切相关。清代邹岳在《外科真谛》中指出："乳癖……年少气盛，患一二载者可消散，若老年气衰，患经数载者不治，宜节饮食，息恼怒，庶免乳癌之变。"其对本病的发病年龄及预后已有所认识。

1. 临床表现

乳腺增生病的临床表现包括：乳房疼痛、肿块和乳头溢液，并多随月经周期或情绪改变而变化。

（1）乳房疼痛

多数患者有乳房或乳头疼痛，少数患者无明显症状。疼痛性质多为胀痛，也有刺痛、隐痛或钝痛。疼痛程度轻重不一，严重者乳房部不可触碰，行走或活动时亦感疼痛。疼痛部位较弥散，常牵连到腋部和肩背部，甚至影响上肢活动。疼痛常在月经前明显，月经来潮后减轻，也有人疼痛发生在排卵期前后，或持续疼痛，没有周期性改变。部分患者的乳房疼痛与情绪波动、劳累等因素有关。

（2）乳房肿块

乳房肿块以双侧乳房多见，也可发生在单侧乳房。肿块分布范围较广，尤以外上象限为多，常见多枚，肿块与周围组织分界不清，不与皮肤粘连，推之活动，质地多软韧，或中等硬度。肿块大小不一，形状多样，常分为片块型、结节型、混合型、弥漫型。多数患者的乳房肿块与月经有关，可在月经前增大、变硬，月经后缩小、变软，并伴有压痛。

（3）乳头溢液

一部分患者可见乳头有溢液，呈浆液性，色白或黄，常为多孔或双乳溢液。

（4）月经异常

部分患者伴有月经不调，月经提早或延期，经量偏少，或淋漓不尽，经色淡或紫褐，或伴痛经。

乳腺增生病需要与乳腺癌、乳腺纤维腺瘤、乳头状瘤等疾病作鉴别，可配合乳腺X线钼靶摄片、B超、导管镜、溢液涂片、计算机断层扫描摄影（CT）、磁共振（MRI）等检查，必要时可切除肿块进行病理检查。

2. 演变及预后

由于乳腺增生病的病理形态复杂多样，因此与乳腺癌发生的关系也有差异。近年来认为，单纯的乳腺增生性改变不属于癌前病变，公认的癌前期病变是导管与小叶的不典型增生。单纯性乳腺增生性疾病中上皮有中度和高度增生者，患乳腺癌的概率轻度增加，约为正常者的 1.5~2.0 倍。乳腺导管与小叶的不典型增生者，患乳腺癌的概率中度增加，约为正常者的 4.0~5.0 倍。小叶原位癌、细胞分级低的非粉刺性导管内癌均属乳腺癌。

近年来，女性乳腺癌的发病率在逐年上升。一般公认的乳腺癌的危险因素包括：社会经济地位较高，低孕次，未曾授乳，未生育，自然绝经迟，母系家族有乳腺癌史等。研究表明，在 22 个与乳腺癌有关的危险因素中，乳腺良性疾病（包括乳腺增生、乳腺炎、乳腺外伤史）的相对危险性居各危险因素之首。多数学者认为，具有乳腺增生病史的患者，其以后患乳腺癌的危险性增加。

乳腺增生病患者若合并其他危险因素（如月经初潮年龄≤13 岁、生育年龄≥30 岁、未哺乳、精神创伤史、乳腺癌家族史、高脂肪饮食、肿瘤家族史等），则患乳腺癌的危险性进一步增加。因此，保持情绪稳定，劳逸结合，及时治疗月经不规则，分娩后争取哺乳，经常作乳房自我检查，早期检查、早期发现和早期治疗乳腺增生病，对预防乳腺癌有积极意义。

3. 治疗

（1）西医治疗

对于患轻度乳腺增生病，且年龄较小的患者，尤其是未婚青年，可以暂不治疗，但需定期检查、随访。症状明显的患者应积极进行治疗，以下几种方法可供选择：

①机械治疗：疼痛明显者，可用胸罩托起乳房以减轻疼痛。

②碘制剂：碘剂具有刺激垂体前叶产生黄体生成素作用，能促进卵巢黄体素的生成，调节卵巢功能。此外，碘剂有明显的软坚散结和止痛功能，但疗效不持久，不巩固，有效率不高，目前少用。

③黄体酮治疗：黄体酮有雌激素直接拮抗作用，用法：每天 5~10mg，在每月末的 5~10天口服。因副反应较大，目前很少用。

④雄激素治疗：因本病是雌激素水平过高所致，故用雄激素对抗治疗，常用甲基睾丸素 5mg，口服，每日 3 次。本病为慢性病，长期应用雄激素的副反应很大，包括声音变粗、生长胡须、喉结变大等，故雄激素并非本病的理想治疗药物。

⑤手术：对于乳腺增生病来说，局部手术切除不能达到治疗目的，手术切除目的更多地在于排除乳房恶性病变。对于肿块较硬，难以与乳腺癌鉴别的病例，可行手术切除，以明确诊断。手术切除的指征为：肿块局限，经保守治疗无效；肿块性质难以确定；肿块弥漫，充斥整个腺体，症状较重，心理负担亦较重者。以乳房疼痛为主的患者，如果增生病

的诊断明确，不主张手术治疗，因手术后往往并不能完全使疼痛症状消失，不能从根本上治愈此病，反而增加了术后处理难度，为以后的诊断治疗带来困难。

（2）中医治疗

中医中药是目前治疗乳腺增生病的最佳手段。中医药治疗本病具有改善症状，消除肿块，从整体上调节的功能，另外，中药止痛效果好，有效率高，而且无任何副反应，很受患者欢迎。因此，目前中药为治疗乳腺增生的首选方法。

五、白斑的防治

（一）口腔黏膜白斑

口腔黏膜白斑是一种口腔黏膜角化过度，以形成灰白色或乳白色斑为特征的常见病。本病多发生于中老年人，男性多于女性，好发部位在唇部、两颊黏膜、舌背和上颚等处。口腔黏膜白斑常是癌前病变，因此不论病程长短及表现如何，均需长期随访。据 1980 年普查报道，中国人口腔黏膜白斑患病率为 10.47%。口腔黏膜白斑癌变者较少，约为 3%～5%，但白斑癌变占舌癌的 1.6%～23%。

1. 临床表现

口腔黏膜白斑初起可见乳白色小点、条纹，以后形成网状斑片，边界清楚，表面光滑，日久增厚，粗糙不平或有糜烂，损伤后可溃破。老年人口腔黏膜白斑一般不易发现，除了偶有口干、局部粗糙感，遇到冷热、辛辣刺激性食物时略感疼痛外，没有明显的症状。本病临床诊断需借助于活体组织检查，在显微镜下可以见到细胞呈角化不良或不典型增生。老年人定期作口腔健康检查，有助于早期发现口腔黏膜白斑。

口腔黏膜白斑病情发展缓慢，常几年或十几年不变，虽有可能癌变，但癌变率仅占 3%～5%。一般认为，皱纹状黏膜白斑发生癌变的可能性较大，表现为：口腔白斑呈乳白色，稍高出于黏膜，界线清楚，表面好似皱纹纸。此时应引起重视，可及时做活体组织检查。此外，出现疣状或颗粒状黏膜白斑，局部颜色突然加深或出现溃疡、痛痒等，也应及时根治，消除隐患。

2. 演变及预后

口腔黏膜白斑可癌变，因此不能轻视，但是也没必要惊慌和恐惧。戒除烟酒等不良嗜好，养成良好的口腔卫生习惯，合理的营养和饮食习惯等，都有助于预防口腔黏膜白斑癌变。此外，平时要少吃辣椒、生蒜或生硬粗糙的刺激性食物，避免刺激或损伤口腔黏膜白斑区，减少癌变的发生。

3. 治疗

（1）西医治疗

口腔黏膜白斑的发病机理尚不明确，因此治疗上也无特效药。一般服用维生素 A、维生素 B_{12} 或以鱼肝油涂擦患部有助于减轻症状。冷冻或激光治疗也是常用方法。

（2）中医治疗

本病的中药治疗主要是辨证论治。由于患者常表现为阴虚、热毒，故可服用以养阴、清热及解毒为主的中药。西瓜霜、冰硼散等喷洒局部也有一定疗效。

（二）外阴白斑

外阴白斑是指外阴局部神经与血管营养障碍引起的组织变性和色素改变疾病。临床上常把外阴局部的皮肤和黏膜白斑粗糙或萎缩性疾病统称为外阴白斑，又称为外阴白色病损、外阴白色病变或外阴营养不良。

外阴白斑的发生与遗传、过敏、慢性炎症刺激、内分泌失调、免疫代谢障碍和微循环障碍等因素有关。感染和炎症刺激是引起本病的主要原因，约占50%左右。造成外阴感染和炎症刺激的因素很多，如平时卫生习惯不好、患有急慢性阴道炎、浴池洗澡、浴场游泳、外出住宿的交叉感染等均可导致阴道炎症，如不及时治疗，炎性分泌物浸润到会阴部，可逐渐发展成为外阴白斑。另外，妇女月经期使用不洁净的卫生巾、卫生纸也可造成会阴部细菌滋生、蔓延。有些人对化纤物质过敏，会阴部受到慢性刺激，皮肤黏膜出现红肿、溃疡及变性，亦可形成外阴白斑。患有糖尿病、外阴湿疹、外阴瘙痒的患者，如乱用药物或治疗不当，也可能导致或加重外阴白斑。

外阴白斑是否属于癌前病变，目前观点尚不一致。有学者认为，外阴白斑作为癌前病变的证据不足。也有不少教科书和论著认为，外阴白斑是癌前病变，其中约5%的患者可发生癌变。

1. 临床表现

本病表现为外阴部瘙痒、干硬或烧灼样疼痛；大小阴唇或会阴、肛门周围出现局灶性或弥漫性的白色增厚斑块，表面粗糙，并有裂口和溃疡；有的表现为局部皮肤黏膜变薄，弹性降低，大小阴唇明显缩小甚至消失；外阴萎缩有时也可造成分娩困难。除了局部症状外，还可伴有心烦、胸闷或心慌、气短、全身无力、食欲下降、失眠多梦、腰背酸痛、晨寒、性淡漠等。

现将各型外阴白斑的典型症状介绍如下。

（1）增生型

Ⅰ期：主要症状是外阴瘙痒，部分患者瘙痒剧烈，晚间加剧，常因骚抓引起红肿和溃破，可有烧灼等不适感。

Ⅱ期：在Ⅰ期症状的基础上，病变区皮肤出现角化增生，外阴局部皮肤出现轻度色素减退（一般多出现在大小阴唇内侧），呈点状或白色小丘疹样，表面呈霜样白变。

Ⅲ期：皮肤角化增生严重，角化层反复脱落，或因搔抓引起外阴红肿、水肿、皲裂、溃破或糜烂，可伴随疼痛。

（2）萎缩型

Ⅰ期：症状不明显，部分患者有轻度瘙痒，无白色病变出现，外阴有不容易被肉眼发现的萎缩。

Ⅱ期：典型症状是外阴有轻度肉眼可见的萎缩，一般从大小阴唇、阴蒂开始。大小阴唇弹性降低，表面皱褶减少或无皱褶，外阴瘙痒轻微。因外阴萎缩，可有干燥、性生活不适等感觉。外阴局部皮肤色素减退，呈点状多发或片状。

Ⅲ期：症状明显。大阴唇扁平，小阴唇消失，阴蒂萎缩变小或粘连，尿道口萎缩，严重时小便失禁，阴道口萎缩，性生活困难。部分患者可波及肛门，见白斑及萎缩，肛周皮肤无皱褶，弹性降低，甚则引起肛裂。约50%患者外阴皮肤出现大面积色素减退。

（3）混合型

外阴白斑病增生型和萎缩型患者的病情发展到Ⅱ期至Ⅲ期，一般会出现两种类型的混合症状。在增生型和混合型中，如出现棘细胞排列不整齐，细胞形态大小不一，核深染，分裂象增多，但基底膜完整，属非典型增生，可按范围和程度分为轻、中、重三度。

轻度：非典型增生局限于表皮深部下1/3。

中度：病变累及表皮下1/3 ~ 表皮下2/3。

重度：病变超过2/3，但未累及全层。

如上述异型细胞累及表皮全层，且细胞失去极性，则为原位癌；穿透基底膜，则为浸润癌。两者均可在慢性外阴营养不良基础上继发。一般认为，萎缩性外阴营养不良很少出现典型增生，继发癌变也罕见。

2. 演变及预后

因本病可能发生癌变，因此应积极治疗引起外阴白斑的慢性病，如糖尿病、内分泌疾病及免疫系统疾病等。同时，积极治疗阴道炎、外阴炎及各种引起带下增多的疾病，保持外阴清洁，减少刺激与摩擦，忌搔抓，穿吸湿、透气、宽松、柔软的全棉内裤，保持心情舒畅，忌食辛辣刺激性食物等。

3. 治疗

外阴白斑的治疗应注意进行全面体检，排除内科疾病，如糖尿病、贫血、胃酸减少等。患处瘙痒剧烈时，可用中草药煎水熏洗外阴部，每日1 ~ 2次，然后擦干，局部涂以2%复方丙睾软膏。在使用治疗白斑的药品同时，还应同时服用叶酸、维生素B_{12}、维生素A、维生素E等。当病情好转、瘙痒停止后，不可立即停药，应逐渐减少用药次数，如隔日1次或每周用药2次，以防复发。

第四节　预防复发与转移

一、影响肿瘤复发与转移的因素

许多肿瘤患者死亡的直接原因是复发和转移。恶性肿瘤的复发和转移大多数没有明显原因可寻，一些病例似乎与创伤、感染、精神刺激和应急状态等有关。肿瘤的复发和转移均是极其复杂的过程，与病灶局部和全身的状态密切相关。这也是肿瘤治疗过程中获得远期疗效的关键。

影响肿瘤局部复发的因素很多，多数病例是残留于手术或照射野以外的肿瘤细胞在适合的条件下生长，出现新病灶，也可能是手术感染或手术操作时肿瘤细胞在黏膜下淋巴管内移动的结果。

转移是肿瘤细胞的特性之一。在肿瘤发展过程中，肿瘤细胞除了向周围浸润扩大，侵犯周围组织以外，还通过各种途径脱离原发病灶，向远处转移，在人体各部位形成新的同一类型的肿瘤。

肿瘤的病理类型、肿瘤分期、术后残瘤大小及术后化疗与否通常是决定肿瘤复发、转移的重要因素，患者的体质、身体状态、治疗适当与否等也是影响肿瘤复发与转移的因素。

肿瘤复发、转移与肿瘤细胞的凋亡异常关系密切。近年来，有学者提出了"失巢凋亡"的概念。2004 年 Nature 杂志发表的《"失巢凋亡"与肿瘤转移》一文为探讨肿瘤转移的作用机制带来了新的曙光。通常组织细胞团聚在一起，紧密地黏附于细胞外基质上，形成自己行使功能和赖以生存的"家"。一旦它们脱离细胞黏附基质，失去细胞间联结，便会发生凋亡。这种细胞死亡形式于 1994 年被首次命名为"anoikis"，英文意思是"homelessness"，中文译为"失巢凋亡"。简言之，失巢凋亡是由于细胞与细胞外基质和其他细胞失去接触而诱导的一种程序化死亡形式。

在体内，失巢凋亡起着防止"离家"细胞在非原位组织器官生长处再黏附的作用。与正常细胞不同，肿瘤细胞失去了因"思家"（homesick）而死亡的特性。在脱离细胞外基质黏附和细胞间接触后，肿瘤细胞通过自分泌或旁分泌机制抵抗程序性细胞死亡而获得存活，甚至生长，并在异质组织器官再附着，从而得以扩散、侵袭和转移。失巢凋亡抑制被认为是转移肿瘤细胞的特性。肿瘤细胞抗失巢凋亡的信号转导机制已经成为近年来肿瘤基础与临床研究的一个重要内容。国内外学者对失巢凋亡的研究显示，失巢凋亡通过传统的细胞凋亡途径诱导细胞死亡，整合蛋白和传导细胞外基质信号控制细胞的黏附和存活。Bcl-2 和某些 Bcl-2 相关蛋白广泛参与了细胞失巢凋亡的调节。

此外，研究表明，肿瘤患者治疗后 Th1 向 Th2 漂移，机体抗肿瘤免疫能力下降，肿瘤细胞因此逃避机体的免疫监视，导致肿瘤的复发。体内 Th1 呈现弱势时，Th1 类细胞因子（如 IL-2、IFN-γ 和 TNF-β）的分泌减少，Th2 类细胞因子（IL-4、IL-6、IL-10）分泌增加，并且 Th2 类细胞因子进一步抑制 Th1 类细胞因子的分泌。TNF-β 可直接造成肿瘤细胞的凋亡，当机体内 TNF-β 含量减少时，肿瘤细胞有可能逃避机体免疫系统的攻击，导致肿瘤的复发。

IL-2 的生物学作用包括：①促使所有 T 淋巴细胞增殖和产生细胞因子；②促进 NK 细胞的活性和产生细胞因子；③诱导淋巴因子激活的杀伤细胞（LAK）扩增；④促使活化 B 细胞增生和产生抗体；⑤激活单核-巨噬细胞，并增强其杀瘤活性。

IFN-γ 的生物学活性有高度种属特异性，其作用包括：①激活巨噬细胞并促进其功能；②促进多种细胞表达 MHC Ⅰ 类和 Ⅱ 类分子；③促进 Th0 细胞分化为 Th1 细胞，并抑制 Th2 细胞增殖；④促进 CTL 的成熟和活性；⑤促进 B 细胞分化、抗体产生及 IgG 类型转换；⑥激活中性粒细胞和 NK 细胞；⑦激活血管内皮细胞。

近年来通过对 NK 细胞的研究发现，激活的 NK 细胞对 Th1 分泌 IFN–γ 起着极其重要的作用。通过对 NK 细胞衰竭的小鼠输注缺乏 IFN–γ 的 NK 细胞发现，T 淋巴细胞的分化由 NK 细胞分泌的 IFN–γ 所调节。Th1 和 NK 细胞之间具有效应级联放大的作用。当机体出现 Th1 弱势时，机体的免疫功能进一步降低，肿瘤细胞就有可能逃避机体的免疫攻击，从而导致肿瘤复发。

二、中医药防止肿瘤复发与转移的可能性

在中医药防止肿瘤复发与转移的相关研究中已经发现，中药对肿瘤复发和转移启动的关键靶点（如受体、基因、酶系等）有重要影响，现介绍如下。

1. 扶正类中药

（1）太子参

太子参，别名孩儿参、童参、四叶参或米参，以块根入药，是一种珍贵的中药材，有补气健脾、生津润肺、养阴益血之效，主要化学成分包括：苷类、糖类、氨基酸类、油脂类、磷脂类、环肽类、挥发油等。太子参对机体具有"适应原"样作用，能增强机体对有害刺激的防御能力，增强人体内的物质代谢。太子参煎剂对兔抗大鼠淋巴细胞血清（ALS）所致的大鼠细胞免疫功能低下具有显著的提高作用，太子参水煎醇沉剂对淋巴细胞增殖有明显的刺激作用。

（2）白术

白术是菊科苍术属药用植物的干燥根茎，又名山姜、浙术、于术，具有健脾益气、燥湿利水、固表止汗、和中安胎等作用。白术的有效成分是挥发油，主要含苍术醇、苍术酮、芹子烯及倍半萜内酯类化合物白术内酯 Ⅰ、Ⅱ、Ⅲ 和 8–β–乙氧基白术内酯 Ⅲ 等。白术具有利尿、抗肿瘤、抗菌、消炎、降血糖、抗衰老等作用，对神经系统、消化道、子宫平滑肌也有一定的作用，还能调节免疫功能。白术在临床上被广泛应用于肿瘤的预防与治疗，尤其是对晚期消化系统肿瘤具有显著的疗效。实验研究发现，白术挥发油具有抑制肿瘤生长和增殖的作用。白术能抑制红细胞抗氧化溶血，直接清除自由基，显著提高红细胞的活性，因而有抗衰老作用，且作用强度随剂量的增加而增大。此外，白术还有安胎、抗凝血、扩张血管、减轻放射线损害等作用。

（3）黄芪

黄芪味甘，性微温，主入脾肺二经。黄芪的化学成分主要是黄芪多糖和黄芪皂苷。黄芪多糖能刺激免疫系统，增强网状内皮系统吞噬肿瘤细胞的能力，促进淋巴细胞转化，激活 T 细胞和 B 细胞，并能促进抗体的形成，从而体现出抗击各种病毒和细菌的活性。黄芪总苷（AST）也具有广泛的药理作用，包括抗病毒作用（如抗人疱疹病毒、乙肝病毒，保

护被病毒感染的心肌细胞等），保肝作用（抑制体外激活的肝星状细胞增殖和胶原产生，抑制人肝癌细胞株的增殖，诱导肝癌细胞凋亡），抑瘤作用（不仅在整体水平有抑瘤作用，而且可能通过诱导肿瘤细胞凋亡，对体外肿瘤细胞有直接的抑制作用），改善心脏功能，抗炎镇痛，抑制滑膜成纤维细胞增殖等。

（4）甘草

甘草是最常用的中草药，味甘，性平，归脾、胃、心、肺经，具有补脾益气、缓急止痛、祛痰止咳、清热解毒、调和诸药等功效。现已证明，甘草除具有镇痛、镇咳、抗炎、抗溃疡、抗变态反应等作用外，还能增强机体免疫功能，防治病毒性肝炎，抗癌和抗艾滋病。甘草的主要成分有三萜类化合物和黄酮类化合物。在抗肿瘤作用方面，甘草甜素可诱生 IFN - γ，增强天然杀伤细胞活性，常用于肿瘤的治疗。我国学者还报道，甘草提取物可通过 P53 非依赖途径诱导胃癌 MGC 803 细胞凋亡，并选择性诱导肝癌、肺癌（NSCLC）和宫颈癌（Hela）等几种人肿瘤细胞凋亡，但不能诱导胃癌 BGC 823 细胞凋亡。在免疫调节方面，甘草能提高机体的内分泌调节能力，起到扶正固本的治疗作用。甘草甜素是一种有效的生物应答修饰剂，可增加细胞因子产生，间接诱生 IFN - γ，促进抗体产生，并有较强的补体抑制作用。消化系统方面，甘草有抗溃疡作用，不仅能抑制胃酸的分泌，而且能促进溃疡的愈合。此外，甘草还有抗血小板作用，甘草叶富黄酮组分对胶原蛋白诱导的血小板聚集有较强的抑制作用。

2. 祛邪类中药

（1）藤梨根

抗癌中药藤梨根为软枣猕猴桃的根，具有健胃、清热、利湿的功效，可用于治疗食道癌、黄疸、消化不良、呕吐、腹泻等。据报道，藤梨根与虎杖配伍治疗胃癌效果显著，特别是对上腹部疼痛伴有呕吐、便秘的患者，有良好的止痛、止呕及通便效果。藤梨根能增进食欲，对胃窦部及胃小弯癌疗效较好，民间多有单用藤梨根治疗肿瘤的记载。研究表明，藤梨根含 Fe、Cu、Mn、Se 元素十分丰富，这些微量元素的存在对防治肿瘤具有一定的作用。藤梨根 Ti 含量亦较高，Ti 能刺激吞噬细胞，使其免疫能力增强。

（2）虎杖

虎杖为蓼科蓼属多年生草本植物虎杖的干燥根茎和根，性味苦寒，归肝胆经，有活血定痛、清热利湿解毒、化痰止咳等功效，临床用于治疗湿热黄疸、肺热咳嗽、疮痈肿毒、关节痹痛、闭经痛经、水火烫伤、跌打损伤等。虎杖的主要成分为蒽醌类、二苯乙烯类、黄酮类、萘醌、多糖、氨基酸及微量元素等。其抗肿瘤药理作用主要体现为抗病原微生物、抗毒素、解热、抗炎、对免疫功能的影响、抗氧化、清除自由基等。抗肿瘤方面，蒽醌类化合物能抑制人早幼白细胞（HL-60）生长，作用机理主要是抑制细胞 DNA 和 RNA 的合成。

（3）白花蛇舌草

白花蛇舌草为茜草科一年生草本植物白花蛇舌草的全草，性甘寒，微苦，入胃、小肠、大肠经，具有清热解毒、消肿止痛之功。白花蛇舌草主要含有蒽醌类、萜类、黄酮类、甾醇类、烷烃类、有机酸类、多糖类等成分。现代研究表明，白花蛇舌草具有抗肿瘤和增强免疫功能的活性。白花蛇舌草在体外对急性淋巴细胞型、粒细胞型、单核细胞型以及慢性粒细胞型白血病细胞均有较强抑制作用。在抗胃癌作用方面，有关白花蛇舌草乙醇提取物（三萜类、香豆素类、多糖类和甾醇类）的动物实验研究表明，三萜类抗肿瘤效果最优，甾醇类为无效部分。白花蛇舌草还具有抗菌、抗蛇毒和抑制精子生成等作用，临床对胃癌、各型胃炎等均有较好的治疗作用。此外，白花蛇舌草及复方黄白合剂对注射环磷酰胺后所致的小鼠白细胞减少具有改善作用。

（4）半枝莲

半枝莲为唇形科黄芩属植物，味辛苦，性寒，归肺、肝、肾经，具有清热解毒、散瘀止血、利尿消肿的作用。半枝莲含有多种化学成分，主要成分为黄酮类化合物和二萜类化合物，还含有生物碱、甾体、多糖等成分，可用于疔疮肿毒、咽喉肿痛、毒蛇咬伤、跌扑肿痛及水肿、黄疸。半枝莲的主要药理作用为抗肿瘤、抗炎、抗菌。半枝莲是一种常见的抗肿瘤中药，对肝癌、肺癌、胃癌、直肠癌、鼻咽癌等均有一定的疗效。抗癌活性实验表明，半枝莲水提物和醇提物均有明显的抗肺癌、消化系统癌、肝癌、乳腺癌、绒毛膜上皮癌的活性，其作用机理主要是促进细胞凋亡和细胞毒作用。半枝莲还有免疫增强作用，半枝莲多糖可促进细胞免疫。

此外，活血化瘀药也是中医治疗肿瘤的常用药物，但其对肿瘤转移影响的研究却存在较大分歧，甚至是相反的结果。

活血化瘀药对肿瘤转移的影响十分复杂，在肿瘤转移的不同阶段（如脱落、黏附、着床等环节）可能具有不同作用。大多数报道均认为，活血化瘀治疗肿瘤是有利的，但也有研究表明，应用活血化瘀药会促进肿瘤转移。张培彤等观察了川芎嗪、水蛭素、丹参酮 A 和凝血酶对高转移人巨细胞肺癌（PGCL3）细胞和低转移人肺腺癌（PAa）细胞黏附和侵袭的影响，结果发现川芎嗪、水蛭素可促进肿瘤细胞对纤维蛋白基质的黏附，因而认为某些活血化瘀药有可能在某个环节上促进肿瘤细胞的转移。

动物整体实验表明，单纯采用活血化瘀药如丹参、水蛭治疗肿瘤，有促进肿瘤转移的可能。以健脾补肾、活血化瘀、清热解毒法组方的养胃抗瘤冲剂（主要药物包括生黄芪、白术、补骨脂、三七、赤芍、藤梨根等）实验研究发现，单纯应用活血化瘀药的近交系 615 小鼠胃癌肺转移灶比对照组增大、增多，加用益气药黄芪则会抑制这种转移的趋势。养胃抗瘤冲剂含药血清可以降低部分具有促进肿瘤转移作用的黏附蛋白（如 TSP）的表达，对抑制肿瘤转移的黏附蛋白（如 CD9）表达则有促进作用；使 G 期细胞增多，并阻滞 G_1 期向 S 期过渡（即阻滞了 DNA 合成前期向 S 期过渡），因而使 S 期细胞明显减少，瘤体缩小；增强凋亡信号转导基因 Fas 蛋白表达，增强促细胞调控基因 Bax 蛋白表达，增加 Bax/Bcl-2 比值，降低 FasL 蛋白表达，从而起到诱导肿瘤细胞凋亡的作用。邱佳信等报道，单味丹参能促进 C57BL 小鼠 Lewis 肺癌的肺转移，但丹参与健脾药物白术等合用时，促进肿瘤转移的情况不再出现，而且这种配伍还能延长荷瘤小鼠的存活时间。以上的研究提示，益气活血药具有逆转单纯活血化瘀药促肿瘤转移的作用和趋势，其中免疫分子的表达和功能调节可能是其重要作用机制。

在一定条件下，肿瘤的复发和转移主要与患者机体内环境的改变（如脏腑功能减退、阴阳气血失调）有关，所以有效地防治复发和转移，除了进行彻底的根治手术、放化疗以外，更重要的是调整机体的脏腑、阴阳、气血、经络功能，使内环境达到稳定，做到"正气内守"。手术和放化疗后用中医扶正祛邪方法治疗的目的就在于此。

□ 第八章 □

肿瘤的生长与扩散

肿瘤的生长方式是多种多样的。肿瘤的生长方式取决于许多因素，在这些因素中，肿瘤细胞的生物学特性占主导地位，其次是肿瘤的原发部位。机体对所患肿瘤的防御能力也起一定的作用。肿瘤的生长方式、生长的快慢、机体对所患肿瘤的防御能力，均可以通过肿瘤的大体形态表现出来。另外，肿瘤的形态还与肿瘤的起源和发生的部位有关。所以，了解肿瘤的生长方式，对临床诊断和肿瘤恶性程度的评估均有重要意义。按肿瘤的生物特性来分，肿瘤的基本生长方式有两种：一种是浸润性生长，另一种是膨胀性生长。

第一节　肿瘤的生长方式

一、浸润性生长

肿瘤细胞沿着其周围的组织间隙和淋巴管，连续地向周围组织伸展，肿瘤组织与周围正常组织界限不清，呈蚕食状、锯齿状，无包膜，活动度差，相对固定，是恶性肿瘤的生长特点。由于肿瘤组织与正常组织之间缺乏明确的界限，因此在手术切除时常需要包括较多的正常组织，否则可因为残留部分肿瘤组织而容易引起局部复发。

恶性肿瘤浸润性的强弱是与其恶性程度成正比的，与肿瘤的生物特性也有关。某些浸润性差的肿瘤可有假性包膜，或不完整的包膜。浸润性生长的肿瘤的形态与起源的部位有关。起源于组织深部者常呈边缘不规则的结节状，而起源于内脏、空腔管道黏膜表面的肿瘤则多为突出于表面的结节状，或仅在基底部向周围浸润。这种情况的肿瘤恶性程度较低，所以，浸润的速度比较慢。某些恶性程度中等的肿瘤，表现为一方面向腔内表面突起，另一方面向基底部浸润。其突起部分的中央不断出现坏死脱落，在边缘部形成唇状突起，基底部则形成粗糙且不断向四周扩大的溃疡，质地坚硬。还有一种肿瘤，不向表面突出或仅稍有隆起，而主要是向四周广泛地浸润。原发于黏膜者，在黏膜和黏膜下层浸润发展，呈片状增厚的斑块状，浸润性比较强。发生在胃壁、肠壁的恶性程度较高的肿瘤，由于沿黏膜或黏膜下层浸润，可使胃壁或肠壁弥漫性增厚、变硬，临床上所谓的皮革型胃癌就是这种类型。原发于较小管腔表面的肿瘤常环绕管腔浸润，致使所浸润的部位管腔变窄，如肠癌、食道癌等。另外，还有的肿瘤以向深部浸润为主，向周围扩展较轻，在其中心部位出现较深的溃疡，甚至形成穿孔、瘘管或与周围器官粘连。白血病性浸润是一种特殊的类型，其特点是浸润广泛，遍布全身各处，几乎可以达到无处不有的程度。

二、膨胀性生长

膨胀性生长的肿瘤多发生于较深部组织，并向周围均衡地扩展，常使邻近组织被迫移位。如果肿瘤遇到较大的阻力，可被迫生长成为各种各样的形状，如椭圆形、哑铃状等。良性肿瘤大多以这种方式生长，可有包膜或包膜不完整，亦可见于部分恶性肿瘤，如早期肉瘤、甲状腺滤泡型癌、肾癌等。肝细胞型肝癌也常呈膨胀性生长。周围型肺癌、肺转移癌在 X 线片上多表现为边缘清楚的结节形和球状，但事实上并无包膜或包膜不完整。一般来说，有包膜的恶性肿瘤无论其包膜是否完整，都比无包膜者生长缓慢，扩散转移率低，且治疗效果好。

原发部位的表浅肿瘤，特别是肉眼可以直接看到的肿瘤，其生长方式还可以表现为以下两种类型。

（1）外向性生长

肿瘤在生长过程中，最容易向阻力小的方向生长，因此原发于体表和空腔脏器表面的肿瘤常先向外生长，突出于表面。若肿瘤仅向外生长，基底部浸润越轻，良性的可能性越大。

（2）内向性生长

内向性生长是与外向性生长相对而言的，实际上具有浸润性生长的含义，一般是恶性肿瘤的生长方式。内向性生长主要是指向深部组织中生长，如卵巢的乳头状囊腺瘤，鼻腔、膀胱等处的内翻性乳头状瘤。原发于视网膜内核层的肿瘤多数向球内突起，少数沿视网膜下发展，其将视网膜顶起来者，也称为外向性生长。骨髓腔内多发性内生软骨瘤可向骨髓腔内突出，因此也归属内向性生长的范畴。

以上有关肿瘤的生长方式，虽然与其原发部位有一定的关系，但主要是由肿瘤的生物特性所决定的。不同的生长方式表现出不同的形态特征，代表着不同的良恶性程度。通过对肿瘤生长方式的了解和认识，可作为设计手术切除范围和选择综合治疗方案的依据。

第二节　恶性肿瘤的生物学特性

近年来，随着细胞和分子生物学的发展，对肿瘤细胞的生物学特征有了进一步认识。肿瘤主要是细胞在某些因素作用下，基因、DNA 或染色体发生获得性的改变。染色体是基因或 DNA 的载体，染色体的畸变将影响基因或 DNA 的变化。当然，基因或 DNA 异常时也会影响染色体的改变。所以，在细胞和分子水平上研究肿瘤细胞的染色体改变，是恶性肿瘤发病机制及其调控研究的生物学手段。

一、染色体与基因的改变

在外源性致突变剂的作用下，DNA 结构可能受到破坏，主要表现为染色体或染色单体发生断裂，或断裂重接，或互换等改变。在细胞分裂过程中，染色体可能出现数目异常，甚至结构异常。在 DNA 复制过程中，可引起碱基取代、移码突变、密码插入及缺失、不等交换等改变，进而导致基因突变，其中某些基因突变与细胞恶性转化有密切关系。目前能够识别出来的已有 30 多种细胞癌基因，其中有些在人类染色体上已能明确定位。根据这些癌基因的作用，可分为核癌基因、胞质癌基因。核癌基因的产物主要定位于细胞核内，使细胞核染色体倍数性增加，可导致基因拷贝数增加，或基因的易位，或 DNA 胞嘧啶残基的转录增强。胞质癌基因的产物定位于细胞质内，可使细胞获得恶性表型。关于癌基因活化的机理，尚需诸多的努力才能获得明确结果。目前已经证实的是，癌基因 DNA 序列改变或基因调控的遗传损伤，在正常细胞的恶性化并发展成肿瘤过程中起到关键性作用。

二、基因定位与染色体断裂的一致性

据文献报道，目前已经知道的 12 种肿瘤染色体断裂点与 9 个癌基因在 8 条染色体上的定位点一致。

三、染色体易位与癌基因激活的一致性

肿瘤细胞染色体易位时，基因也随之移动，也就是说，癌基因移动到另一个基因的启动部位附近，就可以被激活。

四、肿瘤患者染色体脆性部位与癌基因位点的一致性

细胞遗传学研究发现，肿瘤患者的染色体脆性部位检出率比正常人高，并且脆性部位与染色体断裂点和癌基因的位点相一致。

第三节 肿瘤的扩散

恶性肿瘤在生长过程中向周围邻近组织或全身其他较远部位组织器官播散的现象称为扩散。扩散有两种方式：直接蔓延和转移。

一、直接蔓延

直接蔓延是指肿瘤细胞通过浸润的方式，直接向其周围组织中连续伸展的现象。此时，肿瘤所伸展出的新的肿瘤组织与原发肿瘤仍然相连。这种直接蔓延伸展的基础在于瘤细胞的侵袭性或浸润性。无论是直接蔓延还是远处转移，均与肿瘤细胞所特有的这种浸润性有关。这种浸润性是恶性肿瘤所特有的生物特性，也是恶性肿瘤难以控制以至于治疗困难的主要原因。

直接蔓延可沿组织间隙、肌肉、筋膜面、神经周围间隙、骨髓腔等向四周伸展。伸展速度的快慢取决于肿瘤的浸润性和机体对肿瘤的抵御能力。从局部组织来讲，一般认为，骨膜、软骨等致密的结缔组织对肿瘤的局部蔓延有一定屏障作用，某些内脏器官亦有类似作用。如胃癌很少沿十二指肠直接蔓延；结肠、直肠癌可在早期沿肠壁环形蔓延，但很少沿肠壁向上下发展。

直接蔓延与转移是有区别的。其区别并不在于肿瘤扩散的远近或范围的大小，有时直接蔓延的范围也可以相当广泛，不但位置深而且面积大。直接蔓延与转移的根本区别是，已经扩散出的肿瘤与原发肿瘤是否有连续性。有连续性者称为直接蔓延，无论其体积多么大都与原发瘤是一体，反之则称为转移。在转移部位新形成的肿瘤称为转移瘤。

二、转移

转移是指已脱落的肿瘤细胞离开原发灶，通过某些途径和渠道，将其带到与原发灶不相连的部位，甚至是远离肿瘤原发部位的组织或器官，继续生长出同样肿瘤的现象。

肿瘤转移是一个极复杂的生物学过程。如能够研究清楚这一转移过程的机制，并加以抑制或调控，即有可能抑制肿瘤的转移。从现有资料来看，至少有 10 多种癌基因可通过转染技术诱发和促进肿瘤细胞的转移，而且这种转移的生物学特征即是 ras 基因的活化。癌基因是某个细胞系诱导转移所必需的，ras 基因的活化可使许多细胞在产生肿瘤时具有转移的活性。在实验研究中发现，ras 基因可诱导 NIH – 3T3 细胞转移，而对 C127 细胞则无此作用，说明癌基因诱导的转移表型是受细胞类型、分化及宿主的种类等因素影响的。杂交试验证明，低转移能力的癌细胞与高转移能力的癌细胞杂交，所产生的杂交株只有成瘤性而无转移性。转移抑制基因的发现，将为在分子水平深入研究转移发生的机制开辟一条新途径。

转移是恶性肿瘤难以根治的主要原因，是肿瘤研究中的一大难题。有人认为，肿瘤的转移是按照一定程序进行的，即先局部，后区域性，然后是全身性。但是，这种认识有其片面性。它仅把肿瘤当作一种局部现象，不能完全反映肿瘤的本质。肿瘤绝不仅仅是一种局部现象，而是全身多种功能变化在局部的反映。一种恶性肿瘤转移的快慢与其浸润性有关。一般而言，浸润性愈强，转移愈常见，发生愈早，且愈广泛。但是，也有例外情况。如皮肤的基底细胞癌，局部浸润可十分明显，甚至侵蚀到骨质，但却很少发生转移。此外，同样的恶性肿瘤在不同患者身上，转移的时间和发展的快慢也不完全一样。这是因为除了肿瘤本身的特性外，肿瘤转移还要受到患者全身诸多因素的影响。

三、肿瘤转移的机制

1. 浸润的机制

无论是肿瘤的局部直接蔓延，还是远处的转移，都与浸润有关。浸润是肿瘤扩散的主要原因，是转移的基础和前奏。肿瘤的浸润涉及许多复杂的因素，其中有些机理尚有待进一步研究。

（1）肿瘤细胞的不断增殖

肿瘤细胞无限制的增殖是其独有的生物学特性。这种增殖能力可使组织内张力增高。随着肿瘤的机械性膨胀，瘤细胞不断向四周的健康组织中扩展。因此，瘤细胞特有的增殖能力是其浸润的基本要素。但是，人们在研究过程中还发现了另外一种现象，即某些生长迅速的肿瘤并不向四周浸润，如乳房巨大纤维腺瘤。相反，增长缓慢的乳腺硬癌，机械性膨胀并不明显，浸润性却很强；某些颅脑组织中的纤维母细胞瘤及血管内皮细胞瘤也具有较强的增殖能力，但并没有浸润性；此外，中性粒细胞在炎症局部已不再分裂增殖，但是却可以活跃地游走并浸润。上述这些现象提示，单纯的增殖能力并不能决定肿瘤浸润与否。

（2）肿瘤细胞的运动能力

电子显微镜观察表明，肿瘤细胞具有阿米巴样运动的能力，并借此游走、穿过血管或淋巴管壁。有人用生化方法在恶性肿瘤中分离出"肿瘤游走因子"（carin - esressin）。这是一种蛋白质衍生物，能促使瘤细胞游走。

（3）肿瘤细胞的黏着力

研究发现，恶性肿瘤细胞相互间的黏着力较其他正常组织细胞低。这可能是由于肿瘤细胞的桥粒尚未充分发育，细胞内钙离子的浓度较低，或者是肿瘤细胞与钙离子的结合能力有缺陷的缘故。另一种原因可能是肿瘤细胞表面负电荷增高，相互排斥力增高，因此肿瘤细胞相互之间黏着力降低，而对周围组织细胞的黏着力却相对增加。其中肿瘤细胞与血管内皮细胞的黏着是肿瘤细胞转移器官特异性的决定因素。肿瘤细胞可借助其表面黏附因子与血管内皮细胞的特异性配体黏着。这种黏着具有双相性，即两者形态上互相影响，互相适应，信息上互相交换以达到最适当的黏着态势。肿瘤细胞与内皮细胞的黏着受多种因素的影响。肿瘤细胞表面有许多微绒毛，黏合的肿瘤细胞胞浆可伸出多少不等的伪足。不同种类的肿瘤细胞表面的微绒毛不完全相同，因此对不同组织的内皮细胞黏着力不同，这可能与转移的特异性有关。

（4）肿瘤细胞自身的特性

肿瘤细胞无论是在形态结构、化学成分还是代谢功能上，均不同于正常细胞。这些不同于正常细胞的微细变化，可能直接影响肿瘤细胞的游走活动力、黏着力、细胞相互间的识别能力以及对整个机体调控机制的反应等。扫描电镜观察发现，恶性肿瘤细胞的表面有很多正常组织细胞所没有的微绒毛和毛足，有人推测这些表面结构可影响细胞间的紧密接触，并能加强营养物质的吸收，从而有利于肿瘤细胞的增殖和活动。

（5）肿瘤细胞接触抑制的丧失

实验研究发现，肿瘤细胞在体外培养中失去了正常的接触抑制，这种接触抑制与细胞增殖的密度有关，所以又称为"密度依赖抑制"。现已证实，这种抑制系由正常细胞所产生的一种生长因子所控制。恶性肿瘤细胞不能产生这种生长因子，因此细胞接触抑制消失，促使瘤细胞生长和浸润。

（6）肿瘤细胞酶的变化

肿瘤细胞在其分裂生长过程中可以产生多种酶，如纤溶酶、细胞自溶酶、透明质酸酶、胶原酶、蛋白分解酶等，这些酶可以不同程度地影响周围组织，如分解基质和纤维成分，从而为肿瘤细胞的浸润创造条件。

（7）肿瘤细胞代谢产物的作用

肿瘤细胞具有正常细胞所不同的代谢方式和特点。其代谢产物（如乳酸和多肽类物质等）对其周围的正常组织细胞有毒性作用，表现为使小血管基底膜损伤溶解，严重时可使血管壁坏死，从而起到为肿瘤细胞浸润和转移开路的作用。

以上这些有关肿瘤细胞浸润机制的认识，都只是从不同侧面研究的结果。在整个肿瘤细胞浸润和转移的过程中，究竟是哪种因素起主导作用，目前尚不清楚。也许每一种恶性肿瘤的浸润机制均不完全相同。至于相同病理类型的恶性肿瘤在不同患者身上浸润的速度有快慢之分，可能与机体防御能力等许多因素有关。总之，有关肿瘤浸润转移的机制尚需更深入的研究。

2. 浸润的过程

肿瘤细胞的浸润过程，大致可分为5个阶段：①肿瘤细胞向器官靠拢；②肿瘤细胞紧贴器官组织表面；③伸出伪足，通过细胞间的自然间隙，穿过基底膜；④肿瘤细胞侵入器官内；⑤在器官深部形成继发性肿瘤细胞积聚处。

恶性肿瘤细胞浸润的根本原因似乎是肿瘤细胞趋向于寻找营养较多的地方，其基本的原动力是适应生存和繁殖的需要。有人用动物实验的方法，在透射电镜下观察鼠大肠癌细胞浸润的特点，结果表明，上述过程并非连续不断的，而是分阶段间歇进行的。在透射电镜下，大肠癌细胞的阿米巴运动及浸润血管是有明显定向性的机械运动，并伴随能量的消耗。当浸润出现微小进展时，肿瘤细胞便出现了超微结构的可复性损伤。当阿米巴运动浸润血管，能量消耗至自身损伤时，肿瘤细胞便停止运动和浸润，进而修复损伤，合成和储备能量，然后再运动和浸润。经过多次阶段性间歇，肿瘤细胞才完成进入血管的过程。

3. 转移的过程

转移的发生和发展是一个十分复杂的过程，涉及肿瘤本身和全身许多功能系统，与一系列因素相关。

肿瘤在某一局部形成之后，开始不断地生长，同时向周围正常组织细胞浸润。肿瘤细胞的不断分裂繁殖使瘤体增大。肿瘤细胞以自身特有的活跃生长和侵袭性能向其邻近的管道和腔隙中穿入。在穿入过程中，瘤细胞从入侵处脱落到身体自然腔内，并沿着管道腔隙，被转运到与原发性肿瘤不相连续的部位。肿瘤细胞脱落进入淋巴管和血管时称为栓塞，此时可在血管腔内观察到瘤细胞栓，但并没有形成真正的转移。如果肿瘤细胞被淋巴液或血液带到机体某一部位而停驻下来，并主动地与内皮细胞不断黏附，则称为着床。着床的肿瘤细胞大部分会死亡，只有少数肿瘤细胞保存活力，在新的环境中繁殖、生长，逐渐形成与原发瘤具有同样结构的肿瘤，这就是转移瘤。

4. 转移瘤的表现形式和结构

转移瘤可以是单发的孤立性病灶，即只有一个转移瘤，也可以是多发的，甚至遍及全身。转移瘤与原发瘤发生和生长的时间长短是有关系的，但与原发瘤的大小并不成正比。有时原发瘤很小，甚至在临床上尚未发现原发瘤的情况下，患者即以转移瘤的症状就诊。转移瘤的体积也可以远大于原发瘤。转移瘤的外表形态和体积均缺乏固有的规律，可以是微小的结节，也可以相互融合，成为巨大的块状肿瘤。转移瘤一般呈球形，虽无明显的包膜，但有时可以看到比较明显的界限。体积巨大的转移瘤由于生长较快，中央常有液化性坏死，其硬度、表面颜色一般与原发灶基本一致。

在组织结构方面，转移瘤一般保持了原发肿瘤的结构特征。虽然曾经历了复杂的转移过程，但转移瘤与原发肿瘤并无太大的变异，临床上把这种现象称为恒定性。这一特点对寻找和确定原发部位有较大帮助。

转移瘤在保持原发瘤基本形态结构的同时，也可有一定的变异性，主要是某些细节方面的变异（如恶性黑色素瘤的转移瘤可以不带原有的色素），并且会向分化差的方向演进和变化，但程度上往往变化不大。转移瘤可以表现为细胞有丝分裂象增多，特别是在肝和淋巴结中的转移瘤。转移瘤的另一个特点是分泌功能。不论外分泌性或内分泌性肿瘤，其转移瘤往往能保持其起源细胞固有的分泌功能。这种功能所表现的程度不一，有时与正常分泌功能相差无几，有时稍有减弱，有时亦可表现为亢进。临床上借助于肿瘤分泌物的性质、形态学和生物化学特点，或通过免疫学测定，可以鉴定其组织来源。分泌功能较为突出的转移瘤包括恶性滋养层母细胞瘤、来自胃肠道和乳房等处的黏液癌等。转移瘤还可以表现出比较强的有丝分裂活性，有时比其原发瘤生长更旺盛，特别是肝内的转移瘤。了解上述特点，有利于我们对转移瘤的诊断和治疗方案的确定，对进一步深入了解转移瘤的生物特性也有重要作用。

5. 影响肿瘤转移的因素

肿瘤的转移涉及的因素多，缺乏固有的规律性，因而是肿瘤研究中一个十分复杂的问题。在组织学上，不同类型的肿瘤均有其各自的生长规律和转移特性。同一类型的肿瘤在不同患者身上的表现也可以千差万别。某一种恶性肿瘤或某一患者的肿瘤是否发生转移，发生转移的时间早或晚，既与肿瘤的部位和组织学类型有关，又与患者的全身状况有关。肿瘤的转移涉及细胞生物学、细胞遗传学、免疫学、分子生物学等领域内许多复杂的问题，现大致概括为以下三个方面。

（1）肿瘤局部因素

①肿瘤的大小：一般而言，肿瘤越大，临床分期越晚，转移发生的机会越多。也有例外的情况，如在原发瘤很小甚至隐匿的情况下就发生了转移，而以转移瘤为首发症状。相反，有些体积巨大的肿瘤直到患者死亡时也未发现转移。

②肿瘤的生长速度：一般情况下，肿瘤转移与原发瘤的生长速度呈正比，即原发瘤生长速度越快，发生转移的时间越早，但是也有完全相反者。如乳腺的髓样癌一般生长迅速，发生转移的却比较少见；硬癌生长缓慢，发生转移的较却常见，而且转移的时间也早。恶性黑色素瘤可以在原发瘤很小、生长十分缓慢的情况下发生全身广泛性转移。

③细胞的分化程度：细胞的分化程度即肿瘤的恶性程度。一般认为，肿瘤细胞分化程度越低，恶性程度越高，发生转移越早，但也有例外。如分化非常好的甲状腺滤泡型癌，临床上被认为是恶性程度低的肿瘤，却常因骨转移而被发觉；软骨肉瘤虽分化较差，但切除后患者却可长期生存，无或很少有转移现象。

④肿瘤的类型：来自淋巴系统的肿瘤（如淋巴肉瘤、恶性淋巴瘤等）较来自上皮系统的鳞癌容易或更早发生转移，而腺癌比鳞癌更容易发生转移。鳞癌多经淋巴转移，而腺癌则易从血道转移。

⑤细胞的生物学特性：转移是肿瘤的特性，也是恶性肿瘤特有的能力，其发生主要与肿瘤细胞的生长活力、侵袭能力、代谢特性、酶的产生、表面的结构特点、抗原性、细胞的可塑性、瘤细胞与血管内皮的黏着力、局部血液凝集因子（可为瘤细胞的着床创造条件）、肿瘤血管形成因子、染色体变异及瘤细胞 DNA 分子结构的改变等有关。这些因素都只能从不同的角度影响肿瘤的转移。

（2）全身因素

恶性肿瘤能否发生转移，转移速度的快慢，除了与肿瘤本身有关之外，还受全身许多因素的影响。

①免疫状态：机体免疫功能低下则容易发生恶性肿瘤。免疫功能的优劣与肿瘤的转移、转移时间的早晚及转移瘤生长的快慢也有明显的关系。免疫状态良好时，机体对肿瘤的转移和生长有某种抑制作用，肿瘤可以长时间地稳定而处于自限状态，不发生转移；相反，免疫能力低下时，机体失去了抗御肿瘤的能力，肿瘤的转移出现得早，转移瘤亦生长得快。

②激素水平：临床某些肿瘤多发生在 40 岁之后或更年期，这可能与机体内分泌的改变和激素水平的变化有关。虽然肿瘤与激素之间的关系十分复杂，但二者之间的联系却是显而易见的。临床上，内分泌治疗对乳腺癌、甲状腺滤泡型癌等具有缓解作用。有些激素（如类固醇激素、ACTH 及生长激素等）对某些肿瘤的转移有促进作用，对另外一些肿瘤则有明显的抑制作用。

③凝血机理：有关^{125}I 标记瘤细胞的研究表明，阿司匹林可以通过对血小板的抑制减少肿瘤细胞的着床，从而具有降低肿瘤转移率的作用。还有学者研究发现，肿瘤细胞可产生凝血因子，促发凝血过程，因而有利于在毛细血管壁上的黏附。另外，内皮细胞具有抑制肿瘤细胞黏附的作用。内皮细胞如果发生损伤，其生理功能可减弱，从而有利于肿瘤细胞的黏附和侵袭。纤维蛋白降解素亦具有防止肿瘤转移的作用。现在已经有人试用抗凝疗法治疗恶性肿瘤，以降低肿瘤的转移率。

④高级神经功能活动紊乱：现代免疫学的研究已经证实，长期心理紧张、不良的精神刺激等可导致高级神经系统的功能紊乱，并直接通过下丘脑及由它控制的激素分泌影响机体的免疫机能，表现为胸腺退化，影响 T 淋巴细胞的生长和成熟，抑制机体对外来刺激的反应，降低巨噬细胞的吞噬能力，干扰白细胞的活动，降低抗体动能等，从而降低整个机体的抗肿瘤能力。这不但会促进肿瘤的发生，而且对肿瘤的生长、转移也有明显的不利影响。

⑤组织损伤：肿瘤的转移容易发生在组织损伤处。损伤包括物理性、机械性和化学性的。如放射线照射的区域，机械损伤的区域，诊断性淋巴管造影后，屏障功能降低的淋巴结等，是肿瘤转移容易出现的部位。

（3）外界因素

促使肿瘤转移的外界因素主要是人为因素。如对肿瘤及其周围组织不恰当的人工按摩，或反复粗暴的体格检查，可使肿瘤受到过度挤压。此外，不恰当的手术操作、活检及检查等均可以促进肿瘤的转移。

四、肿瘤扩散转移的时机

一般恶性肿瘤的转移和扩散是按照一定程序进行的。

首先，肿瘤在局部萌发并逐渐长大，经过一定的时间后，开始向其他部位扩散和转移。发生转移时，先到区域性第一站、第二站淋巴结，然后才是较远距离的转移或血道转移。从肿瘤的体积来讲，转移灶一般比原发灶要小，但在临床上也有许多与上述规律相反的现象，从而增加了肿瘤扩散与转移的复杂性。如有的人原发肿瘤体积小，也没有出现任何临床症状，患者自己和医生都未引起注意，只是在活检或手术切除转移瘤后做病理检查时才发现，但要找到其原发病灶仍十分困难。这种现象可见于许多恶性肿瘤患者身上，该原发瘤称为潜伏性或隐匿性肿瘤。这种特殊的扩散和转移现象，现在有增多的趋势。其不但增加了肿瘤诊断的复杂性，而且是对传统认识的挑战。

其次，临床上有一种延迟性转移的现象，就是原发瘤生长十分缓慢，很长时间无明显发展，也没有特殊的临床症状，常被误认为是良性肿瘤。经过多年后，该肿瘤突然出现转移，临床检查、手术病理诊断为恶性肿瘤。其转移瘤和原发灶一样，也呈缓慢发展，患者仍可以健康生存。还有一种情况是，恶性肿瘤经过局部切除或治疗后，病情未再发展，患者长期健康存活，且存活时间已超过了通常所期望的5年、10年，给人以治愈之感，但多年之后突然在其他部位以转移灶的方式复发，人们把这种肿瘤称为"休眠性癌"，较常见的有恶性黑色素瘤、肾癌、乳腺癌等。如果用肿瘤多原发灶的观念来分析，不能除外多原发灶的可能性，这需要在病理组织学方面做认真的研究。这种情况也可能是机体对肿瘤有较强的抑制能力，肿瘤生长受到较强限制的结果。

五、肿瘤转移的途径

1. 淋巴结转移

淋巴结转移是肿瘤最常见的转移方式，指浸润的肿瘤细胞穿过淋巴管壁，随淋巴循环被带到汇流区淋巴结，并且以此为中心生长出同样肿瘤的现象。

（1）淋巴结转移的特点

一般首先到达距肿瘤最近的一组淋巴结，然后依次在距离较远处生长。肿瘤细胞在每一站淋巴结浸润生长的同时，也向同组邻近的淋巴结扩散。也有部分患者，肿瘤细胞可绕过淋巴循环途径中的部分淋巴结，直接在较远一组淋巴结生长，这种转移方式称为跳跃式转移。如宫颈癌在盆腔腹膜后纵隔淋巴结未发生转移的情况下，首先出现颈部淋巴结转移。另外，还可出现逆淋巴汇流方向的转移，如转移到离心侧的淋巴结，这可能是顺流方向的淋巴管已有阻塞的结果。如宫颈癌转移到腹膜内淋巴结，胃癌转移到髂窝淋巴结或腹膜内淋巴结。这些特点增加了肿瘤转移的复杂性，使临床上出现一些难以找到原发病灶的淋巴结转移瘤。因此，对转移瘤应采取积极有针对性的整体治疗，绝不能一味等待。根据转移瘤的大小、活动度、病理分类、分化程度及整体状况，可分别选择手术切除、放疗、化疗等。不同类型的恶性肿瘤转移出现的频率可大可小，出现转移的时间有早有迟，转移的通道也可以有相对的选择性，但这种选择不是绝对的、一成不变的。另外，临床上经常见到的淋巴结肿大并不能与我们所说的转移画等号，只有经过活检证实才能确定。有些肿大的淋巴结只显示增生，尤其是在原发灶已经破溃或并发感染时，局部淋巴结往往表现为炎性肿大。还有一个问题是，淋巴结对经淋巴循环转移而来的肿瘤细胞是否有杀伤和免疫屏障作用，目前有不同的认识。有人认为，淋巴结一旦有转移就已经失去了对肿瘤细胞的抑制和杀伤作用；另一些人则不同意这种观点，认为即使已有转移，淋巴结仍然具有免疫抑制作用，只是其作用的程度不同。

（2）淋巴结转移的部位

淋巴系统遍及全身，并且全身的淋巴液随时都处在不断循环之中，但这并不是说全身都可以发生肿瘤的转移。淋巴结转移一般是区域性的，不同的肿瘤可有一些共同的好发转移部位，如纵隔、肺门主动脉淋巴结。就全身来说，依据肿瘤原发部位的不同，转移主要集中在几个部位，即胸导管、锁骨上淋巴结、斜角肌淋巴结及胸肌间淋巴结。

2. 血道转移

血道转移也是肿瘤转移的重要方式之一，即已脱落的肿瘤细胞经过血液系统被带到全身其他部位而发生同样肿瘤的现象。血道转移大多数是小静脉被肿瘤细胞侵袭所致。以前认为，转移多发生在间质内含薄壁血管或血窦的恶性肿瘤，主要指肉瘤，癌较少发生血道转移。临床实践证明，上述认识有很大的局限性，肝癌、肾癌、甲状腺滤泡癌、绒毛膜上皮癌、恶性黑色素瘤、神经母细胞瘤等也同样会发生血道转移。甚至过去认为根本不会发生血道转移的肿瘤在晚期也同样能发生血道转移。

（1）血道转移的途径

血道转移主要是通过体内的静脉系统。能否形成转移灶一是取决于血管的解剖学分布及肿瘤细胞栓被转运的几率，二是肿瘤细胞着床的环境和条件。根据全身静脉的分布情况，下述几条途径可将肿瘤细胞带到全身。

①体静脉系统：肿瘤细胞首先汇集到上下腔静脉，经右心分布到双肺。只要是静脉回流入上下腔静脉者，都可以经此途径而转移。

②门静脉系统：消化系统的恶性肿瘤主要是经门静脉而转移到肝脏。

③肺静脉系统：原发于肺脏的肿瘤或肺转移瘤可侵犯肺静脉及其分支，并经过左心而转移到全身其他部位。

④脊椎静脉系统：脊椎静脉系统分布在椎管腔内外，伸入椎骨内，向上直达颅脑，向前经过椎间孔与胸腔腰骶等处的奇静脉属支及体表（包括皮肤、乳房、外生殖器和肋间）静脉形成广泛的侧支吻合。因为这组静脉内压力偏低，并且没有瓣膜，血流缓慢，所以患者咳嗽、打喷嚏、屏气等都有可能使胸腹腔的压力暂时升高。如此时腔静脉内正好有瘤细胞栓存在，则有可能通过其吻合支而逆流入脊椎静脉系统，因此即使在肺内还没有转移灶时，也可以出现颅脑的转移。由此可见，脊椎静脉系统在肿瘤血道转移中有其特殊的意义。

动静脉侧支及淋巴管－静脉吻合支也是重要的血道转移途径。由于淋巴系统和血液循环系统有着广泛而密切的联系，在肿瘤晚期淋巴转移和血道转移基本上是同时发生的，所以，在理论上或肿瘤的早期转移有淋巴和血道之分，晚期则没有明显的区别。

（2）血道转移的有关问题

①转移灶的形成与分布：肿瘤细胞被血液带到全身各组织器官时，也不可避免地要受到局部环境的影响。瘤细胞在局部形成新的肿瘤，不但需要良好的化学环境，而且需要足够的营养供给，还要受肿瘤细胞对不同组织环境的亲和力、适应性及免疫抗衡能力的影响。所以，肿瘤转移灶的形成不能单纯地强调血管分布，而是一个非常复杂的生物过程。不同类型的恶性肿瘤，其转移的部位可以有高度的选择性。以甲状腺癌和前列腺癌为例，机体许多恶性肿瘤容易发生肝和肺的转移，但甲状腺癌和前列腺癌却常先发生骨转移。另

外，各种组织和器官虽有着相同的静脉血液营养系统，但转移灶却相差悬殊。即便在组织学上相同的恶性肿瘤，也可表现出特有的个性特征。如大多数胃癌患者容易发生腹膜后和肝脏转移，但个别患者仅发生卵巢转移，或先出现骨转移。恶性黑色素瘤常以体内广泛转移为特点，但个别患者可以出现心肌和乳房孤立性转移灶，这是不能单纯用解剖学的理论来解释的。

②血液中肿瘤细胞的数量：血道转移灶的建立需要有大量的肿瘤细胞。肉瘤转移至少需要 10000 个瘤细胞，瑞士小鼠至少需要在静脉滴注 75 万个瘤细胞，转移灶方能形成。血液中肿瘤细胞的存在是血道转移的物质基础，但并非唯一的决定因素。转移灶的形成既取决于血液中肿瘤细胞的数量，又与整个机体对肿瘤细胞的免疫防御功能有关。从临床预防转移的角度来看，还是应设法避免或减少肿瘤细胞向血液中的扩散。

③微转移：微转移通常是指转移灶形成的最早阶段。此时，虽然肿瘤细胞被血液带到了某一组织器官，但由于机体自身的防御屏障作用，肿瘤细胞尚处于休眠状态，还缺乏生长的能力，需要在肿瘤细胞基本冲破机体防御性屏障时才能开始生长。可以肯定，一个患者如果能在微转移灶形成时被诊断并进行治疗，其效果肯定令人满意。遗憾的是，这种微转移灶不生长到一定的体积，临床是难以发现的。一般认为，直径在 1mm（约含瘤细胞 1×10^6）以下者可称为微转移灶。现代肿瘤细胞生长动力学的观点认为，转移灶的体积越小，其所含生长部分的瘤细胞占总体的比例越大。因此，微转移灶对抗癌药物（抗代谢剂）敏感，治疗效果也好。临床对未发现明显转移的患者，可用化学药物和免疫治疗辅助手术，这样可能将微转移扼杀在形成的摇篮中，对减少手术后复发和转移具有重要作用。

④癌细胞血症和白血病的转移：癌细胞血症是指肿瘤患者的外周血液中出现大量癌细胞的现象。此时癌细胞占血细胞总数的比例相当高，有的甚至高达 75% 以上，与急性白血病的血象极为相似。这种现象多见于恶性肿瘤患者，是全身广泛转移的标志。

白血病的转移也是以血道为主的，但属于肿瘤转移中的特殊情况。白血病本身就是从全身造血组织弥漫发展，仅个别表现为局限性粒细胞肉瘤，相隔较长时间后开始出现明显的白血病表现。白血病细胞虽然也可称为癌细胞，但与其他癌细胞相比有明显的特殊性能，其进入血液循环并由此而转移扩散，基本上是按其固有的规律性。白血病细胞随血液循环无处不到，并且可以在任何组织间隙中弥漫性浸润，使许多器官表现为弥漫性肿大，如肺、肝、全身淋巴结等，是恶性肿瘤血道转移中最广泛的。

⑤血道转移中的特殊类型

A. 同一组织器官接纳两个不同的转移瘤：这是一种罕见的转移现象，一般是晚期恶性肿瘤广泛血道转移的表现。曾有尸体解剖发现，前列腺癌和肺癌在一个肾上腺内同时出现转移，结肠腺癌和肺癌都在肝脏及腰部淋巴结内出现，甲状腺内同时含有乳腺癌和结肠癌细胞，同一淋巴结内含有直肠癌与前列腺癌的转移细胞等。这些现象都是肿瘤晚期广泛转移的表现，反映了肿瘤血道转移的复杂性和广泛性。

B. 肿瘤向另一个肿瘤转移：随着肿瘤多原发灶理论的提出，临床上发现，一个患者如果同时患有两个不同的或相同的恶性肿瘤，或在患恶性肿瘤的同时，身体内又有良性肿瘤，其恶性肿瘤既可以转移到恶性肿瘤中，又可以转移到良性肿瘤中，并发展成为新的恶性肿瘤。恶性肿瘤作为接纳另一恶性肿瘤的场所，文献中以肾癌最多，其突出的特点是转移灶在癌灶内，一般不侵犯其周围的正常肾组织，并且接纳转移的肾癌也没有转移出去。其他较容易接纳恶性肿瘤的有结肠癌、直肠癌、胰腺癌、胃癌、子宫内膜癌等。为什么肾癌对其他另一转移癌容易接纳，其机理目前尚不清楚。有人推测，可能是由于肾癌组织中糖原和脂质的含量较高，转移瘤为寻找营养而来，这里正好为转移瘤的生长提供了合适的条件。另一些人则认为，可能与肾癌中血管特别丰富及免疫因素有关，还可能与肾癌的早期尚未建立无氧酵解代谢等因素有关。

这一现象从中医学角度能够得到很好的解释。中医学认为，肿瘤发生的病理机制是"正气虚"，恶性肿瘤是"本虚标实"证。肾为先天之本，患者发生了肿瘤，则其肾气必虚，虚则邪为之所凑，相比较而言，肾为虚中之虚，病邪首先攻之。所以，肾癌比较容易接纳另一转移癌。

C. 向病变及损伤组织转移：已经有某些病变的组织器官和曾有损伤的组织，无论是局部的生理功能还是抵御外界侵袭的能力，都可能比其他正常组织要差，因此在血道转移过程中这些组织和器官可能为转移来的瘤细胞提供更理想的着床和生长条件。临床上，这对新转移灶的寻找和检测具有指导方向的作用。如结节性和地方性甲状腺肿、结核性甲状腺炎及纤维化、甲状腺囊性变的区域均较正常的甲状腺组织更易被血液中转移来的肿瘤细胞所侵犯，骨关节病、骨性关节炎亦较正常骨组织对肿瘤细胞有更强的亲和力，曾接受放疗和软组织损伤的部位也容易发生肿瘤。

D. 经胎盘的转移：经胎盘转移是指已妊娠的肿瘤患者，肿瘤细胞经过胎盘血液循环被带到胎儿体内，并生长出同类肿瘤的现象。这种特殊的转移现象以恶性黑色素瘤最常见，其次是乳腺癌、胃癌和肺癌。对已明确诊断患有恶性肿瘤的患者，在积极治疗肿瘤的同时，最好不要再受孕。对已妊娠的肿瘤患者，则应当及时终止妊娠，这是防止转移的上策。

总之，血道转移和淋巴转移有许多相同之处，既具有全身性、广泛性的特点，又具有高度选择性的倾向。加深对这些特殊转移现象的了解和认识，有助于对肿瘤转移规律的了解及更好地指导临床工作。

3. 特殊方式的转移

（1）种植性转移

种植性转移是指脱落的肿瘤细胞被种植于浆膜面所引起的转移。种植性转移是腹腔、胸腔、颅腔脏器恶性肿瘤转移的重要方式之一。当原发于内脏的肿瘤浸润到浆膜面时，随着肿瘤的不断生长，不断有瘤细胞从原发灶脱落入浆膜腔，形成种植性转移。浆膜腔转移一旦成功，就可以由此引起连续不断地广泛播散。肿瘤最常转移到腹膜、胸膜，偶尔可见于心包膜。在腹腔种植性转移中，比较好发的部位是大网膜、肠系膜、小肠附着缘及腹腔自然皱褶和隐窝处。

（2）自身种植性转移

自身种植性转移是指手术或其他诊断治疗过程中，人为地（不自觉地）将原发灶的瘤细胞带到其他部位而发生转移的现象。如手术切除肿瘤过程中，因对瘤体保护不够严密，施术者的手或器械不自觉地接触瘤体，此后在没有严格清洁处理和更换器械的情况下，又在其他部位操作，从而将瘤细胞带到健康组织内，形成新的转移灶。这种自身种植性转移临床上并不少见，如胃癌切除后早期复发灶位于吻合口及体表皮肤缝合的针眼处，乳腺癌根治术后从大腿取皮修复创面，结果在取皮区出现癌转移灶，其组织学特点与原发灶完全相同。尽管这种自身种植性转移是不自觉地，但在临床上具有一定的广泛性，需要医生努力减少和避免。

（3）异体接种性转移

关于恶性肿瘤能否发生接触性传播，是长期以来人们十分关心的问题，特别是与肿瘤患者和肿瘤标本有密切接触的患者家属、临床外科和病理科医生，操作中难免会有手套的破裂和直接的标本接触，但是至今并没有因接触而发生种植性转移的报道。实验证明，免疫功能低下者异体移植成功的可能性较大。机体免疫功能正常时，即使有他人的肿瘤细胞进入体内，一般也不会发生异体接种性转移。

六、肿瘤的复发

恶性肿瘤复发是指已经确诊的恶性肿瘤，经过根治性治疗（包括手术、放疗、化疗或其他治疗）之后，在临床治愈的情况下，日后在原发部位及其周围或机体其他部位又长出同种恶性肿瘤的现象。

1. 复发的原因

肿瘤复发是临床上常见的现象，不但恶性肿瘤有复发，良性肿瘤亦可复发。复发的原因是多方面的，有局部的，也有全身的，有肿瘤本身的原因，也有医源性的原因。最常见的复发原因是肿瘤细胞的残留，如外科手术时切除不彻底，或肿瘤组织间浸润肉眼分辨不清，或放疗、化疗未达到足够的剂量，局部尚存在部分有活力的肿瘤细胞。另外，因扩散和转移而隐伏的微小癌灶，在机体免疫能力降低的情况下，可重新恢复生长能力，出现原发部位以外的肿瘤，临床上称为转移性复发。

2. 复发的部位

肿瘤复发包括局部复发、区域性复发和远处复发三种。局部复发指新发生的肿瘤在原来肿瘤的部位，包括手术野或放射野，较常发生的部位是手术切口边缘和邻近的组织，有时就发生在切口缝合处的疤痕上。深部脏器肿瘤复发可发生在原肿瘤与周围组织器官粘连的部位。区域性复发是指淋巴汇流区之内的淋巴结内或该区域手术范围内复发。远处复发实际上可以看做远处转移，可发生在任何能够经过血液和淋巴循环到达的部位，或通过浆膜面种植的部位，较常见的有肝、肺、骨、脑、锁骨上淋巴结、盆腔底或肋膈角等处。

3. 复发的时间

肿瘤复发的时间一般可分为三种，即近期、中期和远期。近期复发是指在严格治疗（包括手术、放疗、化疗或其他治疗）结束后半年之内复发。中期复发是指首次正规治疗结束后半年以上、5 年之内复发，多数患者发生在治疗后 1~2 年之内。远期复发指治疗后 5 年以上复发。

各 论

□ 第九章 □

头颈部肿瘤

第一节　颅内肿瘤

　　颅内肿瘤可分为原发性和继发性两大类，其中原发性占所有恶性肿瘤的2%，可发生于脑组织、脑膜、颅神经、垂体、血管和残余胚胎组织等。颅内肿瘤可发生于任何年龄。近年来，脑实质肿瘤发病率呈上升趋势。成人大多为脑胶质瘤、脑膜瘤、垂体瘤及听神经瘤等。儿童则多为小脑的星形细胞瘤、第四脑室的室管膜瘤、小脑中线的髓母细胞瘤、蝶鞍部的颅咽管瘤等。由于组织发生及病理特征不同，颅内肿瘤的良恶性和生物学行为也不一样。如星形细胞瘤成长较慢，囊性者预后较佳；多形性胶质瘤生长较快，恶性程度高，预后极差，病程仅有数月；继发性脑瘤多见于肿瘤晚期，可经血行转移而来，其原发癌多为肺癌、乳腺癌及肾癌。本章只阐述脑胶质瘤和脑膜瘤。

　　颅内肿瘤属于中医"厥逆"、"头风"、"头痛"的范畴。《素问·奇病论》曰："人有病头痛，以数岁不已……当有所犯大寒，内至骨髓。髓者以脑为主，脑逆故令头痛……病名曰厥逆。"《中藏经》曰："头目久痛，卒视不明者，死。"

　　由于颅内肿瘤多呈膨胀性生长，在颅内占据一定空间时，不论性质是良性还是恶性，都会引起颅内压升高，临床出现相应的症状。肿瘤压迫脑组织可导致中枢神经损害，或引起局部的相应症状，甚至危及患者生命。

【病因病机】

　　脑为髓之海，肾主骨生髓，髓者以脑为主。脑为奇恒之府，诸阳之会，位高而属阳。诸邪之中风邪和火热最易引起头痛。头为手足三阳经之会，故巅顶有百会穴。阳气充盛则阴邪不得入内。肾虚不充，髓海失养，肝肾同源，肾虚肝亦虚，肝风内动，邪毒上扰清窍，痰蒙浊闭，瘀阻脑络，留结而成块，发为脑瘤。《灵枢·刺节真邪》认为，瘤的病因病机主要是由于"已有所结，气归之，津液留之，邪气中之，凝结日以易甚，连以聚居。"颅内肿瘤是有形的肿块，属于"癥瘕"、"积聚"的范畴。朱丹溪说："凡人身上中下有块者多是痰"，且"痰之为物，随气升降，无处不到。"显然，颅内肿瘤是宿痰凝聚于颅内。高锦庭说："癌病者，非阴阳正气所结肿，乃五脏瘀血、浊气、痰滞而成"，也指出肿瘤与痰浊有关。本病病位在上，初起以头痛为主，有认为系风痰所扰，其病症多为进展性，待症显之时已头痛不已。《证治要诀》曰："诸痛乃是痰为气所激而上，气又为痰所隔而滞，痰与气相搏，不能流通。"是以气滞痰凝，气滞则有血瘀之变。《灵枢·百病始生》云："凝血蕴裹而不散，津液涩渗，著而不去，而积皆成矣。"故颅内肿瘤痰瘀交阻或气血郁结皆有之。古人云："气有余便是火"，又云"痰为有形之火"，痰气均可蕴而化火，火具炎上之势，故火热也为脑瘤的病因之一。临床肝胆实热可致头痛、目赤、呕吐、烦躁，肝郁化火又能动风，肝风内动而见抽搐，然而何以痰凝、气滞、血瘀、邪毒积聚成块？《医宗必读》曰："积之成者，正气不足，而后邪气踞之。"究其正虚之因，一是脾肾阳虚，二是肝肾阴虚。盖脑为髓之海，肾生髓通脑，肾虚髓海空虚而贼邪乘虚而入；脾主运化，脾虚湿聚生痰，痰凝血瘀入颅；或阴虚阳亢，肝阳鸱张，化火生风而袭上位，占位而成脑瘤。

总之，颅内肿瘤是为髓海之病，多由痰湿之邪凝聚于脑，颅内气滞血瘀，脉络受阻，日久化热动风，风火鸱张，又可损伤阴津，致肝肾不足，耗津脱营，邪毒积聚。此诸多病机又可相互作用，正气益伤，邪壅益甚，头痛、呕吐、抽搐诸症持续不得缓解，而成胶固之疾。

【发病机制】

颅内肿瘤的发病原因可概括为内外两种，内为素质因素或易感因素，外为诱发因素或助长因素。肿瘤分子生物学研究表明，有两类基因与肿瘤的发生发展密切相关。一类是肿瘤基因，另一类是抗肿瘤基因。肿瘤基因的活化和过渡表达可诱发肿瘤形成，抗肿瘤基因的存在和表达有助于抑制肿瘤的发生。肿瘤基因可以存在于正常细胞中，而不表达肿瘤特性。当细胞受到致瘤因素作用时，如病毒、化学致瘤物和射线等，细胞中的肿瘤基因被活化，细胞的表型发生改变，肿瘤性状得以表达。这些细胞迅速扩增，从而形成真正的肿瘤实体。目前认为，诱导肿瘤发生的因素有遗传因素、物理因素、化学因素和致瘤病毒等。

颅内肿瘤的好发部位与肿瘤类型有明显关系，胶质瘤好发于大脑半球，垂体瘤好发于鞍区，听神经瘤好发于小脑桥和脑角，血管网织细胞瘤好发于小脑半球，髓母细胞瘤好发于小脑蚓部等。

【病理表现】

1. 星形细胞瘤

胶质细胞瘤中最常见的为星形细胞瘤，约占 40% 左右。病理分型为Ⅰ级（星形细胞瘤）、Ⅱ级（星形母细胞瘤）、Ⅲ～Ⅳ级（多形胶质母细胞瘤）。Ⅰ～Ⅱ级为低度恶性，Ⅲ～Ⅳ级为高度恶性。

2. 少枝胶质瘤

少枝胶质瘤多为低度恶性肿瘤，偏良性。

3. 室管膜瘤

室管膜瘤也为胶质瘤的一种。

【临床表现】

胶质瘤的临床表现与其发生部位、病理类型、良性与恶性、原发和继发、年龄和个体差异等有关，基本可归纳为颅内压增高症状和局部症状。

（1）颅内压增高症状

①头痛：为颅内压增高或肿瘤直接压迫脑膜、血管及神经受到刺激牵拉所致，见于大多数患者，为早期症状，可随肿瘤的发展而加重。

②呕吐：多由颅内压增高刺激延髓呕吐中枢或迷走神经受到牵拉引起。头痛严重时可并发呕吐，并呈喷射状。小儿后颅窝肿瘤出现呕吐较早，且频繁，易误诊为肠胃疾患。

③视觉障碍：包括视力、视野和眼底的改变。由于视神经乳头水肿，或肿瘤直接压迫视神经，日久皆可致视神经萎缩，造成视力减退甚至失明。视神经乳头水肿系颅内压增高、视神经周围淋巴鞘内淋巴回流受限以及眼静脉压增高，静脉瘀血所致。此外，还可有头晕、复视、精神症状、癫痫发作、颈项强直、角膜反射减退及呼吸和血压等生命体征的改变。

（2）病变定位症状：定位症状亦称局部症状。由于肿瘤的部位不同，其产生的局部症状亦异。临床可根据症状表现，结合其他检查判断肿瘤的位置。其中最重要的病灶症状是肿瘤直接压迫、刺激或破坏脑组织或颅神经引起的，具有定位价值，尤其以发病初期出现的症状最有诊断意义，包括中枢性面瘫、偏瘫、精神症状、感觉障碍、运动障碍、平衡失调、癫痫等。

【临床分期】

1. TNM 分期（UICC，1992）

T　原发肿瘤

　T1　对原发肿瘤不能作出估计。

　T0　未发现原发肿瘤。

幕上肿瘤

　T1　肿瘤最大直径≤5cm，局限在一侧。

T2　肿瘤最大直径＞5cm，局限在一侧。

T3　肿瘤侵犯或侵占脑室系统。

T4　肿瘤越过脑中线，侵犯对侧半球或幕下。

幕下肿瘤

T1　肿瘤最大直径≤3cm，局限在一侧。

T2　肿瘤最大直径＞3cm，局限在一侧。

T3　肿瘤侵犯或侵占脑室系统。

T4　肿瘤越过脑中线，侵犯对侧半球或幕下。

M　远处转移

Mx　远处转移不能确定。

M0　无明显远处转移。

M1　有明显远处转移。

G　组织病理分级

Gx　分化程度不能确定。

G1　高分化。

G2　中分化。

G3　低分化。

G4　未分化。

2. INSS 分期

Ⅰa 期　G1T1M0。

Ⅰb 期　G1T1 或 T2M0。

Ⅱa 期　G2T1M0。

Ⅱb 期　G2T2 或 T3M0。

Ⅲa 期　G3T1M0。

Ⅲb 期　G3T2 或 T3M0。

Ⅳ期　G1T4M0 或 G2T4M0 或 G3T4M0。

【诊断】

根据病史和典型的定位症状，90%以上颅内肿瘤可作出临床诊断。以下辅助检查可有助于明确诊断。

1. X 线头颅平片

颅内压增高的患者可出现颅骨骨缝增宽。

2. 头部 CT

CT 可显示颅内单个或多个占位性病变，病变处密度增高，病变周围可见水肿带，并可了解肿瘤有无坏死及囊性变。

3. 头部磁共振（MRI）

MRI 对后颅窝病变和小肿瘤的检出率比 CT 高，并可从矢状面显示肿瘤与血管及周围重要结构的关系，对立体放疗有重要的参考价值。

4. 实验室检查

垂体瘤可引起内分泌异常，包括促绒毛膜性腺激素（HCG）、血清泌乳素（PRL）、生长激素（GH）及促肾上腺皮质激素（ACTH）的异常。

【治疗】

1. 治疗原则

脑肿瘤的治疗应根据病情的早晚、部位和性质而选择合适的方法，早期一般以手术、放疗为主，晚期除以中西医结合为主外，均需对症处理。不论在早期还是晚期，中西医结合治疗比任何一种单一疗法的效果为优。单用中药也可取得较好的疗效。

2. 中医辨证施治

（1）肾虚髓亏证

证候：头痛，健忘耳鸣，神情呆滞，发枯口干，腰膝酸软，口燥咽干，视物昏花，舌淡苔少，脉细。

基本治法：滋肾补髓，开窍醒神。

方药运用：左归饮(《景岳全书》) 加减。

熟地 30g，山茱萸 15g，山药 15g，枸杞子 15g，茯苓 15g，远志 10g，菖蒲 10g，郁金 10g，杜仲 15g，牛膝 10g，何首乌 15g，穿山甲（先煎）10g，鳖甲（先煎）10g，土鳖虫 10g，九香虫 10g，白芷 10g，半枝莲 15g。

方中熟地、山茱萸、山药、枸杞子、何首乌、鳖甲滋阴潜阳，填补肾阴；牛膝泻火解毒；白芷、半枝莲清热解毒，配穿山甲消肿排脓；土鳖虫、九香虫软坚散结，合远志、菖蒲醒脑开窍。

加减：肢体拘挛加白芍 30g，炙甘草 10g，钩藤 20g；失眠多梦加枣仁 30g，夜交藤 15g；偏瘫不用加炙黄芪 30g，地龙 10g，全蝎 5g；视物模糊加枸杞 15g，菊花 10g，决明子 10g，青葙子 10g；畏寒肢冷加附子（先煎）5g，肉桂 6g，炮姜 6g，小茴香 10g，吴茱萸 6g；阴虚潮热加北沙参 15g，石斛 15g，龟板（先煎）15g，鳖甲（先煎）15g，生地 30g。

（2）脾虚气弱证

证候：健忘迟钝，头中空痛，神疲气少，体倦乏力，二便自遗，舌淡苔白，脉细弱。

基本治法：健脾益气升阳。

方药运用：益气聪明汤(《证治准绳》) 加减。

生黄芪 30g，党参 15g，白术 10g，升麻 6g，葛根 10g，川芎 10g，蔓荆子 10g，陈皮 10g，益智仁 15g，穿山甲（先煎）10g，鳖甲（先煎）10g，土鳖虫 10g，九香虫 10g，山慈菇 15g，生麦芽 15g。

方中党参、白术、黄芪、生麦芽补益中气；升麻、葛根升举清气，以利川芎、蔓荆子升清通窍；穿山甲、鳖甲、土鳖虫、九香虫、山慈菇通络软坚以化癥瘕积聚。

加减：烦躁，苔黄腻，加黄连 10g，天竺黄 10g，杏仁 6g；食少加焦山楂、焦槟榔各 10g，炒鸡内金 30g，生麦芽 30g；舌质紫暗加丹参 10g，川芎 6g；恶心呕吐加木香 10g，竹茹 10g，陈皮 10g，九香虫 6g，旋覆花（包煎）10g。

（3）肝风内动证

证候：抽搐震颤，神志朦胧，反应迟钝，或昏迷不醒，语塞流涎，或牙关紧闭，视物不清，或视物模糊，或舌体歪斜，半身不遂，舌苔薄净，舌边红，脉弦细数。

基本治法：镇肝息风，滋阴涵木。

方药运用：羚角钩藤汤(《通俗伤寒论》)合镇肝息风汤(《医学衷中参西录》)加减。

羚羊角粉（冲服）0.3g，钩藤 15g，蝉衣 10g，姜黄 10g，生白芍 15g，龟板（先煎）10g，生龙骨（先煎）15g，生牡蛎（先煎）15g，牛膝 30g，天冬 15g，麦冬 15g，阿胶 10g，竹茹 10g，胆南星 5g，菖蒲 10g，郁金 10g，代赭石（先煎）30g，全蝎 5g，蜈蚣 2 条，僵蚕 10g，白花蛇舌草 15g，生麦芽 15g。

方中羚羊角粉、钩藤、僵蚕、蜈蚣、全蝎、蝉衣、白花蛇舌草凉肝息风，清热解毒，缓急解痉；代赭石、生龙骨、生牡蛎降逆潜阳；天冬、麦冬、阿胶、生白芍滋阴生津，柔肝缓急以制阳亢；竹茹、胆南星、菖蒲、郁金清热豁痰，醒脑开窍。诸药合用，镇肝息风，滋阴涵木。

加减：大便燥结加生地 30g，大黄 3g；苔黄腻加竹茹 10g，天竺黄 10g；头痛重加细辛 3g，僵蚕 10g；头痛甚者加藁本 15g，蔓荆子 10g，白芷 10g，菊花 10g；阴虚潮热加北沙参 15g，石斛 15g，龟板（先煎）15g，鳖甲（先煎）15g，生地 15g；头昏目眩加牛膝 10g，白蒺藜 15g，天麻 10g；肝阴不足，烦躁，心烦不宁，加玄参 15g，麦冬 15g，石斛 15g，远志 6g，枣仁 30g。

（4）风痰阻络证

证候：健忘神呆，步态不稳，面部不自主搐动，时发癫痫，脘闷，苔白腻，脉弦细滑。

基本治法：息风通络，化痰开窍。

方药运用：半夏白术天麻汤(《医学心悟》)加减。

法半夏 10g，陈皮 10g，茯苓 15g，白术 15g，天麻 6g，升麻 6g，竹茹 10g，胆南星 5g，菖蒲 10g，远志 10g，全蝎 5g，蜈蚣 2 条，川贝母 10g，浙贝母 10g，僵蚕 10g，白芍 15g，天龙 4g，钩藤 15g，鳖甲（先煎）10g，生麦芽 15g。

方中二陈汤合竹茹、胆南星燥湿祛痰；全蝎、蜈蚣解毒软坚散结，息风解痉，镇静通络；远志、菖蒲开窍醒脑；生龙骨、生牡蛎软坚散结；川贝母、浙贝母化痰软坚，清上焦痰浊。本型重在软坚化痰，朱丹溪说："凡人身上中下有块者多是痰"，且"痰之为物，随气升降，无处不到"。宿痰凝聚于颅内，要使诸药直达病所，需用升麻引诸药上行，从而达到息风通络、化痰开窍之目的。

加减：烦躁，苔黄腻，加黄连10g，天竺黄10g，杏仁10g；食少加焦山楂、焦槟榔各10g，炒鸡内金30g，生麦芽30g；舌质紫暗加丹参10g，川芎10g；恶心呕吐加木香12g，竹茹10g，陈皮10g，旋覆花（包煎）10g，姜半夏10g。

（5）瘀血阻络证

证候：健忘神呆，头部刺痛，肢体偏瘫，舌质紫暗，苔薄，脉弦细。

基本治法：活血开窍。

方药运用：通窍活血汤(《医林改错》) 加减。

麝香（冲服）0.15g，赤芍15g，川芎10g，当归10g，桃仁10g，红花5g，菖蒲10g，蒲黄（包煎）10g，枸杞子10g，穿山甲（先煎）10g，僵蚕10g，鳖甲（先煎）10g，地龙10g，䗪虫5g，生麦芽30g。

方中赤芍、川芎、当归、桃仁、红花、蒲黄活血化瘀，麝香温经通络，配穿山甲、僵蚕、鳖甲、地龙、䗪虫加强养血活血、化瘀通窍之效。

加减：苔黄腻加竹茹10g，天竺黄10g；头痛重加细辛3g，僵蚕10g；头痛甚者加藁本15g，蔓荆子10g，白芷10g，菊花10g。

3. 中成药

（1）牛黄醒消丸：由牛黄、麝香、制乳香、制没药、雄黄组成，具有清热解毒、散结消肿的作用。

（2）耳聋左慈丸：由煅磁石、熟地黄、山萸肉、丹皮、山药、茯苓、泽泻、竹叶、柴胡组成，具有滋阴清热、平肝息风之功。

4. 单验方

（1）益灵汤：黄芪90g，天麻、龙眼肉各9g，山萸肉、泽泻各15g，杜仲10g，远志、水蛭各6g，菖蒲12g，山药30g。

肾阴虚加女贞子、旱莲草，肾阳虚加紫河车、肉桂，痰湿阻窍加半夏、胆南星。

（2）补肾益脑汤：黄芪、党参、何首乌、枸杞子、桂圆、怀山药、当归各15g，石菖蒲、远志、益智仁、巴戟天、山萸肉、菟丝子、天麻各10g，熟地20g，珍珠母30g。每日1剂，水煎，分2次服。

兼见颧红、腰膝酸软，属肝肾亏虚者，加生地、龟板、女贞子、桑椹子；兼纳少、腹胀、便溏，属脾肾两虚者，加大黄芪、党参剂量，或配伍白术、茯苓、藿香、佩兰芳香化浊；兼心烦不寐、尿赤便干，属心肝火盛者，合黄连解毒汤；兼语言颠倒，反复发作，舌暗有瘀点者，属气滞血瘀，加丹参、赤芍、川芎。

（3）益肾豁痰汤：熟地、肉苁蓉、炙龟板（先煎）各24g，山茱萸、黄精、郁金各15g，白蒺藜、僵蚕、天麻各12g；黄芪、石菖蒲、制胆星、红花各10g。每日1剂，水煎服。

肾阳虚加淫羊藿10～15g，菟丝子12g；阴虚有热，去制胆星，加黄柏、黄连各5～10g，知母12g；痰湿明显，去肉苁蓉，加半夏、陈皮各10g，佩兰5～10g。

（4）益气醒神汤：北黄芪 20～30g，潞党参 15～20g，桃仁 15g，丹参 30～50g，当归尾 15～20g，石菖蒲、远志、明天麻各 15g，朱茯神 20g，地龙、僵蚕各 15g，生龙骨（先煎）、生牡蛎（先煎）50g。每日 1 剂，水煎服。

心经有热加黄连；大便秘结，实者加大黄，气阴两虚者加生地、火麻仁、郁李仁；肾虚遗尿者，加淮山药、益智仁、桑螵蛸等。

（5）健脑益智丸：制首乌、葛根、赤芍、川芎各 10g，槐木、北五味、石菖蒲、远志各 6g。每日 1 剂，水煎服。

（6）轻身饮：茵陈 40g，首乌 20g，金樱子 30g，葛根 20g，泽泻 15g，大黄 10g，三七粉 5g。每日 1 剂。

（7）益智灵：太子参 30g，制胆星、天冬各 70g，熟地 20g，川芎、炙远志各 6g。制成口服液，每毫升含生药 2g，30 毫升，每日 2 次，口服。

痰火扰心加礞石滚痰丸，肝肾阴虚加杞菊地黄丸，气郁不舒加九制香附丸，血瘀阻络明显加丹参注射液静脉滴注，心肾不交加磁朱丸。

（8）荣脑汤：紫河车、龙眼肉、桑椹、赤芍、白芍、太子参、茯苓、石菖蒲、丹参各 10g，当归、生蒲黄（包煎）各 15g，远志、郁金各 12g，熟地 20g，炙甘草 6g。每日 1 剂，水煎服。

痰热加竹茹、清半夏、胆南星，失眠加酸枣仁、生龙齿，肢体活动障碍加全蝎、瓜蒌，头痛加细辛、僵蚕。

（9）桑麻地黄汤：桑叶、当归、菖蒲、泽泻、丹皮、远志各 10g，黑芝麻、山萸肉各 12g，生地、山药各 30g，甘草 6g。每日 1 剂，水煎服，30 日为一疗程，疗程间隔 2～3 日。

兼痰热者加竹茹、清半夏、胆南星，失眠者加炒枣仁、生龙齿，肢体活动障碍加全蝎、丹参、豨莶草，头痛加僵蚕、天麻。

（10）健脑散：红参 15g，地鳖虫、当归、三七、枸杞子各 21g，制马钱子、川芎各 15g，地龙、制乳没、全蝎各 12g，紫河车、鸡内金各 24g，血竭、甘草各 9g。研极细末，装入胶囊，每服 4～5g，早晚白开水冲服。

（11）桃仁复苏汤：桃仁 12g，生大黄 10g，甘草 6g，桂枝 10g，朱砂 15g，菖蒲 10g，远志 10g，蜈蚣 2 条、龙骨（先煎）、牡蛎（先煎）各 30g，玄明粉（冲服）10g。每日 1 剂，水煎服。

（12）核桃枝煮鸡蛋：核桃枝 250g，鸡蛋 10 个。将核桃枝与鸡蛋一同煎煮，蛋熟后将蛋壳捣破，使汤汁进入蛋白，如同煮茶叶蛋一样，服食鸡蛋与汤汁，每日吃鸡蛋 2～3 个，汤汁可续煮鸡蛋，至无药汁时弃之，需长期服用。

（13）外敷方：生南星 20g，白芷、防风各 50g，蜂房 30g。共为细末，分 2 次，猪胆汁调和，敷于囟门及头顶部，以纱布包扎，干者可洒醋少许，3～4 天换一次。4～8 个月为一疗程。

5. 放疗

放疗几乎是各型胶质瘤的常规治疗，也可用于转移性脑瘤，但疗效评价不一。除髓母细胞瘤对放疗高度敏感，室管膜瘤对放疗中度敏感外，其他类型脑瘤对放疗均不敏感。有观察认为，放疗与非放疗者预后相同。

X－刀、γ－刀均属放疗范畴。因肿瘤的部位、瘤体大小（一般限于3cm以下）及瘤体对射线的敏感程度不同，治疗范畴较局限。目前认为，胶质瘤、恶性的星形细胞瘤Ⅲ～Ⅳ级及胶质母细胞瘤均不适合采用γ－刀治疗。

6. 手术治疗

基于胶质瘤的生长特点，理论上手术不可能完全切除，生长在脑干等重要部位的肿瘤则根本不能手术，所以手术的目的只能局限于以下5个方面。

（1）明确病理诊断。

（2）减小肿瘤体积，降低肿瘤细胞数量。

（3）改善症状，缓解颅内高压症状。

（4）延长生命，并为随后的其他治疗创造时机。

（5）获得肿瘤细胞动力学资料，为寻找有效治疗提供依据。

7. 化疗

限于血脑屏障及药物的毒副反应，化疗的疗效尚不肯定。目前认为，对颅内肿瘤有效的化疗药物包括下列几类。

（1）单一用药

①亚硝基脲类药物

A. 卡莫司汀（BCNU）：125mg，静脉滴注，连续1～3日，每6～8周重复一次，有效率为42%～51.9%，缓解期约6个月。

B. 环己亚硝脲（CCNU）：100～130mg/m²，口服，6～8周重复一次，有效率为37%～68.3%，缓解期约1～5个月。

C. 甲基环己亚硝脲（Me－CCNU）：100～150mg/m²，口服，6～8周重复一次，有效率为45%，缓解期为6～12月。

亚硝脲类的优点为易于通过血脑屏障，并可口服，主要副反应为延迟性骨髓抑制。

②丙卡巴肼（PCB）：100～150mg/m²，每日1次，口服，连服10～14天，有效率为41%～48%，平均缓解期为7个月（2～19个月）。优点是可口服，能通过血脑屏障，主要不良反应是神经系统毒性和骨髓抑制。

③鬼臼噻吩甙（VM－26）：是鬼臼毒的半合成衍生物，为脂溶性，能通过血脑屏障，每次60mg/m²，静脉滴注，连用3～5日，4～6周重复一次，有效率为63%，平均缓解期为4个月（1～7个月）。优点是可通过血脑屏障，有效率较高，主要副反应是骨髓抑制。

④其他：顺铂（DDP）对生殖细胞肿瘤有效。羟基脲（HU）为一种放射增敏剂，也可与其他化疗药物联合应用。甲氨喋呤（MTX）广泛应用于窍内注射，可提高颅内药物的

浓度，但高剂量静脉滴注时需用 CF 解救。

（2）联合化疗：目前应用较广的是 PCV 方案：丙卡巴肼，60mg/m²，第 8 ~ 21 日口服，CCNU 110mg/m²，口服，每日 1 次，VCR 1.4mg/m²，第 8 日和第 29 日静脉滴注，6 ~ 8 周重复一次。多数研究认为，PCV 方案的疗效与 BCNU 或 PCB 单独应用的疗效相当。其他方案包括 MCV（MTX + CCNU + VCR），BCNU 联合 PCB 或 5 – FU 等，疗效与 PCV 相似。VM – 26 与 CCNU 或 DDP 联合也显示出较好的疗效。

【预防与调护】

1. 预防

（1）注意个人卫生，防止病毒感染。

（2）加强体育锻炼，增强体质。

（3）注意保持健康乐观的情绪。

（4）戒烟、不酗酒。

（5）经常食用有防癌、抗癌作用的食品，如胡萝卜、大枣、芦笋、蘑菇、南瓜、豌豆、豆芽菜等。

2. 调护

（1）做好患者的思想工作：稳定患者情绪，设法减轻或消除患者的恐惧感。

（2）手术护理：术后应给予专人守护，直至病情稳定，患者清醒。密切观察生命指征，注意呼吸道和引流管通畅，术后 48 小时内酌情给予镇痛剂。

（3）放疗护理：放疗前应向患者介绍放疗的一般知识，让患者了解放疗的作用和可能出现的反应，消除患者的恐惧心理，争取患者的合作。在放疗引起的皮肤反应中，干性皮炎一般可不予处理，湿性皮炎应保持干燥，防止感染，可涂擦龙胆紫、蛋清冰片等保护创面。如有水泡，可涂硼酸软膏，包扎 1 ~ 2 日，待渗液吸收后再行暴露疗法。

（4）化疗护理：化疗后出现恶心、呕吐、腹泻等消化道症状时，应予以和胃降逆，轻者可以生姜汁稀释后代茶饮，重者需使用止吐剂，同时注意多吃煮、炖、蒸等易消化的食物，少吃油煎食物，并采取少食多餐的方法。

【临证经验】

根据古人"脑瘤者，痰瘀交阻或气血郁结皆有之"，"积之成者，正气不足，而后邪气踞之"的论述，颅内肿瘤治疗宜从调补肝肾入手，以平肝祛痰息风、补肾健脑、软坚散结、活血化瘀为法，同时根据中药升降沉浮的性质使用对药，调节机体升清降浊功能，从而使药物归经入脑，顺利通过血脑屏障，沿经络直达病灶，使药入有门，病出有路。

1. 常用药对

（1）全蝎 5g，蜈蚣 1 条　解毒软坚散结，息风解痉，镇静通络。

（2）生龙骨 15g，生牡蛎 15g　软坚散结。

（3）川贝母 10g，浙贝母 10g　化痰软坚，清上焦痰浊。

（4）远志 6g，菖蒲 10g　开窍醒脑。

以上对药与升麻3g，柴胡6g同用，意在引清阳上行，使诸药直达病所。

2. 验案举例

案一．赵某，男，56岁，辽宁人，工人。

病史：患者于2005年10月出现头痛，喷射性呕吐，伴右侧肢体活动不利，在辽宁某医院就诊，CT示左脑胶质瘤。2005年11月在辽宁省肿瘤医院行γ-刀治疗，病情好转。2006年3月来我院门诊治疗。

症状：头痛时作，无呕吐，右侧肢体活动不利，纳差便溏，四肢无力，夜寐不宁，面色苍白无华，舌淡胖有齿痕和瘀斑，苔白，脉弱无力。

辨证：心脾两虚，瘀血内阻。

治则：补益心脾，祛瘀散结。

处方：人参归脾汤加味。

生晒参10g，白术10g，黄芪30g，远志10g，茯苓10g，当归10g，炒枣仁15g，龙眼肉10g，仙鹤草30g，蜈蚣1条，鳖甲（先煎）10g，土鳖虫10g，桔梗5g，山慈菇15g，生麦芽15g，白英15g，白花蛇舌草15g，升麻3g，柴胡6g，大枣5枚。每日1剂，水煎分3次服，连服15天。

二诊：纳食增加，夜寐安，右侧肢体活动不利，舌淡有瘀点，苔白，脉细。原方加菖蒲10g，川芎10g，并给予加味西黄丸0.5g，每日2次。

三诊：面色萎黄，形体肥胖，巩膜皮肤无黄染，右侧肢体肌力Ⅲ级，收住院治疗。化验：肝肾功能正常，血红蛋白100g/L。给予榄香烯600mg，静脉滴注，每日1次，并配合健脾益肾处方：太子参15g，白术10g，女贞子15g，土茯苓15g，仙鹤草15g，淡竹茹10g，清半夏10g，穿山甲（先煎）10g，鳖甲（先煎）10g，九香虫10g，山慈菇15g，白英15g，白花蛇舌草15g，焦三仙各10g。每日1剂，水煎分2次服。连续用药3周，右侧肢体活动、胃纳比以前好转，精神佳。带汤药和加味西黄丸出院，在家期间病情稳定，体重增加，精神体力明显好转。2006年10月随访，可从事较轻的家务劳动。

案二．张某，男，55岁，北京人，干部。

患者于2006年4月出现进行性头痛，眼胀，视物模糊，某医院MRI示脑垂体瘤，肿块1cm×1.6cm，经γ-刀治疗，病情好转。2006年5月来我院门诊治疗。

症状：头痛眼胀，视物模糊，面色苍白无华，畏寒肢冷，肢端轻度增粗，纳差，四肢无力，大便干结，舌淡胖，苔白多津，脉弱。

辨证：脾肾阳虚。

治则：补气健脾，温阳止痛，佐以抗癌。

处方：四君子汤合肾气丸加减。

党参10g，白术10g，茯苓10g，生黄芪30g，生地15g，山萸肉10g，枸杞子15g，菟丝子15g，杜仲15g，桑寄生15g，山药15g，菖蒲10g，白芷10g，附子（先煎）6g，肉桂6g，炮山甲（先煎）10g，鳖甲（先煎）10g，半边莲15g，半枝莲15g，生甘草10g。每日

1 剂，水煎分 2 次服，连服 15 天。

二诊：头痛明显减轻，夜寐安，舌淡，苔白，脉细。原方加蜈蚣 2 条，泽泻 30g，川芎 10g，并给予西黄解毒胶囊 0.5g，每日 2 次。

三诊：神情自如，面色润泽，头痛偶作，畏寒肢冷、四肢无力改善，体力明显好转，舌淡红，苔薄黄，脉滑。血红蛋白 120g/L。治以健脾益肾，化痰通络，处方：太子参 15g，白术 10g，土茯苓 15g，仙鹤草 15g，清半夏 10g，陈皮 10g，菖蒲 10g，川芎 10g，守宫 3g，地龙 6g，炮山甲（先煎）10g，鳖甲（先煎）10g，九香虫 10g，山慈菇 15g，白英 15g，白花蛇舌草 15g，焦三仙各 10g。每日 1 剂，水煎分 2 次服。2006 年 10 月随访，可从事较轻的家务劳动。

案三．隋某，男，45 岁，山西人。

2000 年 3 月出现头痛，视物模糊，步态不稳，逐日加重。MRI 检查示左脑胶质瘤，遂来京手术治疗。术后症状减轻，2000 年 6 月 15 日来我院就诊。

症状：腰膝酸软，口燥咽干，健忘耳鸣，步行不利，神情呆滞，舌红苔黄腻，脉细滑。

辨证：肾虚髓亏，风痰阻络。

治法：滋肾补髓，开窍醒神。

处方：左归饮合半夏白术天麻汤加减。

生地 10g，熟地 10g，山药 15g，枸杞子 15g，茯苓 15g，远志 10g，菖蒲 10g，郁金 10g，天花粉 10g，牛膝 10g，何首乌 15g，穿山甲（先煎）10g，鳖甲（先煎）10g，土鳖虫 10g，僵蚕 6g，蜈蚣 2 条，半枝莲 15g，生麦芽 15g，法半夏 10g，白术 15g，天麻 5g，生麦芽 15g。20 剂，每日 1 剂，早晚分服。

2000 年 7 月 12 日二诊：腰膝酸软、口干舌燥明显好转，反应较前灵敏，舌红苔薄黄，脉沉细。上方加黄芩 10g，再进 30 剂。

三诊：初诊症状基本消失，舌质正常，苔薄白，脉沉细。处方：生地 10g，熟地 10g，山药 15g，枸杞子 15g，远志 10g，菖蒲 10g，穿山甲（先煎）10g，法半夏 10g，白术 15g，天麻 5g，生麦芽 15g，鸡内金 20g，木瓜 30g，白花蛇舌草 30g，半枝莲 15g，生甘草 6g。每日 1 剂，连服 3 个月。2 年后信访，患者生活自理，可从事轻体力劳动。

案四．孙某，女，24 岁，山东人。

自 1999 年 5 月以来经常出现头晕头痛，眼胀，严重时恶心，喷射性呕吐，耳鸣。当地医院 CT 检查示：脑桥延髓部占位性病变，拟诊脑胶质瘤。考虑病灶位于生命中枢区，不能手术，遂于 2000 年 2 月来京。专家会诊告知手术危险性大，不能切除，抱着一线希望来我院就诊。

症状：头晕头痛，眼胀，严重时恶心，喷射性呕吐，耳鸣，走路时有飘浮感，纳差，颈项强，二便调，舌红苔薄黄，脉细数。

辨证：肝肾阴虚，宿痰凝聚。

治则：滋阴潜阳，祛痰通窍。

处方：杞菊地黄汤加减。

菊花10g，枸杞子10g，生地10g，山萸肉10g，茯苓30g，鳖甲（先煎）15g，僵蚕6g，桑螵蛸10g，桑椹30g，黄连10g，全蝎5g，蜈蚣2条，川贝母10g，知母10g，山慈菇10g，三七5g，生蒲黄（包煎）10g，皂角刺5g，白花蛇舌草30g，柴胡10g，天麻10g。连服1个月后，将原方煎汁炼成膏，做成蜜丸，每次1丸，每丸3g，早晚2次。

服药6个月后复诊（2000年12月20日）：症状减轻，头晕消失，走路飘浮感好转，眠不实，梦多，食欲差，二便调，舌微红。原方加蜂房5g，代赭石（先煎）30g，鸡内金30g，生麦芽30g，重楼15g，生甘草10g。每剂煎2次，分成4份，每日2次，连服4个月。2001年6月于天坛医院CT检查示：原占位性病变已不明显。患者自行停止服用中药。

2003年8月再次出现头痛，呕吐，并伴有语言不利，情绪不稳定。天坛医院CT检查示：左额叶及颞叶可见5cm×4cm×3cm占位性病变。因手术风险大，建议保守治疗。2003年8月26日再来我院，要求中医中药治疗。

症状：左眼畏光，头痛，语言不利，时有大便溏泄，精神萎靡，脉细数，舌苔微黄腻。

辨证：脾虚血瘀，痰蒙浊闭。

治则：健脾益气，祛痰辟浊，通络清窍。

处方：太子参15g，炒白术g，茯苓15g，炒柴胡10g，僵蚕6g，桑螵蛸15g，蜂房5g，天麻10g，清半夏10g，小白花蛇10g，天龙6g，全蝎5g，炮山甲（先煎）10g，三棱6g，莪术6g，三七5g，菖蒲10g，远志10g，山慈菇10g，核桃肉10g，皂角刺6g，川贝母10g，生甘草10g。连服2个月，再次就诊时病情稳定。嘱将上方煎汁熬膏，炼蜜为丸，每次1丸，每丸3g，每日2次，同时服我院内部制剂加味西黄丸（由麝香、牛黄、制乳香、制没药等组成）。2005年5月随访，病情稳定。自2004年已开始工作，每年复查1次，未见异常。

按语：本例患者CT示脑桥延髓部占位性病变，手术难度大，故选择中医中药治疗。第1次治疗后，CT检查示原占位性病变已不明显，病情稳定，停药近1年后再次出现脑瘤症状。两次治疗的共同点为，在辨证的基础上使用祛痰辟浊、通络清窍之品。《证治要诀》曰："诸痛乃是痰为气所激而上，气又为痰所隔而滞，痰与气相搏，不能流通。"是为气滞痰凝，气滞则有血瘀之变。《灵枢·百病始生》云："凝血蕴裹而不散，津液涩渗，著而不去，而积皆成矣。"脑瘤者，痰瘀交阻或气血郁结皆有之，故用菖蒲10g，远志10g，皂角刺6g，川贝母10g祛痰辟浊，升麻10g，柴胡10g引清阳上行，使诸药直达病所。本例患者因为无法手术才采用中药治疗，给我们一个提示：中医中药在脑瘤综合治疗中的重要作用值得引起重视。

案五．刘某，男，62岁，北京市人。

2004 年因进行性头痛就诊，经 MRI 诊断为大脑顶叶占位性病变，行手术切除，肿瘤 5cm×4cm×4.5cm，病理诊断为脑胶质细胞瘤。术后一直神志不清，二便失禁，医院向家属交代：肿瘤太大，病情危重。患者神志恍惚，情绪波动，时常大闹，二便失禁，3 个月后病情加重，开始口服 Meccnu 250mg，每次 6 周，服 3 个周期后血象下降，见喷射性呕吐，抽搐，经脱水治疗后症状减轻，改用放疗。因副反应明显，患者又极不配合，故停止放疗，于 2005 年 1 月 15 日就诊。

患者由其妻推进诊室。家属代述，脑瘤手术、放化疗后，神志时而清楚，时而糊涂，情绪不稳定，时常抽搐，呈癫痫样发作，大小便失禁，生活不能自理，常彻夜不能入眠。检查见：神志恍惚，目光呆滞，头向右侧倾斜，口角流涎，问诊时答非所问，脉沉细弱，舌体胖有瘀斑，苔白腻。

辨证：脾虚血瘀，痰浊阻络。

治则：益气化痰，活血开窍。

处方：益气聪明汤合半夏白术天麻汤加减。

生黄芪 30g，太子参 15g，白术 10g，升麻 6g，葛根 10g，川芎 10g，蔓荆子 10g，益智仁 15g，半夏 10g，天麻 10g，陈皮 10g，土茯苓 15g，竹茹 10g，胆南星 5g，菖蒲 10g，远志 10g，皂角刺 6g，穿山甲（先煎）10g，全蝎 5g，蜈蚣 2 条，山慈菇 15g，生麦芽 30g。每日 1 剂，连服 6 周。

2005 年 3 月 9 日二诊：服药后诸症有所减轻，抽搐次数减少，较前安静很多，仍眠差，烦躁，时有坠床，脉沉细，舌体胖有瘀斑，苔薄白。上方去竹茹、胆南星，加知母 10g，丹参 15g，炒枣仁 30g。每日 1 剂，早中晚饭后服，连服 2 个半月。

2005 年 6 月 12 日三诊：癫痫发作减少，且每次发作时间明显缩短，睡眠好转，目光较前有神，头项直立自如，能听懂问话，回答欠准确，仍不能行走，脉沉，舌质暗，苔薄白。处方：生黄芪 30g，太子参 15g，白术 10g，升麻 6g，益智仁 15g，菖蒲 10g，远志 10g，穿山甲（先煎）10g，全蝎 5g，蜈蚣 2 条，九香虫 5g，僵蚕 10g，地龙 10g，山慈菇 10g，菊花 10g，枸杞子 15g，生熟地各 10g，山萸肉 15g，山药 20g，生麦芽 30g。每日 1 剂，同时服用加味西黄丸。此后，每 3 个月来我院就诊一次。2008 年，患者记忆力明显恢复，生活基本可以自理。

按语：该患者就诊时神志恍惚，大小便失禁，生活不能自理，癫痫频繁发作。诸症的产生乃由痰湿之邪凝聚于脑，颅内气滞血瘀，脉络瘀阻，故采用菖蒲、远志、竹茹、胆星、茯苓、半夏等祛痰辟浊，穿山甲、全蝎、蜈蚣、僵蚕软坚散结，息风止痉，镇静通络，活血开窍，柴胡、升麻引诸药上行，直达病所。值得称道的是，患者家属极其耐心，护理周到，能积极配合治疗，故最终取得显著疗效。

【各家经验】

1. 钱伯文诊治经验

钱伯文认为，颅内肿瘤与痰湿内阻、肝风内动、气血郁结、肝肾不足有关，治疗首选化痰开郁、消肿软坚之品，如半夏、南星、昆布、海藻、牡蛎、象贝母、冰球子、黄药子、白芥子、僵蚕、石菖蒲、远志等，可配合行气活血的三棱、莪术、丹参、当归、川芎、赤芍、水红花子。至于使用补益肝肾药，要考虑到本病痰浊较重的特点，可选用平补肝肾、补而不腻之品，如鲜生地、白芍、山萸肉、稆豆衣、女贞子、杜仲、桑寄生等。

2. 刘伟胜诊治经验

刘伟胜根据颅内肿瘤髓海空虚的病因病机，在治疗全程贯穿"病在上取之下"的原则，治以补肾填精益髓，扶正祛邪，常用药物有桑椹子、菟丝子、益智仁、女贞子、补骨脂、淫羊藿、川断、龟板、枸杞子、山萸肉等。同时，根据病情特征，注意通下泻上以去邪毒，使上焦之癌毒邪热有出路，因此常在中药汤剂中配用大承气汤。如患者出现恶心呕吐、头痛等脑水肿、颅内高压症状，常选用泽泻、白术、牛膝、益母草、猪苓、冬瓜皮等活血利水药物以减轻脑水肿；对肿瘤压迫导致的颅内高压急症，刘教授主张以大承气汤联合西药脱水剂，在第一时间减轻脑水肿，以改善患者的生活质量，增强患者的信心。此外，刘伟胜还提出根据肿瘤类型而用药。原发性颅内恶性肿瘤常选用七叶一枝花、生半夏、生南星、石上柏、海藻、蛇六谷、生牡蛎、苍耳子等，脑动脉瘤加川芎、白芍等，脑静脉瘤加升麻、金银花等，脑垂体瘤加花椒，脑胶质瘤加薏苡仁、制附片等，脑膜瘤加玳瑁粉、煅石决明等。颅内肿瘤属于肺转移者加贝母、蜈蚣、全蝎、夏枯草、半枝莲、麦冬、天冬、南星等，属肝转移者加半枝莲、郁金、八月札、白花蛇舌草、莪术、水蛭、穿山甲、龟板、鳖甲等。善用虫类药是刘伟胜的另一用药特点。针对颅内肿瘤所导致的风痰上扰症，刘教授不仅常规使用天麻、钩藤、代赭石等平肝息风药物，还常配伍全蝎、蜈蚣、僵蚕、蝉蜕、守宫等。《临证指南医案·积聚》认为，全蝎、蜈蚣具有攻毒散结之效，现代研究提示，两者均有抗肿瘤的作用。

3. 刘嘉湘诊治经验

刘嘉湘认为，脑瘤的发生由内外合邪所致。正气虚弱，脏腑功能失调，邪毒乘虚而入，瘀毒内结，故而形成颅内肿瘤。随着病情进展，瘀毒进一步损伤正气，可出现脾肾两虚、清阳不升和肝肾阴虚、虚风内动。《内经》云："诸风掉眩，皆属于肝"，"髓海不足则脑转耳鸣"，说明内外合邪可致髓海失养。颅内肿瘤属于本虚标实的病症，临床应根据标本的轻重缓急决定治疗原则。疾病早期或标实证明显的情况下，以化痰软坚、行气活血散瘀为主。中晚期标本互见、虚实夹杂，宜标本兼顾，大多分为气虚血瘀和肝肾阴虚两型。肢体偏瘫者以气虚血瘀为主，治用益气行瘀、软坚化痰法；头痛眩晕者以肝肾阴虚或脾肾阳虚多见，肝肾阴虚型治以滋阴平肝、软坚化痰法，脾肾阳虚型治以温补脾肾、化痰消肿法。

4. 周仲瑛诊治经验

周仲瑛认为，颅内肿瘤的病位虽然在脑，但与肝、肾、脾等脏腑有关。三脏功能失调，可内生风、痰、瘀、毒诸邪。其中肝肾亏虚为本病的发病基础，一则肝肾阴虚，水不涵木，阳亢化风，风生邪动，上入巅顶；二则肾主骨生髓，诸髓者属于脑，先天禀赋不足、房劳、惊恐伤肾等致肾精不足，脑失所养，清阳之气失用，更易受邪侵。肝脾肾功能失调，影响气、血、津液的正常运行与敷布，因而湿、痰、瘀邪内生，日久化热，积久酿毒，痰瘀毒邪互结，挟风上窜，格阻脑内，引发瘤患。周老指出，颅内肿瘤的发生与风邪关系密切，"巅顶之上，惟风可到"。痰瘀毒邪不能独致颅内肿瘤，但虚风一生，再与痰、瘀、毒、热诸邪胶结，即可循经上扰清空，结聚脑腑。所以，内风与颅内肿瘤的发病有重要的关系。周老在治疗颅内肿瘤时立足于辨证，证同治亦同，证变治亦变。他常用的药物有：化痰软坚散结用制天南星、白附子、夏枯草、法半夏、海藻、牡蛎等，或配以远志、石菖蒲化痰开窍；瘀阻脑络用泽兰、土鳖虫、川芎、制大黄、炮穿山甲、失笑散、桃仁等活血消瘀；热毒内盛用龙胆草、山慈菇、漏芦、白毛夏枯草、白花蛇舌草、猫爪草等清热解毒；风邪较盛，或以石决明、野菊花、天麻、钩藤、沙苑子等育阴潜阳息风，或以蜈蚣、炙全蝎、僵蚕等虫类药搜风走窜，通行经络；气阴不足加太子参、黄芪、羊乳、党参、麦冬、天花粉、天冬、玄参、南沙参、北沙参等益气养阴；偏于肝肾虚损以枸杞子、石斛、鳖甲、生地黄、熟地黄、知母、女贞子、墨旱莲等滋补肝肾，固充下元。

【述评与体会】

颅内肿瘤为髓海之病，多由痰湿之邪凝聚于脑，颅内气滞血瘀，脉络受阻，日久化热动风，风火鸱张，又可损伤阴津，致肝肾不足，耗津脱营，邪毒积聚。此诸多病机相互作用，正气益伤，邪壅益甚，故头痛、呕吐、抽搐诸症持续不得缓解，而成胶固之疾。

近年来，中医在治疗颅内肿瘤方面中取得了显著疗效。如王明义等辨治颅内肿瘤118例，其中气阴两虚型用太子参、黄芪、知母、麦冬、生地、玄参、黄精、女贞子、旱莲草、北沙参、半枝莲、天葵子、浙贝、炒山甲珠、白花蛇舌草，痰湿内阻型用昆布、海藻、茯苓、陈皮、法半夏、白芥子、制南星、天葵子、皂角刺、桃仁、红花、赤芍、山甲珠、夏枯草、全蝎、僵蚕，气滞血瘀型用黄芪、当归、红花、桃仁、赤芍、地龙、三棱、莪术、皂角刺，肝肾亏虚型用仙茅、淫羊藿、熟地、枸杞子、巴戟天、天葵子、郁金、石菖蒲、皂角刺、山甲珠、胆南星、法半夏、茯苓、昆布、海藻等。同时，各型均可予消瘤丸（炼僵蚕、生牡蛎、地龙、蜈蚣、壁虎为主，共研细末，炼蜜为丸）每丸3g，每次2丸，每日3次，2个月为一疗程，总有效率为80.51%。张秋娟等治疗脑垂体肿瘤90例，其主方为：胆南星、半夏、石见穿、僵蚕等。肝肾阴虚型加生地、麦冬、沙参、芦根、当归、枸杞子，甚者加生地、熟地、山药、泽泻、牛膝、女贞子、丹皮；痰湿内阻型加猪苓、茯苓、海浮石、竹茹、石菖蒲、瓜蒌、陈皮、昆布；脾肾阳虚型加淫羊藿、肉桂、附子、菟丝子、补骨脂、熟地、白术；气血亏虚型加党参、黄芪、白术、当归、怀山药、甘草、大枣。四肢抽搐、癫痫频发加蜈蚣，头痛剧烈加川芎、全蝎粉，视力模糊加决明子、青葙子，咳嗽不爽加海蛤壳、瓦楞子，夜寐不安加灯心草、远志，恶心呕吐加竹茹、旋覆花，阴虚潮热加石斛、龟板、鳖甲。每日1剂，水煎服。服100～370剂后，临床痊愈8例，有效63例，无效19例。于敏等治疗颅内肿瘤67例，包括脑胶质瘤、垂体腺瘤、听神经瘤、颅咽管瘤、脑膜瘤及松果体瘤。基本方为：生半夏和生南星（均需水煎30分钟）、夏枯草、石菖蒲、僵蚕、生牡蛎、地龙、蜈蚣、猪苓、茯苓、蟾酥、地鳖虫、天龙。头痛剧烈加川芎、全蝎粉，视物模糊加枳壳、瓦楞子、猫爪草，偏瘫加黄芪、赤芍、当归，畏寒肢冷加附子、肉桂、炮姜、小茴香、吴茱萸，阳痿加菟丝子、仙灵脾、仙茅，闭经加当归、川芎、王不留行、穿山甲，夜寐不安加朱灯心、远志、朱砂，恶心呕吐加木香、竹茹、陈皮、九香虫、旋覆花，阴虚潮热加北沙参、石斛、龟板、鳖甲、生地，脘闷纳呆加陈皮、焦山楂、焦神曲、生薏苡、鸡内金，体虚加黄芪、太子参、当归、生地、麦冬。每日 1 剂，3 月为一疗程。治疗期间停用其他药。结果：临床治愈 5 例，显效 16 例，有效 31 例，无效 5 例。其中 10 例已恢复工作，35 例能正常活动或生活自理、半自理。一般于治疗 2 个疗程时即可显著控制颅内高压症状，癫痫发作减少或消失，共济失调得到改善。

第二节 鼻 咽 癌

　　鼻咽癌是常见的恶性肿瘤之一，我国男性鼻咽癌的病死率位于全部恶性肿瘤的第 7 位，女性则排在第 9 位。鼻咽癌在我国南方发病率较高，其分布有一定的地区和种族特异性，同时有一定的家族倾向。鼻咽癌虽然曾被称为广东瘤，但并非广东人所独有。广东、广西、湖南等省，特别是广东的中部和西部的肇庆、佛山及广州地区发病率均较高。据报道，居住在广东省中部以及操广东地方语的男性，其发病率为 30~50/10 万。就全国而言，鼻咽癌的发病率由南到北逐渐降低，最北方的发病率不到 2~3/10 万。鼻咽癌的发病年龄由 20 多岁开始逐渐上升，45~60 岁为高峰。该病起病隐蔽，早期不易发现，恶性程度颇高，自然生存时间平均为 18.7 个月。

【病因病机】

　　鼻咽癌属于中医学"鼻痔"、"控脑砂"、"鼻渊"等范畴。明《医学准绳六要》记载："至如酒客膏粱，辛热炙腻太过，火邪炎上，孔窍壅塞，则为鼻渊。"明《外科金鉴》曰："鼻痔者，由肺脑不清，风湿郁滞或六气七情所感而成。"清《医宗金鉴》曰："此证内因胆经之热移于脑髓，外因风寒凝郁火邪而成。"热毒内阻，伤及脉络而致鼻衄或鼻涕带血；气阴两虚，故口干咽燥，五心烦热；痰浊内结于耳鼻则耳鸣耳聋，鼻塞头痛。

【发病机制】

1. EB 病毒感染

　　EB 病毒（Epstein–Barr virus，EBV）是 Epstein 和 Barr 于 1964 年首次将 Burkitt 非洲儿童淋巴瘤细胞通过体外悬浮培养而建株的，并在建株细胞涂片中用电镜观察到疱疹病毒颗粒，故名。研究表明，EB 病毒感染与鼻咽癌的发病密切相关。

2. 环境与饮食

　　环境因素也是诱发鼻咽癌的一种原因。在广东调查发现，鼻咽癌高发区的大米和水中的微量元素镍含量较高。在鼻咽癌患者的头发中，镍含量亦高。动物实验表明，镍能促进亚硝胺诱发鼻咽癌。有报道说，食用咸鱼和腌制食物是鼻咽癌的高危因素，且与食咸鱼的年龄、食用的期限及烹调方法有关。

3. 遗传因素

鼻咽癌患者有种族和家族聚集现象，如居住在其他国家的中国南方人后代仍保持着鼻咽癌的高发病率，这提示鼻咽癌可能是遗传性疾病。

【病理表现】

1. 大体分型

（1）结节型：肿瘤呈结节或块状，临床多见。

（2）菜花型：肿瘤呈菜花型，血管丰富，易出血。

（3）溃疡型：肿瘤边缘隆起，中央凹陷，临床少见。

（4）黏膜下浸润型：肿瘤向腔内突起，肿瘤表面有正常组织。

2. 组织学分型

（1）原位癌：癌细胞局限于黏膜或黏膜下层，未浸润基底膜。

（2）浸润癌

①微小浸润癌：癌细胞少量浸润基底膜。

②鳞状细胞癌：包括高度分化的鳞状细胞癌、中度分化的鳞状细胞癌和低度分化的鳞状细胞癌。

（3）腺癌：与鼻咽鳞状细胞癌相比，鼻咽腺癌极为少见，尤其是在鼻咽癌的高发区。按组织发生学观点，腺癌必须是发源于腺体者。其组织学类型包括：高度分化的腺癌、中分化腺癌、低分化的腺癌、泡状核细胞癌和未分化癌。

【临床表现】

1. 症状

鼻咽癌早期常无明显症状，或仅见鼻塞、涕血或回缩性血涕、耳鸣及头痛等；晚期常有颈部淋巴结肿大及脏器转移。

（1）出血：早期可有出血症状，表现为吸鼻后痰中带血或擤鼻时涕中带血。早期痰中或涕中仅有少量血丝，晚期出血较多。

（2）耳鸣、听力减退、耳内闭塞感：肿瘤压迫咽鼓管可发生单侧性耳鸣或听力下降，还可发生卡他性中耳炎。单侧性耳鸣或听力减退、耳内闭塞感是早期鼻咽癌症状之一。

（3）头痛：为常见症状，占68.6%，可为首发症状或唯一症状。早期头痛部位不固定，且呈间歇性。晚期常为持续性偏头痛，部位固定。

（4）复视：表现为向外视物呈双影。滑车神经受侵时常引起向内斜视和复视，可与三叉神经同时受损。

（5）面麻：指面部皮肤麻木感，临床检查见痛觉和触觉减退或消失。肿瘤侵入海绵窦时可引起三叉神经第1支或第2支受损，肿瘤侵入卵圆孔、茎突前区、三叉神经第3支常引起耳廓前部、颞部、面颊部、下唇和颏部皮肤麻木或感觉异常。

（6）鼻塞：肿瘤堵塞后鼻孔可出现鼻塞。

（7）舌肌萎缩和伸舌偏斜：为鼻咽癌直接侵犯或淋巴结转移至茎突后区或舌下神经管。

（8）眼睑下垂和眼球固定：与动眼神经和视神经损害或眶锥侵犯有关。

（9）皮肌炎：可与鼻咽癌伴发。

（10）停经：罕见，与鼻咽癌侵入蝶窦和脑垂体有关。

2. 体征

（1）颈部淋巴结肿块：鼻咽癌容易发生颈部淋巴结转移，约占 60.3%～86.1%，其中半数为双侧性转移。

（2）远处转移：远处转移是鼻咽癌治疗失败的主要原因之一。常见的转移部位是骨、肺、肝等，常见多器官同时转移。

【临床分期】

1. TNM 分期（UICC，1992）

T　原发癌

　　T0　未见原发癌。

　　T1　肿瘤局限于鼻腔或两壁交界处。

　　T2　肿瘤侵及两壁以上，但未超过鼻腔。

　　T3　原发癌超腔，有脑神经侵犯或颅底骨破坏。

　　T4　有 T3 的两项以上者。

N　区域淋巴结转移

　　N0　未摸到颈淋巴结肿大。

　　N1　颈深上部可见活动的肿大淋巴结。

　　N2　颈部深上部位以下至锁骨上有淋巴结转移，或肿大淋巴结活动受限，或固定。

　　N3　颈部肿大淋巴结大于 8cm×8cm，或锁骨上窝有淋巴结转移。

M　远处转移

　　M0　没有远处转移。

　　M1　有客观指标证实远处转移。

2. TNM 临床分期

Ⅰ期　T1N0M0。

Ⅱ期　T2N0M0。

Ⅲ期　T3N0M0，T3N1M0，T0～3N2M0。

Ⅳ期　T4N0M0，T4N1M0，T4N2M0，T0～4N3M0，M1。

【诊断】

当出现血涕、鼻出血、头痛、耳鸣、鼻塞、听力下降、复视、颈部肿块等 3 项以上症状时，应高度警惕本病，需做以下相关检查。

1. 前鼻孔镜检查

鼻黏膜收敛后，经前鼻孔镜可窥到后鼻孔和鼻咽部，能发现侵入或邻近鼻孔的癌肿。

2. 间接鼻咽镜检查

本方法简便、实用。临床应依次检查鼻咽的各壁，特别要注意鼻咽顶后壁及两侧咽隐窝，同时要两侧相应部位对照观察，凡两侧不对称的黏膜下隆起或孤立性结节均应引起注意。

3. 纤维鼻咽镜检查

进行纤维鼻咽镜检查可先用1%麻黄素溶液收敛鼻腔黏膜，扩张鼻道，再用1%丁卡因溶液表面麻醉鼻道，然后将纤维镜从鼻腔插入，一面观察，一面向前推进，直到鼻咽腔。本法简便、镜子固定好，但后鼻孔和顶前壁观察效果不满意。

4. 颈部活检

对已行鼻咽活检但未能确诊的病例，可进行颈部肿块活检。一般在局麻下进行，术时应选择最早出现的坚硬淋巴结，争取连包膜整个摘出。如切除确有困难，可在肿块处作楔形活检，切取组织须有一定深度，并切忌挤压。术毕时术野不宜过紧过密地缝合。

5. 细针穿刺抽吸

这是一种简便易行，安全高效的肿瘤诊断方法，近年来较为推崇。对疑有颈部淋巴结转移者可首先使用细针穿刺取得细胞，具体方法如下：

（1）鼻咽肿物穿刺：用7号长针头接于注射器上。口咽部麻醉后，在间接鼻咽镜下将针头刺入肿瘤实质内，抽取注射器使成负压，并在肿瘤内往返活动两次，将抽取物涂于玻片上做细胞学检查。

（2）颈部肿块的细针穿刺：用7号或9号针头接于10ml注射器上。局部皮肤消毒后，选择穿刺点，沿肿瘤长轴方向进针，抽吸注射器并使针头在肿块内往返活动2~3次，出针后将抽吸物做细胞学或病理学检查。

6. 鼻咽侧位片、颅底片及CT检查

每位疑似患者均应常规拍鼻咽侧位片和颅底片。怀疑鼻旁窦、中耳或其他部位有侵犯者，应同时做相应的摄片检查。有条件的患者应做CT扫描，了解局部扩展情况，特别需要掌握的是咽旁间隙的浸润范围。这对于确定临床分期及制订治疗方案都极为重要。

7. B超

B超检查已在鼻咽癌诊断和治疗中广泛应用，方法简便，无损伤，患者乐于接受。B超还可用于肝脏、颈、腹膜后和盆腔淋巴结的检查，了解有无转移及淋巴结的密度、有无囊性等。

8. 磁共振成像

磁共振成像（MRI）可清楚显示脑沟、脑回、灰质、白质和脑室、脑脊液管道、血管等头颅各层次，用SE法显示T1、T2延长高强度图像可以诊断鼻咽癌、上额窦癌等，并显示肿瘤与周围组织的关系。

9. 实验室检查

EB 病毒血清学检测：目前普遍应用的是以免疫酶联法检测 EB 病毒的 IgA/VCA 和 IgA/EA 抗体滴度。前者敏感度较高，准确性较低，后者与之相反，故对疑似鼻咽癌者宜同时进行上述两种抗体的检测。对 IgA/VCA 滴度≥1∶40 和/或 IgA/EA 滴度≥1∶5 的病例，即使鼻咽部未见异常，亦应在鼻咽癌好发部位取脱落细胞或活体组织进行病理检查。如暂时未确诊，应定期随诊，必要时可多次做病理切片检查。

【治疗】

1. 治疗原则

鼻咽癌首选的治疗方法是放疗，放疗前予以化疗可提高疗效，放疗后残存或复发的病例可手术治疗。为防止放疗引起后遗症和降低放化疗的毒副反应，在放化疗过程中配合中医药治疗可取得良好效果。

2. 中医辨证施治

（1）热毒内盛证

证候：鼻塞涕血，口苦咽干，心烦失眠，发热，尿黄，大便秘结，舌红，苔黄，脉数。

基本治法：清热解毒，软坚散结。

方药运用：银翘散(《温病条辨》)加减。

金银花 15g，连翘 15g，牛蒡子 10g，生甘草 6g，苍耳子 10g，辛夷 10g，白芷 10g，石上柏 15g，蛇蜕 10g，蜈蚣 2 条，僵蚕 10g，土茯苓 15g，半枝莲 15g，草河车 15g。

方中金银花、连翘、牛蒡子、石上柏、半枝莲、草河车、土茯苓、蛇蜕清热解毒，消肿散结，苍耳子、辛夷、白芷清热利窍，蜈蚣、僵蚕解毒散结，息风通络。诸药合用，清热解毒，软坚散结。

加减：五心烦热加地骨皮 30g，牡丹皮 15g；口干欲饮加葛根 10g，黄精 10g，玄参 15g；涕血加仙鹤草 15g，侧柏炭 10g；大便干结加玄参 15g，生地 30g，生白术 50g。

（2）痰浊壅盛证

证候：恶心，胸脘痞闷，头晕目眩，头重倦怠，或咳痰不爽，舌体胖大，边有齿痕，苔白厚腻，脉滑。

基本治法：化痰软坚，清热散结。

方药运用：海藻玉壶汤(《医宗金鉴》)加减。

夏枯草 15g，海藻 10g，昆布 10g，半夏 10g，白术 15g，陈皮 10g，生牡蛎（先煎）15g，川贝母 10g，山慈菇 15g，白芥子 10g，炮山甲（先煎）10g，浙贝母 10g，金银花 15，石上柏 30g，白花蛇舌草 15g，生麦芽 30g。

方中半夏、川贝母、白术、陈皮、白芥子、海藻、昆布、炮山甲化痰散结；夏枯草、金银花、石上柏、白花蛇舌草、山慈菇、浙贝母清热解毒，化痰散结；生麦芽升清健脾，以利诸药化痰散结之功。

加减：脘闷纳呆加陈皮 10g，焦山楂、焦神曲各 10g，炒薏苡仁 30g，鸡内金 30g；恶心呕吐加旋覆花（包煎）10g，代赭石（先煎）30g。

（3）肝肾阴虚证

证候：形体消瘦，口干咽燥，大便燥结，五心烦热，舌质干红或有裂纹，苔少或无苔，少津，脉细无力。

基本治法：滋补肝肾，软坚散结。

方药运用：六味地黄丸（《小儿药证直诀》）加减。

熟地 10g，山药 20g，山萸肉 12g，泽泻 15g，茯苓 12g，石斛 10g，天花粉 10g，玉竹 10g，炮山甲（先煎）10g，龟板（先煎）10g，山慈菇 9g，石见穿 15g，金银花 15g，石上柏 30g，半枝莲 15g，生麦芽 30g。

方中六味地黄丸加石斛、天花粉、玉竹养阴，滋补肝肾，炮山甲、龟板、山慈菇、石见穿软坚散结，金银花、石上柏、半枝莲清热解毒抗癌。

加减：大便燥结加生地 30g，玄参 30g，生白术 50g；潮热加地骨皮 30g，柴胡 10g，秦艽 15g，鳖甲（先煎）15g；盗汗加牡蛎 30g，浮小麦 30g。

（4）气血不足证

证候：鼻腔干燥，鼻衄，口干欲饮，虚烦不眠，大便干燥，喜凉怕热，舌尖红少苔或苔薄黄，脉细数或弦数。

基本治法：补气养血，解毒散结。

方药运用：归脾汤（《济生方》）加减。

生黄芪 15g，党参 10g，炒白术 15g，茯苓 15g，何首乌 15g，枸杞子 15g，鸡血藤 30g，生地 15g，当归 10g，白芍 15g，龙眼肉 6g，阿胶珠 15g，炒枣仁 30g，远志 6g，炮山甲（先煎）10g，鳖甲（先煎）10g，龟板（先煎）10g，石见穿 10g，半枝莲 15g。

方中归脾汤补益气血，养心安神，加何首乌、枸杞子、鸡血藤增强补养肝肾之功，炮山甲、鳖甲、龟板、石见穿软坚散结，半枝莲清热解毒抗癌。全方共奏补气养血，解毒散结之效。

加减：口干欲饮加葛根 10g，黄精 15g，玄参 30g；自汗盗汗加生黄芪 30g，浮小麦 30g，麻黄根 10g，牡蛎 30g。

3. 中成药

（1）六神丸：由麝香、牛黄、冰片、珍珠、蟾酥、雄黄组成。每次 5～10 粒，每日 2～3 次，小儿酌减。本品对化疗口腔溃疡有明显疗效。

（2）神农丸：制马钱子、甘草、当归、川芎、雄黄、炮山甲、犀角、全蝎、蜈蚣。用于头颈部肿瘤、乳腺癌及淋巴系统肿瘤、胃癌等。

（3）玉枢丹：由麝香、冰片、山慈菇、雄黄、千金子霜、红大戟、朱砂、五倍子组成，具有化痰开窍、避秽解毒、消肿止痛的作用，适用于痰热壅盛者。

4. 单验方

（1）石见穿 30g，水煎 2 小时，每日 3 次，分服，亦可用鲜汁，能使癌灶缩小，症状消失。

（2）核桃树枝煮鸡蛋：将鲜核桃树枝半斤切碎，与鸡蛋 10 个共煮，每天吃煮后的鸡蛋 3 个。吃 4 天，停 1 天。

5. 放疗

20 世纪 60 年代以来，随着放疗及影像诊断设备和技术的日趋完善，治疗鼻咽癌的手段也日益先进。放疗一直是鼻咽癌的首选方法。鼻咽癌多数为低分化癌，对放射线的敏感性高，并且原发灶和颈部淋巴引流区域容易包括在照射野内。自 20 世纪 40 年代起，我国即开展了鼻咽癌的深部 X 线放疗。50 ~ 60 年代起又开展了 ^{60}Co 的外照射放疗，并将鼻咽及颈部联合大野照射改为小野照射，减少了放疗副反应，提高了生存率。目前最有效的方法是用 ^{60}Co 远距离治疗机。放疗可分为根治性和姑息性两种。

放疗的副反应和后遗症处理如下：

（1）放疗副反应

①全身反应：包括乏力头晕、胃纳减退、恶心呕吐、口中无味或变味、失眠或嗜睡等。个别患者可以发生血象改变，尤其是白细胞减少。经对症治疗，一般患者都能完成放疗。为防止放疗可能出现的阴虚火旺、潮热骨蒸等全身反应，在放疗前可提前服用滋阴清热的知柏地黄丸、和胃降逆的橘皮竹茹汤或安神定志的酸枣仁汤，也可以在辨证的基础上使用放疗减毒增敏方，药用沙参 15g，麦冬 15g，天花粉 6g，浮萍 15g，石斛 20g，生蒲黄（包煎）10g，生黄芪 30g，当归 10g，地骨皮 30g，金银花 20g，连翘 15g，石上柏 30g，山豆根 5g。

②局部反应：包括皮肤、黏膜、唾液腺的反应。皮肤反应表现为干性皮炎或湿性皮炎，可局部使用 0.1% 冰片滑石粉或羊毛脂做基质的消炎软膏。黏膜反应表现为鼻咽和口咽黏膜充血、水肿、渗出及分泌物积存等，可局部使用含漱剂和润滑消炎剂。少数患者腮腺照射 2Gy 后即可发生腮腺肿胀，2 ~ 3 天逐渐消退。当照射 40Gy 时，唾液分泌明显减少，同时口腔黏膜分泌增加，黏膜充血、红肿，患者口干，进干食困难，因此应避免过量照射腮腺。

（2）放疗后遗症

①颞颌关节功能障碍及软组织萎缩、纤维化引起的张口困难，颞颌关节疼痛，可用制乳香、制没药各 5g，三七 5g，威灵仙 10g，白芍 10g，后三味研末，与前两味调成糊状，涂在患处，每日 1 次，每次贴 30 ~ 60 分钟，同时用手指揉压颞颌关节。

②放射性龋齿、放射性颌骨骨髓炎和放射性脑脊髓病，目前尚无妥善的逆转办法，对症处理和支持疗法有一定帮助。

6. 化学治疗

（1）鼻咽癌的化疗指征

①Ⅳ期患者及Ⅳ期有明显淋巴转移者。

②任何怀疑有远处转移者。

③颈部淋巴结巨大块状转移，放疗前可做诱导性化疗。

④作为放疗前增敏。

⑤作为放疗或手术治疗后的辅助性化疗。

（2）常用联合化疗方案

①CBF方案：环磷酰胺600～1000mg，第1天和第4天静脉滴注；争光霉素15mg，第1天和第5天肌肉注射；5-氟尿嘧啶500mg，第2天和第5天静脉滴注。疗程结束后休息1周，共4个疗程。有效率为60.8%。

②PFA方案：顺铂20mg/m^2，第1～5天静脉滴注；5-氟尿嘧啶500mg，第1～5天静脉滴注；阿霉素40mg/m^2，第1天静脉滴注。3～4周后重复1次，有明显缩小肿瘤的作用。

③PF方案：顺铂20mg/m^2，第1～5天静脉滴注；5-氟尿嘧啶500mg/m^2，第1～5天静脉滴注。21天为一疗程，可用2～3个疗程。此方案多用于放疗前，可使肿瘤缩小，或用于单纯化疗的病例，有效率为93.7%。

7. 外科治疗

鼻咽癌多不宜单纯进行手术治疗，因其位于头颅深部，毗邻重要血管、神经，手术路径复杂，手术野暴露受限，手术不易遵循肿瘤和淋巴引流区连续整块切除的肿瘤外科原则。

【预防与调护】

1. 预防

（1）鼻咽癌高发区应做好防癌普查、普治工作：鼻咽癌是一种常见恶性肿瘤，特别在我国南方（广东、广西、湖南）最为多见，以青壮年男性发病率最高。鼻咽癌的自然病程差异很大，从初发到死亡的自然病程从3个月到113个月不等。

（2）饮食习惯：应尽量少食或不食腌制品，如腌鱼、腌肉等。及时治愈鼻部炎症和其他良性病症。戒烟，不酗酒。经常食用有防癌、抗癌作用的食品，如胡萝卜、大枣、芦笋、蘑菇、南瓜、豌豆、豆芽菜等。忌热性的食物和水果，如油炸的食物、榴莲等；多食用凉性水果，如梨、薄荷等。

2. 调护

（1）肿瘤患者的一般护理：放化疗后出现恶心、呕吐、腹泻等消化道症状时，应多吃煮、炖、蒸等易消化的食物，少吃油煎食物。进食可采取少食多餐的方法，同时用中药调养。

（2）放疗引起的急性黏膜反应的护理：在放疗过程中，随着放射剂量的增加，患者会出现急性黏膜反应，如口干、鼻咽干燥，甚至出现黏膜溃烂、溃疡和感染，此时应注意：饭前饭后用 1：5000 呋喃西林液漱口；以冰硼散或锡类散涂于创面，既可减轻疼痛，又可促进创面的愈合；及时补充维生素 B 族的食物，避免食用腌鱼、腌肉及辛辣、刺激性食物。

（3）皮肤反应的护理：照射野的皮肤反应可分为三度：Ⅰ度为干性反应，仅见皮肤充血。Ⅱ度为湿性反应，可见照射野皮肤充血水肿，水泡形成，有渗出和糜烂。此时，可涂甲紫或烧伤膏，并暴露创面。如有水泡形成，可以绿茶水调如意金黄散涂于创面。本期护理格外重要，良好的护理可以避免出现Ⅲ度反应。Ⅲ度反应表现为溃疡形成或坏死，或侵犯真皮，造成放射损伤，难以愈合。这时应保持照射野皮肤的清洁干燥，避免受机械物的刺激，内衣应宽大柔软、无领，头颈部可用柔软光滑的丝巾保护，以柔软的毛巾蘸温水擦洗，照射部位禁用肥皂、酒精、碘酒、红汞和油膏，不可用胶布，不可用剃须刀，不可撕剥皮肤脱屑，防止日晒。

【临证经验】

鼻咽癌多属痰热结聚、毒热内阻，故宜采用滋阴清热、生津润燥、化痰散结的方法，并注意活血而不燥血，化瘀而不促进转移，来达到对放疗的增效减毒作用。

1. 常用药对

（1）石上柏 30g，山豆根 5g　二药伍用，清热解毒，利咽化痰。

（2）山慈菇 6g，炮山甲 6g　二药合用，清热解毒，通络消肿，散结消脓。

（3）石斛 30g，天花粉 15g　滋阴生津，清热消肿排脓。

2. 验案举例

案一. 李某，男，27 岁，北京人。

既往患慢性鼻炎多年。1983 年 4 月因感冒去某医院就医，医生发现右侧颈部淋巴结肿大，质硬，较固定。病理诊断为淋巴结转移性鳞状细胞癌。行放疗的同时来就诊。

症状：口干咽燥，饮食不香，乏力，眠差多梦，舌红少津，苔黄燥，脉细数。

辨证：热毒伤阴，胃阴匮乏。

治则：滋阴清热，益胃生津。

处方：生地 12g，金银花 15g，玄参 15g，天花粉 12g，石斛 30g，天冬 15g，知母 10g，生黄芪 30g，三七 5g，生牡蛎（先煎）15g，石上柏 30g，金莲花 15g，射干 10g，白花蛇舌草 15g，半枝莲 15g，浮萍 15g，甘草 6g。每日 1 剂，水煎浓缩，分 2 次服。同时给予牛黄醒消散或加味西黄丸，每次 2 粒，每日 3 次，饭后服。连续服用 2 周，以上症状明显减轻。

放疗半年后，X 片复查未见异常，但 EB 病毒检测呈阳性，颈部淋巴结仍能触及残痕，遂收住院行化疗。方案：CFV，即 CTX 400mg，静脉滴注，每周 2 次；隔日 5－FU 500mg，静脉滴注，每周 2 次；隔日 VCR 1mg，静脉点滴中冲入，每周 1 次。5 周为一疗程，共 3 个疗程。以后门诊坚持中药治疗，并给予扶正防癌口服液，每次 2 支，每日 2 次；加味西黄丸，每次 2 粒，每日 3 次，饭后服；征癌片，每次 3 片，每日 3 次。患者治疗 2 年后恢复全日工作，多次复查未见异常。

案二．蔡某，男，44 岁，广东人，某学院讲师。

1983 年初因鼻咽癌放疗后复发、下颌淋巴结转移、面神经受侵犯来我院就诊。

症状：头痛，流脓鼻涕，涕中带血，下颌关节固定，张口困难，口眼歪斜，舌鲜红有裂纹，苔剥脱，脉细弦。

辨证：热毒伤阴，痰核累聚。

治则：滋阴清热，化痰散结，佐以抗癌。

处方：生地 12g，玄参 15g，金银花 30g，连翘 15g，夏枯草 15g，山豆根 6g，射干 10g，川芎 10g，赤芍 10g，西洋参 5g，生黄芪 15g，白花蛇舌草 30g，芦根 30g，浙贝母 10g，焦三仙各 10g，生苡仁 15g。每日 1 剂，水煎服。同时给予牛黄醒消散，每次 2 粒，每日 3 次，饭后服。连续服用 2 周。

二诊：自觉症状减轻，鼻塞流脓涕明显减轻，下颌肿大淋巴结有所缩小，但仍有头痛，进食困难，口干，舌鲜红有裂纹，脉细弦。原方加菊花 10g，蔓荆子 10g，葛根 15g。继续服用 2 周。

三诊：头痛减轻，偶有面部抽痛，鼻腔分泌物明显减少，只能进半流食，张口难。患者要求服用中成药，遂改用扶正解毒冲剂，每次 1 包，每日 2 次，牛黄醒消散或加味西黄丸，每次 2 粒，每日 3 次，饭后服。

1985 年春因感冒诱发发热，头痛，流涕，咳嗽，吐黄黏痰。处方：芦根 30g，杏仁 10g，冬瓜仁 10g，生苡仁 15g，金银花 30g，桑叶 10g，野菊花 10g，白芷 10g，桔梗 10g，白花蛇舌草 10g，白屈菜 15g，僵蚕 10g。连服 7 剂，以上症状基本好转。患者发现右腮近下颌角处皮下结节，大小 1.5cm×1cm，不红不痛，不活动，建议拍颅底片。结果示：颅底骨质破坏。继续服中药治疗。处方：生地 12g，山萸肉 12g，土茯苓 15g，生牡蛎（先煎）15g，生苡仁 15g，石上柏 30g，枸杞子 15g，土贝母 12g，半枝莲 15g，生山楂 12g，焦三仙各 10g，夏枯草 15g，锦灯笼 3g。每日 1 剂。加味西黄丸，每次 2 粒，每日 3 次，饭后服。扶正解毒冲剂，每次 1 包，每日 2 次。此后病情稳定，患者至今仍存活，并能工作半日。带癌生存已 7 年多。

【各家经验】

1. 刘伟胜诊治经验

刘伟胜认为，鼻咽癌属于中医学"颃颡癌"、"失荣"、"鼻疽"、"控脑砂"等范畴，病因病机为正气不足，肺火熏蒸，热毒痰瘀凝聚。其发病不外乎是肝气郁结，疏泄失常；肺经受热，肺阴耗伤；饮食劳倦，脾胃损伤；气阴两虚，痰瘀互结；正虚邪恋，瘀血内结。放疗可损伤口腔、咽喉黏膜及唾液腺，相当于热邪入侵。内外热毒交困，化火灼津，损伤正气，从而造成人体气阴两虚，局部津液不足。临床上常表现为口干口臭、咽喉干燥疼痛、吞咽困难、鼻咽部大量脓性分泌物等一派阴虚内热之象。"邪之所凑，其气必虚"，故鼻咽癌患者放疗后的中医病机为热毒痰瘀凝聚、正气受损，病变涉及肺、脾、肾三脏。治疗上以益气养阴为大法，并可根据放疗后患者所出现的症状进行辨证施治。肿瘤患者的处方用药除以辨证施治为主外，还应结合现代药理研究的成果，选用抗鼻咽癌和抗放射线损伤及对放疗有增敏作用的中药，以进一步控制肿瘤发展，减轻毒副反应，预防并发症，改善患者生存质量。抗放射线损伤以具有补益脾肾、益气养阴、清热生津功效的中药为主，如补骨脂、生首乌、黄精、枸杞子、桑椹子、黄芪、西洋参、太子参、麦冬、五味子、沙参、生地、石斛、芦根、旱莲草、女贞子等。同时，刘教授在临床中善用柴胡、白芍、牡丹皮疏肝解郁，地骨皮、桑白皮、黄芩等清泄肺热，金银花、白花蛇舌草、半枝莲、山豆根、苦参清热解毒，法半夏、僵蚕、川贝母、桔梗、瓜蒌仁、山慈菇化痰散结，白术、茯苓、怀山药等健脾祛湿，桃仁、赤芍、三棱、莪术、穿山甲、全蝎等活血化瘀。肝肺之火得泄，痰结得化，脾运有权，肝和、肺润、脾旺，则邪易除。此外，刘伟胜教授根据多年的临床经验，自创鼻咽癌放疗食疗方，组成如下：生臭草50g，绿豆50g，大米50g，鱼腥草50g。煮粥频服，在放疗前即开始服用，放疗期间不间断，可减少放疗副反应的发生。

2. 沈英森诊治经验

沈英森依据"正气虚则成岩"，认为正气虚弱，不能抵御邪气，则疾病丛生。脾为后天之本，乃气血生化之源，脾的功能失调，则气血生化匮乏；脾又为生痰之源，脾气虚则痰湿生，结为痰核而成肿块。放疗在杀伤肿瘤细胞的同时，也伤阴耗气，致气阴两伤，故放疗期间应扶助正气，益气和胃，滋养阴津，放疗后应益气养阴，佐以祛邪，防止复发。不论鼻咽癌放疗前中医辨证属哪一证型，放疗后绝大多数患者都会出现气阴两虚的症状，故治疗皆以益气养阴为主，用黄芪、党参、茯苓、五味子、谷芽、甘草益中气，健脾胃，女贞子、旱莲草、熟地黄滋阴补肾，北沙参、麦冬、玄参、石斛养阴生津，生牡蛎软坚散结，白花蛇舌草解毒散结。验之临床，获效甚佳。

3. 贾英杰诊治经验

贾英杰在临床灵活运用吴鞠通之三焦辨证法。他认为，放射线具有火热毒邪的性质，放疗后证情与温热病相吻合，放疗后口咽干燥也应分热毒炽盛、肺阴耗伤，脾阳不振、胃阴不足，肝郁血瘀、肾精亏虚三型辨证用药。

【述评与体会】

鼻咽癌以放疗为首选方法。据国内外报道，放疗后5年生存率为8%～62%。随着放疗设备的更新，放疗技术的改进，鼻咽癌放疗后的5年生存率也不断提高。上海医科大学肿瘤医院报告，1955年以前应用深度X线治疗，5年生存率为8%，而1983年的5年生存率为54%。杨光伟等采用常规放疗，1、2、3、4年的生存率分别为98.2%、86.4%、79.3%、69.9%。刘锦全等采用外照射，3年生存率、局部控制率、远处转移率分别为50.0%、53.7%、18.5%。放疗的最大副反应是，随着放射剂量的增加，患者会出现急性黏膜反应，如口干、鼻咽干燥，甚至出现黏膜溃烂、溃疡和感染，亦可出现恶心、呕吐、腹泻等消化道症状。邱宝姗等辨证治疗晚期鼻咽癌24例，其中痰浊结聚型用白花丹汤：白花丹、白术、生南星、生半夏、山慈菇各15g，茯苓、昆布各30g，青皮12g，党参24g，老鼠勒18g，僵蚕9g；气血凝结型用青马汤：青皮、当归、川芎各12g，马鞭草、生牡蛎（先煎）、泽兰各30g，昆布、两面针、丹参、五灵脂各15g，红花9g，三七末（冲服）3g；火毒困结型用黄虎汤：黄藤、赤芍、玄参、川萆薢、地肤子各15g，虎杖18g，柴胡9g，牛膝24g，天花粉、山栀子、生牡蛎、蚤休各30g。两型兼见者用两型的方药加减治疗。每日1剂，水煎服。结果：初发组（14例）平均存活32个月，复发组（10例）从用中药到死亡的平均时间为20.8个月。冯氏用鼻咽灵治疗鼻咽癌放疗后的毒副反应226例，鼻咽灵含山豆根、麦冬、半枝莲、石上柏、白花蛇舌草。每次5片，每日4次，15天为一疗程，总有效率为87.38%。对照组25例（服喉舒灵或中药煎剂）总有效率仅14%。陈氏用中医辨证分型配合放疗治疗鼻咽癌：肺热伤阴、痰火凝滞型治以自拟的五根汤加味，药用白茅根30g，山豆根15g，紫草根30g，苡仁根15g，板蓝根12g。每日1剂，连续服用。口干较甚加太子参、天花粉等，口腔黏膜溃破，用青黛粉调冰片涂局部，有止痛、促进溃疡愈合的作用。湿热中阻型治以《霍乱论》的连朴饮加减，药用川连9g，川朴9g，山栀9g，淡豆豉9g，芦根15g，法夏9g，菖蒲9g，枳壳9g，薏苡仁30g，谷麦芽各15g。每日1剂，水煎服。肺肾阴亏型治以六味地黄汤加减，药用生熟地各15g，女贞子15g，旱莲草15g，知母12g，龟板（先煎）18g。每日1剂，水煎服。本方在放疗结束后可长期间断服用，有提高机体免疫机能，防止或延迟复发和转移的作用。

根据鼻咽癌的生物学特性，治疗宜采用滋阴清热、生津润燥、化痰散结法，并注意活血而不燥血，化瘀而不促进转移。实验研究发现，活血药加益气药不仅不能促进转移，同时加用浮萍等还可以对放疗起到增敏的作用，因此鼻咽癌的治疗还应从放疗、化疗、手术治疗、免疫治疗、中医中药等方法上综合考虑，选择和制订适宜的方案，以进一步提高疗效。

第三节 舌　癌

舌癌系指原发于舌前游动部位的恶性肿瘤，是常见的口腔癌之一。舌癌约半数以上发生于舌中1/3的边缘部，其次为舌根、舌背、舌底及舌尖部。我国舌癌发病率占口腔癌的39.95%，居第1位，占全身恶性肿瘤的0.94%。本病好发于40~60岁，男女比例为1.2~1.8：1。

舌癌属中医"舌菌"、"舌疳"、"舌岩"、"瘰疬风"、"莲花风"等范畴。

【病因病机】

舌癌的发生与心脾毒火瘀结有关。舌本属心，舌边属脾。舌为心之苗，心开窍于舌。《灵枢·脉度》曰："心气通于舌，心和则舌能知五味。"《医宗金鉴》谓："此证由心脾毒火所致。"正气亏虚，外感六淫之邪乘虚而入，入里化火，火性炎上，或内伤七情，思虑伤脾，肝气郁结，或长期吸烟或嗜食辛辣熏烤之品，灼津伤阴，火自内生，均可使火毒瘀结舌中，久则渐生舌癌。

【发病机制】

舌癌与牙的残根或残冠、锐利的牙尖等长期刺激，口腔卫生不良，长期过度嗜烟酒以及营养和代谢障碍等因素有关。此外，舌黏膜长期溃疡、白斑与外伤可致上皮增生，也能变成舌癌。

1. 长期嗜好烟酒

美国统计资料显示，有烟酒嗜好者舌癌的发病率为不吸烟不喝酒者的 15 倍。酒精本身未证明有致癌作用，但酒精与尼古丁可作为致癌物的溶剂，促使致癌物进入舌黏膜。

2. 长期异物刺激

牙齿的残根或残冠、锐利的牙尖、不合适的假牙等长期刺激，可产生慢性炎症乃至癌变。

3. 口腔卫生不良

细菌或真菌在口腔内滋生、繁殖，有利于亚硝胺及其前体的形成，也促进了舌癌的发生。

4. 黏膜白斑红斑

舌是白斑的好发部位，白斑癌变约占舌癌的 12.3%，增生性红斑癌变更是白斑的 4 倍。

5. 生物致癌因素

人类乳头状瘤病毒与某些类型的舌癌发病有关。

6. 其他因素

遗传、放射线、个体易感性、营养代谢障碍等也与舌癌的发生有关。

【病理表现】

1. 大体分型

舌癌大体标本可分为菜花型、溃疡型和结节浸润型。

2. 组织学分型

舌癌中鳞状细胞癌占 95.5%，其余均为腺癌。

【临床表现】

1. 症状

舌癌早期多数症状不明显，初起可为小硬结，渐成肿块，继之中央出现溃疡，边缘隆起，疼痛不适，经久不愈。病情发展，可出现病灶同侧的放射性耳痛，舌运动受限，继而舌体固定，流涎，进食困难，语言不清，有的可伴发出血、恶臭或颈部肿块等。

（1）早期症状

①硬结：初起局部微隆，或见黏膜无破溃之小硬结，直径多在 1cm 以下。

②微痛：初起可有微痛，此后经久不愈。

（2）中晚期症状

①肿块：初起硬结可逐渐演变成明显的肿块，继而在中心区出现边缘隆起的小溃疡，局部可见糜烂、裂隙。

②剧痛：合并感染后可表现为剧烈疼痛，并向同侧颜面和耳部放射。

③舌呆：舌癌晚期，病变累及舌肌时，可引起舌体运动受限，甚至影响说话、进食及吞咽，并有大量流涎。病灶累及口底或全舌时，舌体可完全处于固定状态，甚至出现张口困难。

④感染：舌癌病灶除溃疡外，还可见菜花型和浸润型病灶。病灶溃破后局部易继发感染，出现组织坏死、出血、发热等症状。

2. 体征

（1）舌溃疡或肿物：早期仅为舌侧缘黏膜组织增厚、白斑或小硬结，逐渐形成溃疡或肿瘤，并可侵犯中线和口底。

（2）颈淋巴结肿大：大约30%～40%的舌癌患者在就诊时已有区域淋巴结转移，常见同侧颈淋巴结肿大。原发于舌背、舌尖或侵犯中线的舌癌可发生双侧淋巴结转移。

【临床分期】

1. TNM 分期（UICC，1992）

T　原发肿瘤

　　Tis　原位癌。

　　T1　肿瘤最大直径≤2cm。

　　T2　肿瘤最大直径＞2cm。

　　T3　肿瘤最大直径＞4cm

　　T4　肿瘤侵犯邻近结构，如侵入骨皮质、舌的深部（舌外）肌肉、上颌窦及皮肤。

N　淋巴结转移

　　N0　局部淋巴结无明显转移。

　　N1　同侧单个淋巴结转移，最大直径≤3cm。

　　N2　同侧单个淋巴结转移，最大直径＞3cm，或对侧淋巴结转移，但其最大直径＜6cm。

　　N2a　同侧单个淋巴结转移，最大直径＞3cm，但≤6cm。

　　N2b　同侧多个淋巴结转移，但最大直径≤6cm。

　　N2c　两侧或对侧淋巴结转移，但最大直径≤6cm。

　　N3　转移淋巴结最大直径＞6cm。

M　远处转移

　　Mx　无法判断有无远处转移。

　　M0　无明显远处转移。

M1 有远处转移。

2. TNM 临床分期

0 期 TisN0M0。

Ⅰ期 T1N0M0。

Ⅱa 期 T2N0M0，T3N0M0。

Ⅱb 期 T1N1M0，T2N1M0。

Ⅲ期 T3N1M0，T1～3N1M0。

Ⅳ期 T4N0M0，任何TN2～3M0，任何T，任何NM1。

【诊断】

舌癌诊断比较容易，凡舌部有硬结、糜烂或溃疡，治疗两周无效者，均应进行以下检查。

1. X 线检查

X 线平片及断层摄影在舌癌侵犯上下颌骨及鼻腔、副鼻窦时可提供较有价值的信息。

2. CT 扫描

CT 扫描舌纤维中隔显影的移位或消失可提示舌肿瘤的良恶性。若伴有对侧舌肌的变形与消失，常提示舌癌已侵犯对侧。舌骨体到硬腭的轴位 CT 检查发现舌外肌变形或消失，可证实舌癌侵犯舌外肌的临床诊断。

3. 组织病理检查

常用的方法是钳取肿物进行活检，可借以明确舌癌的类型。

【治疗】

1. 治疗原则

舌癌治疗主要采用手术和放疗。早期高分化舌癌可考虑放疗、单纯手术切除或冷冻治疗；晚期应采用综合治疗，即放疗加手术，或放疗加化疗，或化疗加手术加放疗。由于舌癌的颈淋巴结转移率高，故除 T0 外，其他病例均应考虑同期行选择性颈淋巴结清扫术。中医中药在本病的治疗全程中具有重要作用。

2. 中医辨证施治

（1）心火炽盛证

证候：舌肿如豆大，触之较硬，舌向患侧歪卷，或有糜烂、溃疡，久治不愈，疼痛难忍，流涎腥臭，心烦口干，小溲短黄，舌质红，苔薄黄，脉细弦。

基本治法：清心泻火，解毒散结。

方药运用：导赤散（《小儿药证直诀》）加减。

生地黄 20g，生甘草梢 6g，淡竹叶 10g，黄连 3g，山豆根 10g，草河车 15g，蒲公英 15g，车前草 15g，牡丹皮 10g，麦冬 15g，莲子心 6g，炮山甲（先煎）10g，山慈菇 15g，石见穿 10g，生甘草 10g。

方中导赤散加车前草养阴清心火，利水通淋；黄连、山豆根、蒲公英、草河车、牡丹皮、麦冬、莲子心清热凉血，解上焦之郁热；炮山甲、龟板、山慈菇、石见穿散瘀消肿，解毒止痛。诸药合用，清心泻火，解毒散结。

加减：口干舌红或舌光剥无苔者，加玄参 30g，芦根 30g；局部溃破而成翻花状者，加蚤休 6g，马勃 5g。

（2）热毒内蕴证

证候：舌肿块不断增大，边缘不整，凸起坚硬，糜烂或溃疡，溃破后口臭难闻，局部易出血，疼痛不止，舌体固定，活动不灵，碍食难言，舌质红，苔黄，脉弦数。

基本治法：清热泻火，解毒散结。

方药运用：黄连上清丸(《古今医方集成》) 加减。

黄连 10g，黄芩 15g，黄柏 15g，栀子 10g，菊花 12g，桔梗 10g，连翘 15g，生大黄 6g，葛根 10g，姜黄 10g，花粉 10g，玄参 30g，川芎 10g，苦参 10g，白芷 10g，草河车 15g，山豆根 10g，夏枯草 15g，炮山甲（先煎）10g，龟板（先煎）10g，山慈菇 15g，石见穿 10g，浙贝母 15g。

方中黄连上清丸清热解毒抗癌，通腑泻热；白芷、山豆根、草河车、夏枯草、炮山甲、石见穿、浙贝母加强清热解毒、软坚散结、祛腐生肌之效。

加减：咽喉红肿疼痛加射干 15g，锦灯笼 3g，桔梗 15g；局部溃疡出血加紫草 5g，白茅根 30g；口干甚者，加知母 10g，玄参 30g。

（3）气血虚衰证

证候：舌癌肿块大如泛莲，舌本短缩，不能伸舒，妨碍饮食和言语，或溃疡明显，口秽恶臭，局部触之易出血，甚者透舌穿腮，颈颌肿块坚硬而疼痛，面色苍白，眩晕，少气懒言，肌瘦无力，舌质淡暗，苔白腻，脉细弱。

基本治法：补气养血，解毒散结。

方药运用：八珍汤(《正体类要》) 加减。

党参 15g，白术 10g，茯苓 15g，甘草 5g，黄芪 30g，当归 10g，生地黄 15g，仙鹤草 15g，淡竹叶 10g，炮山甲（先煎）10g，龟板（先煎）10g，山慈菇 15g，石见穿 10g。

方中八珍汤气血双补，生地、竹叶、仙鹤草清心凉血止血，炮山甲、龟板、山慈菇、石见穿清热化瘀散结。

加减：局部溃破而成翻花状者，加蚤休 6g，马勃 5g；咽喉红肿疼痛，加射干 15g，板蓝根 15g，锦灯笼 3g，山豆根 5g；心烦失眠，加麦冬 15g，远志 6g，炒酸枣仁 30g。

（4）脾虚湿阻证

证候：舌边溃疡或有糜烂，流涎腥臭，疼痛尤甚，碍食难言，面色苍白，少气懒言，舌淡苔腻，脉细带滑。

基本治法：健脾除湿祛瘀。

方药运用：二陈汤加减。

法半夏 10g，茯苓 15g，陈皮 10g，生黄芪 30g，三七 10g，浙贝母 15g，藤梨根 15g，半枝莲 30g，白花蛇舌草 30g，生麦芽 15g，生甘草 15g。

方中法半夏、茯苓燥湿化痰，陈皮、甘草理气和中，生黄芪、生麦芽健脾补气，托毒生肌，三七、浙贝母、藤梨根、半枝莲、白花蛇舌草活血化瘀，清热解毒。全方共奏健脾除湿，祛瘀抗癌之功。

加减：动则汗出、气短乏力加浮小麦 30g，五味子 10g，煅牡蛎 30g。

（5）肾气亏虚证

证候：舌根如莲，短缩不展，饮食障碍，语音含糊，口秽恶臭，触之易出血，透舌穿腮，舌暗苔薄，脉细弱。

基本治法：温肾益气散结。

方药运用：右归丸（《景岳全书》）加减。

炮附片 6g，桂枝 6g，熟地 10g，山药 20g，山萸肉 12g，枸杞子 15g，生黄芪 30g，菟丝子 15g，当归 10g，杜仲 10g，石斛 10g，天花粉 10g，玉竹 10g，炮山甲（先煎）10g，龟板（先煎）10g，山慈菇 15g，石见穿 10g，藤梨根 15g，半枝莲 15g。

方中熟地、山萸肉、枸杞子、山药配合石斛、天花粉、玉竹，增强填补肾精的功效，是阴中求阳之用；杜仲强腰壮骨；菟丝子补益肝肾；黄芪、当归补血行血；炮山甲、龟板、山慈菇、石见穿、藤梨根、半枝莲清热解毒，软坚散结，佐以抗癌。

加减：局部肿胀，灼热疼痛者，加金银花 20g，夏枯草 15g。

3. 中成药

（1）加味西黄丸：主要药物有麝香、人工牛黄、乳香、没药、三七、山慈菇等，具有清热解毒、活血散结、祛瘀止痛的功效，可用于多种肿瘤的治疗。服法：每粒 0.25g，每次 2 粒，每日 2～3 次。

（2）梅花点舌丹：由熊胆、冰片、雄黄、硼砂、血竭、葶苈子、沉香、乳香、没药、珍珠、牛黄、麝香、蟾酥、朱砂组成。具有清热解毒抗癌、消肿止痛之功，主治热毒壅盛之舌癌疼痛。每次 2 粒，每日 2 次。

4. 外用药

（1）青黛 3g，细辛 1g，黄柏 1g，地骨皮 1g，研末为散，每取少许抹在患处，消肿止痛，有涎即吐之。

（2）云南白药少许涂于局部，用于止血止痛。

5. 单验方

（1）白花蛇舌草 30g，连翘、夏枯草 24g，茯苓、赤芍各 15g，苍术、陈皮、半夏、莪术、香附各 9g，焦山楂 12g。每日 1 剂，水煎服。

（2）龙蛇点舌汤：白花蛇舌草 30g，野菊花、蒲公英、海藻、象贝母、车前子、生大黄各 10g，生牡蛎（先煎）12g，龙葵 15g。每日 1 剂，水煎服。

（3）昆布、海藻各 15g，蝉衣 5～10g，菝葜 10～15g，陈皮 15g。每日 1 剂，水煎分 2 次服。

（4）七叶一枝花、鸡内金、威灵仙、猫爪草 25g，生牡蛎（先煎）30g。每日 1 剂，水煎分 2 次服。

6. 手术治疗

舌癌首次手术是治疗成败的关键。Ⅲ～Ⅳ期舌癌应以手术为主。因舌癌早期易发生淋巴结转移，故无论颈淋巴结是否转移，皆可行舌、颌、颈联合根治术。

7. 放疗

舌癌病灶小于 2cm 时，可应用近距离后装 192Ir 针插植治疗。组织间照射宜用高剂量 γ 射线，治疗后局部瘢痕少，全身反应轻，能保存全舌功能，一般一次或两次即可。体积较大的肿瘤应以外照射为主，辅以体腔管或组织间插植内照射治疗，双侧放疗也包括颈下、颌下及颈深上区，采用 X 线、^{60}Co、电子束治疗。对于无法手术的患者，可行单纯姑息性照射。舌癌多数为鳞癌，对化疗敏感性较低，故化疗常与放疗或手术治疗综合应用，也用于舌癌晚期或术后复发的姑息治疗。

8. 化疗

（1）单药化疗：目前，DDP 为治疗头颈部恶性肿瘤最有效的药物，其为广谱抗癌药，可与其他药联合使用，能较大幅度提高疗效。用法：15～20mg/m^2，每日静脉注入（注意水化利尿），共 5 次，4 周后重复；或 40mg/m^2，加等渗盐水静脉注入（注意水化利尿），共 5 次，4 周后重复；或 50mg/m^2，第 1 和第 8 天静脉注入（注意水化利尿），每 4 周重复 1 次；或 10～30mg/m^2，第 1 天静脉注入，每周 1 次。

MTX 是最早和最普遍使用的化疗药物之一，可以口服、肌肉注射或静脉滴注，一般用 40～50mg/m^2，每周 1 次，或 15～20mg/m^2，每周 2 次，静脉给药较其他方法疗效好，可使 1/3～1/2 患者部分缓解。

BLM 是一种临床上应用广泛的抗肿瘤药物，可使肿瘤缩小，合适的剂量为 0.25～0.5U/kg，肌肉注射或静脉滴注，每周 1 次或 2 次。国内产品为平阳霉素，主要成分为 BLMA5，一般使用剂量为 8～12mg，肌肉注射或静脉滴注，每周 2～3 次。BLM 的衍生物培普利欧霉素肺毒性较小，对口腔癌的疗效较好。

铂类抗癌药卡铂（CBP）的肾毒性、消化道反应、耳毒性及周围神经毒性均较低，可以代替 DDP。一般用 200～400mg/m^2 静脉滴注，或 60～80mg/m^2 静脉滴注，每日 1 次，连用 5 天，3～4 周后重复。

吡喃阿霉素（THP‐ADM）是化学结构与 ADM 相近的新蒽环类抗肿瘤抗生素，其非血液学毒性较 ADM 轻，单一用药缓解率为 20%～70%，主要毒性为骨髓抑制。使用剂量一般为 35～45mg/m^2，静脉滴注，每 3～4 周 1 次。

（2）联合化疗

联合化疗方案主要分为含 DDP 和不含 DDP 两大类。含 DDP 的联合化疗方案疗效优于单一用药，亦优于许多不含 DDP 的联合化疗方案。

① MOP 方案：DDP 30mg/m^2，第 1～3 天静脉滴注；VLB 5mg/m^2，第 1 和第 8 天静脉

滴注；MTX 20mg/m^2，第 1 和第 8 天静脉滴注。每 3 周重复一次。

② PPM 方案：DDP 80mg/m^2，第 1 天静脉滴注，水化利尿；PYM 5mg/m^2，肌肉注射，每周 2 次；MTX 20mg/m^2，第 1 和第 8 天静脉滴注。每 3 周重复一次。

③ PPMF 方案：DDP 30mg/m^2，第 4 天静脉滴注；PYM 5mg/m^2，第 3、10、17、24 天肌肉注射；MTX 40mg/m^2，第 1 和第 15 天静脉滴注；5－FU 600mg/m^2，第 1 和第 15 天静脉滴注。每 4 周重复一次，共 3 次。

【预防与调护】

1. 预防

（1）要养成良好的饮食习惯，不抽烟，不饮烈酒，少食酸辣食品；讲究口腔卫生，龋齿要补，斜齿要整，假牙要适，溃疡要治；保证足够睡眠，经常锻炼身体，保持良好心态。

（2）舌黏膜长期溃疡、白斑与外伤可致上皮增生，也可变成舌癌，所以有以上情况应及时纠正和治疗。

2. 调护

（1）肿瘤常规护理

（2）针对手术后和放化疗的饮食护理

舌癌患者饮食宜清淡、富营养，忌食煎炒、辛热、肥甘厚味和生冷酸辣之品。手术后患者宜用补气养血之品调理，如黄芪、人参、红枣、当归、阿胶、赤豆等；放疗患者宜用滋阴养血之品调理，如新鲜蔬菜、水果、白木耳、红枣、赤豆等；化疗患者宜用大补气血之品调理，如鲜鱼、燕窝、香菇、黑木耳等。《素问》云："毒药攻邪，五谷为养，五果为助，五畜为益，五菜为充，气味合而服之，以补益精气。"舌癌患者的康复除了药物配合外，还需要饮食的调养和康复治疗，临床应针对不同的证候给予辨证饮食。

①放疗后期阴虚内热者，予滋阴生津、清热凉血之品，用苦瓜、绿豆、生藕节、银耳、水鱼（鳖）、龟类等。

②消化不良者，予健脾和胃之品，如白术、麦芽、山楂、陈皮、鸡内金等。

③大便秘结者，予润肠通便之品，如香蕉、蜂蜜之类；小便短少者，予清热利尿之品，如西瓜、绿豆、车前子、土茯苓等。

【临证经验】

1. 常用药对

（1）竹叶 15g，莲子心 5g　竹叶清心健脾，生津润燥，利水退虚热；莲子心由心走肾，能使心火下通于肾，肾水上潮于心。

（2）青黛 3g，白芷 10g　清热解毒，抗癌止痛。

2. 验案举例

案一. 张某，男，68 岁，河北省人，农民。

患者于 2001 年 5 月发现右舌边有一 0.1cm 肿物，未予重视。2001 年 10 月肿物变大，伴疼痛及少量出血，就诊于河北医科大学第一附属医院，活检病理诊断为鳞癌。患者拒绝手术、化疗，于2001年12月来我院门诊治疗。

症状：右舌边肿物1cm，触之易出血，伴疼痛，易怒，纳少，夜寐欠安，舌暗，有肝瘿线，苔薄黄，脉沉细。

辨证：肝郁气滞，正虚邪实。

治则：疏肝理气，止血抗癌。

处方：逍遥散加味。

柴胡9g，香附9g，黄芩10g，枳壳9g，绿萼梅9g，八月札10g，凌霄花6g，炮山甲（先煎）10g，鳖甲（先煎）10g，山慈菇15g，石见穿10g，鸡血藤15g，夜交藤15g，三七（分冲）3g，白英15g，白花蛇舌草15g，夏枯草15g，焦三仙各10g，大枣5枚。每日1剂，水煎分3次服，连服7天，并予双料喉风散外用。

二诊：右舌边肿物出血止，疼痛明显减轻。原方加郁金10g，白屈草15g，继续服用，并给予梅花点舌胶囊，每次2粒，每日3次。

2003年3月10日三诊：右舌边肿物略有缩小，患者体重增加4公斤，纳眠可，舌淡红，肝瘿线消失，苔薄白，脉弱。予健脾益肾处方：太子参15g，白术10g，土茯苓15g，阿胶珠10g，龙眼肉15g，炮山甲（先煎）10g，鳖甲（先煎）10g，龟板（先煎）10g，威灵仙15g，石见穿10g，仙鹤草15g，女贞子15g，旱莲草15g，白英15g，大枣5枚。每日1剂，水煎分3次服。另给予梅花点舌胶囊，每次2粒，每日3次；软坚消瘤片，每次0.75g，每日3次。患者带瘤存活3年1个月，后因脑出血死亡。

案二．马某，男，48岁，北京市人。

患者于2004年4月发现右舌根肿物，大小0.4cm。于北京医科大学第一附属医院行舌癌切除术，术后病理诊断为低分化鳞癌，并行放疗。2004年6月来我院门诊治疗。

症状：舌体麻木，进食困难，纳少，舌暗红，舌下脉络迂曲，苔薄黄，脉沉细。

辨证：气滞血瘀，正虚邪实。

治则：活血化瘀，止痛通络，佐以抗癌。

处方：血府逐瘀汤加味。

生地15g，当归9g，桃仁6g，枳壳9g，赤白芍各10g，路路通10g，丝瓜络10g，炮山甲（先煎）10g，鳖甲（先煎）10g，九香虫10g，蜂房6g，山慈菇15g，莪术10g，石见穿10g，川芎9g，柴胡3g，白英15g，白花蛇舌草15g，半枝莲15g，焦三仙各10g，生甘草10g。每日1剂，水煎分3次服，连服7天。

二诊：舌体麻木减轻，纳食增加，夜寐欠安。原方加栀子10g，白芷10g，继续服用，并给予梅花点舌胶囊，每次2粒，每日3次。

2006年6月10日三诊：舌体麻木消失，纳眠可，复查未见异常。已正常工作，给予扶正解毒口服液，每次20ml，每日3次，梅花点舌胶囊，每次2粒，每日3次。

【各家经验】

王玉章诊治经验

王玉章认为，舌癌不仅限于心脾两经，肝胆湿热蕴毒及肾之相火亦与本病的发生发展密切相关。本病可分为心脾火毒、气血两虚、阴虚毒炽三型。心脾火毒型以清心脾、散瘀结为法，故用栀子、黄芩、黄柏、川连、龙胆草清三焦之热，利肝胆，生石膏清阳明胃热，银花解毒。气血两虚型用四物汤合当归补血汤化裁。阴虚毒炽型用增液汤（生地、玄参、麦冬）滋阴补肾，黄柏清热坚阴，另加白花蛇舌草、土茯苓、草河车、玄参、川贝母解毒散结化瘀。

【述评与体会】

舌癌目前多倾向于综合治疗，标本兼治。舌癌在 0.5cm 以内，一般应尽早手术治疗；其他早期患者一般首选放疗，特别是肿瘤生于舌后1/3 的，应先予放疗，化疗可作为辅助性治疗及防止转移的手段。

中医学认为"舌为心之苗"，"心开窍于舌"，舌本属心，以脉系于舌根，故一般舌病多属火。《疡医大全》曰："舌菌属心火，多因气郁而生。"《外科集腋》亦曰："舌菌……乃心火气滞而成。"舌本属心，舌边属脾，脾脉络于舌旁。情志不遂，心绪烦扰则生火，致心火炽盛。思虑过度则伤脾，脾气郁结，日久化火，心脾郁火循经上行于舌，灼津成痰，阻塞经络，痰瘀互结而成本病。肾阴不足，水不济火，乃至心火肝阳上升，亦可导致舌癌的发生。《谦益斋外科医案》曰："舌为心菌，肾阳不足，心火肝阳上升，发为舌菌。"《马培之外科验案》亦曰："肾阳不足，心火肝阳上亢，发为舌癌（岩）……舌为心苗，肾脉贯肝膈，结喉咙，挟舌本。肾火上升，心火不降，未治之象也，恐酿成舌疳大患。"针对放化疗的毒副反应、晚期无法手术及复发转移者，在综合治疗中可采用清热解毒抗癌、健脾化瘀、滋阴祛湿、扶正固本等法，并结合实际病情选用局部外用药，往往收到很好的治疗效果。

第四节 喉 癌

喉癌系发生在颈前中央，上接咽部（会厌喉面以下），下连气管和喉内部的恶性肿瘤。喉癌是头颈部常见的恶性肿瘤之一，占头颈部恶性肿瘤的3.3% ~8.1%，居头颈部常见恶性肿瘤的第2 位，是仅次于肺癌的呼吸道肿瘤，约占全身肿瘤的1% ~2%。喉癌的发病率在不同国家、地区及性别、年龄间存在较大差异。国外以法国、意大利、巴西及西班牙等国家的一些地区发病率最高，为 15.0 ~ 17.6/10 万。在我国，喉癌的发病率为 3 ~ 5/10 万，男性多于女性。本病好发于 55 ~70 岁，北方多于南方，城市的发病率约为农村的 2 ~ 3 倍。喉癌属于中医学"喉瘤"、"喉菌"、"喉百叶"、"锁喉疮"、"阴虚喉疳"等范畴。

【病因病机】

喉癌之病因多由过食膏粱厚味，热毒积于心脾两经，上蒸于喉，蕴结成菌；或因心经毒气邪风结于咽喉；或忧郁气滞，血热津涸；或情志抑郁，气伤心肾；或肝火挟毒，相火上炎，消铄肺金，熏蒸咽喉。

【发病机制】

1. 吸烟

烟草燃烧可产生焦油，其中苯芘可致癌。烟草的烟雾可使局部纤毛运动停止或迟缓，引起黏膜水肿和出血，上皮增生变厚或鳞状化生，成为致癌基础。

2. 饮酒过度

长期饮酒刺激黏膜，可使其变性而致癌。

3. 慢性炎症刺激

如慢性喉炎或呼吸道炎症，日久可演变成癌。

4. 空气污染

有害气体（如二氧化硫）和生产性工业粉尘（如铬、砷）的长期吸入易致喉癌。

5. 病毒感染

一般认为，病毒可使细胞性质改变，发生异常分裂。病毒亦可附于基因上，传至子代细胞，引起癌变。

6. 癌前病变

喉部角化症和喉部良性肿瘤（如喉乳头状瘤）反复发作者，亦可发生癌变。

7. 放射线

用放射线治疗颈部肿物时可致癌。

8. 性激素

有关实验研究表明，喉癌患者雌激素受体阳性细胞百分率明显增高。

【病理表现】

1. 大体分型

喉癌大体可分为溃疡型、结节型、菜花型和包块型。

2. 组织学分型

喉癌中鳞状细胞癌占90%～98%，其他病理类型有基底细胞癌、腺癌等，但均少见。

【临床表现】

1. 症状

根据病变位置的不同，喉癌可分为声门上型、声门型、声门下型。临床主要表现为声音嘶哑、咽喉部异物感、疼痛、咳嗽、痰中带血、呼吸困难及颈部包块。

（1）声音嘶哑：如果肿瘤长在声带上，很早就会出现声音嘶哑，并逐步加重，长期难愈。在肿瘤增大不明显或向深部浸润时，检查声带常看不到典型的菜花样新生物，容易被误诊为慢性喉炎。因此，声音嘶哑经过治疗没有好转，反而逐步加重，时间超过 3 个星期，尤其是中年以上男性，应及时找专科医生进行详细检查。

（2）痰中带血：由于肿瘤组织生长迅速，血供丰富，喉癌初期常有咳痰带血丝的症状。肿瘤晚期溃疡坏死，还可能发生大出血。血痰症状以声门上区或声门下区癌多见。早期因肿瘤尚未侵犯声带，发声仍可正常。临床见到持续血痰者，在排除鼻部、气管及肺等其他来源出血后，必须重点检查喉部。

（3）喉部疼痛或异物感：肿瘤表面溃疡或吞咽刺激神经时，可引起喉痛，有时痛感会反射到耳部，多见于声门上区癌，要重点检查会厌边缘及喉面等部位。

2. 体征

颈侧肿块：声带癌由于解剖上的原因，早期很少发生颈部淋巴结转移，但声门上下区的喉癌可能以同侧或双侧颈部出现肿大的转移性淋巴结而引起患者或医生的注意。喉癌的特点是长在喉体两旁，无痛性，实质性，逐步增大，早期一般尚可活动。

【临床分期】

1. TNM 标准（UICC，1992）

T　原发肿瘤

　Tis　原位癌。

　T0　无原发肿瘤的证据。

声门上区

　T1　肿瘤局限于声门上区的一个亚区，声带活动正常。

　T2　肿瘤侵犯声门上区一个以上的亚区或声门区，声带活动正常。

　T3　肿瘤限于喉内，声带固定和/或侵犯环后区、梨状窝内壁或会厌前组织。

　T4　肿瘤破坏甲状软骨和/或发展到喉外其他组织，即口咽和颈部软组织。

声门区

　T1　肿瘤局限于一侧或两侧声带（可侵犯前连合或后连合），声带活动正常。

　T1a　肿瘤局限于一侧声带。

　T1b　肿瘤侵及两侧声带。

　T2　肿瘤侵犯声门上区和/或声门下区，和/或声带活动受限。

　T3　肿瘤限于喉内，声带固定。

　T4　肿瘤破坏甲状软骨和/或发展到喉外其他组织，即口咽和颈部软组织。

声门下区

　T1　肿瘤局限于声门下区。

　T2　肿瘤侵犯声带，声带活动正常或受限。

　T3　肿瘤限于喉内，声带固定。

　T4　肿瘤破坏甲状软骨和/或发展到喉外其他组织，即口咽和颈部软组织。

N　区域淋巴结转移

N0　　局部淋巴结无明显转移。

N1　　同侧单个淋巴结转移，最大直径≤3cm。

N2　　同侧单个淋巴结转移，最大直径≤6cm；或两侧多个淋巴结转移，最大直径≤6cm；或双侧或对侧淋巴结转移，最大直径≤6cm。

N2a　　同侧单个淋巴结转移，最大直径≤6cm。

N2b　　同侧多个淋巴结转移，最大直径≤6cm。

N2c　　两侧或对侧淋巴结转移，最大直径≤6cm。

N3　　颈部有淋巴结转移，最大直径＞6cm。

M　　远处转移

Mx　　无法判断有无远处转移。

M0　　无远处转移。

M1　　有远处转移。

2. TNM 临床分期

0 期　　TisN0M0。

Ⅰ期　　TN0M0。

Ⅱa 期　　T2N0M0，T3N0M0。

Ⅱb 期　　T1N1M0，T2N1M0。

Ⅲ期　　T3N1M0，T4 任何 NM0。

Ⅳ期　　任何 T，任何 NM1。

【诊断】

有长期吸烟史，40 岁以上，不明原因的喑哑或咽喉紧迫感，经一般治疗无效并进行性加重者，应进行下列检查。

1. 纤维喉镜

纤维喉镜已普遍应用于喉癌的术前检查，其优点为无视野死角，有放大作用，能清楚地观察喉黏膜和微细改变，可以拍照及活检。对怀疑有恶性病变的患者，应做活体组织检查以确定诊断，这是喉癌诊断中最重要的方法。组织活检可进行细胞学分型，判断分化程度，观察局部浸润深度及进行 DNA 定量等。

2. X 线检查

X 线检查可以辅助喉镜，明确病变的部位、大小及软骨情况等。一般可拍喉侧位片，以查明肿瘤在喉腔以及气管上段的具体部位。

3. 喉造影

采用喉造影剂正侧位摄影可以看到较小病变、黏膜紊乱和龛影等。口服钡剂造影可观察下咽及食管入口情况，确定有无喉外侵犯。

4. CT 扫描

CT 扫描比喉镜更能详细判断肿瘤的大小和浸润的范围，尤其可显示会厌软骨、环状软骨上界、前联合、声门下区等部位是否有病变。

5. 实验室检查

DNA 定量测定：通过显微分光光度测量法（MSPM）和流式细胞光度测量法（FCM）分析喉癌细胞的 DNA 含量分布，速度快，精确度高，具有早期诊断的价值，对研究肿瘤细胞生物学特征也有较高的价值。

【治疗】

1. 治疗原则

喉癌的治疗主要采用放疗或手术，或两者综合。喉癌早期放疗可达到与手术切除相同的疗效，而且能保留患者的语言功能。有淋巴结转移者手术疗效好，但对患者的语言功能有不同程度的影响。喉癌中期可采用放疗加手术切除，有淋巴结转移时宜手术治疗。喉癌晚期应采用放疗。患者在放疗前、放疗中、放疗后加用中药治疗，可有效降低放疗的副反应。

2. 中医辨证施治

（1）肺热壅滞证

证候：声音嘶哑，咽喉堵塞，咽痛不适，咳嗽痰多，痰中带血，口干口苦，便秘尿赤，舌红，苔薄黄，脉弦数。

基本治法：泻肺清热，解毒抗癌。

方药运用：桔梗汤（《济生方》）加减。

桔梗 12g，杏仁 10g，川贝母 10g，全瓜蒌 10g，地骨皮 15g，生苡仁 15g，生黄芪 30g，百合 30g，黄芩 12g，桑白皮 12g，射干 6g，冬瓜仁 10g，牛蒡子 10g，鳖甲（先煎）10g，鼠妇 10g，白花蛇舌草 30g，半枝莲 15g，生甘草 10g。

方中桔梗汤清肺热补气，桔梗用量宜大，用以消痈排脓，清咽利喉；黄芩清上焦之热；桑白皮、射干、冬瓜仁、牛蒡子清利咽喉，消肿排脓止痛；鳖甲、鼠妇、白花蛇舌草、半枝莲软坚散结，清热解毒；生甘草调和诸药。

加减：痰多加皂角刺 6g，川贝母 10g；大便干结加玄参 30g，生地 20g。

（2）肝郁火盛证

证候：咽喉红肿疼痛，声音嘶哑，阵发性咳嗽，气急，吐痰带血，心烦易怒，头晕目眩，胸胁胀满，耳鸣耳聋，颈有恶核，舌红苔黄，脉弦。

基本治法：清肝泻火，解毒散结。

方药运用：龙胆泻肝汤（《医宗金鉴》）加减。

龙胆草 6g，栀子 12g，黄芩 10g，柴胡 6g，白芍 12g，牛蒡子 10g，青黛 3g，广郁金 12g，炒枳壳 12g，香附 9g，生白术 50g，生甘草 6g，炮山甲（先煎）10g，鳖甲（先煎）10g，鼠妇 10g，僵蚕 10g。

方中龙胆草、栀子、黄芩、柴胡、牛蒡子、青黛清肝泻火，广郁金、炒枳壳、香附、白芍疏肝理气，生白术健脾通便以泻热，炮山甲、鳖甲、鼠妇、僵蚕解毒散结，化瘀止痛。

加减：心烦不眠加知母 10g，炒枣仁 30g；头晕耳鸣加白薇 15g，菊花 15g。

（3）痰浊结聚证

证候：声音嘶哑或失音，咳嗽气急，痰多黏白，胸闷身重，纳呆便溏，口腻，吞咽梗阻，舌苔白腻，脉滑。

基本治法：健脾化痰，软坚散结。

方药运用：二陈汤（《太平惠民和剂局方》）加减。

法半夏 10g，陈皮 10g，炒白术 12g，白扁豆 12g，茯苓 12g，胆南星 10g，夏枯草 10g，山慈菇 10g，炮山甲（先煎）10g，鳖甲（先煎）10g，鼠妇 10g，九香虫 10g，威灵仙 15g。

方中半夏、陈皮、白术、白扁豆、茯苓、胆南星健脾理气，燥湿化痰；夏枯草、山慈菇、炮山甲、鳖甲、鼠妇、九香虫、威灵仙清热解毒，软坚散结。

加减：痰多色白加陈皮 10g，橘红 10g，姜半夏 10g，象贝母 10g；痰黄黏稠加黄芩 10g，川贝 10g，鱼腥草 15g，桑白皮 10g；痰中带血加仙鹤草 30g，白茅根 30g，藕节炭 10g。

（4）瘀血内阻证

证候：声音嘶哑，甚则失声，咽喉干涩，喉间刺痛，面色黯黑，胸胁痛有定处，舌质暗红或有瘀点，舌下静脉怒张，脉细涩。

基本治法：益气活血，解毒散结。

方药运用：血府逐瘀汤（《医林改错》）加减。

生地黄 15g，当归 9g，桃仁 10g，红花 6g，生黄芪 30g，郁金 9g，升麻 9g，陈皮 10g，莪术 10g，赤芍 10g，石见穿 15g，炮山甲（先煎）10g，鳖甲（先煎）10g，鼠妇 10g，九香虫 10g，白花蛇舌草 30g，生甘草 10g。

方中当归、桃仁、红花、莪术、赤芍、郁金活血化瘀，清心安神，与石见穿、炮山甲、鳖甲、鼠妇、九香虫合用，加强祛痰散结、消瘤止痛之功；生黄芪配升麻、陈皮理气升阳，益气生血，托毒排脓；白花蛇舌草、生地清热解毒抗癌。全方共奏益气活血，解毒散结之效。

加减：咽喉肿痛加射干 10g，石上柏 30g；胸胁疼痛加柴胡 10g，瓜蒌 15g，薤白 10g。

（4）气阴两虚证

证候：语音低微，嘶哑失声，气短喘促，神疲乏力，形体消瘦，口干，潮热盗汗，咳痰带血，舌红光剥，脉细濡弱。

基本治法：益气养阴，解毒散结。

方药运用：生脉散（《内外伤辨惑论》）加减。

太子参 15g，生黄芪 30g，沙参 15g，麦冬 15g，五味子 10g，百合 10g，石斛 10g，黄精 15g，天花粉 10g，生地 15g，旱莲草 15g，枸杞子 15g，急性子 6g，石见穿 15g，鳖甲

（先煎）10g，龟板（先煎）10g，白花蛇舌草 30g。

方中生黄芪、太子参、沙参、麦冬、五味子、百合、天花粉、枸杞子、旱莲草益气养阴，生津止渴，清心除烦，安神定志；急性子、石见穿、鳖甲软坚消瘤；白花蛇舌草清热解毒抗癌。诸药合用，益气养阴，解毒散结。

加减：咽喉部异物感加桔梗 6g，藏青果 5g，罗汉果 3g；咳嗽气急加杏仁 10g，百部 10g，前胡 10g，枇杷叶 15g，款冬花 10g。

3. 放疗中与放疗后治疗

处方：地骨皮 15g，黄芩 12g，桑白皮 12g，射干 6g，冬瓜仁 10g，桔梗 6g，牛蒡子 10g，地龙 10g，鳖甲（先煎）10g，生甘草 10g，麦门冬 10g，五味子 6g，百合 10g，石斛 10g，浮萍 15g，牛膝 10g，桔梗 6g。牛膝、桔梗用于喉癌放疗后处方中作为引经药。

4. 术后用方

喉癌经过放疗和手术治疗后，临床常见的证型为阴虚内热，可用泻白散合生脉散加减，药用地骨皮 15g，黄芩 12g，桑白皮 12g，射干 6g，冬瓜仁 10g，桔梗 6g，牛蒡子 10g，麦门冬 10g，五味子 6g，百合 10g，石斛 10g，天花粉 15g，生地 15g，旱莲草 15g，枸杞子 15g，焦山楂、焦槟榔各 15g。

5. 中成药

（1）锡类散：牛黄、青黛、珍珠、生硼砂、西瓜霜、生寒水石等。具有清热利咽，消肿止痛的作用。含服，每次 0.5g，每日 3 次。

（2）吹喉散：僵蚕、白芷、牛黄、牙硝、蒲黄、硼砂、冰片，共研细末备用。具有清热、敛疮、散结的作用。用时吹喉，每日数次。

（3）喉症散：青黛、冰片、硼砂、生石膏、象牙屑、人中白、天花粉、玄明粉、青果炭，共研细末备用。具有解毒祛腐的作用。用于喉癌放疗后，涂口腔溃疡处，每日数次。

6. 单验方

（1）消瘤碧玉散：硼砂、冰片、胆矾共研细末。具有清热利咽、敛疮止痛的作用，每次 0.1～0.3g，点搽患处或吹喉。

（2）经验方：放疗后阴虚内热者，用百合 30g，天冬 15g，麦冬 15g，北沙参 20g，玄参 15g，桔梗 6g，天花粉 15g，炮山甲（先煎）10g，射干 10g，山豆根 5g，青黛 3g，具有滋阴润燥，消肿止痛作用。气阴两虚者，用太子参 15g，生黄芪 30g，茯苓 15g，山药 20g，莲子心 3g，竹叶 15g，北沙参 15g，炒白术 15g，牛膝 10g，升麻 5g，三棱 5g，莪术 5g，能益气养阴，祛瘀止痛。

7. 外科治疗

喉癌的手术治疗方式很多，主要是围绕远期疗效和功能的恢复而设计的。关于喉癌手术方式的选择，经历了一个不断变化的过程。目前总的原则是，依据癌的原发部位和临床分期、病理类型，在保证彻底切除病变的前提下，适当考虑功能的恢复和重建。

喉癌患者死亡的主要原因是颈淋巴结转移或肺转移，因此喉癌患者是否常规行颈淋巴结清除术（简称颈廓清术），是临床上面临的实际问题。到目前为止，对如何选择适应证，颈廓清术放在什么时候，仍存在着不同的意见。现综合各种意见介绍如下。

临床上已经在颈部触及肿大淋巴结时，无论原发灶在什么位置，分期如何，在切除喉部原发癌的同时，均需做治疗性颈廓清，这已经取得了共识。但是，对临床上未触及淋巴结的 N0 患者，是否要常规行预防性颈廓清，确实存在着争议。声门型癌转移发生较晚，手术时有转移者不足5%，故有人主张，对声门型癌颈部未触及淋巴结肿大者，可不做常规的廓清。声门上型和声门下型癌局部血液和淋巴循环丰富，颈部淋巴结转移的机会较多，手术时声门上型转移者可达40%左右，声门下型约为13%～20%，因此对声门上型癌应常规行预防性廓清。也有人持反对意见，认为在未发生转移的情况下，过早廓清有破坏颈部淋巴组织防御功能的可能，不利于预后；且一旦发现有颈淋巴结转移，无论是否廓清，其5年生存率均难超过50%。因此，是否廓清并没有什么实际意义。另外，有人主张行术中探查，发现可疑淋巴结立即送病理检查，阳性者给予廓清。还有人主张，即使是声门上癌，如原发灶小于1cm，病程短，确实无淋巴结转移者，可以在严密观察下暂缓廓清。声门下癌已有声带固定或侵及声门上区者，也应考虑做同侧颈廓清。有资料认为，喉癌Ⅰ、Ⅱ期选择颈廓清术与未做廓清术预后差别不显著，Ⅲ、Ⅳ期有明显差别，因此临床Ⅲ、Ⅳ期者应尽量做选择性颈廓清术。对 N0 特别是 T1、T2 的病例，可免于不必要的颈廓清术。

关于颈廓清的时机，多数人主张在切除原发灶的同时进行，并且先行廓清，然后切除喉部原发灶。也有人主张，对双侧均需廓清者进行二期手术，认为这样对患者损伤小，有利于术后的恢复。经典的颈廓清范围是上起下颌骨和游离缘，下至锁骨上缘，前自颈中线，后达斜方肌的前缘，深层在椎前筋膜浅面，将颈部所有深浅淋巴结、淋巴管以及周围的筋膜、颈阔肌、胸锁乳突肌、肩胛舌骨肌、二腹肌、脂肪组织、蜂窝组织、颈内静脉、颌下腺和部分腮腺及所有被癌组织侵犯的血管、神经等一并切除。由于手术范围大，损失的软组织多，局部易出现伤口感染、坏死、静脉回流障碍、神经损伤等并发症。实践证明，这种较大范围的廓清并不能真正达到提高5年生存率的目的。因此，近年来多数人主张，治疗性廓清在彻底清除可疑淋巴结的情况下，可保留胸锁乳突肌、颈静脉、副神经和其他软组织。这不但对患者的打击较小，有利于术后的恢复，而且5年生存率并没有下降。

8. 放疗

近几十年来，随着放射技术和设备的改进，放疗已成为喉癌的主要治疗方法之一。对于某些早期患者，单纯放疗可以达到治愈目的，也可以作为手术前后的辅助性治疗，增加和巩固治疗效果，弥补手术治疗的不足。

喉癌以鳞状细胞癌为主，一般对放射线比较敏感。分化程度越低，对放疗的敏感性越差。另外，肿瘤外观呈增生型者血液循环丰富，对放射线敏感。肿瘤表面有浅溃疡或溃疡型者对放射线中度敏感，肿瘤呈浸润型、无溃疡者对放疗的敏感性较差。就肿瘤的部位来说，位于声带上部或边缘部的喉癌对放射线最敏感，放疗的效果也最好，位于声门下区者一般不选择放疗。

（1）单纯放疗：主要用于早期声带癌及因全身情况不宜手术治疗的患者。有人认为，放疗可作为早期声门癌的首选治疗方法，包括那些既可以手术又可以放疗的患者，也应当优先考虑放疗，因为放疗能够保全喉的发音和呼吸功能，并且能够达到治疗的目的。但是，对于较晚期的喉癌患者，若能够争取手术切除，最好还是把放疗作为辅助性治疗措施更为妥当。

（2）术前放疗：是目前临床上常用的治疗方法，主要适用于喉癌晚期和肿瘤范围较大的患者。放疗的目的是使肿瘤缩小，癌细胞的活力受到较大的抑制，肿瘤的范围局限，边界清楚，有利于彻底手术切除，并且可以减少或预防因手术而造成的肿瘤扩散或转移。声门下癌经过放疗后再行喉切除，可以减少气管造瘘处的癌复发。

（3）术后放疗：手术后放疗仅仅用于术后复发、颈部淋巴结转移及术中发现有小淋巴结，病理证实有转移者。由于手术使肿瘤局部及其周围血管床破坏，对放射线的敏感性降低，故术后放疗的效果并不理想。

9. 化疗

因为喉癌以鳞癌为主，对化疗不敏感，所以化疗并非喉癌的主要治疗方法，化疗在喉癌治疗中只能作为一种辅助性治疗方法。

对于较晚期的喉癌患者，在术前若没有应用放疗，可化疗一个疗程。对于声门下或跨声门型癌，已手术切除，但又感到不放心者，在全身情况允许时可采用化疗。另外，对于术后复发或颈部出现转移者，在不能再次手术或放疗的情况下，可试用化疗。

目前常用的化疗方案是：

（1）PMD 方案：DDP 40mg/m^2，第 1~3 天静脉滴注；MTX 40mg/m^2，第 1 和第 8 天静脉滴注；VLB 5mg/m^2，第 1 和第 8 天静脉滴注。3 周为一疗程，共 3 次。

（2）PFP 方案：DDP 40mg/m^2，第 1~3 天静脉滴注；5 – FU 300mg/m^2，第 1~5 天静脉滴注；PYM 5mg/m^2，第 8~12 天静脉滴注。3 周为一疗程，共 3 次。

【预防与调护】

1. 预防

喉癌要早发现、早诊断、早治疗，这是保全语音、呼吸和吞咽三大功能，提高生活质量和远期生存率的重要保证。为预防喉癌应做到以下几点：

（1）减少与危险因素接触，养成良好的生活习惯，不抽烟，少喝酒。对从事与石棉粉尘、镍、铬等接触的人员，要采取劳动保护措施。

（2）合理用嗓，声嘶时禁高声，持续性声嘶超过 4 周须引起高度重视，及时检查和治疗。

（3）积极治疗各种慢性咽喉病，对喉角化症、声带白斑、喉乳头状瘤等潜在的危险因素应及时明确诊断，积极治疗。

2. 调护

（1）防止感冒：中医认为，肺主皮毛、司呼吸，喉为肺之门户。喉癌的局部表现多为邪实，整体表现多为正虚，特别是手术和放化疗后，患者机体多属邪去正虚、气血亏损、营卫失调、表虚不固，常出现动则汗出、体质下降、疲倦无力等症状，易于感冒，可嘱患者常服玉屏风散。

（2）患者阴虚内热症状的处理：喉癌患者早期因热毒而伤阴，中晚期因放疗或手术伤阴，常出现口干咽燥、低热盗汗、心烦失眠、手足心热等阴虚内热症状，治宜养阴生津，常用生脉散加味，药用西洋参、北沙参、玄参、生地、麦冬、人参、百合、石斛、玉竹、黄精、天花粉、龟板、鳖甲等。

（3）语言功能的护理：喉癌患者全喉或半喉切除后，语言功能常有障碍，这时医护人员特别是家属，一定要耐心护理，有条件的话应尽可能安装人工喉，并进行耐心认真的语言功能训练，以提高患者的生活质量。

（4）饮食护理：喉癌患者经过手术或放化疗之后，经常局部疼痛难忍，所以饮食应以细软、易消化、富有营养的食物为主。

【临证经验】

1. 常用药对

（1）三棱 5g，莪术 5g　破血行气，消积止痛。三棱具有从血药则治血，从气药则治气的作用，与莪术合用，消积聚癥瘕结块，可用于多种肿瘤。

（2）山豆根 3g，青黛 2g　山豆根大苦大寒，用量宜小（3～5g），青黛咸寒，二味合用，清热凉血解毒，消肿止痛，可用于头面部肿瘤放疗后阴虚热甚者。

（3）鼠妇 10g，僵蚕 10g　鼠妇解毒止痛，主寒热瘀积，湿痰喉症，与僵蚕伍用，治喉疾更佳。

（4）苏木 6g，三七 5g　二者少用和血散瘀，消肿止痛。苏木功用似红花，但性微寒，阳中有阴，降多升少，性能破血。本虚者加人参 5g，沙参 15g。

（5）莪术 15g，郁金 15g　二药寒热为伍，相须为用，具有化瘀散结止痛作用。

（6）牛膝 10g，桔梗 6g　《本草求真》曰："桔梗系提肺气之药，可为诸药舟楫，载之上浮，能引苦泄峻下之剂至于至高之分，俾清气既得上升，则浊气自可下降。"牛膝通利血脉，引血下行。二药一升一降，升少降多，用于喉癌放疗后处方中，作为引经药。如阴虚火旺者，需加用养阴清热之品。

2. 验案举例

案一．李某，男，41 岁，北京人。

2001 年 4 月因外感出现声音嘶哑，就诊于北京医科大学附属第一医院。喉镜检查发现喉癌，行全喉切除术，术后病理诊断为鳞状细胞癌。同年 5 月在该院行放疗。

症状：口干咽燥，乏力，干咳无痰，眠差多梦，舌红少津，苔少，脉细数。

辨证：热毒伤阴，阴津匮乏。

治则：清热解毒，滋阴润燥。

处方：生地 12g，野菊花 9g，金银花 15g，连翘 12g，黄芩 10g，玄参 15g，天花粉 12g，石斛 15g，麦门冬 10g，生苡仁 15g，金荞麦 15g，桔梗 10g，马勃 3g，山豆根 9g，生黄芪 30g，炮山甲（先煎）10g，鳖甲（先煎）10g，鼠妇 10g，僵蚕 10g，莪术 10g，女贞子 15g，生甘草 10g。每日 1 剂，加服扶正解毒口服液，每次 20ml，每日 3 次。

二诊：口干咽燥、干咳明显减轻，夜寐安，大便干，两日一行，舌红苔白，脉沉细。

治则：益气健脾，滋阴补肾。

处方：太子参 15g，生白术 15g，土茯苓 15g，生地 12g，枸杞子 15g，天花粉 12g，麦门冬 12g，天冬 15g，知母 10g，黄柏 10g，生黄芪 30g，石上柏 30g，射干 10g，炮山甲（先煎）10g，鳖甲（先煎）10g，苏木 6g，三七 5g，僵蚕 10g，白花蛇舌草 15g，半枝莲 15g，甘草 6g。每日 1 剂，水煎浓缩，分 2 次服。另予牛黄醒消胶囊，每次 2 粒，每日 3 次，饭后服。连续服用 2 周，以上症状明显减轻。

患者放疗后半年复查，未见异常改变，以后坚持中药治疗。扶正解毒口服液，每次 20ml，每日 3 次；牛黄醒消胶囊，每次 2 粒，每日 3 次，饭后服；软坚消瘤片，每次 3 片，每日 3 次。多次复查未见异常，健在已 5 年。

案二．刘某，女，54 岁，河北人。

2002 年因喉癌术后、放疗后右下颌淋巴结转移来我院就诊。

症状：右下颌淋巴结肿大伴疼痛，周围皮肤轻度红肿，纳少，眠可，小便可，大便干，舌淡，边有齿痕，苔剥脱，脉弱。

辨证：脾胃气虚，痰毒内聚。

治则：益气健脾，化痰散结，佐以抗癌。

处方：太子参 15g，生白术 15g，土茯苓 15g，连翘 15g，夏枯草 15g，芦根 30g，浙贝母 10g，天冬 15g，肉苁蓉 15g，石见穿 15g，石上柏 10g，炮山甲（先煎）10g，僵蚕 10g，白花蛇舌草 15g，半枝莲 15g，焦三仙各 10g，生苡仁 15g，苏木 6g，三七 5g。每日 1 剂，水煎服。同时给予牛黄醒消胶囊，每次 2 粒，每日 3 次，饭后服。连续服用 4 周。

二诊：右下颌肿大淋巴结有所缩小，疼痛消失，周围皮肤红肿已消散，纳食增加，原方加野菊花 10g，葛根 15g。继续服用 2 周。

三诊：右下颌肿大淋巴结进一步变软，患者要求服用中成药。予扶正解毒口服液，每次 20ml，每日 3 次；牛黄醒消胶囊，每次 2 粒，每日 3 次，饭后服。坚持服药，无特殊不适，右下颌淋巴结无增大。现病情稳定，患者仍存活，并能工作半日。带癌生存已 4 年多。

【述评与体会】

目前，喉癌多倾向于多学科的综合治疗，以不断提高患者的生活质量和生存率。一般早期喉癌多运用西医的治疗方法，采取局部手术切除或放疗，以消除肿瘤为目标；中晚期喉癌及手术、放化疗前后，中医辨证施治对改善黏膜损伤、咽喉肿痛有显著的疗效。这种中西医结合、治标与治本兼顾的模式可以明显提高喉癌的综合疗效。

喉癌的预后与分级、分期有关，也与早期发现、早期治疗有密切的关系。有关资料显示，喉癌早期手术和激光治疗的 10 年生存率达 90% 以上。由于喉癌早期症状不明显，且容易被人们所忽视，所以发现时已是中晚期者较多。有时为了尽量保留语言功能，手术不彻底或后期治疗没跟上，也容易造成转移和复发。因此，喉癌的转移复发率还是很高的。研究显示，中药对防止肿瘤的复发和转移有显著疗效。随着综合治疗水平的不断提高，喉癌已成为生存率最高的恶性肿瘤之一。

根据《素问·五常政大论》"能毒者以厚药，不胜毒者以薄药"以及《灵枢·论痛》"胃厚色黑大骨及肥者皆胜毒，故其瘦而薄胃者皆不胜毒"的论述，在临床上可视肿瘤患者的体质情况，重剂与轻剂并用。对于体质强壮者，可大胆使用重剂，药多且量大，药多而紧扣医理，量大而法则不偏。癌为非常之症，非大毒之药不治。《医学源流论·病深非浅药能治》云："天下有治法不误，而始终无效者，此乃病气深瘤，非泛然之方所能愈也。"瓜蒌薤白半夏汤、小陷胸汤、葛根芩连汤佐加抗癌中药治疗喉癌，临床疗效确切。在解毒排毒方面，可用清热解毒抗癌药，如紫花地丁、连翘、蒲公英、龙胆草、夏枯草、山栀子等。清热解毒抗癌的外科常用方包括大黄牡丹皮汤、五味消毒饮、仙方活命饮等。肿瘤患者多存在不同程度的血瘀证，表现为面色晦暗、肿块、疼痛、舌暗有瘀斑瘀点等，与中医的"久病入络，其血必结"的观点相一致。同时，现代研究证实，活血药具有抗癌活性，可使瘤细胞不易着床，因而在辨证的基础上选用当归、赤芍、水红花子、郁金、川芎、牛膝、王不留行等，血瘀重证者选用破血之品，如水蛭、莪术、三棱、土鳖虫等，可达到瘀去病除之效。

□第十章□

胸部肿瘤

第一节 肺 癌

原发性肺癌是世界上最常见的恶性肿瘤之一，且是发病率持续增高的少数几种肿瘤之一。在美国，肺癌居恶性肿瘤死亡率的第 1 位，占全美肿瘤死亡患者的 29%。在过去的20 年中，我国大中城市肺癌的发病率亦逐年上升，尤以近 10 年为甚。在上海，肺癌分列男女恶性肿瘤发病率的第 1 和第 2 位。肺癌多发于 40 岁以上成人，以 50 ~ 69 岁高发，男女发病比例为 2.7：1，尤以 45 岁以上的吸烟男性发病率最高。

肺癌属于中医的"肺积"，"息贲"，"肺疽"，"肺痈"，"肺痿"，"肺花疮"等病症的范畴。《素问·咳论》曰："肺咳之状，咳而喘息有音，甚则唾血，咳则心痛，喉中介介如梗状，甚则咽肿喉痹；肝咳之状，咳则两胁下痛，甚则不可以转，转则两胁下满。"这些症状在肺癌中均可见到。《金匮要略·肺痿肺痈咳嗽上气病脉证并治》中"寸口脉数，其人咳，口中反有浊唾涎沫"的肺痿，"咳即胸中隐隐痛，脉反滑数……咳唾脓血"的肺痈，在肺癌患者中均可见到。《素问·玉机真脏论》曰："大骨枯槁，大肉陷下，胸中气满，喘息不便，内痛引肩项，身热脱肉胭破"，颇似肺癌晚期之表现。《难经》谓："肺之积，名曰息贲，在右胁下，覆大如杯，久不已，令人洒淅寒热，喘咳，发肺痈。"后世《济生方》曰："息贲之状，在右胁下，覆大如杯，喘息奔溢，是为肺积。诊其脉浮而毛，其色白，其病气逆，背痛少气，喜忘目瞑，肤寒，皮中时痛，或如虱缘，或如针刺。"明代张景岳说："劳嗽，声哑，声不能出或喘息气促者，此肺脏败也，必死。"这同晚期肺癌纵隔转移压迫喉返神经的症状颇为一致。《圣惠方》一书中有许多治疗息贲、咳喘等类似肺癌病症的方药记载。

【病因病机】

肺居胸中，其经脉下络大肠，与大肠互为表里。肺主气，司呼吸，主宣发肃降，通调水道，外合皮毛，开窍于鼻。肺为娇脏，喜润恶燥，因而，肺的病症有虚实之分。《内经》云："邪之所凑，其气必虚。"《素问·五脏生成》曰："诸气者，皆属于肺"。因此，肺癌主要是正气虚损，阴阳失调，六淫之邪乘虚而入，邪滞于肺，导致肺脏功能失调，肺气郁阻，宣降失司，气机不利，血行受阻，津液失于输布，津聚为痰，痰凝气滞，气滞血瘀，瘀阻络脉，于是痰气瘀毒胶结，日久形成肺部积块。《杂病源流犀烛》谓："邪积胸中，阻塞气道，气不得通，为痰……为血，皆邪正相搏。邪既胜，正不得制之，遂结成形而有块。"由此可见，肺癌是一种全身属虚，局部属实的疾病。虚以气虚、阴虚、气血两虚多见，实则以痰凝、气滞、血瘀毒结多见。肺气郁闭，积聚日久为息贲；气积痰壅，化热聚毒为肺痈；气积寒凝，阴毒瘀积为肺疽；咳唾日久，肺津大伤为肺痿；气血虚衰，阴阳亏损为虚损。息贲以气积为主，肺痈以痰热为重，肺疽以瘀毒为甚，肺痿以津伤为要，虚损以阴阳为本。肺癌与此五证均有密切关系，因此可以认为肺癌的病因病理及转归可从气积、痰热、瘀毒、津液、阴阳五个方面体现。凡肺癌Ⅰ、Ⅱ期患者可参考息贲、肺痈、肺疽辨治，Ⅲ、Ⅳ期患者可参考肺痿、虚损辨治。

【发病机制】

吸烟是导致肺癌的最主要因素，至少87%的肺癌患者有吸烟史。吸烟不仅对吸烟者有害，对被动吸烟的人群危害也很大。吸烟导致肺癌的风险与开始吸烟的年龄、吸烟时间的长短、每天吸烟的支数呈正相关。香烟中有较高的焦油和尼古丁含量，是否吸带过滤嘴香烟、香烟吸入的深度等均与肺癌的发生密切相关。戒烟促使肺癌发病率下降就是一个很好的例子。其他引起肺癌的原因包括放射、环境和职业污染。石棉是导致肺癌的高危因素，放射性氢元素是导致肺癌的另一重要因素。有人认为，男性易发肺癌，患有慢性弥漫性肺纤维化（原因不明的纤维化性肺泡炎、全身硬化症等）的患者也较易发生肺癌。

【病理表现】

1. 大体分型

肺癌按发病部位可分为两种。

（1）中心型：起源于主支气管的肺癌，称为中心型肺癌。

（2）周围型肺癌：起源于肺段以下的肺癌，称为周围型肺癌。

肺癌按形态可分为管内型、管壁浸润型、结节型、块状型和弥漫浸润型。

2. 组织学分型

（1）鳞状细胞癌：简称鳞癌，在肺癌中最为多见，约占50%，可分为高分化、中分化和低分化三种。

（2）腺癌：腺癌在各类肺癌中约占20%，分为腺泡状癌、乳头状腺癌、细支气管－

肺泡癌三种。近90%腺癌发生于肺的周围。

（3）腺鳞癌：多发生在肺周围，预后没有鳞癌好。

（4）未分化癌：分为小细胞癌（包括燕麦细胞型、中间细胞型、复合燕麦细胞型）和大细胞癌（包括巨细胞型和透明细胞型）。

（5）类癌：为肺内分泌肿瘤。

（6）支气管腺癌：包括腺样囊性癌、黏液表皮样癌、腺泡细胞癌。

上述分型也有不足之处，因此上海医科大学肿瘤医院试用肺上皮性恶性肿瘤组织学分类：

（1）上皮性癌

①鳞癌。

②腺癌：包括支气管表面细胞癌（分为Clara细胞型、Ⅱ型上皮细胞型、分泌黏液柱状细胞型和混合细胞型）和支气管腺细胞癌（分为黏液表皮样癌、腺样囊性癌、腺泡细胞癌）。

③腺鳞癌。

④大细胞癌。

（2）神经内分泌癌

①小细胞癌：包括燕麦细胞型、中间细胞型。

②类癌：包括典型类癌、不典型类癌和黏液类癌。

③腺癌－类癌：为组合型癌。

④非小细胞肺癌中有神经内分泌分化的癌。

由于小细胞肺癌的生物行为与其他上皮性癌显著不同，临床上表现为高度恶性，早期即发生广泛的远处转移，且对放疗、化疗较敏感，因而治疗原则也不同于其他上皮癌。目前世界上倾向于将这两类生物行为不同的癌分为小细胞肺癌和非小细胞肺癌。

【临床表现】

1. 症状

肺癌的症状没有特异性。如果肺癌的高危人群（吸烟者，有石棉、射线、放射性元素氡接触史者，原因不明的纤维化性肺泡炎和全身硬化症患者）出现咯血、咳嗽、胸痛、呼吸困难、喘息或喘鸣、声音嘶哑，或反复发作的肺炎，或由于支气管阻塞使发作的肺炎吸收缓慢、吞咽困难等，均应考虑肺癌的可能性。50%左右的肺癌患者早期症状为体重减轻，衰弱或食欲不振。肺癌发展到晚期，常出现脑、肝、骨或肾上腺转移的症状。肺癌患者还会出现异位内分泌综合征表现，如周围神经疾病、皮肌炎或激素（如抗利尿激素、促肾上腺皮质激素、甲状旁腺激素）分泌失调综合征等。

2. 体征

下列体征可增加支气管肺癌的诊断准确性。

（1）杵状指，伴有或无肥大性骨关节病。

（2）可触及的淋巴结，特别是锁骨上区；孤立的腋下淋巴结肿大很少是由肺癌引起。

（3）肺不张、实变或胸膜腔积液，但属非特异性的。

（4）上腔静脉阻塞。

（5）上臂感觉丧失，小鱼际肌肌力减弱，Horner′s 综合征。

（6）肝脏不规则肿大，脑、骨、皮肤或其他部位的转移体征。在高度危险的患者中，多为支气管肺癌所致。

【临床分期】

1. TNM 分期（UICC，1997 年）

T　原发肿瘤

Tx　隐性癌，在支气管分泌物中找到癌细胞，但影像学或支气管镜检查未发现肿瘤。

T0　无原发癌的征象。

Tis　原位癌。

T1　肿瘤最大直径≤3cm，周围为肺癌组织或脏层胸膜。支气管镜下未见肿瘤向支气管近端侵犯（不在主支气管）。

T2　肿瘤最大直径＞3cm 或侵犯主支气管，但距隆突≥2cm；侵犯脏层胸膜；或任何大小的肿瘤侵犯肺门区，并伴有关联的肺不张或阻塞性肺炎，其范围不超过全肺。

T3　肿瘤任何大小，并向邻近器官直接侵犯，伴有以下任何一项：侵犯胸壁（包括肺上沟、膈肌、纵隔胸膜或壁层心包）；在支气管镜下与隆突相距不到 2cm，但未侵犯隆突；与肿瘤关联的肺不张或阻塞性肺炎范围达全肺。

T4　任何大小的肿瘤侵犯以下任何一项：纵隔、心脏、大血管、气管、食管、椎体或隆突；一个肺叶内有散在的肿瘤结节；伴有恶性胸腔积液。

注：表浅肿瘤可只侵犯支气管壁，这时不论侵犯范围多大，甚至侵及主支气管的远端，也均为 T1。

肿瘤患者的胸腔积液在多数情况下是由肿瘤引起，但也有少数患者反复多次细胞学检查均为阴性，这种积液为非血性，也不是渗出液。这时如临床症状也不符合肿瘤，可仍分为 T1，T2 或 T3。

N　淋巴结转移

Nx　无法估价区域性淋巴结的转移情况。

N0　未发现有区域性淋巴结转移。

N1　有同侧支气管周围和/或同侧肺门淋巴结转移，包括原发癌的直接侵犯。

N2　有同侧纵隔淋巴结转移和/或隆突下淋巴结转移。

N3　对侧纵隔、对侧肺门、同侧或对侧前斜角肌或锁骨上淋巴结转移。

附：肺癌分期的区域淋巴结

N1 淋巴结：肺门、叶间、叶、肺段或亚段。

N2 淋巴结：上纵隔淋巴结，包括最上纵隔、气管旁上部、气管前和气管后、气管旁下部（包括奇静脉）淋巴结，主动脉淋巴结，主动脉下（主肺动脉窗）、主动脉旁（升主动脉或膈）、下纵隔、隆突下、食管旁（隆突以下）和肺韧带淋巴结。

M 远处转移

Mx 无法估价是否有远处转移。

M0 未发现远处转移。

M1 有远处转移（包括同时发现的不同肺叶内的散在结节）。

2. TNM 临床分期

隐性癌 TXN0M0。

0 期 TisN0M0。

Ia 期 T1N0M0。

Ib 期 T2N0M0。

Ⅱa 期 T1N1M0。

Ⅱb 期 T2N1M0，T3N0M0。

Ⅲa 期 T1N2M0，T2N2M0，T3N1M0，T3N2M0。

Ⅲb 期 任何 T，N3M0，T4 任何 NM0。

Ⅳ期 任何 T，任何 N，M1。

【诊断】

在详细询问病史，结合临床症状、体征及特殊表现的基础上，对疑似病例可进行下列有关检查。

1. 胸部 X 线检查

该项检查是重要的检查项目，但应注意以下几点。

（1）胸部 X 片正常时并不能排除支气管肺癌。

（2）一个极为常见的错误是因为没有拍摄侧位片而漏诊。

（3）大多数周围型肿瘤直径大于 1cm 时胸部 X 线片上才能见到，中央型肿瘤可由于生长在大气道内或是"隐藏"在纵隔内，以致发现时已长得很大。如果怀疑肿瘤生长在大气道内，断层或气管斜位片可能是有用的，但支气管内窥镜是更为肯定的诊断方法。

2. CT 检查

（1）分期：对术前发现胸内淋巴结最有价值，并可了解肿大淋巴结的部位，协助确定外科手术范围，是 X 线分层片所不能代替的检查。

（2）定位：可区分肿块是来自纵隔还是肺或胸膜。

（3）了解肿瘤侵犯的部位和范围：如心包和胸膜积液，胸壁、横隔、肋骨侵犯等。

（4）搜索位于隐蔽部位的病灶：隐蔽部位病灶最多见于脊柱旁槽，其他如肺尖、肺门区、隔面上下部、侧胸壁处等。如搜索较小病灶时可采用 <1cm 的薄层分层，以免遗漏。

3. CT 引导下的针刺活检

适用于以下几种情况：

（1）隐蔽部位病灶，仅在 CT 下显影者。

（2）纵隔、肺或胸膜病变，虽经胸片、纤维支气管镜、痰检或常规穿刺，仍不能找到可靠的病理依据。

（3）肺内病灶≤2cm，部位较深或 X 线定位困难者。CT 引导下针刺活检成功率为92.8％，诊断正确率为92.3％，并发症为21.4％，包括少量出血和气胸。

（4）显示肿块的特征，CT 可清晰地显示癌性空洞，常优于局部分层片的表现。

4. 磁共振成像

与 CT 相比，MRI 有其独特的优越性，主要是可区分血管和实质性病变，区分肺门血管和肺门淋巴结。其缺点是费用较高，隆突下或纵隔内因有脂肪组织存在，MRI 诊断该处淋巴结肿大时的假阳性率较高。

5. 痰细胞学检查

痰细胞学检查可确诊70％的病例。痰细胞学检查的标本应在痰咯出后两小时内送至实验室。清晨取标本是不必要的。

6. 支气管镜检查

支气管镜检查能够发现70％的肿瘤，而活检可以获得明确的细胞学类型。气管或隆突受侵犯或气管被淋巴结压迫时，提示肿瘤不能手术。支气管镜检查对于上腔静脉阻塞的患者不会增加危险性。

7. 胸膜腔穿刺和胸膜活检

胸水不总是由肿瘤扩散至胸膜所致，也可为肿瘤远端的肺炎或淋巴管阻塞的反应。胸水的细胞学检查比痰细胞学检查更易于误诊。

8. 经皮针吸活检

这对经支气管活检困难的周围型肺癌的诊断是有意义的，准确率达90％。

9. 怀疑转移组织的活检

10. 纵隔镜检查或纵隔切开术

这是上腔静脉阻塞时安全而有效的诊断方法。

11. 肿瘤标记物的检查

肿瘤标记物是重要的辅助检查方法，目前多作为参考。综合应用常规检查方法后，约80％～90％的肺癌患者可以确诊。多巴脱羧酶（DDC）、神经元特异性烯醇化酶（NSE）、胃泌素和蛙皮素、神经降压素和肌酸激活酶（CKBB）等标记物对小细胞肺癌的诊断有较好的敏感性和特异性。癌胚抗原（CEA）诊断肺癌的阳性率为40％～60％。癌性胸水和气管洗涤液中的 CEA 常明显增高。肺癌易误诊为：肺结核（有40％～48％的肺癌在早期可误诊为肺结核），肺脓疡，肺炎，皮肌炎，肺良性肿瘤（如错构瘤、血管瘤、纤维瘤、脂肪瘤）等。

【治疗】

1. 治疗原则

手术、放疗、化疗、中医中药是肺癌治疗的综合手段，根据病情选择不同的治疗方法常可以取得较好的疗效。

小细胞肺癌首选化疗，然后可根据病情考虑是否放疗。鳞癌和腺癌应及时手术治疗，如有转移可加放疗和化疗。在手术、放化疗的整个过程中，均应采用中医中药治疗。中医中药不仅对放化疗有增敏作用，而且对减轻放化疗的副反应也具有显著疗效。

2. 中医辨证施治

（1）阴虚内热证

证候：干咳少痰，或痰少而黏，不易咳出，或痰中带血，气短胸痛，心烦不眠，或低热盗汗，口干便燥，咽干声哑，苔薄黄或薄白，舌红或暗红，脉细数。此型多见于肺癌的Ⅱ期，偶见于Ⅲ期。

基本治法：养阴化痰，清热解毒，佐以抗癌。

方药运用：清气化毒饮（《医宗金鉴》）合桔梗杏仁煎（《景岳全书》）加减。

沙参30g，桔梗10g，杏仁10g，前胡10g，生地15g，天冬15g，麦冬15g，川贝母10g，百合30g，阿胶10g，白及15g，全瓜蒌30g，夏枯草15g，半枝莲15g，山海螺15g，白花蛇舌草30g，鱼腥草30g。

方中沙参、天冬、麦冬、百合、生地滋阴润肺，阿胶、白及养阴止血，桔梗、杏仁、前胡、川贝母、全瓜蒌宣肺止咳化痰，夏枯草、半枝莲、山海螺、白花蛇舌草、鱼腥草清热解毒，佐以抗癌。

加减：低热者，加青蒿30g，白薇15g，地骨皮30g；胃纳不佳，便溏者，当培土生金，加炒白术15g，山药20g，茯苓15g；虚烦不眠者，加知母10g，五味子10g，炒枣仁30g；气短乏力，加太子参15g，生黄芪30g；胸腔积液者，加葶苈子15g，水红花子8g，猪苓15g，龙葵30g，蝼蛄3g。

（2）痰湿蕴肺证

证候：咳重痰多，胸闷纳呆，神疲乏力，胸憋气短，腹胀便溏，四肢沉重，苔白腻，舌淡胖，脉滑或滑数。

基本治法：健脾化痰，解毒散结。

方药运用：异功散（《小儿药证直诀》）合二陈汤（《太平惠民和剂局方》）加味。

太子参15g，白术10g，茯苓15g，陈皮10g，清半夏10g，制南星10g，前胡10g，桃仁10g，杏仁10g，皂角刺6g，蜂房5g，猫爪草30g，半枝莲30g，龙葵30g，生薏苡仁30g，白花蛇舌草30g。

方中异功散与二陈汤合用，健脾燥湿化痰；制南星、前胡、桃仁、杏仁、皂角刺活血化瘀，祛痰止咳，消痛止痛；生苡仁、猫爪草、半枝莲、龙葵、白花蛇舌草、蜂房清热解毒，活血消肿。

加减：气虚喘咳加西洋参 10g，鼠妇 5g；痰多加海浮石 30g，橘红 10g，川贝母 10g，或紫菀 10g，款冬花 10g，海浮石 15g，寒水石 15g；痰色黄加鱼腥草 15g，黄芩 15g；腹胀便溏加炒白术 15g，山药 20g，莲须 30g，炒莱菔子 15g。

（3）气血瘀滞证

证候：咳嗽不畅，痰血暗红，气急胸痛如锥刺，喘憋不得卧，大便秘结，失眠唇暗，舌绛红，有瘀斑，苔薄黄，脉细弦或涩。

基本治法：活血化瘀，理气止痛。

方药运用：桂枝茯苓丸(《金匮要略》) 合增味四味汤(《济阴纲目》) 加减。

桂枝 6g，丹皮 15g，桃仁 10g，赤芍 10g，茯苓 15g，三棱 15g，莪术 15g，川芎 6g，熟地 12g，当归 10g，桔梗 10g，杏仁 10g，穿山甲（先煎）10g，铁树叶 30g，石见穿 30g，干蟾皮 6g，白花蛇舌草 30g。

桂枝茯苓丸与增味四味汤合用，养血活血，理气止痛，桔梗、杏仁宣肺止咳化痰，穿山甲、石见穿软坚散结，铁树叶、干蟾皮、白花蛇舌草清热解毒抗癌。

加减：大便秘结加火麻仁 15g，郁李仁 15g，肉苁蓉 20g；痰中带血加藕节 15g，白茅根 30g，仙鹤草 15g，旱莲草 10g，三七粉（分冲）3g，白及 10g，花蕊石 15g。

（4）肺肾阴虚证

证候：咳嗽气短，咳痰无力，动则喘促，间或咳血，胸闷腹胀，面色苍白，腰膝酸软，潮热盗汗，舌红苔少，脉细无力。

基本治法：润肺补肾，解毒散结。

方药运用：麦味地黄丸(《医级》) 加减。

麦冬 15g，五味子 10g，熟地 12g，山萸肉 15g，茯苓 15g，丹皮 15g，泽泻 12g，沙参 15g，百合 30g，僵蚕 10g，山海螺 15g，川贝母 12g，蜂房 5g，铁树叶 15g，夏枯草 15g。

麦味地黄丸是在六味地黄丸基础上，加麦冬、五味子而成。该方补中有泻，寓泻于补，为通补开合之剂；更加百合、川贝母润肺敛阴，止咳化痰；僵蚕、蜂房、山海螺、铁树叶、夏枯草清热解毒，散结抗癌。

加减：口干咽干加沙参 10g，天花粉 10g，生地 10g，玄参 10g，石斛 10g，天冬 10g，知母 10g；高热不退加大青叶 10g，丹皮 10g，寒水石 15g，生石膏 15g，紫草 6g，青蒿 20g，羚羊角粉（冲）1g；胸背疼痛加延胡索 10g，防己 5g，苏木 5g，乳香 3g，没药 3g，全蝎 3g，细辛 2g，椒目 3g。

3. 中成药

（1）参莲胶囊：药用苦参、半枝莲、山豆根、防己、三棱、莪术、丹参、补骨脂、苦杏仁、乌梅、白扁豆。清热解毒，活血抗癌，软坚散结，每次 6 粒，每日 3 次。

（2）抗癌平丸：药用珍珠菜、藤梨根、香茶菜、肿节风、蛇莓、半枝莲、兰香草、白花蛇舌草、石上柏、蟾酥。具有清热解毒，散瘀止痛的功效。口服，每次 0.5～1g（1/2～1 袋），每日 3 次，饭后半小时或遵医嘱服。部分患者可见荨麻疹或胃部不适等不良反应。

（3）消癌平：为乌骨藤提取液。具有抗癌、消炎、平喘的功效。口服，每次 8～10 片，每日 3 次。

（4）康莱特注射液：其有效成分是薏苡仁脂乳剂，具有健脾清肺、利水渗湿作用，主治肺癌等。

4. 单验方

（1）验方一：南沙参 30g，北沙参 30g，天冬 15g，麦冬 15g，百部 15g，鱼腥草 30g，山海螺 15g，薏苡仁 15g，金银花 30g，干蟾皮 5g，葶苈子 15g，八月札 12g，苦参 15g，白花蛇舌草 30g，牡蛎 15g，白英 15g，龙葵 15g。

（2）验方二：鱼腥草 10g，草河车 15g，白花蛇舌草 30g，生地 15g，麦冬 15g，石斛 15g，太子参 15g，五味子 15g，葶苈子 15g，瓜蒌 15g，紫河车 10g，阿胶（烊化）10g。

（3）新癌煎：南北沙参各 15g，望江南 15g，野菊花 10g，怀山药 10g，白花蛇舌草 30g，煅牡蛎 15g，夏枯草 15g，海藻 15g，海带 10g，玄参 15g，天花粉 15g，川贝母 12g，丹参 15g，炙山甲（先煎）15g，炙鳖甲（先煎）20g，生地 12g，五味子 15g，王不留行 15g，麦冬 15g，蒲公英 15g，石见穿 15g，百部 15g，徐长卿 15g，地骨皮 15g，白英 15g，丹皮 10g，鱼腥草 30g，紫花地丁 30g，鸡内金 30g。上药共为细末，炼蜜为丸，每丸 6g，每次 2 丸，每日 2 次。

5. 手术治疗

原发性肺癌经细胞学和（或）组织学确诊为Ⅰ期、Ⅱ期及部分Ⅲ期患者，全身情况可耐受手术（通常全肺切除在 65 岁以下，肺叶切除在 70 岁以下，呼吸功能可胜任手术）时，应以手术或争取手术治疗为主。手术治疗的原则为：彻底切除原发灶和胸腔内可能转移的淋巴结，尽可能保留正常肺组织。手术治疗肺鳞癌的疗效最好，腺癌次之，小细胞肺癌最差。肺癌早期切除后的长期存活率高，总的术后 5 年、10 年生存率分别为 35% 和 20%。

6. 放疗

（1）放疗对小细胞肺癌疗效最佳，鳞癌次之，腺癌最差。除癌细胞的类型对放疗的敏感性有差异外，肿瘤的大小、癌细胞的分化程度、瘤体细胞群的构成比例及瘤床的情况等对疗效也有影响。

根据治疗目的，放疗可分为根治性治疗、姑息性治疗、术前治疗、术后治疗和腔内放疗。放射剂量可根据病理类型、病程、病灶大小及患者一般情况而定。常见的放疗反应包括疲乏无力、食欲不振、恶心呕吐、失眠等，也可引起并发症。

（2）放疗并发症的治疗

①食管损伤：急性放射性食管炎较为常见，多出现于放射开始后 2 周左右，化疗（CTX、ADM）与放疗合用时更为严重。常见食道狭窄、粘连、溃疡和瘘管形成等，化疗后期食管损伤较少见。

②肺损伤：急性放射性肺炎很常见，多发生于放疗开始后 6 个月左右，即在放疗即将

结束时。放射肺炎的产生与肺接受放射的剂量有关，且与照射体积、每次的分割剂量、是否与化疗合用以及放射前肺部是否存在疾病（如老慢支、肺气肿）有关。急性放射性肺炎的治疗主要是休息，可使用激素和扩张支气管的药物，必要时需吸氧，合并感染时宜用抗生素。放疗后期放射性损伤多发生于照射后1年以上，表现为肺纤维化。放疗肺纤维化的发生率为50%左右。此外，应避免博莱霉素等化疗药与放射合用。

③心脏损害：放疗期间产生的急性放射性心脏损害常常是亚临床的，但通过心电图、心功能检测可发现ST段改变及心脏收缩力减弱。放疗后期的心脏损害表现为心包炎，较少见。临床应注意避免放疗与ADM合用。

④脊髓炎：骨髓的放射损伤主要见于放疗后期，表现为横断性截瘫，常发生于放疗后2年以上，然而绝大多数患者常在产生并发症之前已因肿瘤复发或转移而死亡。

肺癌放疗后出现上述损伤时，临床表现为干咳、胸闷痛、偶见痰中带血丝、心悸气短、口咽干燥、自汗、进食时疼痛、肢体麻木、有蚁行感、眠差纳呆、脉细数、舌苔黄等气阴两伤、热盛络阻之证，治宜益气养阴，清热润肺，活血通络，常用生黄芪30g，沙参15g，麦冬15g，石斛15g，地骨皮30g，浮萍15g，菊花10g，银花15g，桔梗10g，丝瓜络10g，鼠妇10g，九香虫10g，苏木5g，三七5g，五味子10g，生甘草10g。临证除辨证治疗外，还要特别注意预防食道狭窄、粘连、溃疡、瘘管形成和肺纤维化的发生，可在放疗之初或提前服用中药，以减轻或防止放疗损伤，常在上方的基础上加鼠妇10g，九香虫10g，桃仁6g，威灵仙15g，生蒲黄（包煎）10g。

7. 化学治疗

全身化疗在肺癌的治疗中应用较广。小细胞肺癌有胸内淋巴结转移时，化疗为首选方法；手术或放疗后辅以化疗可减少复发和转移；诱导治疗能使晚期患者病变缩小，争取手术或放疗机会；对已有远处转移者，化疗结合对症治疗可改善症状，延长生存期。

（1）*小细胞肺癌常用联合化疗方案*

一线化疗方案：美国NCCN指南对小细胞肺癌的一线化疗方案包括：①局限期，EP方案（DDP/VP-16）或CE方案（CBP/VP-16），同时联合放疗。②广泛期，除EP、CE方案外，DDP/CPT-11方案亦可应用。

二线化疗方案：肺癌在3个月内复发且体质较好，可考虑用紫杉醇、多西紫杉醇、健择（吉西他滨）、异环磷酰胺等；复发超过3个月，可考虑应用拓扑替康、依立替康、CAV方案（CTX/ADM/VCR）、健择、紫杉醇或口服VP-16或诺维本等；肺癌复发超过6个月以上，仍可维持一线方案。

①CAV方案：即环磷酰胺（CTX）加阿霉素（ADM）和长春新碱（VCR）。

CTX 1000mg/m^2，第1天静脉滴注；ADM 40~50mg/m^2，第1天静脉滴注；VCR 1mg/m^2，第1天静脉滴注。每3周为一疗程。

CAV方案在20世纪80年代被认为是小细胞肺癌化疗的"标准"方案。

②EP方案：即依托泊苷（VP-16）加顺铂（DDP）。

VP－16 100mg/m², 第1～3天静脉滴注；DDP 100mg/m², 第1天静滴（水化）。每3周为一疗程。

为数众多的研究表明，EP方案对CAV失败的病例有效率可达40%～50%，与补救方案的疗效通常不足10%对比，被认为是CAV失败后标准的补救治疗方案。

③CE方案：即卡铂（CBP）加足叶乙甙（VP－16）。

卡铂500mg，第1天静脉滴注；VP－16 100mg，第1～5天静脉滴注。第21天重复，共5个疗程。

有研究认为，CE方案价格低，副反应少，患者易于接受，非常适合在基层医疗单位推广，是治疗晚期小细胞肺癌理想的化疗方案。

（2）非小细胞肺癌常用化疗方案

① CAP方案：即环磷酰胺（CTX）加阿霉素（ADM）和顺铂（DDP）。

CTX 400mg/m²，第1天静脉滴注；ADM 40mg/m²，第1天 静脉滴注；DDP 40mg/m²，第1天静脉滴注。每4周为1疗程。

②GT方案：即健择（Gemz）加紫杉醇（TAX）。

健择1g/m²，第1、8、15天静脉滴注（30分钟）；TAX 60～90mg/m²，第1、8、15天静脉滴注（需防过敏）。每4周重复1次，共2～3个疗程。

③GP方案：即健择（Gemz）加顺铂（DDP）。

健择1g/m²，第1、8、15天静脉滴注（30分钟）；DDP 80～100mg/m²，第2天静脉滴注（水化）。每4周重复1次，共2～3个周期。

另外还有EP、TC、IVP、MVP、MIP等治疗方案。

李景苏等从药物经济学角度比较了IVP（异环磷酰胺＋长春地平＋顺铂）、MVP（丝裂霉素＋长春地平＋顺铂）和CAP（环磷酰胺＋阿霉素＋顺铂）治疗非小细胞肺癌的疗效后认为，MVP是晚期非小细胞肺癌的最佳治疗方案。鲁露等以国产吉西他滨（泽菲）代替进口的健择，与顺铂联合应用，组成GP方案，治疗Ⅲ～Ⅳ期肺癌。泽菲1.0g/m²，第1和第8天静脉滴注；顺铂30mg/m²，第1～3天静脉滴注。21天为1疗程，连用2个疗程，有效率达47.5%，其价格比健择与顺铂联合应用要低，容易被患者接受。

8. 生物治疗

生物治疗通过调动宿主的天然防卫机制或给予天然（或基因工程）产生的针对性、靶向性很强的物质来取得抗肿瘤的效应。生物治疗具有针对性、特异性和有效性高，副反应小，对正常造血、免疫等器官功能都没有明显毒副反应的特点，各期患者可长期接受治疗，并可带瘤生存。

（1）体细胞疗法与细胞因子疗法

①体细胞疗法：包括LAK、TIL、CIK、CD3、AK、AKM、DC等。

②细胞因子疗法：包括干扰素（IFN－α、IFN－β、IFN－γ等），白介素（IL－2、IL－4、IL－7、IL－11、IL－12等），造血刺激因子（EPO、G－CSF、GM－CSF、TPO、

IL－3、IL－11 等），坏死因子（TNF－α 等）和修复因子（GM1、EGF、β－FGF 等）。

③体细胞疗法与细胞因子疗法联用：CIK/IL－2、TIL/IL－2、LAK/IL－2、DC/IL－2/IFN－γ、AKM/IFN－γ、IL－2/IFN－α/TNF－α 等。

（2）生物反应调节剂的应用

①转移因子。

②胸腺肽：胸腺五肽、胸腺肽 α1 等。

③多糖类：香菇多糖、菌壁多糖等。

（3）肿瘤分子靶向治疗

肿瘤生物治疗近年来最重要的进展是分子靶向治疗药物的成功应用，包括：

①单抗类分子靶向治疗药物：如 Avastin，对新血管生成有抑制作用，从而抑制肿瘤的生长。

②小分子靶向治疗药物：ZD 1839（Iressa）、OSI 774（Tarceva）等。2003 年 5 月 5 日 Iressa 被 FDA 批准用于含铂类或泰索帝方案化疗失败的晚期非小细胞肺癌。Tarceva 对 Iressa 耐药或无效的患者依然有效。

（4）生物治疗的联合应用

①分子靶向治疗联合免疫治疗（Iressa ＋ CIK/IL－2）。

②生物治疗联合中医药治疗。

目前，医学界对生物靶向治疗的热情很高，也取得了相当满意的效果，但由于缺乏合适的靶向、药物品种较少、费用过于昂贵等，没有可供临床医生长期使用的方案，因而限制了其使用。

9. 综合治疗

一般所说的综合治疗，不包括中医中药的应用。其实，综合治疗是全方位的，应包括手术、放疗、化疗、生物治疗、中医药治疗等。在化疗过程中，可用小剂量的化疗药物配合中药，这样不仅可提高化疗药物的有效率，而且可大大降低化疗药物的毒副反应，患者很容易接受。对于多数早期肺癌病例，综合治疗可以提高患者的治愈率和生活质量；对中晚期肺癌患者，通过综合治疗也有相当一部分可以治愈，并能延长生存期和改善生活质量。

【预防与调护】

1. 预防

（1）应积极控制吸烟，禁止未成年人吸烟，禁止在公共场所吸烟，多到空气新鲜的自然环境中活动。

（2）对长期吸烟、慢性咳嗽、接触放射性物质和石棉尘等人员和有家族性肿瘤史者，应作为重点普查对象，定期检查。

2. 调护

（1）肺癌术后及放化疗后，应加强功能锻炼。

（2）注意个人卫生，做好口腔护理。

（3）注意保暖，预防感染的发生。

（4）增加营养，忌食辛辣刺激之品，禁烟戒酒。

【临证经验】

根据古人的论述，肺癌是一种全身属虚、局部属实的疾病，虚以气虚、阴虚、气血两虚多见，实以痰凝、气滞、血瘀毒结多见。气血阴阳亏损为本病的辨证要点，气积、痰热、瘀毒、津伤在整个疾病过程中起着重要作用。

1. 常用药对

（1）天南星6g，旋覆花10g 消肿散结，用于肺癌顽痰咳嗽。

（2）青黛3g，鱼腥草10g，紫菀10g 用于肺癌咳血。此外，还可用于因放疗或化疗所致的口腔溃疡。

（3）花蕊石6g，白及15g 用于肺癌阴虚火旺，咯血不止。

（4）山豆根5g，石上柏30g 清热解毒抗癌。

（5）西洋参5g，蛤蚧粉6g 益气养阴，用于肺癌气阴两虚，动则气喘。

（6）牛蒡子10g，葶苈子15g 清热化痰，用于肺热咳嗽气喘。

（7）人参3g，苏木5g，三七5g 乃补中寓泻之法，用于肺癌面黑气促，大量咯血。

（8）紫菀9g，款冬花9g 用于肺虚久咳，痰中带血，或放射性肺炎久咳不止，可再加川贝、麦冬、阿胶等。

（9）百合30g，款冬花9g 用于肺癌气虚久咳，痰中带血，对放疗引起的肺纤维化，可加桃仁5g，鼠妇6g。

（10）麦冬15g，地骨皮30g 用于肺癌放疗后阴虚，口干渴，不能食。

（11）麦冬15g，地骨皮30g，浮萍15g 在放疗前应用，以达到对放疗增敏和降低放疗损伤的作用。

2. 验案举例

案一．沙某，男，43岁，四平市人。

1982年3月反复感冒，咳嗽，发热，经抗炎治疗症状缓解，但时常反复，咳痰中偶有血丝。同年4月在当地医院检查，X线片发现右肺门处阴影，边缘不整，肺纹理增粗。给予抗痨治疗一个月，再行拍片，肿物未见缩小，症状无缓解，仍有乏力、纳差、消瘦、咳嗽、胸骨后闷痛，偶出现心悸，疑为肺癌。同年7月来北京行支气管镜活检，证实为"肺腺癌"，为中心型，无法切除。在北京某医院行化疗，方案为"MFV"：5-FU 500mg，静脉点滴，每周2次；Mitamycim C 4mg，静脉点滴中冲入，每周1次；VCR 1mg，静脉点滴中冲入，每周1次。三药联合应用，共化疗6周，症状有所缓解，咳嗽减轻，痰中血丝消失，X片提示肺门阴影缩小，断层测量缩小不足25%，稳定出院。1983年1月发现右锁骨上肿物，胸闷，气短，咳嗽加重，吐白黏痰，转来我院门诊，除上症状外，兼纳差、便溏。查体：面色苍白无华，右锁骨上肿块明显，约4cm×3cm，多个淋巴结融合在一起。

听诊：右肺呼吸音低，无干湿啰音，舌质淡红，苔白腻，脉沉细数。

辨证：脾肺气虚，痰湿凝聚。

治则：健脾益气，化痰散结。

处方：四君子汤合二陈汤加味。

党参12g，白术10g，土茯苓15g，陈皮10g，清半夏10g，生薏苡仁15g，浙贝母10g，桔梗12g，夏枯草15g，山海螺10g，草河车15g，败酱草12g，鱼腥草15g，白花蛇舌草15g，甘草10g。每日1剂，水煎分2次服。连服7剂。

二诊：食欲增加，咳痰比前好转，二便正常，仍有咳嗽，胸闷，眠差梦多，脉象细数，苔白，舌质淡红有齿痕。原方加杏仁10g，僵蚕10g，远志10g。另予西黄丸，每次3g，每日2次。

1983年4月收住我院，行中药加化疗治疗。EMF方案：5-FU 500mg静脉点滴，每周2次；Mitomycin C 4mg，静脉点滴中冲入，每周1次；Endoxan 400mg静脉滴注，每周2次。共6周。化疗同时配合补肺健脾，益气生血中药，处方：生黄芪30g，当归10g，生地10g，赤芍10g，党参15g，白术10g，土茯苓15g，清半夏10g，五味子10g，桔梗10g，杏仁10g，冬虫夏草6g，焦三仙各10g。每日1剂，浓煎分2次服。化疗反应不明显。化疗后复查X片，肺部阴影无明显改变，右锁骨上淋巴结稍有缩小，咳嗽等症状减轻。化疗结束后，患者要求带药回当地治疗。处方：芦根30g，桃仁10g，杏仁10g，冬瓜仁10g，生苡仁15g，鱼腥草30g，僵蚕10g，百部15g，桔梗12g，浙贝母12g，白屈菜15g，太子参15g，仙鹤草15g，白花蛇舌草15g，草河车15g。30剂。又予人工牛黄散1料（人工牛黄、乳香、没药、三七粉、浙贝母、山慈菇、僵蚕、鸡内金等，共为细末，装胶囊），每次2粒，每日3次；征癌片（夏枯草、草河车、山豆根，提取精制成片），每次3～4片，每日3次。连续服药3个月，病情稳定。1983年10月和1984年6月先后化疗2次，患者精神好转，食量增加，右锁骨上淋巴结明显缩小，大者1.5cm×1cm，小者1cm×0.5cm，质硬，不痛，不影响颈部活动，并能从事轻度工作。此后坚持服中药或中成药，带瘤存活4年零2个月，死于感冒并发感染。

案二．左某，男，51岁，山东人。

患者长期接触有毒化学物质。自1984年春节后无明显诱因出现胸内刺痛，时发时止，尤在夜间加重，服止痛药片可缓解。曾按冠心病治疗无效，日渐消瘦，2个月内体重减轻5公斤多，疲乏无力，胸痛咳嗽，痰中带血。在当地医院拍X片，发现右肺中外部有阴影，周围毛刺状，并有肺门淋巴结肿大。转来北京肿瘤医院行支气管镜检查，活检病理诊断为右肺小细胞性未分化癌，劝其住院治疗。患者恐惧化疗，自动出院，于同年7月来我院门诊治疗。

症状：胸痛胸闷，咳嗽无痰，消瘦乏力，心悸失眠，舌质红，苔薄，脉细稍数。

治则：宽胸通阳，宣肺宁心。

处方：瓜蒌薤白半夏汤合通宣理肺汤加减。

瓜蒌 15g，清半夏 10g，薤白 10g，橘红 10g，桔梗 10g，苏梗 10g，浙贝母 10g，款冬花 10g，夏枯草 15g，鱼腥草 15g，延胡索 10g，郁金 10g，草河车 15g，白屈菜 15g，莲子心 10g，甘草 10g。每日 1 剂，水煎浓缩，分 2 次服，连服 7 剂。胸痛好转，胸闷减轻，眠可，食欲增加，精神改善。

二诊：收住院，行中药加化疗治疗。1984 年 8 月开始化疗：第一疗程 VEP 方案，VCR lmg，静脉点滴中冲入，Endoxan 800mg 静脉滴注，均为每周 1 次。强的松 30mg，每日 2 次，每周递减 10mg，共用 6 周。配合中药。X 线拍片检查，肿瘤没有完全消失。建议放疗 5 周，后因血象降低，肝功能 GPT 增高而停止放疗。共接受放疗量 5000Gy，恶心，食欲不振。放疗期间配合中药滋阴清热，解毒抗癌。处方：沙参 15g，麦冬 15g，天冬 12g，金银花 15g，连翘 10g，板蓝根 15g，生黄芪 30g，生薏苡仁 30g，生地 12g，枸杞子 15g，清半夏 10g，淡竹茹 10g，甘草 10g。每日 1 剂。放疗后口干咽燥有所加重，咳嗽有黄痰。复查 X 线，肿物基本消失，两肺纹理增粗。为巩固治疗，予千金苇茎汤合百合固金汤加味。处方：苇茎 30g，桃仁 10g，杏仁 10g，冬瓜仁 10g，生薏苡仁 15g，百合 10g，生地黄 12g，沙参 15g，百部 15g，川贝母 12g，鱼腥草 15g，桔梗 12g，生黄芪 30g，紫菀 10g，败酱草 12g，白屈菜 15g，草河车 15g。配以加味西黄胶囊，辅以气功和饮食治疗。患者边治疗，边工作，坚持气功锻炼，一年四季不间断，目前仍健在，已存活 6 年半。复查除肺纹理增粗外，肺门阴影无改变，肝功能已恢复正常。

按语：本案小细胞未分化癌从发现到接受化疗相隔近 8 个月之久。肿瘤晚期经中西医结合治疗，达到临床治愈，证实肿瘤并非不治之症。只要治疗积极得当，是可以治愈的。

案三．李某，男，62 岁，北京某大学教授，2004 年 7 月 15 日就诊。

病史：6 个月前在面部、前胸、上肢外侧反复发作"皮肌炎"，经各种抗过敏治疗，疗效不明显，最后经某医院诊断为右肺小细胞未分化癌脑转移，行放化疗，20 天后来我院就诊。

症状：近半年来反复出现上身过敏反应，伴皮肤瘙痒。经放化疗治疗后，上述症状减轻，但咳嗽气短，心烦不眠，胸痛低热，口咽干燥，腹胀便溏，四肢沉重，苔白腻，舌暗红，脉细数。

辨证：气阴两虚，痰湿蕴肺。

治则：滋阴清热，健脾化痰，解毒抗癌。

处方：北沙参 15g，生地 15g，麦冬 15g，川贝母 10g，太子参 15g，白术 10g，茯苓 12g，陈皮 10g，清半夏 10g，芡实 15g，桃仁 6g，杏仁 10g，生薏苡仁 30g，白花蛇舌草 30g，山海螺 15g，全蝎 5g，蜈蚣 2 条，地骨皮 30g，浮萍 15g，西洋参 5g，蛤蚧粉 6g，桃仁 5g，鼠妇 6g，生甘草 10g。在放疗过程中服用该方，诸症逐日好转，服 40 剂后再次就诊。

二诊：初诊症状明显减轻，二便正常，舌暗红，苔薄白，脉细。处方：北沙参 15g，天冬 15g，麦冬 15g，川贝母 10g，太子参 15g，白术 10g，茯苓 12g，桃仁 6g，杏仁 10g，生薏苡仁 30g，白花蛇舌草 30g，山海螺 15g，鱼腥草 15g，地骨皮 30g，浮萍 15g，西洋参 5g，蛤蚧粉 6g，桃仁 5g，鼠妇 6g，生甘草 10g。该方配合放疗，一直服用 2 个多月，顺利完成放疗，未出现明显的放疗反应。

按语：该患者为小细胞肺癌，首诊症状为皮肌炎，提示小细胞癌（包括燕麦细胞型、中间细胞型）可有神经内分泌症状，早期常易误诊，应引起注意。同时，小细胞肺癌的生物行为与其他上皮性癌显著不同，临床上常表现为高度恶性，早期即发生广泛的远处转移，对放疗化疗较敏感。本案在采用养阴清热、健脾益气药的同时，使用了增敏、减低放射性损伤的药物，如地骨皮 30g，浮萍 15g，桃仁 5g，鼠妇 6g 等，因而患者在接受放化疗时较少出现毒副反应。

【各家经验】

1. 刘嘉湘诊治经验

刘嘉湘认为，肺癌属中医学的"肺积"，主要是由于正气虚损、阴阳失调，六淫之邪乘虚入肺，导致肺脏功能失调，肺气膹郁，宣降失司，气机不利，血行受阻，津液失于输布，津聚为痰，痰凝气滞，瘀阻脉络，于是痰气瘀毒胶结，日久形成肺部积块。肺癌是因虚而得病，因虚而致实，是一种全身属虚、局部属实的疾病。肺癌的虚以阴虚、气阴两虚多见，实则不外乎气滞、血瘀、痰凝、毒聚之病理变化。因此，肺癌的治疗首先要分清虚实，而后结合病理类型、病程，以扶正为主，佐以祛邪。刘嘉湘教授集数十年的临床经验，以气血辨证为经，脏腑辨证为纬，并根据临床表现，将肺癌分为 4 型，现介绍如下。

（1）阴虚内热型

症状：咳嗽无痰或少痰，或咳泡沫痰，或痰中带血，气急胸痛，低热口干，盗汗，心烦失眠，舌质红或红绛，少苔或光剥无苔，脉细数。

治法：养阴清肺，解毒软坚。

方药：沙参麦冬汤加减。药用沙参、麦冬、玉竹、天花粉、桑叶、银花、石上柏、石见穿、白花蛇舌草等。

（2）脾虚痰湿（肺脾气虚）型

症状：咳嗽痰多，胸闷气短，纳少便溏，神疲乏力，面色少华，舌质淡胖有齿印，苔白腻，脉濡缓或濡滑。

治法：益气健脾，肃肺化痰。

方药：六君子汤合二陈汤加减。药用党参、白术、茯苓、半夏、陈皮、夏枯草、海藻、昆布、石上柏等。

（3）气阴两虚型

症状：咳嗽少痰或带血，咳声低弱，神疲乏力，气短，自汗或盗汗，口干不多饮，舌质红或淡红，有齿印，苔薄，脉细弱。

治法：益气养阴，清热化痰。

方药：四君子汤合沙参麦冬汤加减。药用太子参、白术、沙参、麦冬、玉竹、茯苓等。临床可酌情加用石上柏、石见穿、白花蛇舌草、夏枯草、生牡蛎等清热解毒，化痰散结药物。

（4）阴阳两虚型

症状：咳嗽气急，动则气促，胸闷乏力，耳鸣，腰膝酸软，畏寒肢冷，夜间尿频，或并见消瘦，口干不欲饮，面时潮红，舌质淡红或淡胖，苔薄或白腻，脉细沉。

治法：滋阴温肾，消肿散结。

方药：沙参麦冬汤合赞育丹加减。药用南北沙参、天冬、麦冬、生地、玄参等滋阴，取赞育丹中巴戟天、肉苁蓉、仙茅、仙灵脾温补肾阳，酌情配伍清热解毒的石上柏、石见穿、七叶一枝花、白花蛇舌草以及化痰散结的夏枯草、生牡蛎等。

验案举例

张某，男，61岁，教师。2003年2月26日初诊。

2002年患者出现咳嗽，在奉贤人民医院检查胸片发现：左肺门有一11.5cm大小阴影，胸部CT检查未见异常，建议随访。2002年12月中旬，患者出现背部及双下肢疼痛，对症处理无效。2003年1月29日在上海市第一人民医院ECT检查示：髂骨、两下肢股骨等多处转移性骨肿瘤。2003年2月6日在该院复查CT示：左肺门处见11.5cm大小阴影，为左肺癌。纤维支气管镜示：左支气管狭窄。病理未找到癌细胞。2003年2月13日至上海市肿瘤医院进一步诊治，骨穿刺找到转移性腺癌细胞，同时同济医院MRI示：骨转移。2003年2月19日在肿瘤医院行NP方案化疗。2003年2月20日开始进行股骨转移处放疗，共10次。2月26日到上海市龙华医院肿瘤门诊治疗。症见咳嗽偶作，痰中带红，口干，纳谷欠馨，大便干结，双大腿疼痛，舌质红，苔薄黄，脉细滑。证属热毒内盛，耗伤阴液，清肃失司，肺络受灼，治拟养阴清肺解毒法。处方：南北沙参各30g，天冬、麦冬各15g，川石斛15g，女贞子10g，杏仁9g，桑白皮12g，黄芩10g，石上柏30g，石见穿30g，八月札15g，瓜蒌皮15g，仙鹤草30g，徐长卿30g，川牛膝12g，肉苁蓉15g，枸杞15g，生山楂10g，谷麦芽各30g，鸡内金12g。另予正得康胶囊（主要药物为沙参、麦冬、女贞子等8味）3瓶，每次4粒，每日3次，口服。服药2周后，除下肢疼痛外，咳嗽好转，血痰消失，口不干，纳谷馨，大便自调，因住上海肿瘤医院而未能继续服药。

二诊：患者于2003年3月30日结束放疗，3月31日入住本院15病区。自觉每次进食时胸骨后有疼痛感，仅能进食流质，脘闷纳呆，两肋疼痛，按之痛增，双下肢痛如针刺，大便干结，舌质红，苔浊腻，脉濡滑。证属痰热蕴阻，脾胃失和，先予黄连温胆汤化裁。处方：川黄连3g，陈皮9g，法半夏9g，茯苓15g，制南星6g，全瓜蒌30g，徐长卿15g，制川军9g。

三诊：服上药后大便得畅，苔腻得化，胸骨后及双下肢疼痛明显减轻，胃纳较前好转，但胸肋处疼痛仍存，夜寐安，舌质红，苔薄，脉细滑。痰热已化，再予益气养阴，清热解毒。处方：北沙参15g，麦门冬12g，全瓜蒌30g，八月札15g，枳实9g，石见穿30g，石上柏30g，徐长卿15g，地龙30g，威灵仙15g，忍冬藤30g，鸡内金9g。服药后症状明显改善，体力及各项临床指标均恢复正常。

2. 周岱翰诊治经验

周岱翰治疗肺癌具有丰富的经验。他认为，肺癌病机首推肺阴亏损，痰瘀胶结。肺主气，司呼吸，燥热毒邪侵袭则肺阴耗损，津液受灼，黏稠成痰；肺为五脏之华盖，其气贯百脉而通他脏，内脏之火上炎于肺，火邪刑金，炼液为痰，痰阻肺络，血停为瘀，痰瘀胶结，日久变成肺积。燥热愈甚则阴液愈虚，阴液愈虚则燥热愈甚，故痰愈黏稠，痰瘀互结愈重，肺部积块愈固。肺阴亏损在发病中起主要作用，前圣龚居中云："人身生生之本，根本于金水二脏，则一水即亏，五火随炽，上炎铄金，伤其化源，则生生之机已息。"痰邪耗气碍气，热邪伤阴劫阴。痰甚于热则气虚甚于阴虚，热甚于痰则阴虚甚于气虚。阴虚因痰与热所致，又能加重痰与热的程度，病及晚期则气阴两亏。肺阴亏损与痰瘀凝结始终相伴肺癌全程，表现为阴虚为本、痰瘀为标的病理特征。若燥热之邪灼伤肺阴，或肾阴亏损，肾水无以滋润肺阴，则肺失肃降，"肺热叶焦"；若肺气亏虚，毒邪犯肺，或七情内伤，肝气上逆犯肺，则肺气膹郁；或脾虚生痰，上输于肺，阻滞肺络，血行瘀滞，痰瘀痼结，停于胸中，日渐结聚成积。面对肺癌复杂的病机，临证需抓住痰、热、瘀、虚的特点，分4个证型进行辨治。

（1）肺郁痰瘀型

症状：咳嗽不畅，痰中带血，胸胁胀痛或胸闷气急，唇紫口干，大便秘结，舌质暗红，有瘀斑瘀点，舌苔白或黄，脉弦滑。

治法：宣肺理气，化瘀除痰。

方药：星夏涤痰饮。生天南星（先煎）15g，生半夏（先煎）15g，壁虎6g，薏苡仁30g，鱼腥草30g，仙鹤草30g，夏枯草15g，桔梗12g，杏仁12g，全瓜蒌15g，三七6g，浙贝母15g。

（2）脾虚痰湿型

症状：咳嗽痰多，胸闷气短，疲乏懒言，纳呆消瘦，腹胀便溏，舌边有齿痕，舌苔白腻，脉濡缓滑。

治法：补中健脾，宣肺除痰。

方药：星夏健脾饮。生天南星（先煎）15g，生半夏（先煎）15g，壁虎6g，薏苡仁30g，桔梗12g，全瓜蒌15g，浙贝母15g，猪苓20g，茯苓20g，党参30g，白术15g。

（3）阴虚痰热型

症状：咳嗽痰少，干咳无痰或痰中带血丝，咳血，胸闷气急，潮热盗汗，头晕耳鸣，心烦口干，尿赤便结，舌红绛，苔花剥或光而无苔，脉细数无力。

治法：滋肾清肺，化痰散结。

方药：清金散结汤。壁虎6g，薏苡仁30g，仙鹤草30g，夏枯草15g，桔梗12g，浙贝母15g，猪苓20g，北沙参30g，麦门冬15g，鳖甲（先煎）30g，生地20g。

（4）气阴两虚型

症状：干咳少痰，咳声低微，或痰少带血，面色萎黄黯淡，神疲乏力，口干短气，纳呆肉削，舌嫩红或胖，舌苔白干或无苔，脉细如丝。

治法：益气养阴，扶正祛积。

方药：固本磨积汤。壁虎6g，薏苡仁30g，仙鹤草30g，桔梗12g，浙贝母15g，猪苓20g，北沙参20g，麦门冬15g，百合30g，西洋参10g，党参30g，五味子10g。

验案举例

患者，男，70岁。X线片号50986。

因咳嗽、右胸痛于1977年元月初就医。X线检查：右中肺近肺门处新生物约3cm×4.5cm，右侧第6～8肋骨有明显破坏；右上肺陈旧性肺结核；肺动脉瘤。痰液脱落细胞学检查发现腺癌细胞。周围淋巴结未见明显肿大，右肺呼吸音减弱。咳嗽痰稠，时而咳痰，带血丝，胸闷气急，常右胸痛，头晕，口干，溺黄，舌苔白厚，舌中苔剥，舌质红绛，脉细数。拟诊为右肺中央型支气管肺癌并肋骨转移，证属肾水亏虚，热灼肺阴，治宜滋阴清热，化痰散结，用石上柏、白花蛇舌草、夏枯草、仙鹤草、珍珠粉、桑白皮、地骨皮、天花粉、麦门冬、葶苈子、猪苓、生地等加减化裁，配合六神丸，早晚各10粒，吞服。服药后症状逐渐好转，已无血痰，胸痛减轻，精神好转，但仍有咳嗽痰稠，动则气促。1979年11月复查胸片：右中肺近肺门处椭圆形阴影已消失，有数处大小约0.5cm×0.5cm片状阴影，右侧第6～8肋骨骨质破坏有明显好转，余体征同前。患者1977年1月诊为支气管肺癌肋骨转移后一直坚持中药治疗，从未使用任何化疗药物，共服用中药600余剂，存活5年余。

3. 郁仁存诊治经验

郁仁存在治疗肺癌的总纲之下，根据局部与整体相结合，扶正与抗癌相结合的原则，依据患者的不同表现，予以不同的方药。

（1）若症见干咳痰少，心烦眠差，咽干声哑，舌红，苔薄黄，脉细数，多属邪毒蕴结，阴虚内热，以南北沙参、生地、天冬、麦冬、鳖甲、地骨皮等清虚热，半枝莲、白花蛇舌草、石见穿、山海螺等解毒抗癌。

（2）若症见神疲乏力，痰多，胸闷纳呆，便溏虚肿，舌体胖大，苔白腻，脉滑或滑数，多属脾虚痰湿内蕴，或多有感染，预后较差。治疗除用前述抗癌之品外，多以苍术、白术、茯苓、党参、薏苡仁健脾利湿，陈皮、半夏、胆南星、前胡等化痰散结清肺。寒湿较重者，可予麻黄、白芥子、附子等温化寒痰，但应严防药物中毒。

（3）若症见气急胸痛，如锥如刺，痰血暗红，唇暗舌绛，苔薄黄，脉涩，多为气滞血瘀，痰气互结，治以枳壳、瓜蒌、桔梗、杏仁理气化痰，降香、干蟾活血化瘀解毒，紫草、茜草根凉血活血，去瘀生新。

（4）若症见咳嗽气短，动则喘促，腰膝酸软，肢凉畏寒，脉细无力，寸尺脉弱，舌淡苔白，多为病久气血亏耗，阴损及阳，肺肾双亏，邪毒流连不去，郁阻气道，治以黄芪、太子参、白术、茯苓补脾肺之气，取培土生金之意，脾旺则肺气充沛，肾气亦强。同时，以五味子、补骨脂、仙茅温肾气，制南星温化寒痰，冬虫夏草益气润肺，露蜂房、僵蚕解毒散结。

除辨证治疗外，郁仁存还根据肺癌的组织病理学特点，制订了不同的方剂。

（1）肺鳞癌：紫草根30g，山豆根15g，拳参15g，重楼15g，前胡10g，夏枯草15g，海藻15g，山海螺30g，土贝母20g，随症加减。

（2）肺腺癌：蜀羊泉30g，龙葵30g，山海螺30g，薏苡仁30g，牡蛎30g，蛇莓15g，山慈菇15g，夏枯草15g，浙贝母10g，随症加减。

（3）肺未分化癌：徐长卿30g，半枝莲30g，白花蛇舌草30g，龙葵30g，土茯苓30g，仙鹤草30g，黄药子30g，蚤休15g，野菊花15g，前胡10g，桔梗10g，随症加减。

验案举例

荣某，女，67岁，深圳人。

2001年12月18日来北京中医医院肿瘤科就诊。该患者于深圳确诊为左下肺鳞癌，曾行NP方案化疗2个疗程，后因不能耐受而停止。行局部放疗15次，剂量为4500Gy。胸部CT示左下肺肿物6cm×5cm。患者症见胸闷气短，咳嗽喘憋，食少纳呆，时有痰中带血，眠差，舌淡苔白，脉沉细。气虚不能运化水谷则湿聚生痰，气虚不能鼓动血液运行而成瘀血，痰瘀互结于胸，故成肺癌。处方：黄芪30g，太子参30g，前胡10g，桑白皮10g，山豆根10g，拳参10g，夏枯草10g，土贝母10g，桔梗10g，菟丝子10g，鸡血藤10g，丹参10g，杏仁10g，炙甘草6g。每日1剂，水煎分2次服。同时给予固本祛瘀Ⅰ号胶囊口服，每次4粒，每日3次。一个月后复查，症状、舌脉均明显改善，CT可见肿物略减小。继以上法治疗3个月，患者症状悉无，CT示肿物4cm×3cm。现患者病情平稳，仍服中药治疗。

4. 钱伯文诊治经验

钱伯文认为，邪毒犯肺，肺气宣降失司，气机不畅，津液积聚成痰，痰凝气滞，血行受阻，气滞血瘀，络脉阻滞，瘀血凝滞，积聚成核，从而形成肺癌。钱老将肺癌分为4型论治：

（1）痰热壅盛型：治宜清热化痰，软坚散结。用海藻玉壶汤、复方夏枯草膏、内消瘰疬丸等加减。

（2）肺阴亏损型：治宜养阴生津，清肺化痰。用清燥救肺汤、沙参麦冬汤、养阴清肺汤等加减。

（3）气滞血瘀型：治宜行气宽中，活血止痛。用越鞠丸、血府逐瘀汤等加减。

（4）脾肾两虚型：治宜益气健脾，温补脾肾。用补中益气汤、调中益气汤、金匮肾气丸等加减。

常用的经验方有：

（1）夏枯草24g，蒲公英30g，昆布30g，生牡蛎（先煎）30g，石韦30g，茯苓24g，生熟苡仁各24g，南北沙参各12g，肥知母12g，瓜蒌皮24g。水煎服。

（2）肺形草30g，石斛15g，藕节12g，天冬12g，苦桔梗6g，生甘草6g，桑白皮12g，蒲公英30g。水煎服。

（3）紫草根15g，生地15g，地榆12g，王不留行子12g，五味子6g，麦冬12g，鱼腥草30g，蒸百部12g，天花粉12g。水煎服。

（4）生黄芪15g，党参15g，当归6g，白芍12g，麦冬12g，象贝母9g，土茯苓30g，山慈菇12g。水煎服。

（5）紫草根30g，蚤休15g，前胡9g，夏枯草24g，昆布30g，山海螺30g。水煎服。

（6）蜀羊泉30g，寻骨风24g，桑叶12g，茯苓24g，土茯苓30g，生黄芪15g，炒党参12g。水煎服。

（7）肥知母12g，光杏仁9g，桑白皮15g，茯苓24g，浙贝母9g，炙紫菀12g，生甘草6g，生晒参6g，生熟薏仁各24g，山海螺24g。水煎服。

验案举例

许某，男，61岁，工人。

患者1977年2月因发烧、消瘦、呛咳至某医院行X线摄片，发现右肺门区有一圆形致密阴影，直径约3cm，边缘整齐，密度均匀。断层及支气管碘油造影均诊为原发性肺癌。症见咳嗽痰多，胸前隐痛，胃纳不佳，倦怠乏力，舌苔薄腻，脉细弦。辨证为痰热壅盛，肺失清肃，治以清热化痰，消肿软坚。处方：蒲公英、鱼腥草、茯苓、生熟苡仁、南北沙参、浙贝母、橘皮叶、天龙、蜀羊泉、寻骨风、石韦、山海螺、桃仁泥、瓜蒌皮、苦桔梗、生甘草、生牡蛎、海蛤壳、夏枯草、炙鳖甲、昆布、地骨皮等。加减药物：天冬、麦冬、五味子、姜半夏、炙紫菀、远志肉、蒸百部、肥知母、炒白术、桑白皮、丹参、赤芍、生黄芪、当归、土茯苓、白及、天葵子、水红花子等。酌情加用成药：小金片、牛黄醒消丸、六味地黄丸、知柏地黄丸等。

连续服用5个多月之后，肺部阴影有所缩小，但咳嗽未愈，以后基本按照原治疗方案服用中药1年余，X线摄片见肺门区阴影明显缩小。

5. 孙秉严诊治经验

孙秉严认为，肺癌患者癌毒重，正气又虚弱，治疗上标本兼顾极为重要，即驱毒破瘀要重、要狠，以迅速控制病情发展，补脾益肺要及时有力，以供应前方"粮草"之需。

肺癌的临床表现不止涉及肺脏，其表现的呼吸系统症状，如咳喘、胸部满闷、咳血、面色青白等属于肺主气、司呼吸功能的失常，口唇紫绀、胸痛彻背等又为心血瘀滞的表现。心肺均居于胸中，气血相关，因此在病理上也是密切关联的。肺主肃降，有通调水道的功能，肺癌后期出现面目四肢浮肿、小便不利是肺气不能肃降、水道不能通调的表现。肝的疏泄与肺气肃降是相辅相成的，肺癌后期出现颈与腋下淋巴结转移性疼痛、胸背剧痛说明肝主疏泄功能失常。中医临床辨治肺癌当从肺、心、肝等脏器的病变和功能失常上考虑，其发病外则与风、寒、暑、湿、燥、火六淫侵犯有关，内则有情志所伤、肝气横逆、瘀阻毒结等原因。孙老治疗肺癌的常用方药包括：

（1）中成药：化毒片、化郁丸、1121液、青龙衣液。

（2）化疗药：5-氟尿嘧啶、环磷酰胺。

（3）中药处方：白花蛇舌草15g，白茅根15g，百部20～30g，干蛤蟆10g，急性子10g，鱼腥草15g，蛇莓草15g，薏苡仁15g，藤梨根15g，天葵子15g，党参10g，黄芪30g，陈皮10g，半夏15g，竹茹10g，代赭石（先煎）30g，海藻15g，牡蛎15g，生姜5片，大枣5个。本方主药为白花蛇舌草、干蛤蟆、急性子，针对致病之主因，驱毒攻积聚。癌毒重，病情急可再加蜈蚣、蝉蜕、僵蚕、蜂房。白茅根、百部、鱼腥草、蛇莓草、藤梨根、天葵子共为辅药，解毒消肿。其中蛇莓草能清热解毒消肿，有抗癌作用。

验案举例

王某，男，55岁，天津市和平区人。

患者1968年1月出现咳嗽，痰中带血，呼吸不畅，胸闷气短，胸背疼痛，下午发热。于沈阳某医院行X线检查，发现右上肺肿物约10cm×10cm，按肺结核治疗2个月无效。来天津某医院检查，颈淋巴结已肿大，诊为肺癌。

1968年2月21日来诊，面色苍白，形体消瘦，苔白厚腻，两脉沉弦而紧。双手十指均无甲印，舌、腮印（＋），胸腹白点（＋）。证属寒瘀气滞毒结，治以辛温化瘀，破气驱毒攻下。

成药：化毒片、化坚液。

处方：白花蛇舌草15g，白茅根15g，海藻15g，牡蛎（先煎）15g，百部30g，肉桂15g，干姜15g，附子（先煎）15g，干蛤蟆1个，藿香10g，丁香10g，郁金15g，莪术15g，三棱15g，薏苡仁20g，二丑30g，槟榔30g，祁蛇6g，熟地20g，党参15g。水煎服。

服药至1970年11月10日，来诊时说，一切不适症状全部消失。经天津某医院拍片检查，右肺癌消失。1982年随访至今，仍健在。

【述评与体会】

肺癌的生物学特征十分复杂，恶性程度高，80%的患者确诊时已属于中晚期。西医学认为，非小细胞肺癌的5年生存率只有15%，晚期非小细胞肺癌（Ⅲb、Ⅳ期）的5年生存率不足2%。研究发现，瘤体的缩小与生存期的延长和生存率的提高并不完全呈正相关。目前，生存质量作为疗效评价的指标越来越受到重视。晚期肺癌的相关研究已明确提出：不再寻求肿瘤的缩小，治疗的最终目标在于延长生存期，在生存时间、生活质量和毒副反应间寻求最佳平衡点，这与中医"带瘤生存"的观点不谋而合。随着中医对肺癌认识的深入和临床疗效的不断提高，中医药疗法在肺癌的综合治疗中显示出独特的作用和地位。中医药治疗晚期非小细胞肺癌疗效确切，表现为以下几个方面：①与放化疗结合，起减毒增敏作用；②改善临床症状，提高生活质量；③提高肿瘤稳定率，延长生存时间；④改善患者免疫状态；⑤防止或推迟术后的复发和转移。

中医药治疗肺癌需注意以下几个方面：

①正确处理扶正与祛邪的关系，以中医学的辨证论治原理及方法权衡扶正与祛邪之间的轻重缓急。在正虚为矛盾主要方面时，以扶正为主，抗癌为辅；在邪盛为矛盾主要方面时，则采用抗癌为主、扶正为辅的治疗原则。

②注意辨别气血阴阳和脏腑的盛衰情况，分别采取相应的扶正方法。在辨别气血、阴阳虚损的基础上，还要进一步辨别各脏腑经络的虚衰，并根据脏腑经络的特性来调整其气血阴阳。在治疗上要分清主次，抓住矛盾的主要方面，给予恰当的处理。

③扶正宜健脾与补肾并重。临床证明，许多晚期肺癌采用这些治法后，不仅全身情况好转，而且有利于发挥抗癌药物的作用。

④遣方用药应平和，且顾护脾胃。选用药物时，应注意患者具体情况和某些补药之性味偏颇。如使用补气壮阳药时，应注意不可过于温燥伤阴，需适当照顾阴液，并佐以养阴之剂，使阳得阴助而生化无穷；使用滋阴养血药时勿过于滋腻碍胃，需适当照顾阳气，佐以理气之品，使阴得阳升而泉源不竭。

第二节 胸膜肿瘤

胸膜肿瘤系指发生于胸膜上的肿瘤，可分为原发性和转移性两大类。原发性胸膜肿瘤较少见，如良性的脂肪瘤、纤维瘤，恶性的脂肪肉瘤、纤维肉瘤等。胸膜肿瘤大多起源于胸膜间皮细胞，因此，本节主要讨论胸膜间皮瘤（其他胸膜肿瘤的治疗可参照本节）。胸膜间皮瘤有良性与恶性，局限性与弥漫性之分。

胸膜间皮瘤表现为单发局限者不多。纽约纪念医院自 1939～1972 年共治疗胸膜间皮瘤 76 例，其中良性单发局限者 10 例，占 13%。Mayo 诊所自 1950～1974 年共治疗局限性胸膜间皮瘤 60 例，其中良性者 52 例，占 87%。恶性胸膜间皮瘤多有局部侵犯性，可累及胸壁、肺、心包和纵隔，多伴有淋巴结和血行转移。本病发病年龄为 5～87 岁，平均 51 岁。局限性良性胸膜间皮瘤以单发为主，恶性弥漫性胸膜间皮瘤少见。国内 1958 年首次报告，而后日渐增多。美国每 100 万人口每年男性发病 7～13 人，女性发病 1～2 人。英国 1983 年统计，100 万居民中每年男性发病 17.5 人，女性发病 3.2 人，而加拿大每 100 万人口每年仅 1 人发病。

弥漫性胸膜间皮瘤约半数可出现转移。尸检见肿瘤以局部扩散为主，可侵犯膈肌（65%）、纵隔（63%）、肺（55%）、心包（49%）、腹膜（系瘤细胞穿透膈肌所致，占 39%）、对侧胸膜（37%）和胸壁（35%）。局部侵犯是多数患者的死亡原因。淋巴结转移在尸检中也颇常见，约 40% 可见纵隔淋巴结转移，21% 见腹膜后淋巴结转移。血行转移也颇常见，按转移部位的顺序排列，依次为肝、对侧肺、肾上腺、肾、骨、胰、脑、脾、皮肤、甲状腺、心肌、骨骼肌、前列腺和睾丸等。患者虽然可出现血行转移，但临床常无表现，多因局部肿瘤出现并发症而死亡。弥漫性胸膜间皮瘤以男性多见，男女之比为 2～

10∶1，一般认为是4∶1。其中小于40岁者占1.5%～16.3%，大于65岁者占29%，2/3的患者年龄在40～70岁之间。弥漫性间皮瘤右侧多于左侧，双侧发病者不足5%。

胸膜肿瘤属于中医"胸痛"、"悬饮"等范畴。

【病因病机】

本病多由于肺、脾、肾三脏气化功能失调，无力推动水液运行，外邪侵袭、饮食不节、情志失调等可进一步加重肺气窒塞，津液不布，气血瘀滞，痰湿郁结胸中，日久成积而发为瘤。

【发病机制】

流行病学、职业病监测和尸检方面的证据表明，单发局限性胸膜间皮瘤的发病与石棉粉尘的吸入无关，恶性弥漫性上皮型间皮瘤的发生与石棉粉尘吸入有关。少数来自慢性脓胸或治疗性气胸的患者可形成胸膜瘢痕，并于数十年后发生胸膜间皮瘤。

【病理表现】

胸膜间皮瘤的组织学分型包括：梭形细胞型或纤维型、间皮细胞型和梭形细胞混合型、间皮或上皮细胞型。前两类多为良性，后一类多为恶性。

【临床表现】

1. 症状

局限性胸膜间皮瘤的主要症状为胸痛、呼吸困难和咳嗽，其次为乏力、消瘦、贫血与骨关节病等。约3/4的恶性间皮瘤患者可有上述症状，其中1/4还可有低血糖表现及杵状指。晚期胸膜肿瘤可出现淋巴结、肺、肝、肾上腺、骨、甲状腺、脑等处的转移，并出现相应的临床症状。

2. 体征

局限性良性间皮瘤可无明显体征，恶性间皮瘤常见胸腔积液、胸膜增厚等，受累侧胸腔呼吸运动常下降，可见肋间饱满或膨出。长期胸膜病变可引起受累侧胸腔活动受限，肋间隙变窄，肋骨呈瓦片样重叠，叩诊呈浊音，听诊时可闻及胸膜摩擦音。胸壁疼痛的出现常意味着壁层胸膜受累。

【临床分期】

1. Butchart 等（1976）

Ⅰ期　肿瘤侵犯一侧胸膜、肺、心包和膈肌。

Ⅱ期　肿瘤侵犯胸壁或纵隔，包括食管、心脏、对侧胸膜和胸腔内淋巴结。

Ⅲ期　肿瘤穿透膈肌，侵犯腹膜或发生胸腔外淋巴结转移。

Ⅳ期　血行转移。

2. Mattson（1982）

Ⅰ期　肿瘤侵犯一侧胸膜和肺。

Ⅱ期　肿瘤侵犯胸壁、纵隔、心包、对侧胸膜和肺。

Ⅲ期　肿瘤向胸廓外扩展，可见胸腔外淋巴结转移，或穿透膈肌，侵犯腹膜。

Ⅳ期　远处转移。

3. Dimitrov 和 McMahon（1986）

Ⅰ期　肿瘤侵犯胸腔一侧，有或无胸水。

Ⅱ期　肿瘤侵犯胸膜下筋膜或肺。

Ⅲ期　肿瘤侵犯一侧胸膜，到达胸壁、肺或心包。

Ⅳ期　肿瘤侵犯肺门、纵隔淋巴结、对侧胸膜或胸廓以外部位。

4. TNM 分期

T1　肿瘤仅局限于一侧胸膜。

T2　肿瘤侵犯表浅部位，如膈、胸筋膜、同侧肺和肺间裂。

T3　肿瘤侵犯局部深位，如筋膜外胸壁受累。

T4　肿瘤广泛侵犯对侧胸膜、腹膜和腹膜后组织。

N0　淋巴结无转移。

N1　同侧肺门淋巴结转移。

N2　纵隔淋巴结转移。

N3　对侧肺门淋巴结转移。

M1　远处转移或胸腔外淋巴结转移。

5. TNM 临床分期

Ⅰ期　T1N0M0。

Ⅱ期　T1，2N1M0 或 T2N0M0。

Ⅲ期　T3N0～3M0。

Ⅳ期　T4N0～3M1。

【诊断】

良性间皮瘤可无明显症状和体征。恶性间皮瘤常见胸腔积液、胸膜增厚等体征。弥漫性胸膜间皮瘤发病隐逆，可因患者体质良好而不易引起注意。本病最常见的症状为胸痛，约占69％，其次为气短，约占59％。对可疑病例，应做以下相关检查。

1. X 线检查

局限性良性胸膜间皮瘤常表现为周围型、孤立、局限、边缘清晰、质地均匀、与胸壁成钝角的肿块，阴影内不见钙化。有蒂的良性胸膜间皮瘤多次胸片对比可见肿物的位置改变，肿物与胸壁的距离可出现长短不等的现象。

胸膜弥漫性间皮瘤的特异性表现为：①胸膜结节性增厚：一般为5～15mm，有时可达20～25mm，常因胸水遮盖而显示不清，可将胸水抽尽，必要时甚至注入空气以便于显示。②肺裂胸膜增厚：一般为不规则形，或为结节状。若有裂间积液则显示平滑。③局限性肿块：可单发或多发，皆为边界清晰、质地均匀的阴影。④患侧胸腔肺容量大减：CT 片更清楚，肺功能测定示肺活量下降，但与呼吸道通畅与否无关。

胸膜弥漫性间皮瘤的非特异性表现为：①胸腔积液：常为大量胸水，也可初起时表现为包裹性积液，不久发展成大量胸水，常填满一侧胸腔，使纵隔（包括气管和食管）和心脏向健侧移位。胸水多见于上皮型恶性间皮瘤，而很少见于肉瘤型恶性间皮瘤。胸水抽尽后可见胸壁膜和肺膜的结节状增厚或结节状肿块。如纵隔胸膜受累，可使纵隔全部冻结，则胸水再多也不能使纵隔移位。②肋骨破坏：几乎都见于肉瘤样间皮瘤，发生率约占弥漫性间皮瘤的 10%。③肋膈角变钝：为胸膜肥厚或包裹性胸膜积液所致。④纵隔增宽：纵隔胸膜受累，可见结节状病变位于纵隔边缘，气管与食管无明显受压或移位。⑤心影增大：心包受累时可出现多发肿块，使心影增大，呈奇特外观，在侧位片上块影与心影不完全一致。

2. CT 扫描

CT 能较早发现胸膜异常。少量的胸腔积液和以胸膜为基底的小肿瘤结节易于在 CT 片上显示。根据密度差异，包裹性积液通常能和侵犯胸膜或胸壁的肿瘤相鉴别，还能提供有关恶性胸膜间皮瘤病变范围的资料，了解有无肺内原发灶及纵隔淋巴结转移等，有助于明确诊断并制订治疗方案。

3. B 超

B 超有助于判断胸腔积液，区分均匀性胸膜肿块与包裹性胸腔积液，也可作为动态检查方法，对肿块增大有诊断意义。

4. 支气管镜检查

凡支气管有扭曲现象者宜行此种检查，以排除其他疾病。

5. 经皮胸腔穿刺或胸膜活检

良性间皮瘤有蒂者甚多，少数可在胸腔内有相当的移动度，因此行针吸活检时，可推动肿瘤使针吸不能成功。约 1/3 患者可取得足量组织而确诊为间皮瘤。胸腔镜取材的确诊率可达到 81%，剖胸探查活检的阳性诊断率更高，在 93% 以上。

6. 细胞学检查

患者的痰与胸水皆应行细胞学检查，胸水中的瘤细胞对诊断非常有价值，约 81% 可发现恶性细胞，64% 可确诊为恶性间皮瘤。恶性间皮瘤患者的痰细胞学检查皆为阴性。

7. 胸水透明质酸测定

患者胸水的生化检查对弥漫性恶性胸膜间皮瘤的诊断有帮助。本病初次胸穿大多数为血性胸水，抽尽后胸水再生很快；少数胸水为草黄色渗出液，重复抽吸多次后，胸水由草黄色转变为血性。本病胸水透明质酸含量比肺腺癌高 40~230 倍，硫酸软骨素含量比肺腺癌高 11~87 倍。

8. 血液透明质酸测定

间皮瘤患者血清透明质酸含量（$287 \pm 282 \mu g/L$）明显高于正常人（$54 \pm 28 \mu g/L$）。测定血清透明质酸水平还能推测患者的治疗情况，即肿瘤缩小，透明质酸含量下降；病变恶化，透明质酸量上升。然而，胸水中透明质酸含量与疾病变化无关。

9. 血小板计数

恶性间皮瘤伴血小板增多者占83%，肺腺癌血小板增多者为7.5%，鳞癌为12.5%，小细胞癌为5.1%，大细胞癌为41.7%。恶性间皮瘤血小板数增多的机制不明。胸膜恶性疾病无论临床为几期，血小板增多并无鉴别诊断意义，因血小板增多而引起栓塞的机会亦不多。有人指出，患者出现广泛性血管内凝血、肺栓塞及静脉炎时，不一定伴有血小板增多。

【治疗】

1. 治疗原则

恶性胸膜间皮瘤的治疗效果不十分理想，中西医结合是恶性胸膜间皮瘤治疗较为可行的方法。

2. 中医辨证施治

（1）肺气壅滞证

证候：咳嗽气短，胸闷咳痰，或胸痛不适，苔薄或薄黄，脉细弦。

基本治法：宣肺降逆，软坚化痰。

方药运用：导痰汤（《济生方》）加味。

姜半夏10g，陈皮10g，茯苓10g，制南星10g，枳实10g，生牡蛎（先煎）20g，生龙骨（先煎）20g，玄参10g，生薏苡仁20g，浙贝母10g，桃仁10g，全瓜蒌15g，五灵脂10g，重楼10g。

方中导痰汤燥湿化痰，顺气降逆；生牡蛎、生龙骨、浙贝母软坚散结；桃仁、五灵脂活血化瘀；重楼、玄参清热解毒抗癌，滋阴降火，止咳平喘；生薏苡仁消痈排脓。诸药合用，宣肺降逆，软坚化痰。

加减：胸痛甚者，加延胡索15g，三七粉（分冲）3g。

（2）气滞血瘀证

证候：胸闷胸痛，胁肋胀痛或刺痛，咳嗽不畅，痰中带血，喘促气急，舌质紫暗或有瘀斑，苔薄腻，脉弦。

基本治法：通络止痛，清热散结。

方药运用：血府逐瘀汤合补阳还五汤（《医林改错》）加减。

生黄芪30g，生地15g，当归15g，桃仁10g，赤芍15g，地龙10g，枳壳10g，升麻3g，柴胡5g，桔梗6g，郁金12g，生蒲黄（包煎）10g，重楼10g，白花蛇舌草30g，鱼腥草15g，夏枯草10g，茯苓15g，生甘草3g。

方中生黄芪、茯苓益气健脾；生地养阴清热；蒲黄、桃仁、川芎、赤芍、地龙活血化瘀，通络止痛；枳壳、郁金宽胸理气；重楼、白花蛇舌草、鱼腥草、夏枯草清热解毒抗癌；升麻、柴胡、桔梗少用，为引经药，辅佐气血药升清降浊，助全方祛胸中瘀滞之气血与痰湿。

加减：喘咳，吐黄痰者，加桑白皮20g，瓜蒌20g，黄芩15g，苏子6g，鱼腥草30g；

心动悸，脉结代者，加炙甘草10g，人参（蒸兑）10g，麦冬10g，五味子10g。

（3）痰饮阻络证

证候：胸胁疼痛，胸闷不舒，胸痛如灼，咳唾则更甚，呼吸转侧均牵引而痛，肋间饱满，咳喘痰盛，气短息促，有时只能偏卧于一侧，舌质暗，苔薄白，脉弦。

基本治法：消痰散结，理气通络。

方药运用：香附旋覆花汤（《温病条辨》）合葶苈大枣泻肺汤（《金匮要略》）加减。

香附12g，旋覆花（包煎）10g，苏子10g，杏仁10g，清半夏10g，茯苓15g，陈皮10g，葶苈子15g，大枣15g，太子参15g，白术12g，薏苡仁30g，半边莲30g，重楼10g，夏枯草15g，桃仁10g，三棱10g，莪术10g，甘草5g。

方中香附、陈皮理气解郁；旋覆花、苏子、杏仁、清半夏、茯苓、薏苡仁降气化痰；太子参、白术、茯苓益气健脾，理气渗湿以利化痰；半边莲、重楼、夏枯草清热散结；葶苈子祛痰平喘，治痰热壅滞；桃仁、三棱、莪术活血化瘀，通络止痛。诸药合用，理气活络，消痰散结。

加减：痰气郁阻，胸闷，加全瓜蒌15g，枳壳10g；久痛不止，加归尾10g，乳香5g，没药5g，赤芍10g；水饮不净，加路路通10g，丝瓜络10g，冬瓜皮30g。

（4）脾肺两虚证

证候：咳嗽痰多清稀，久咳不已，胸闷气促，四肢倦怠，纳呆腹胀，大便溏薄，舌质淡胖，舌苔白腻，脉濡滑或濡缓。

基本治法：补脾宣肺，理气化痰，逐饮散结。

方药运用：参苓白术散（《太平惠民和剂局方》）合导痰汤（《济生方》）加减。

太子参15g，白术15g，茯苓15g，山药20g，扁豆10g，莲子肉12g，薏苡仁30g，砂仁（后下）6g，杏仁10g，桔梗10g，法夏10g，陈皮10g，制南星10g，枳壳10g，生牡蛎（先煎）15g，生龙骨（先煎）15g，佩兰10g，龙葵30g，白花蛇舌草15g，甘草6g。

方中太子参、白术、山药、扁豆益气健脾；茯苓、薏苡仁、佩兰利湿扶脾；砂仁、陈皮、枳壳和胃理气；法夏、制南星燥湿化痰，消痞散结；生牡蛎、生龙骨软坚散结，涩肠止泻，生肌敛疮；杏仁宣肺止咳；龙葵、白花蛇舌草清热解毒抗癌；甘草调和诸药。

加减：气急者，加苏子10g，葶苈子12g，桑白皮15g；纳差者，加山楂15g，麦芽15g。

（5）气血两虚证

证候：气促咳嗽，咳痰黏稠，时有胸痛，动则自汗，头晕目眩，神疲乏力，食纳差，小便短少不利，面色无华，舌质淡，苔少，脉细弱无力。

基本治法：益气养血，补肾纳气，止咳化痰。

方药运用：归脾汤（《济生方》）合斑龙丸（《医统》）加减。

生黄芪30g，太子参15g，白术15g，茯苓15g，当归10g，桂圆肉10g，熟地12g，五味子10g，柏子仁30g，鹿角霜20g，补骨脂10g，菟丝子20g，陈皮10g，海浮石10g，半夏10g，龙葵30g，白芥子10g，薏苡仁30g，半边莲30g，重楼10g，夏枯草15g，葶苈子15g，桃仁10g，三棱10g，莪术10g，炙甘草10g。

方中黄芪、太子参、白术、茯苓补益气血，助气血生化之源；当归、桂圆肉补血祛瘀止痛；熟地滋肾养阴，生津止渴；补骨脂、鹿角霜、菟丝子补肾壮阳；海浮石、半夏清肺火，化老痰积块；陈皮理气消胀，止咳化痰；龙葵苦寒，清热解毒抗癌，活血消肿，与辛温之白芥子同用，寒热相济，不燥不寒，用于胸膜间皮瘤胸痛胸水；甘草调和诸药；薏苡仁、半边莲、重楼、夏枯草清热散结；葶苈子祛痰平喘，治痰热壅滞；桃仁、三棱、莪术活血化瘀，通络止痛。全方益气养血，补肾纳气，化痰止咳。

加减：自汗不减，加山萸肉15g，浮小麦30g；肢冷畏寒，便溏者，加干姜6g，桂枝10g。

3. 中成药

（1）加味西黄丸：主要药物有麝香、人工牛黄、乳香、没药、三七、山慈菇等，具有清热解毒、活血散结、祛瘀止痛的功效，可用于多种肿瘤。每粒0.25g，每日2~3次，每次2粒。

（2）癌乙片（丸）：由黄药子、草河车、山豆根、夏枯草、白鲜皮、败酱草等组成。每片0.5g，每次5片，每日3~4次；或每丸6g，每次1~2丸，每日2~3次。适用于恶性胸膜间皮瘤。

（3）平消胶囊：由仙鹤草、枳壳、郁金、净火硝、白矾、干漆、五灵脂、制马钱子等组成。每粒0.21g，每次4~8粒，每日3次，3个月为一疗程。适用于胸膜恶性肿瘤。

4. 单验方

（1）复方青根片：由青蒿、藤梨根、大黄、佛手、野葡萄根、白花蛇舌草、丹参等组成。每片0.5g，每次4片，每日3次，1~2个月为一疗程。适用于胸膜恶性肿瘤。

（2）琥珀黑龙丹：由琥珀、血竭、京墨、炒五灵脂、海带、海藻、南星（姜汁拌炒）、木香等组成。每丸3g，每次1丸，黄酒送下，每日3次。适用于恶性胸膜间皮瘤。

5. 手术治疗

弥漫性间皮瘤皆需开胸探查，若不能切除，可取活检，明确病理诊断，对于制订治疗方案至关重要。

手术可行胸膜剥脱术或胸膜切除术，或胸膜与累及组织整块切除术（包括胸膜全肺切除、胸膜肺叶切除、肿瘤与胸壁切除等）。凡肿瘤组织完全切除者，预后较好；如肿瘤不能全部切除，亦应争取行肿瘤减量术，使残留肿瘤越少越好，以便行组织间放疗或外部放疗，放疗结束后可再辅助化疗。

手术治疗时应严格选择患者，若患者选择不当，术后并发症高。常见的并发症包括出血量多，呼吸困难，呼吸衰竭，难治性心律不齐，心跳骤停，支气管胸膜瘘，肺感染或脓肿，对侧气胸，肺栓塞等。

6. 放疗加中医中药治疗

放疗一般用于术后的辅助治疗。外照射可控制胸水的再生速度，对疼痛也有一定疗效，偶见骨转移得到长期控制者。胸腔内可用放射性同位素治疗，但仅适用于早期病例。组织间植入治疗常配合姑息切除或外照射，能使剧痛消失，一般情况好转。30Gy 时瘤体可稍见缩小，40Gy 时瘤体明显缩小，50Gy 时瘤体几乎完全消失。

快中子治疗对低氧抗放射线的瘤细胞有效。放疗前、放疗中及放疗后均可采用中医中药治疗，以达到减毒增敏作用。

7. 化疗加中药治疗

本病单一药物化疗的有效率在 10% ~20% 之间，常用的药物包括 ADM、卡铂、顺铂、5 – FU、MTX、环磷酰胺、异环磷酰胺、紫杉醇等。传统的单药化疗对恶性胸膜间皮瘤的有效率较低，如阿霉素治疗的有效率约为 15%，其他如卡铂等单药化疗的有效率为 10% ~ 20%。近年来出现的新化疗药物如脂质体蒽环霉素、吉西他滨和培美曲塞二钠（Pemetrexed disodium，商品名：Alimta）等的疗效也不令人满意。单独应用 Pemetrexed 化疗的总有效率仅为 14% 左右，中位生存期约为 10.7 个月，加用叶酸和维生素 B12 后中位生存期可增加 5 个月。

目前应用单一的药物化疗，不论是有效率还是中位生存期，都不令人满意。联合化疗的有效率在本质上并没有超过单药化疗。

许多研究者认为，由于手术对恶性胸膜间皮瘤的治愈率很低，因而Ⅰ期和Ⅱ期的患者应该考虑辅助化疗。胸腔内药物注射也是一个重要的治疗方法。

8. 综合治疗

根治切除仅对极少数胸膜间皮瘤患者适宜，绝大多数仍需综合治疗。凡能手术完整切除者，皆应手术切除。若切除后仅有少量瘤组织残存，可用胸腔内放疗，少数患者可健在 5 年。手术切除对胸痛和复发性胸水有一定疗效。手术、化疗和放疗联用比单用一种或两种治疗方法的生存期长。在综合治疗中配合中医中药，能使相当多的患者获益。

【预防与调护】

1. 预防

（1）对石棉接触者，应予重点防护。如在厂矿劳动时，可采用湿式作业，密闭尘源，通风除尘，并大力加强个人防尘措施，如戴口罩或面具作业等。

（2）对就业人员应定期做健康体检，发现肺部有可疑病变时应及早治疗。

2. 护理

（1）患者以疼痛为主时，要注意精神护理，使患者保持良好的精神状态，积极配合治疗，树立战胜疾病的信心。

（2）胸膜肿瘤患者患侧胸腔积液或疼痛时，大多会呈患侧卧位。在采取积极的止痛措施和治疗胸腔积液的同时，应帮助患者勤翻身，防止患侧长时间受压而致胸廓变形。

（3）加强营养，多食营养丰富且易消化的食品，忌食辛辣，禁烟酒。

【临证经验】

1. **常用药对**

（1）白芥子10g，葶苈子10g　白芥子利气豁痰，通经散寒止痛；葶苈子苦寒降气，主癥瘕与积聚结气，能破坚逐邪，通利水道。二者合用，利气豁痰，破坚逐邪，散寒止痛。

（2）龙葵30g，白芥子10g　龙葵苦寒，清热解毒，活血消肿，与辛温之白芥子同用，寒热相济，不燥不寒，用于胸膜间皮瘤胸痛胸水。

（3）葶苈子10g，焦大黄10g　《本草十剂》云："泄可去闭，葶苈、大黄之属。此二味皆大苦寒，一泄血闭，一泄气闭……以泄阳分肺中之闭，亦能泄大便。"焦大黄行瘀，破癥瘕积聚，大黄提取物大黄素和大黄酸对小鼠黑色素瘤、乳腺癌及艾氏癌腹水型均有直接抑制作用。

2. **验案举例**

某女，50岁，2006年3月19日就诊。

病史：2005年10月因外感后胸闷，憋气进行性加重而就医。经CT、胸腔镜检查诊断为恶性胸膜间皮瘤（右）。现放化疗后。

症状：胸闷咳痰，气短乏力，口干不欲饮。

诊查：少量胸水，舌质红，苔黄腻，脉细滑。

辨证：肺阴亏虚，湿热壅滞。

治法：滋阴清热，宣肺降逆，软坚化痰。

处方：以导痰汤、三仁汤加减。

姜半夏10g，陈皮10g，茯苓10g，制南星10g，枳实10g，生牡蛎（先煎）20g，玄参10g，生薏苡仁20g，浙贝母10g，桃仁6g，瓜蒌皮15g，炮山甲（先煎）10g，僵蚕10g，九香虫10g，白芥子10g，龙葵30g，葶苈子10g，焦大黄10g。每日1剂，连服2个月。

2006年5月23日复诊：初诊症状消失，深呼吸时轻度胸痛，咳痰色黄，自汗口干，舌红，苔薄黄，脉细数。辨证：肺气阴两虚夹热，治以益气养阴，软坚化痰。处方：沙参15g，麦冬15g，五味子10g，芦根30g，杏仁10g，桃仁6g，冬瓜仁10g，生薏苡仁30g，鼠妇10g，九香虫10g，生黄芪30g，生龙骨（先煎）15g，生牡蛎（先煎）15g，草河车15g，瓜蒌皮15g，薤白10g，葶苈子10g，焦大黄10g，白花蛇舌草15g，炙甘草10g。嘱患者如果服后症状减轻，可以服药时间长一点，结果患者连服近1年。

2007年5月复诊：症状明显减轻，活动后微有气短，胸闷，自汗心悸，口干，舌尖红，苔薄黄，脉细。X线、CT检查见胸水消失，肝功能正常。辨证属气血两虚，予以益气养血，补肾纳气，散结化痰，用十全大补汤、千金苇茎汤加减。处方：生黄芪30g，太子参15g，白术15g，茯苓15g，当归10g，川芎10g，白芍10g，熟地10g，陈皮10g，海浮石10g，山萸肉15g，炮山甲（先煎）10g，芦根30g，金荞麦15g，川贝母10g，鼠妇10g，九香虫10g，鸡内金30g，葶苈子10g，焦大黄10g。嘱患者根据情况服用几个月。

按语：局限性恶性间皮瘤可作局部切除，但预后不佳，复发率和转移率均较高。此例患者在经过放化疗后坚持服用中药治疗，从无间断，自出现症状已经近 2 年，目前情况良好，给我们的提示是：恶性间皮瘤采用中西医综合治疗可明显提高患者的生存质量，延长生存期。

【述评与体会】

局限性胸膜间皮瘤多属良性，治疗以手术切除为主，多数局部切除后不复发而获治愈。局限性恶性胸膜间皮瘤可作局部切除，但预后不佳，复发率和转移率均较高。弥漫性恶性胸膜间皮瘤基本上不用手术治疗。内科治疗主要是控制胸腔积液，促进胸膜粘连，避免胸水再生，可单用胸腔闭合引流或引流后胸膜腔内注射各种硬化剂，如四环素等，其有效率为 30% ~80%，也可于胸腔内注射各种化疗药物或免疫调节剂，60% ~90% 患者的症状及全身状况可有不同程度改善。联合化疗在治疗恶性胸膜间皮瘤中具有重要地位。放疗一般用于术后或不能手术者的辅助治疗，对减轻症状尤其是缓解疼痛有效，但其应用受肿瘤大小和对正常组织细胞毒性作用的限制。恶性胸膜间皮瘤的恶性程度高，预后不良，自症状出现很难存活过 2 年，大多数自治疗开始后半年内死亡，个别患者偶可长期生存。

中医药在改善胸膜间皮瘤患者的生存质量，减轻症状，延长生存期方面有一定优势。对于恶性胸膜间皮瘤手术、放疗、化疗带来的不适，如胸水、胸痛、胸闷、气短等症状，从肺、肝经入手，宣肺理气，疏肝通络，活血利水，多能取得较好的效果。

第三节　纵隔肿瘤

纵隔肿瘤通常是指位于纵隔内的肿瘤。按照纵隔的部位，可将纵隔分为上纵隔（上前纵隔、上后纵隔），前下纵隔，中下纵隔和后下纵隔。上纵隔好发的肿瘤有淋巴瘤、甲状腺肿瘤、胸腺肿瘤、甲状旁腺肿瘤、气管及支气管肿瘤等。前下纵隔为一狭窄、尖端向下的三角形区，好发的肿瘤有淋巴瘤、畸胎瘤、胸腺肿瘤、其他生殖细胞肿瘤、副节细胞瘤（主动脉体瘤）、淋巴管瘤及甲状腺肿瘤等。中下纵隔好发的肿瘤有淋巴瘤、类肉瘤病（结节病）、心包肿瘤、血管肿瘤及支气管肿瘤等。后下纵隔好发的肿瘤有神经源性肿瘤、淋巴瘤、食管肿瘤、甲状腺肿瘤及脊柱肿瘤等。

胸腺肿瘤、神经源性肿瘤、畸胎瘤和甲状腺肿瘤是最常见的纵隔肿瘤，它们的发病占纵隔肿瘤的 80% ~90%，其中前三者占纵隔肿瘤的 2/3。成人上纵隔、前下纵隔、中下纵隔和后下纵隔的肿瘤发生率分别是 20%、20%、20% 和 30%。儿童 63% 的纵隔肿瘤位于后纵隔，前纵隔占 26%，中纵隔仅占 11%。成人纵隔肿瘤多数是良性的，恶性的仅占 10% ~25%，儿童纵隔肿瘤约一半以上是恶性的。上述五大类常见的纵隔肿瘤均有其特定的好发部位。畸胎瘤、胸腺瘤和心包囊肿主要位于前纵隔，神经源性肿瘤及支气管囊肿多位于后纵隔，胸腺瘤突向双侧的几率比畸胎瘤大，胸内甲状腺肿及支气管囊肿明显以右侧多见。神经源性肿瘤是纵隔肿瘤中的高发肿瘤，约占纵隔肿瘤的 30%。成人神经源性肿瘤占纵隔肿瘤的 10% ~35%，其中绝大多数是良性的，仅 10% 左右是恶性的。儿童神经源性肿瘤占纵隔肿瘤的 50% ~60%，其中一半以上是恶性的。

纵隔肿瘤的类似描述散见于中医"咳嗽"、"肺积"和"胸痹"等病症中。

【病因病机】

六淫侵袭、饮食不节、七情失调、先天禀赋不足、气血失调或痰饮凝结等均可导致本病，故纵隔肿瘤的发生既有外因，又有内因的参与，特别是精神因素、先天不足及脏腑功能失调等可致气机郁滞，脉络受阻，血行不畅，痰浊与瘀血搏结，气滞血瘀，日久成积。《类证治载·胸痹篇》曰："胸痹胸中阳微不运，久则阴乘阳位而为痹结也，其证胸满喘息，短气不利，痛引心背。由胸中阳气不舒，浊气得以上逆而阻其升降，甚则气结咳唾，胸痛彻背。"以上论述纵隔肿瘤胸痛、胸闷、咳喘、气短等的病因病机。

【发病机制】

目前认为，异位细胞或组织种植在纵隔腔，异常增生可发为肿瘤，但大多数纵隔肿瘤的病因尚不清楚。

【病理表现】

1. 神经源性肿瘤

神经源性肿瘤可分为两大类：一类为来自中枢神经的，如神经节细胞瘤，其恶性者为神经母细胞瘤和节细胞神经母细胞瘤；另一类为起源于外周神经的，良性者为神经纤维瘤，恶性者为神经鞘瘤和神经纤维肉瘤。

2. 畸胎瘤与囊肿

畸胎瘤分为表样囊肿（仅含表皮组织），皮样囊肿（包含皮肤及其附属组织）和畸胎瘤（可见外、中、内三个胚层的组织）。

【临床表现】

1. 症状

纵隔内的器官组织甚多，大多为重要器官，一旦发生肿瘤或囊肿，即可出现压迫症状。症状的轻重可因肿瘤的大小、硬度、生长速度、占据的部位和组织侵蚀等情况而不同。多数良性纵隔肿瘤临床上常无症状，多于体检时发现。恶性纵隔肿瘤常见症状包括：

（1）胸痛：是各种纵隔肿瘤最常见的症状，多发生在胸骨后或患侧的背部，是因肿瘤压迫胸内器官，或刺激胸膜及神经而致。如疼痛剧烈，患者难以忍受，多是恶性肿瘤的征象。

（2）呼吸道压迫症状：肿瘤压迫或侵犯肺、支气管时，常引起咳嗽、气短，严重时可发生呼吸困难。此种严重呼吸困难多见于胸内甲状腺和巨大畸胎瘤患者。如果肿瘤溃破入肺或肺组织受挤压，可产生不同程度的肺不张及肺内感染。

（3）神经系统症状：交感神经受压表现为眼睑下垂、瞳孔缩小、眼球内陷等，臂丛神经受压可引起肩部及上肢疼痛，喉返神经受累可表现为声嘶，累及膈神经可出现呃逆及膈肌麻痹。

（4）心血管症状：心脏受压可引起心慌、心律不齐等，肿瘤侵蚀心包可出现心包积液，上腔静脉受压可引起面部、颈部和上胸部水肿、静脉怒张等，肿瘤压迫无名静脉，可使单侧上肢静脉压升高。

（5）吞咽困难：常为肿瘤压迫或侵犯食管所致。

（6）其他症状：畸胎类肿瘤破溃入肺或支气管时，患者咳出的痰液中可带陈旧毛发或豆渣样物；少数胸内甲状腺肿瘤患者可有甲状腺功能亢进症状；约15%胸腺瘤患者可伴有重症肌无力；恶性淋巴瘤合并感染时，可出现发热、白细胞升高等症状。

2. 体征

（1）神经受压体征：可见颈交感神经麻痹综合征及肋间神经节段支配区感觉过敏或迟钝，多见于神经源性肿瘤。

（2）心肺受压体征：前纵隔具有相当体积时，可引起胸骨旁浊音界加宽，局部呼吸音减弱或消失，以及气管或心脏移位；有些巨大的畸胎瘤可引起局部胸壁膨隆，该处呼吸运动消失。

（3）颈部甲状腺肿大：见于胸内甲状腺肿患者，如有甲亢，可见消瘦，该处呼吸运动消失。

（4）重症肌无力：见于胸腺瘤，可见典型的表情淡漠、眼睑下垂及面部松弛。

（5）杵状指：多见于巨大纵隔肿瘤患者。

（6）其他体征：包括心包积液、胸腔积液等，活检造成肿瘤皮肤窦道时，脓液中可带有皮脂样物或细毛等。

【临床分期】

1. TNM 标准

T　原发肿瘤

　　T1　肉眼可见包膜完整，镜检无包膜浸润。

　　T2　肉眼可见肿瘤粘连，侵犯周围脂肪组织或纵隔胸膜，镜检发现肿瘤侵犯包膜。

　　T3　肿瘤侵犯周围器官，如心包、大血管和肺。

　　T4　有胸膜和心包扩散。

N　淋巴结转移

　　N0　无淋巴结转移。

　　N1　前纵隔淋巴结转移。

　　N2　除前纵隔淋巴结转移外，还有胸内淋巴结转移。

　　N3　锁骨上淋巴结转移。

M　远处转移

　　M0　无远处转移。

　　M1　远处转移。

2. TNM 分期

Ⅰ期　T1N0M0。

Ⅱ期　T2N0M0。

Ⅲ期　T3N0M0。

Ⅳa期　T4N0M0。

Ⅳb期　任何 T，N1~3，M0，任何 T，任何 M1。

【诊断】

1. 症状

胸痛、胸闷、咳嗽、气促是纵隔肿瘤最常见的症状。特殊的症状与体征对诊断有决定性意义，如胸腺瘤出现重症肌无力，畸胎类肿瘤咳出皮脂样物或毛发，神经源性肿瘤出现霍纳综合征及脊髓压迫症状等。

2. 体检

纵隔肿瘤可见胸骨隆起，颈部或锁骨上淋巴结肿大，局限性哮鸣音，或出现上腔静脉综合征。

3. X 线检查

纵隔肿瘤可见纵隔肿块阴影或囊性阴影。

4. CT 扫描和 MRI 检查

CT 和 MRI 可见纵隔占位性病变。

5. 其他检查

必要时可作纵隔肿块穿刺活检或细胞学检查以明确诊断。

【治疗】

1. 治疗原则

大多数纵隔肿瘤以手术切除为主；根治性放疗主要用于淋巴瘤及不适宜手术的胸腺瘤和生殖细胞瘤；姑息性放疗主要用于晚期肿瘤，以减轻患者的痛苦，缓解压迫症状；术后放疗多用于浸润性胸腺瘤和精原细胞瘤。在应用这些疗法的过程中，中医中药治疗有利于提高疗效和减轻其他疗法的毒副反应。

2. 中医辨证施治

（1）气郁痰阻证

证候：胸部肿块，质地软硬不均，无灼热红肿，不痛，局部胀闷，声嘶，喜太息，或胸胁窜痛，病情的波动常与情志因素有关，舌质淡，苔薄白，脉弦。

基本治法：理气舒郁，化痰软坚。

方药运用：四海舒郁丸（《疡医大全》）加减。

海蛤壳 15g，青木香 5g，陈皮 10g，昆布 8g，海带 8g，海藻 8g，海螵蛸 10g，柴胡 6g，郁金 10g，法半夏 10g，甘草 6g，枳壳 10g，山慈菇 6g，全蝎 3g。

方中青木香、陈皮、柴胡、郁金疏肝理气；法半夏、昆布、海带、海藻、海螵蛸、海蛤壳化痰软坚，消瘤散结；山慈菇、全蝎清热解毒抗癌，疗疮疡结聚。全方共奏理气舒郁，化痰软坚之功。

加减：痰郁化火而见烦热者，加夏枯草 5g，贝母 10g，丹皮 6g，白花蛇舌草 15g；胸闷气促者，加厚朴 8g，苏子 10g，桑白皮 10g。

（2）瘀血内结证

证候：肿块在胸部，质地较硬或有结节，持续疼痛，面黯消瘦，舌质紫或见瘀点，苔薄，脉弦涩或细涩。

基本治法：活血化瘀，软坚散结。

方药运用：血府逐瘀汤（《医林改错》）加减。

当归 10g，川芎 5g，桃仁 10g，红花 3g，赤芍 10g，丹参 10g，三棱 10g，莪术 10g，延胡索 10g，香附 10g，枳壳 10g，川楝子 6g，石见穿 10g，炮山甲（先煎）6g，生黄芪 30g，白术 15g，地龙 10g，夏枯草 15g，白花蛇舌草 30g，重楼 15g，甘草 6g。

方中黄芪、白术益气健脾；川芎、桃仁、红花、赤芍、丹参、地龙活血化瘀，通络止痛；三棱、莪术破血散结，行气止痛；延胡索、香附、枳壳、川楝子宽胸理气，解郁止痛；石见穿、炮山甲祛瘀消痈；夏枯草、白花蛇舌草、重楼解毒抗癌。诸药合用，活血化瘀，软坚散结。

加减：胸闷胸痛者，加瓜蒌 10g，丹参 10g。

（3）脾胃虚弱证

证候：肿块位于胸部，质地软硬不均，或为囊性，疼痛隐隐，神疲乏力，纳差，便溏，舌淡苔薄白，脉细。

基本治法：健脾益气，活血散结。

方药运用：六君子汤（《医学正传》）加味。

太子参 15g，生黄芪 30g，白术 15g，茯苓 15g，陈皮 10g，法半夏 10g，怀山药 20g，薏苡仁 15g，瓜蒌 15g，川贝母 10g，甘草 6g，海藻 10g，莪术 6g，苏木 6g，夏枯草 15g，白花蛇舌草 15g，重楼 15g。

方中生黄芪、太子参、白术、怀山药、薏苡仁益气健脾；茯苓、法半夏、海藻燥湿化痰散结；苏木祛瘀散结；莪术破癥瘕积聚；瓜蒌、川贝母、陈皮增加化痰力量；夏枯草、白花蛇舌草、重楼解毒抗癌。全方共奏健脾益气，活血散结抗癌之效。

加减：纳差加砂仁（后下）5g，焦槟榔 15g，鸡内金 30g；中气下陷、便溏加赤石脂 15g，干姜 6g。

（4）肝肾阴虚证

证候：肿块质地软硬不均，急躁易怒，手足心热，口燥咽干，声嘶，吞咽不利，腰膝酸软，潮热盗汗，小便短少，大便干结，舌红苔少，脉沉细数。

基本治法：滋补肝肾，泻火解毒。

方药运用：补肝汤（《医宗金鉴》）合左归丸（《景岳全书》）加减。

当归 10g，白芍 15g，川芎 10g，熟地 10g，木瓜 30g，炒枣仁 30g，玄参 10g，麦冬 12g，熟地 10g，山茱萸 15g，怀山药 20g，菟丝子 20g，枸杞子 15g，牛膝 10g，鹿角霜 20g，龟板（先煎）15g，知母 10，夏枯草 10g，重楼 15g。

方中四物汤养血柔肝，炒枣仁、玄参、麦冬滋阴养肝，配以木瓜、甘草酸甘化阴；熟地、怀山药、龟板、牛膝滋补肾阴；菟丝子、山茱萸、鹿角霜补肾填精；知母、夏枯草、重楼清热解毒，抗癌泻火。

加减：发热者，加金银花 10g，连翘 8g；胸闷气促者，加厚朴 8g，苏子 10g，桑白皮 10g；气短乏力者，加黄芪 30g，太子参 15g；痰郁化火而见烦热者，加贝母 10g，丹皮 6g，白花蛇舌草 15g。

3. 外治法

（1）朱砂 7.5g，乳香 15g，没药 15g，冰片 30g。

用法：捣碎后放入 500 毫升米酒中，密封，浸泡 2 天，沉淀，取少量澄清液，用棉签蘸药水搽于痛处，稍干后重复 3～4 遍。

适应证：纵隔恶性肿瘤疼痛甚者。

（2）甘遂 9g，砂仁 9g。

用法：上药共研细末，取大蒜头捣烂，和蒜末水调成糊，敷于脐上。

适应证：纵隔肿瘤合并胸腔积液者。

4. 中成药

（1）平消胶囊：由枳壳、五灵脂、干漆（炒）、郁金、白矾、仙鹤草、火硝、制马钱子等组成。每粒 0.21g，每次 4～8 粒，每日 3 次，3 个月为一疗程，适用于纵隔恶性肿瘤气滞毒瘀者。

（2）抗癌片：由牛黄、田三七、琥珀、黄连、黄芩、黄柏、贝母、陈皮等组成。每片 0.5g，（内含丹药 0.03～0.05g），每次 1 片，每日 2～3 次，饭后服，1 个月为一疗程，适用于纵隔恶性肿瘤热毒较盛者。服药后少数患者可出现口腔炎，严重者可减量或暂停数日，即能自愈。服药期间禁食鸡肉、鲤鱼、牛肉、母猪肉，少吃葱蒜，少饮浓茶。

（3）加味西黄丸（胶囊）：由牛黄、麝香、乳香、没药、三七、生晒参、鸡内金、川贝母、紫河车、阿胶、海马等组成。每粒 0.3g，每次 1～3 粒，每日 1～3 次，白开水送服。用于各种肿瘤与囊肿。

5. 单验方

（1）复方白花蛇舌草片：由白花蛇舌草、藤梨根、半边莲、野葡萄根、青蒿、大黄、佛手、地榆、丹参等组成。每片 0.5g，每次 2～4 片，每日 3 次，1～2 个月为一疗程，适用于纵隔恶性肿瘤体质较好者。

（2）复方半枝莲丸：由半枝莲、山豆根、露蜂房、山慈菇等组成。每丸 0.3g，每次 15～30 丸，每日 3 次，饭后服，适用于纵隔恶性肿瘤。

6. 手术治疗

纵隔肿瘤及囊肿原则上无论良性或恶性，只要无手术禁忌证均应尽早切除。由于纵隔肿瘤种类繁多，因此需要根据各自的特征区别对待。如胸腺瘤好发于前纵隔，多为良性，少数为恶性，以手术治疗为主。良性胸腺瘤可以治愈，恶性者需于术后追加放疗。胸腺瘤对化疗不敏感。畸胎瘤的治疗以手术为主。恶性畸胎瘤切除后应给予化疗和/或放疗，有望提高长期生存率。转移灶的畸胎瘤可向成熟组织分化，故切除的同时配合中医中药辨证施治，患者预后较好。所有纵隔精原细胞瘤的治疗应是根治性的，对于小的、非浸润型、无症状的可切除的肿瘤，开胸探查完整切除后可辅以放疗。对于巨大、局部的晚期肿瘤，完整切除率 <50% 者，可单纯放疗，其有效率优于外科手术或放疗。放疗的范围包括全纵隔及双锁骨上区。放疗加外科手术后，长期生存率可达 60% ~80%。年龄超过 35 岁，以发热起病，伴上腔静脉阻塞综合征，已有锁骨上、颈部或肺门淋巴结转移或巨大非局限性肿块者，早期易出现血行转移。对有以上危险因素，或诊断时已有远处转移者，或放疗后复发者，或胸腔内病变广泛难以实现放疗的患者，应给予化疗。对病理活检证实为精原细胞瘤，而生化检查 AFP 水平升高，或 β-HCG 明显升高，提示有非精原细胞成分存在的患者，应给予放疗、化疗加中医中药综合治疗。

7. 化疗

本病化疗可用顺铂或卡铂，多数使用以顺铂为基础的联合化疗方案，如 PVB（顺铂、长春花碱和博莱霉素），或 PVB + A（阿霉素），或 BEP 方案（博莱霉素 + VP - 16 + 顺铂）交替治疗。化疗能使大多数病例长期生存，但对化疗后 X 线检查（包括 CT 或 MRI）存在的"残存肿块"的处理是有争论的。美国 Memorial Sloan Kettering 肿瘤中心发现，5/20 病例有存活的精原细胞，X 线片显示肿块均 ≥3cm，故主张对 ≥3cm 的"残存肿块"进行外科手术。大多数人认为，85% ~90%"残存肿块"内是治疗反应，即坏死和/或纤维化组织，故主张密切观察，定期进行 CT、MRI 检查及 AFP、β-HCG、LDH 等生化检查。如肿块增大，肯定为复发，则以顺铂为基础进行化疗，仍可抢救大多数患者。纵隔非精原细胞瘤诊断一旦明确，就应开始使用以顺铂为基础的强化联合治疗，治疗率可达 40% ~50%，对以前认为预后极差的内胚窦瘤及绒毛膜癌的预后也有改善。以顺铂为基础的化疗方案如 PVB（顺铂、VP - 16、博莱霉素）应用 4 个周期后，应定期复查肿瘤标记物和 X 线。如肿瘤标记物水平恢复正常，X 线检查也无残存肿瘤者，可不做进一步治疗。如肿瘤标记物持续不正常，则提示有"残存肿瘤"存在，应进一步进行抢救性化疗。最近有报道认为，使用 VIP（长春花碱、异环磷酰胺和顺铂）可使 20% ~30% 患者长期生存，而对肿瘤标记物正常但 X 线片仍可见"残存肿瘤"的患者，可进行外科手术，完整切除"残存肿瘤"。

尽管以顺铂为基础的联合化疗使纵隔非精原细胞瘤的预后明显改善，但仍有近 50% 患者死亡。

【预防与调护】

1. 预防

对有可能接触放射性和致癌化合物的职业人员，必须采取切实有效的劳动防护措施，避免或减少与致癌因子的接触，并定期体检，以便早期发现，及早治疗。

2. 调护

（1）对有重症肌无力的胸腺肿瘤患者，为预防危象发生，应充分控制肌无力。抢救措施包括：保留气管插管，使用辅助呼吸 2～3 天，然后经鼻腔作气管插管，保留 1 周左右，供吸痰及吸氧用，并预防肺部感染；在拔除气管插管 1～2 天内，应备置呼吸机，必要时予以辅助呼吸。

（2）切除有感染的畸胎瘤或囊肿后，要严密观察胸腔有无感染及切口愈合情况。如术中未用双腔插管，瘤体内容物可渗入患肺或健肺的支气管及肺泡内，引起肺不张或继发性肺炎，故术后须积极协助患者咳嗽，体位排痰，并应用有效的广谱抗生素，控制输入液量，减轻肺部负荷。

（3）神经源性肿瘤常延伸入椎管或肋间深部，血液循环丰富，切除肿瘤后止血极其困难，故术后要密切观察胸腔内渗液情况，如有出血，应及时止血。

【临证经验】

1. 常用药对

（1）浙贝母 10g，川贝母 10g　二者合用，清热化痰、开郁散结之功相得益彰。

（2）莪术 6g，三棱 10g　二者行气消积止痛，常与人参、白术、黄芪同用，起到调血和血，大开胃气之功。

2. 验案举例

某女，52 岁，山东人。

2005 年 3～4 月发现进行性消瘦，纳差，手足心热，口干乏力，汗多。7 月出现咳嗽，诊为气管炎，经消炎治疗无效，遂进行胸透及血液检查，未见异常。一周后病情进一步加重，经 CT、MRI 诊断为纵隔淋巴瘤，因位置关系未能行手术和病理检查。在第四军医大学进行了 4 个疗程化疗，1 个疗程的放疗，MRI 检查肿瘤基本消失，仍有残余，于 2006 年 8 月来我院就诊。

症状：手足心热，口干，心悸乏力，汗多，纳差，腰酸腿软，二便调，眠可，苔薄黄，脉细。

辨证：心肾阴虚，痰浊壅塞。

治法：滋阴益肾，豁痰开结。

处方：瓜蒌皮 15g，薤白 10g，清半夏 10g，茯苓 15g，陈皮 10g，生地 10g，熟地 10g，麦冬 15g，山萸肉 15g，山药 15g，川贝母 10g，穿山甲（先煎）10g，浙贝母 10g，龟板（先煎）15g，莪术 6g，三棱 10g，土鳖虫 6g，山慈菇 10g，生黄芪 30g，炙甘草 10g。每日 1 剂。自 2006 年至今一直服用中药，无明显不适，病情稳定，已正常上班。

按语：纵隔肿瘤早期常无明显症状，多在查体时发现。本例患者因咳嗽就诊，经 MRI 检查确诊，化疗效果明显，但仍有明显症状。经中医治疗一年多，病情稳定。临床在辨证治疗的基础上，应特别注意结合辨病。

【述评与体会】

对于胸腺瘤来说，手术是治疗的首选。手术能否完整切除是决定肿瘤复发与否的最重要因素，完整切除者的预后优于其他任何治疗，包括次全切除联合放疗和化疗者。大多数人认为，浸润性胸腺瘤术后放疗有意义。Ⅰ～Ⅱ期完整切除者的复发率小于 5%，无需放疗。Ⅱ期胸腺瘤根治术后加与不加放疗的 5 年生存率分别为 40%～90% 和 50%～90%。许多胸外科医生赞成完整切除胸腺瘤后放疗。Ⅲ～Ⅳ期患者单纯放疗获益很小，除非是完整切除后进行放疗，并且放疗对手术失败的患者几乎无效，5 年生存率低于 20%～40%。术前放疗可以减小肿瘤的负载及术中播散。胸腺瘤至今尚无标准的联合化疗方案，目前大部分方案是以顺铂为基础的。许多研究者认为，晚期胸腺瘤的化疗可以达到 60%～90% 的缓解率，因此提倡晚期胸腺瘤的综合治疗应包括化疗。辅助化疗能够改进胸腺上皮肿瘤的可切除性，至少可以使手术变得容易。常规治疗失败或不适合治疗的病例可以选择糖皮质激素治疗，中等剂量糖皮质激素足以获得以姑息为目的的长期生存。

原发性纵隔恶性生殖细胞瘤的治疗提倡综合模式，化疗在其中占主导地位。其预后，尤其是非精原细胞瘤，较相应的原发于性腺的生殖细胞瘤差。原发性纵隔精原细胞瘤因发病率低，目前缺乏大样本前瞻性随机对照临床试验。在不同治疗模式中，以顺铂为基础的联合化疗被认为是纵隔精原细胞瘤的最佳治疗选择。一线治疗是 4 个周期足量及时 PEB 方案化疗。周期化疗后如患者影像学检查仍有残余病灶，通常考虑手术切除。局部治疗（如放疗和手术）对纵隔精原细胞瘤的效果不佳。病变局限于纵隔的患者，单纯放疗的治愈率仅 60% 左右，有增大趋势者更应及时手术。单纯放疗主要用于有化疗禁忌的患者。因对联合化疗和放疗高度敏感，且根治性手术常因肿瘤巨大而实施困难，大部分纵隔精原细胞瘤患者不适合手术治疗。根治性开胸肿瘤切除术仅适用于可以完整切除、体积小的精原细胞瘤。为防止局部复发，术后应行放疗。原发性纵隔精原细胞瘤的预后较原发性纵隔非精原细胞瘤好，治疗目标是痊愈。Bokemeyer 等报告，欧美 11 个中心于 1975～1996 年用以顺铂为基础的联合化疗治疗原发性纵隔精原细胞瘤，治愈率近 90%。因大部分患者诊断时已有远处转移，加之放疗相对不敏感，原发性纵隔非精原细胞瘤治疗首选全身化疗，而不是手术或放疗等局部治疗。纵隔非精原细胞瘤补救化疗的疗效也不理想。在 Bokemeyer 等对欧美 11 个中心 1975～1996 年间治疗情况的回顾性分析中，以顺铂为基础的联合化疗加手术治疗纵隔非精原细胞瘤 200 余例，5 年生存率仅 46%。原发性纵隔非精原细胞瘤的治疗和预后仍不乐观，50% 以上患者不能获得长期生存，新的有效药物和治疗方案有待探索。

虽然各种神经源性肿瘤临床特点不尽相同，但治疗均以手术切除为主。纵隔良性神经源性肿瘤包括神经鞘瘤、神经纤维瘤、节细胞瘤、副交感神经节细胞瘤，其预后良好，复发的几率相对较小。仅有少数神经纤维瘤术后复发，需再次手术。恶性神经源性肿瘤预后较差，以神经母细胞瘤的恶性度最高，生长快，预后最差，放疗对其比较敏感。

中医中药在纵隔肿瘤的治疗中虽然没有大宗的病例观察报告，但个案报道及小样本的临床观察还是比较多的。某些个案报告显示，单纯中医药治疗也能够控制纵隔肿瘤的发展，并对配合手术和放化疗，减轻相应的毒副反应，改善患者症状，延长患者的生存期有很大帮助。

纵隔肿瘤属中医"胸痛"、"咳嗽"、"悬饮"、"肺积"、"肺胀"等范畴，与痰、瘀关系密切，其主要病机为痰瘀互结于胸中，故治疗多以软坚化痰、活血化瘀为主，常用药物有浙贝、陈皮、半夏、前胡、海蛤壳、南星、海藻、昆布、牡蛎、夏枯草、瓜蒌、桃仁、赤芍、丹参、壁虎、川芎、当归等。由于纵隔肿瘤分类多样，中医治疗应根据具体情况辨证施治。如热毒壅盛者，宜清热解毒抗癌；热入营血者，宜清营凉血；脾虚气陷者，宜补中益气；有悬饮者，则当攻逐水饮。恶性淋巴瘤常以滋养肝肾、补益气血、软坚散结为法；纵隔甲状腺瘤常以软坚散结、活血化瘀为法；海绵体血管瘤多宜清热凉血，散瘀通脉；重症肌无力多从脾胃虚弱、肝肾阴虚、气血两虚等辨证论治。单纯中医中药治疗纵隔肿瘤有一定的疗效，尤其是对胸腺瘤所致的重症肌无力和纵隔甲状腺瘤有较好疗效。纵隔肿瘤辨证时应遵循辨病在先，辨证为主，治疗在整体扶正的同时，勿忘局部的邪实。中药治疗纵隔肿瘤与手术、放疗、化疗配合，可改善患者生存质量，提高治疗效果。中西医结合是今后纵隔肿瘤治疗的一大趋势。

第四节　乳　腺　癌

乳腺癌是女性最常见的恶性肿瘤之一，其发病率呈逐年上升的趋势。在欧美国家，乳腺癌占女性恶性肿瘤的25%～30%。20世纪末的统计资料表明，全世界每年约有130万人被诊断为乳腺癌，约有40万人死于该病。在我国，乳腺癌的年均增长速度高于高发国家1～2个百分点。全国肿瘤防治研究办公室、卫生部卫生统计信息中心2002年9月份公布的12市县1993～1997年肿瘤发病和死亡登记资料显示：上海市、武汉市乳腺癌发病率位居全国女性恶性肿瘤的首位，北京、天津、哈尔滨等城市乳腺癌发病率位居第2位。

乳腺癌属于中医"乳岩"、"乳石痈"的范畴。

【病因病机】

对本病的病因病机，历代医家都有所认识。陈实功认为，"忧郁伤肝，思虑伤脾，积想在心，所愿不得者，致经络痞涩，聚结成核。"汪机主张，乳岩"乃七情所伤，肝经血气枯槁之症。"薛己和张介宾则强调毒邪蕴结在本病发病中的作用。综合古代文献和近代的研究成果，乳腺癌的病因病机可归纳为以下几点。

1. 正气不足，气血两虚

《诸病源候论·妇人杂病诸候四》曰："有下于乳者，其经虚，为风寒气客之，则血涩结成痈肿，但结核如石，谓之石痈。"气血虚可引起邪客于乳络而患本病。

2. 情志内伤，忧思郁怒

《外科正宗》曰："忧郁伤肝，思虑伤脾，积想在心，所愿不得者，致经络痞涩，聚结成核。"根据脏腑经络学说，乳头属足厥阴肝经，肝脉络胸胁，肝宜疏泄条达。郁怒伤肝，肝失疏泄则胸胁脉络气机不利。乳房属胃，脾胃互为表里，脾伤则运化无权而痰浊内生。无形之气郁与有形之痰浊相互交凝，经络痞塞，日积月累，结滞乳中而成本病。

3. 肝肾不足，冲任失调

肾为元气之根，冲任之本。肾气充盛则冲任脉盛，冲任之脉上贯于乳，下濡胞宫。冲为血海，任主胞胎，冲任之脉系于肝肾。肝肾不足，冲任失调而致气血亏虚，气血运行不畅，气滞血凝，阻于乳中而成本病。《疮疡经验全书》曰："阴极阳衰，血无阳安能散，致血渗入心经而生乳岩。"窦氏所述阴极阳衰是指冲任失调，与现代所谓体内激素分泌失调，雌激素水平过高，雌孕激素平衡失调等导致乳腺癌发生是一致的。

4. 毒邪蕴结

气郁痰浊结聚或气滞血凝，积久化火成毒，以致毒邪蕴结而成坚核。临床见局部苍肿，色紫气秽，肿块表面溃烂如石榴翻花，或溃后渗流臭秽血水。这些证候皆与毒邪蕴结有关。薛己谓："亦有二三载或五载六载方溃陷下者，皆曰乳岩，盖其形岩凸，似岩穴也，最毒，填之可保十中一二也"，指出了乳腺癌晚期溃烂、乳头陷下的特征。

5. 瘀血凝滞

乳腺癌中晚期可见痛引胸胁，肿块坚硬，表面高低不平，乳头溢液，舌紫，有瘀斑等，乃由于"久病血瘀"，"久虚夹瘀"，或肝郁气滞，气滞血瘀，病久气郁化火，气火内盛，气血津液被煎熬，痰浊瘀血互结，经络痞塞，结滞乳中而成。

6. 厚味所酿，痰浊凝滞

恣食肥甘厚味，脾胃运化失司，以致痰浊蕴结，痞塞经络而成乳癌。朱丹溪《格致余论》曰："厚味所酿，以致厥阴之气不行，故窍不得通而不得生。"现代研究表明，高脂肪饮食可以导致肥胖，绝经后肥胖妇女患乳腺癌的风险增加。脂肪组织可产生雌激素，肥胖妇女的雌激素水平高，高水平的雌激素可能正是肥胖妇女患乳腺癌风险增加的原因。一些研究显示，随着绝经后体重增加，患乳腺癌的风险也增加。

【发病机制】

1. 家族史与乳腺癌相关基因

乳腺癌有时表现为家族聚集的特征，即父系或母系中至少有3个亲属患乳腺癌，同时有乳腺癌和卵巢癌家族史。一般而言，家族聚集性乳腺癌的形成机制可分为两种：一种是由于多种基因的改变而导致乳腺癌的发生，另一种则是由于某单一基因突变而发生的遗传性乳腺癌。美国的研究认为，仅5%~10%的乳腺癌是由某种遗传基因突变引起。目前已证实，45%的遗传性乳腺癌和80%的乳腺癌伴卵巢癌患者中有BRCA-1基因的突变。另一项研究显示，具有BRCA-1基因突变的妇女在50岁时发生乳腺癌的几率为50%，而至60岁时其几率可增加至80%，同时卵巢癌的发生率也明显增加。BRCA-2基因突变的临床意义和 BRCA - 1 相似，但和卵巢癌发生的相关性不大。

2. 生殖因素

（1）初潮和停经年龄：无论初潮早还是绝经晚，均可使妇女一生的月经时间延长。有资料报告，有 40 年以上月经者比 30 年以下月经者发生乳腺癌的几率增加 1 倍。

（2）月经周期：月经周期短者黄体期相对较长，而雌激素与孕激素在黄体期中均为高水平，故月经周期较长，无论是否规则，都会降低乳腺癌的危险性。

（3）第一胎足月妊娠年龄：大量流行病学调查发现，未育妇女患乳腺癌的危险性要比生育过的妇女大，而妇女第一胎妊娠年龄越小，其一生患乳腺癌的几率也越小。足月妊娠可以使乳腺上皮趋于成熟，而成熟的乳腺上皮细胞具有更强的抗基因突变能力，因此足月妊娠年龄越早，乳腺组织受内外环境因素影响而导致突变的几率越小。一般生育后乳腺癌危险性较未育妇女下降不是立刻显现的，而是要经过 10 ~ 15 年后才趋明朗。

（4）产次：研究发现，高产次的妇女患乳腺癌的几率小。

（5）哺乳史：未哺乳妇女易得乳腺癌，这符合乳腺的生理特点和乳腺癌的发生学特点。

3. 性激素

生殖相关的乳腺癌危险因素多与体内性激素水平有着本质的联系。

（1）雌激素：大规模的前瞻性研究证实，内源性雌激素与绝经前妇女乳腺癌的危险性相关。

（2）雄激素：大部分研究证实，绝经后妇女体内雄激素水平与乳腺癌危险呈正相关性。

4. 其他激素

研究显示，胰岛素样生长因子（IGF - 1）及其主要的结合蛋白 IGFBP - 3 的水平与乳腺癌的发病呈正相关。

【病理表现】

1978 年，全国乳腺癌早期诊断座谈会将乳腺癌分为非浸润型癌、非特殊型浸润性癌及特殊性浸润性癌 3 大类。1983 年，全国乳腺癌病理协作组会议将乳腺癌的分类方法修订为非浸润性癌、早期浸润性癌、浸润性特殊性癌、浸润性非特殊性癌 4 大类。

美国肿瘤研究会与国际抗癌联盟联合制订的 TNM 分期法认为，一侧乳腺含有多个肿瘤时，应按其中最大者确定病理性质，双侧乳腺癌则应各自分期。

【临床表现】

1. 乳房肿块

乳腺癌多为单发肿块，乳房外上方是乳腺癌的好发部位，约占 36%。

2. 乳头改变

（1）乳头溢液：乳头溢液性质可呈乳汁样、水样、浆液样、血液性、脓性。国外资料报道，2.4% 的乳腺癌伴有乳头溢液。临床仅有溢液而未扪及肿块者，多为导管内早期癌或大导管内乳头状瘤，或乳腺囊性增生病。50岁以上妇女见单侧乳房导管溢液者，应警惕乳腺癌的可能性。

（2）乳头回缩：肿瘤位于乳晕下方及其附近，侵及大导管时，可使乳头较健侧抬高，有时在内陷的乳头下或周围可扪及肿块。乳头回缩是由于肿瘤位于乳腺深部，侵犯较广，使大导管硬化，收缩，造成乳头固定，常是晚期乳腺癌的征象。乳腺急慢性炎症也可造成乳头回缩。

（3）乳头搔痒、脱屑、糜烂和溃疡：这些属于乳头湿疹样改变，是乳头 Paget 病的临床表现。

3. 皮肤异常

（1）酒窝征：肿块表面皮肤凹陷。肿瘤侵犯皮肤的 cooper 韧带时，可使乳房完整的弧形轮廓发生改变，肿瘤表面皮肤凹陷，形如酒窝。

（2）橘皮征：瘤细胞堵塞皮下淋巴管时，可引起肿块表面皮肤水肿。由于表皮毛囊处与皮下组织连接紧密，周围水肿较重时，可使毛囊处表现为点状凹陷，形成"橘皮征"。

（3）皮肤红肿发热：乳腺癌皮下淋巴管网内充满癌栓，可导致癌性淋巴管炎，与急性乳腺炎表现相似，但全身发热及疼痛症状不明显。

（4）卫星结节：肿瘤侵入皮内淋巴管，可在周围形成小的癌灶，称为卫星结节。

（5）铠甲状癌：当皮肤广泛受侵时，可在表皮形成多数坚硬的小结节或小条索，甚至融合成片。如病变延伸至背部和对侧胸壁，可限制呼吸，形成铠甲状癌。

4. 乳房疼痛

乳腺癌早期一般不痛，至晚期侵犯神经时可出现剧痛，并放射到同侧肩臂部。该疼痛不随月经周期而变化。

5. 区域淋巴结肿大

腋窝和胸骨旁同为乳腺淋巴引流的第一站，锁骨上和纵隔淋巴结同为乳腺癌淋巴结转移的第二站。临床上，腋窝淋巴结转移最为常见，转移发生率为50%～60%。内乳淋巴结转移率约25%。原发癌在乳房外侧，腋淋巴结为阴性时，内乳转移率约为5%；腋淋巴结阳性时，内乳淋巴结转移率为25%。如果原发癌在乳房内侧，腋淋巴结阴性时，内乳淋巴结转移率为15%；腋淋巴结阳性时，内乳淋巴结转移率为50%。

【临床分期】

1. TNM 分期

T　原发肿瘤

　　Tx　原发肿瘤无法评估。

　　T0　无原发癌证据。

　　Tis　原位癌，包括导管原位癌（DCIS）、小叶原位癌（LCIS）和没有瘤块的乳头Paget 病。

　　注：有瘤块的 Paget 病按瘤块的大小进行分级。

T1　　肿瘤的最大直径≤2cm。

T1mic　　微浸润的最大直径≤0.1cm。

T1a　　肿瘤最大直径>0.1cm，但≤0.5cm。

T1b　　肿瘤最大直径>0.5cm，但≤1cm。

T1c　　肿瘤最大直径>1cm，但≤2cm。

T2　　肿瘤的最大直径>2cm，但≤5cm。

T3　　肿瘤的最大直径>5cm。

T4　　无论肿瘤大小，只要直接侵及胸壁（a）或皮肤（b），应细分级如下：

T4a　　侵及胸壁，但不包括胸大肌、胸小肌。

T4b　　乳腺水肿（包括橘皮样变）或皮肤溃疡，或同一乳腺内出现皮肤卫星结节。

T4c　　T4a加T4b。

T4d　　炎性乳腺癌。

N　　区域淋巴结转移

Nx　　不能确定是否发生区域淋巴结转移。

N0　　无区域淋巴结转移。

N1　　腋窝淋巴结转移，但可活动。

N2　　同侧腋窝淋巴结转移，融合固定，或临床提示明显的同侧胸骨旁淋巴结转移，但无腋窝淋巴结转移。

N2a　　同侧腋窝淋巴结相互融合或与其他结构固定。

N2b　　临床仅提示明显的同侧胸骨旁淋巴结转移，但无腋窝淋巴结转移。

N3　　同侧锁骨下淋巴结转移，伴或不伴腋窝淋巴结转移；或临床提示明显的同侧胸骨旁淋巴结转移，伴腋窝淋巴结转移；或同侧锁骨上淋巴结转移，伴或不伴腋窝或胸骨旁淋巴结转移。

N3a　　同侧锁骨下淋巴结转移。

N3b　　同侧胸骨旁和腋窝淋巴结转移。

N3c　　同侧锁骨上淋巴结转移。

注："临床明显的"是指影像学检查发现（但不包括淋巴管闪烁造影术），或临床查体或病理大体标本可见。

PN　　病理检查

PNx　　不能确定是否发生区域淋巴结转移（淋巴结以前被切除或切除后未做病理检查）。

PN0　　组织学检查无区域淋巴结转移，未检查是否有孤立的肿瘤细胞团。

注：孤立肿瘤细胞是指单个癌细胞团或直径不超过0.2cm的小细胞簇，通常只有免疫组化（IHC）或分子生物学技术能检测到，有时也能被HE染色证实。孤立肿瘤细胞（ITCs）并不显示恶性行为特征，如增殖或基质反应。

PN1 有 1~3 个腋窝淋巴结转移，和/或前哨淋巴结切片镜下发现胸骨旁淋巴结病灶，但临床检查"阴性"。

PN2 有 4~9 个腋窝淋巴结转移，或临床明显的胸骨旁淋巴结转移，但无腋窝淋巴结转移。

PN3 有 10 个或 10 个以上腋窝淋巴结转移；或锁骨下淋巴结转移；或临床明显的同侧胸骨旁淋巴结转移，伴一个或多个腋窝淋巴结转移；或 3 个以上腋窝淋巴结转移，同时通过前哨淋巴结切片检查发现同侧胸骨旁淋巴结转移，但临床不明显；或同侧锁骨上淋巴结转移。

M 远处转移

Mx 不能确定是否有远处转移。

M0 无远处转移。

M1 有远处转移。

2. TNM 临床分期

0 期　TisN0M0。

Ⅰ 期　T1N0M0。

Ⅱa 期　T0N1M0，T1N1M0，T2N0M0。

Ⅱb 期　T2N1M0，T3N0M0。

Ⅲa 期　T1N2M0，T2N2M0，T3N1M0，T3N2M。

Ⅲb 期　T4N0M0，T4N1M，T4N2M0。

Ⅲc 期　任何 TN3，M0。

Ⅳ 期　任何 T，任何 N，M1。

【诊断】

对乳房无痛性肿块、乳头内陷、乳头固定或有血性乳头溢液者应做进一步检查。影像学检查在乳腺癌的早期发现、早期诊断中起着很重要的作用。常用的检查包括：

1. 乳腺钼靶 X 线摄片

即使在最佳的投照和诊断条件下，乳腺 X 线摄影检出乳腺癌的敏感度也只有 85%~90% 左右。

2. 数字化乳腺摄影

其诊断准确率是否较传统 X 线摄片有所提高，尚待进一步总结。

3. 计算机辅助检测

将计算机数字化图像或直接数字化乳腺摄影的数据输入，利用计算机软件指出可疑恶性病变，再由放射科医师复阅以提高检出早期乳腺癌的能力。

4. B 超

B 超是乳腺 X 线摄影最重要的补充。二者是乳腺影像学检查的黄金组合。

5. 磁共振成像（MRI）

MRI 具有无放射性、无损伤、高对比分辨率等优势，但 MRI 空间分辨率低，肿物的细节不如 X 线摄影清晰，不能显示微小钙化。增强扫描有助于提高诊断和鉴别诊断的准确性。

6. 免疫组织化学

免疫组化技术是利用已知的抗体和抗原特异性结合的特点，通过化学反应使标记的特异性抗体（如酶、金属离子、同位素等）显示一定的颜色，并借助显微镜、荧光显微镜或电子显微镜观察其颜色变化，从而确定抗原抗体结合部位的技术。

7. 判断乳腺癌的生物学潜能和预后的肿瘤相关抗原

（1）CA153：其表达与乳腺癌的分化程度和雌激素受体状态有关，分化好的肿瘤和雌激素受体阳性者 CA153 的阳性率较高。

（2）CEA：绝大多数浸润性导管癌 CEA 为阳性，原位癌和小叶癌的阳性率仅为 30%，而良性病变很少见阳性。

（3）T 和 Tn 抗原：绝大多数乳腺癌表达 T 和 Tn 抗原，而交界性病变和良性病变很少表达，一些间变性肿瘤也可能为阴性。

8. 与乳腺癌预后有关的标记物

ki67、PCNA 均是与细胞增殖有关的核抗原，可反映细胞的增殖活性，与乳腺癌的组织学分级、核分裂指数和淋巴结转移情况密切相关。

P120 核仁抗原与乳腺癌患者的存活时间有关。无论淋巴结是否转移，P120 阴性患者的 5 年存活率要高于 P120 阳性的患者。预后最好的是淋巴结和原发癌 P120 均为阴性的患者，5 年存活率高达 90% 以上，而淋巴结和 P120 均阳性的患者 5 年存活率仅为 27%。

9. 癌基因

乳腺癌患者 Her－2/neu 的高水平表达不仅可提示预后，而且对临床治疗方案的选择也有指导意义。Her－2/neu 基因在乳腺癌组织中的过度表达与生存期短、肿瘤进展及转移有关，是乳腺癌的不良预后因素。

【治疗】

1. 治疗原则

手术是乳腺癌治疗的首选方法。以往的乳腺癌手术一般同时进行腋窝淋巴结清扫。目前，乳腺癌的手术范围逐渐缩小，早期乳腺癌患者保乳手术和根治术疗效相当。研究表明，如果前哨淋巴结没有转移，就可以考虑不行腋窝淋巴结清扫术。个体化规范治疗包括手术及术后辅以化疗、放疗和内分泌治疗，是当今较通用的治疗原则。乳腺癌经上述治疗后，癌细胞未必能全部被消灭，但患者大多已正气虚损，气血阴阳失衡，冲任失调。正气的虚损既是肿瘤形成的原因之一，也是复发转移的重要因素，所以，经过术后西医综合治疗的患者应采用中医中药扶正固本为主，祛邪解毒为辅的治疗，防止复发与转移。

2. 中医辨证施治

（1）肝郁气滞证

证候：情志抑郁不畅，或急躁易怒，胸闷胁胀，舌红苔黄，脉弦滑。

基本治法：疏肝解郁，化痰散结，活血消痈。

方药运用：逍遥散（《太平惠民和剂局方》）加减。

柴胡 10g，当归 12g，白芍 15g，茯苓 15g，白术 15g，郁金 12g，枳壳 10g，香附 10g，瓜蒌皮 15g，浙贝母 10g，赤芍 10g，炮山甲（先煎）10g，山慈菇 10g。

方中柴胡疏肝解郁；当归、白芍养血柔肝；茯苓、白术健脾和胃；郁金、枳壳、香附理气解郁，助赤芍活血化瘀；炮山甲活血消痈；山慈菇软坚散结；瓜蒌皮、浙贝母清热化痰，宽胸散结。诸药合用，疏肝解郁，化痰散结，活血消痈。

加减：乳房胀痛加橘核 15g，青皮 10g；肝火偏旺加丹皮 15g，山栀 10g。

（2）冲任失调证

证候：腰酸背痛，膝软腿弱，形体消瘦，五心烦热，潮热汗出，月经不调或闭经，舌淡红苔薄白，脉弦细。

基本治法：补益肝肾，调理冲任，软坚散结。

方药运用：左归丸（《景岳全书》）加减。

熟地 15g，山萸肉 15g，菟丝子 30g，牛膝 10g，龟板（先煎）30g，女贞子 12g，旱莲草 12g，枸杞 15g，仙茅 9g，仙灵脾 15，首乌 15g，生黄芪 30g，炮山甲（先煎）10g，山慈菇 10g，炙甘草 6g。

方中熟地、龟板、女贞子、旱莲草、枸杞子、何首乌滋阴补肾，补血益精，是为阴中求阳之用；菟丝子、仙茅、仙灵脾、牛膝温肾壮腰；黄芪益气生血。此方寓阴中求阳，阳中求阴之意，使冲任得以调和，阴阳相济，精血得以充足，从而达到补益肝肾、调理冲任之功。

加减：阴虚盗汗，手足心热者，加鳖甲（先煎）30g，地骨皮 30g，牡蛎 15g，浮小麦 30g。

（3）气血两虚证

证候：头晕目眩，面色㿠白，心悸气短，神疲乏力，失眠盗汗，舌淡苔白腻，脉濡细无力。

基本治法：益气养血，祛瘀散结。

方药运用：香贝养营汤加减。

香附 15g，浙贝母 12g，陈皮 10g，桔梗 10g，太子参 15g，茯苓 15g，白术 15g，当归 10g，白芍 15g，熟地 15g，姜半夏 10g，炒枣仁 30g，远志 6g，生黄芪 30g，鸡血藤 30g，阿胶珠 20g，炮山甲（先煎）10g，山慈菇 10g，甘草 10g。

方中太子参、茯苓、白术、甘草益气健脾，资生血之源；陈皮、香附理气活血；当归、熟地、白芍、黄芪、鸡血藤、阿胶珠养血柔肝以生血，气血盛则邪易消；炮山甲活血消痈；山慈菇软坚散结；桔梗、浙贝母、半夏清热化痰散结；配合炒枣仁、远志养心安神定志，以利疾病的恢复。全方扶正药与散结药合用，益气养血，祛瘀散结。

加减：偏寒者，加桂枝 10g；偏热者，加夏枯草 15g；疼痛者，加延胡索 10g，乳香 5g，没药 5g；骨转移者，加骨碎补 10g，透骨草 15g，鹿衔草 15g。

（4）瘀毒内阻证

证候：乳房、腋下、胸锁乳突肌下有坚硬的肿块，皮下结节累累，甚则破溃，性情急躁易怒，胁肋攻窜刺痛，舌暗红苔薄黄，脉弦滑数。

基本治法：祛痰散结，清热解毒。

方药运用：海藻玉壶汤（《医宗金鉴》）加减。

海藻 15g，昆布 15g，海浮石 15g，清半夏 10g，浙贝母 10g，陈皮 10g，青皮 10g，石见穿 30g，重楼 30g，半枝莲 30g，猫爪草 30g，山慈菇 6g，醋柴胡 10g，炮山甲（先煎）10g，生黄芪 30g，甘草 6g。

方中海藻、昆布、浙贝母、清半夏、山慈菇、海浮石清热化痰，软坚散结；石见穿散结消瘤，炮山甲活血消痈，配合柴胡、陈皮、青皮宽胸理气，使前述药物的清热化痰、散结消痈之功尤佳；重楼、半枝莲、猫爪草清热解毒以抗癌。全方共奏祛痰散结，清热解毒抗癌之效。

加减：痰湿夹热，苔黄腻者，加黄芩 10g，鱼腥草 10g，川贝母 10g，生苡仁 30g；痈肿破溃，流脓水者，加芦根 30g，冬瓜仁 15g，或蒲公英 20g，紫花地丁 20g，或局部涂玉红膏。

3. 中成药

（1）小金丸：由麝香、木鳖子（去壳去油）、制草乌、枫香脂、制乳香、制没药、五灵脂、当归（酒炒）、地龙、香墨组成，具有散结消肿、化瘀止痛之功效，用于治疗多种肿瘤。

（2）平消片：由郁金、仙鹤草、白矾、五灵脂、硝石、制干漆、枳壳（麸炒）、马钱子粉组成，具有活血化瘀、止痛散结、清热解毒、扶正祛邪之功效，用于治疗多种肿瘤，对放化疗具有增效减毒作用。

4. 单验方

（1）生蟹壳 10 只。置瓦上焙干研末，每次 2g，每日 2～3 次。破瘀散积，治疗乳痈。

（2）狼毒 500g，大枣 500g，共煮，去狼毒，食红枣。每次 5 个，每日 2～3 次。破积聚，疗痰饮癥瘕。

（3）龟板数块，炙黄研末，黑枣肉捣烂为丸。每日 10g，白开水送下。滋阴潜阳，补肾健骨，破癥瘕。

（4）慈菇雄黄散：山慈菇 15g，雄黄 6g，露蜂房 15g，先分别研末，再和匀共研。每次 1.5g，每日 2 次。清热解毒抗癌，消肿散结。

（5）马钱子 0.1g，活蜗牛 0.5g，蜈蚣 1.5g，露蜂房 0.5g，全蝎 0.3g，乳香 0.1g（以

上为每日量），共研细末，水泛为丸，分 3 次服。清热解毒抗癌，消肿散结。

（6）人工牛黄 10g，制乳没各 15g，海龙 15g，黄芪 30g，山慈菇 30g，香橼 30g，炒三仙 30g，夏枯草 60g，三七粉 60g，首乌 60g，薏苡仁 60g，紫花地丁 60g，莪术 60g，仙灵脾 60g。共研细末，水泛为丸，每次 3g，每日 2 次。清热解毒抗癌，软坚散结，治疗多种肿瘤。

5. 外科手术

手术切除是乳腺癌的主要治疗手段。目前手术范围逐渐缩小。早期乳腺癌患者保留乳房的区段切除术疗效肯定，患者形体良好。因此，现在更多的患者适合保乳手术。保乳手术的绝对禁忌证仅仅是那些原发病灶位于 2 个以上象限和切缘持续阳性的患者，而达不到预期美容效果的患者则只是相对禁忌。即使那些腋窝淋巴结转移阳性，病变位于乳晕区，有高危转移因素的患者，医生也不应该拒绝患者保乳的要求。在乳腺癌治疗领域，国际上常用的有 Stgallen 共识、美国 NCCN 治疗指南等。2006 年在孙燕院士的倡导和直接指导下，本着保持国际治疗指南的科学性和先进性，结合中国具体国情的原则，专家组充分讨论后颁布了中国"乳腺癌骨转移临床诊疗专家共识（2006 版）"和"2006 年中国版 cNC-CN 乳腺癌治疗指南"，认为早期乳腺癌患者保乳手术和根治术疗效相当，但患者本人的生活质量大不一样。治疗指南并不强调一定要保乳，但专家组建议医生应该给患者和家人提供选择保留乳房的机会。以往乳腺癌手术一般同时进行腋窝淋巴结清扫。研究表明，如果前哨淋巴结没有转移，就可以考虑不行腋窝淋巴结清扫术，所以前哨淋巴结（SLN）检测代替腋窝清扫术是乳腺癌外科手术的又一次革命。前哨淋巴结活检预测腋窝淋巴结阳性的准确率可达 90% ~98%，而假阴性率可以控制在 5% ~10%，且手术创伤小，术后上肢水肿发生率不到 1%，因此在美国已逐渐成为常规处理方法。专家组认为，国内目前应该是有条件地开展此项技术。

6. 化疗

乳腺癌的化疗药物从 20 世纪 70 年代的环磷酰胺、甲氨蝶呤、氟尿嘧啶到 80 年代含蒽环类药物阿霉素、表阿霉素的联合应用，再到 90 年代紫杉醇、多西紫杉醇的问世，经历了一次次重大突破。蒽环类作为乳腺癌化疗最常用的药物，无论在乳腺癌术前辅助治疗、复发转移时解救治疗，还是在早期乳腺癌术后辅助治疗中，都占有非常重要的地位。

（1）早期乳腺癌术后辅助化疗：早期乳腺癌术后辅助化疗加用蒽环类药物能显著提高疗效，而且常规剂量并不增加心脏毒性。在蒽环类基础上加用紫杉类药物可进一步提高早期乳腺癌术后辅助化疗的疗效。

2005 年 Stgallen 共识关于早期乳腺癌辅助治疗的基本原则提出，首先要考虑肿瘤对内分泌治疗的反应性（分为内分泌治疗有反应、内分泌治疗无反应、内分泌治疗反应不确定三种），并按照其他因素（如月经状况和风险）分低度危险、中度危险和高度危险进行化疗。

①低度危险：腋淋巴结阴性，并同时具备以下所有特征：PT≤2cm，病理分级 Ⅰ 级，

未侵犯肿瘤周边血管，HER－2（－），年龄≥35岁。可以选择的方案包括：

A. CMF方案：环磷酰胺500mg/m²，第1和第8天静脉滴注；甲氨蝶呤50mg/m²，第1和第8天静脉滴注；5－FU 500mg/m²，第1和第8天静脉滴注。28天为一个疗程，共6个疗程。

B. AC方案：多柔比星60mg/m²，第1天静脉滴注；环磷酰胺600mg/m²，第1天静脉滴注。21天为一个疗程，共4个疗程。

C. EC方案：表柔比星100mg/m²，第1天静脉滴注；环磷酰胺600mg/m²，第1天静脉滴注，21天为一个疗程，共4~6个疗程。

②中度危险：腋淋巴结阴性，并至少具备以下特征中的一项：PT＞2cm，病理分级为Ⅱ~Ⅲ级，有肿瘤周边血管侵犯，HER－2基因过度表达或扩增，年龄＜35岁。可以选择的方案包括：

A. CAF方案：环磷酰胺500mg/m²，第1天静脉滴注；5－FU 500mg/m²，第1和第8天静脉滴注；多柔比星50mg/m²，第1天静脉滴注。28天为一个疗程，共6个疗程。

B. FEC方案：环磷酰胺500mg/m²，第1天静脉滴注；表柔比星100mg/m²，第1天静脉滴注；5－FU 500mg/m²，第1和第8天静脉滴注，21天为一个疗程，共6个疗程。

③高度危险：腋淋巴结转移1~3个，同时HER－2（＋）；或腋淋巴结转移超过3个。可以选择的方案包括：

A. ACT方案：多柔比星60mg/m²，第1天静脉滴注；环磷酰胺400mg/m²，第1天静脉滴注；多西紫杉醇100mg/m²，第1天静脉滴注。21天为一疗程，共4个疗程。

B. TAC方案：多西紫杉醇100mg/m²，第1天静脉滴注；多柔比星75 mg/m²，第1天静脉滴注；环磷酰胺500mg/m²，第1天静脉滴注。21天为一疗程，共6个疗程。

（2）乳腺癌复发转移的解救化疗：目前，蒽环类联合紫杉类仍是既往未用过蒽环和紫杉类的乳腺癌复发转移患者最有力的联合方案之一。卡倍他滨是肿瘤选择性靶向化疗药物的代表，可以用于紫杉醇、蒽环类耐药的晚期乳腺癌患者。卡倍他滨联合多西紫杉醇的Ⅲ期临床试验结果显示，联合组疗效优于单药组，且安全性良好。在晚期乳腺癌，吉西他滨显示出毒性低的优势，其缓解率达25%~46%，而紫杉类与吉西他滨合用也成为乳腺癌蒽环类耐药者的又一选择。

乳腺癌复发转移化疗药物的选择原则是：

①辅助治疗仅用内分泌治疗而未用化疗的患者可以选择CMF或CAF方案。

②辅助治疗未用过蒽环类和紫杉类化疗的患者首选AT方案（蒽环类联合紫杉类）。

③部分辅助治疗用过蒽环类和/或紫杉类化疗，但临床未判定耐药和治疗失败的患者，也可使用AT方案。

④蒽环类辅助治疗失败的患者，可以选择XT（卡培他滨联合多西紫杉醇）和GT（吉西他滨联合紫杉醇）方案。

⑤紫杉类治疗失败的患者，目前尚无标准方案推荐，可以考虑的药物有卡培他滨、长

春瑞滨、吉西他滨和铂类，可采取单药或联合化疗。

7. 内分泌治疗

乳腺癌内分泌治疗是肿瘤内分泌治疗中研究得最成熟和最有成效的，历史也最久。三苯氧胺（TAM）是乳腺癌内分泌临床上研究最多、应用最广的药物，可以用于乳腺癌复发转移的解救治疗、术后预防复发转移的辅助治疗以及高危健康女性预防乳腺癌。

绝经后雌激素受体阳性者，术后辅助内分泌治疗可供选择的方案包括：

（1）术后 5 年用阿那曲唑或来曲唑。

（2）用三苯氧胺 2～3 年后，再序贯使用依西美坦或阿那曲唑 2～3 年。

（3）用三苯氧胺 5 年后，强化使用来曲唑 5 年。

（4）由于各种原因不能承受芳香化酶抑制剂治疗的患者，仍然可以用三苯氧胺 5 年。

绝经前雌激素受体阳性患者，术后辅助内分泌治疗可供选择的方案包括：

（1）用三苯氧胺 2～3 年后，如进入绝经期，可以改用芳香化酶抑制剂。

（2）如果三苯氧胺 2～3 年后依然未绝经，可以继续使用三苯氧胺至 5 年，如 5 年后绝经，再用 5 年来曲唑作为后续强化治疗。

（3）对部分不适合用三苯氧胺治疗或有高危复发转移因素的绝经前患者，可以考虑在卵巢去势后使用芳香化酶抑制剂作为辅助治疗。

8. 分子靶向治疗

分子靶向治疗是在分子水平设计针对不同靶点的新型药物。赫赛汀（Herceptin）是针对 HER-2 的单克隆抗体，为肿瘤分子靶向治疗的代表。近几年，针对人表皮生长因子受体（HER）家族血管生成通路、细胞增殖通路、细胞周期调节、凋亡通路等靶点的治疗已取得可喜的进步。

【预防与调护】

1. 预防

（1）严密监测乳腺癌高危人群：乳腺癌的严重高危妇女是有明显乳腺癌家族倾向，一级亲属绝经前患乳腺癌以及乳腺癌相关基因阳性的妇女。另外，既往有乳腺癌、乳腺导管内癌、小叶原位癌或非典型性增生者亦列入此类。乳腺癌的预防有手术和化学预防等方法，乳腺癌的常见化学预防方法包括饮食成分的改变及内分泌药物的应用等。近年来，一些大型的临床试验已经开展，但大部分工作仍停留在实验室阶段。

（2）纠正成年妇女的不良生活及行为习惯：美国科学家研究发现，常吃煎炸类、烧烤类食品的女性患乳腺癌的几率高，原因是这类食品含有较多的苯并芘、丙烯酰胺等致癌物。日常应多食牛奶、鱼类、肉类、家禽类、豆制品等蛋白质含量高的食物，多食含维生素丰富的水果及新鲜蔬菜，多食谷物，少食高脂肪食物。

（3）普及妇女自我检查法：检查者站立在穿衣镜前，仔细观察两乳房外观有无改变，然后平卧于床上，将枕头垫于肩下，使肩部抬高，将手臂举过头，左手指并拢，平放在右乳房表面，利用指端掌面轻柔地进行乳房各部位的触摸。检查从乳房外上象限开始，沿顺时针方向依次进行,然后用右手以同样方法检查左侧乳房。该检查最好在月经干净后的1周左右进行。

2. 调护

(1)心理护理:肿瘤患者伴发抑郁是常见的,至少有25%的住院患者伴有精神抑郁。有报道,在不同肿瘤患者的SDS和SAS评定结果中,乳腺癌抑郁反应排第1位,焦虑反应排第2位。具体来讲,担心形体改变、担心手术影响性功能、担心治疗效果及预后、担心住院费用等对乳腺癌患者术后影响较大。因此,在临床工作中应重视并及时发现患者的心理障碍,有针对性地进行心理干预措施,减轻患者负性情绪,提高治疗效果和生活质量。在护理中应注意以下几点:

①了解患者的心理状态。从患者入院起,就应以优质的服务赢得患者的信赖,以文明的语言、丰富的知识与患者进行广泛的交谈,并注意收集各方面的信息资料,包括患者对疾病的担心,以采取针对性护理。如患者常担心治疗的效果及预后,应该向患者解释肿瘤并非不治之症,并向其介绍同类病友和治愈病例,或向其介绍一些相关书籍,增强治疗疾病的信心。针对患者对住院费用、事业工作受影响等担心,应告知患者,目前的任务是治病,并告知家属及单位,多关心和探望患者,帮助其减轻心理负担。

②心理疏导。患者常由于自己形体的改变而产生自卑心理,不敢面对现实,不愿与他人接触,甚至厌恶自己,并对健康的身体有强烈的渴望。根据这些心理特点,应进行耐心细致的心理疏导,尤其是年轻、文化层次较高的患者,容易受外界和家属情绪的影响,所以应理解、安慰和鼓励患者,建议其多与性格开朗、积极乐观的病友接触,同时说明术后形体的改变只是暂时的,待病情稳定以后,可戴义乳或重塑乳房,恢复形体,使患者看到希望,提高自尊意识。

③营造良好的家庭环境。肿瘤不仅给患者个人造成痛苦,也会影响其家庭成员的正常生活,破坏家庭的正常秩序。因此,患者家庭同样经历了一个强烈的应激和适应阶段,同样需要关心和指导。乳腺癌患者能否改善消极情绪与其家庭的支持程度密切相关。所以,应注意引导患者家属,不仅要给予患者精心适度的生活照顾,还要给予精神鼓励,尤其是患者的丈夫,应帮助患者树立战胜疾病的信心和意念。

④采取多种护理措施,减轻患者的疼痛。疼痛是乳腺癌术后的常见症状。疼痛与患者的情绪密切相关。疼痛达到一定程度可伴有某种生理变化和情绪反应,多表现为痛苦、焦虑。此时,可给予止痛剂,并采用转移注意力、积极的语言暗示、深呼吸训练等措施,减轻患者的疼痛。

(2)上肢肿胀的护理:上肢肿胀是乳腺癌根治术后或放疗后较常见的并发症,其发生率高达63.3%。腋窝淋巴结切除、放疗等可使结缔组织纤维化,并累及该区域毛细血管间隙和淋巴管结构,使腋静脉受到疤痕压迫,造成上肢淋巴液或血液回流障碍。此外,放疗可引起腋静脉内膜炎症,造成血管内壁纤维增生及管壁增厚、闭塞,从而加重上肢肿胀。

①生活护理:卧位时应以枕头垫高患侧上肢,使其高于胸骨平面。术后3周内患侧手

臂不要上举或推拉超过 1 公斤重的物品，伤口愈合后不要上举超过体重 1/4 的物品；术后 3 个月内要避免推拉过重的物品，避免从事重体力劳动或较剧烈的体育活动。保持患侧（胸部及手臂）皮肤清洁，不要在患侧手臂测血压、抽血、注射和输液，缝纫时要用顶针，洗碗时可带宽松的手套，不要让带刺植物扎伤，避免蚊虫叮咬，不要撕拉手指表皮或倒刺，不要将手表或首饰带于患侧手臂，避免穿腕部、肘部或上臂有弹性的衣服等以防止感染。做饭、洗碗及吸烟时避免烫伤，不要手持香烟，勿将患侧手臂伸进热烤炉，不要空手端热锅，患侧手臂不要做热敷，沐浴时水温不要过高，避免洗桑拿浴，避免强光照射和高温环境等。

②肢体按摩：可由远端向近端按摩患侧上肢以帮助淋巴回流，每日 3 次，每次 15 分钟。

③功能锻炼：术后 1 周内或腋窝引流管未拔除的患者可进行伸指握拳、屈伸和旋转腕关节、屈伸肘关节等活动。术后 1 周以上并已拔除腋窝引流管的患者可加做上臂的前伸、外展及肩关节的旋转活动。上述活动每日 4 次，每次 20 分钟。

【临证经验】

古人描述的"山岩崩破如熟石榴，内溃深洞如岩穴，凸者如泛莲"的乳腺癌晚期症状，临床已罕见。现今之临床应诊者大多均已做过乳腺癌根治手术，因此，乳腺癌辨证施治的重心应转移到术后、放化疗时或放化疗之后。

1. 常用药对

（1）地龙 6g，鸡血藤 30g　活血化瘀，通络消肿，用于术后上肢肿胀。

（2）橘皮、竹茹各 12g，丁香、柿蒂各 6g　一热一寒，相互为用，用于化疗后寒热错杂之恶心呕吐。

（3）凌霄花 6g，八月札 10g，龟板 15g，鳖甲 15g　养肝柔肝，破瘀消癥，用于乳腺癌肝转移。

（4）骨碎补 10g，补骨脂 10g　用于乳腺癌骨转移疼痛非阴虚者。

（5）鹿衔草 20g，透骨草 20g　用于乳腺癌骨转移属气阴虚者。

（6）晚蚕砂 30g，泽兰 15g　用于化疗后尿素氮、肌酐升高者。

（7）山慈菇 5g，露蜂房 4g　用于防止乳腺癌转移与复发。

2. 验案举例

案一．吴某，女，40 岁。2001 年 12 月 5 日初诊。

患者于 1998 年 10 月在中国医学科学院肿瘤医院行右乳腺癌根治术，肿块大小 3cm × 3cm，术后病理：浸润性导管癌，腋下淋巴结 5/5，锁骨下淋巴结 1/5，雌激素受体（＋），孕激素受体（－）。术后行 CAF 方案化疗 6 个周期，放疗 30 次，并服用三苯氧胺。2001 年 5 月发现骨转移。ECT 示：左第五肋骨异常浓聚。当地医院给予博宁针剂 12 次，后慕名来京就医。

症状：神疲乏力，面色㿠白，骨骼疼痛，头晕目眩，易出汗，口干，失眠，便秘，舌质淡苔白腻，脉濡细。WBC 32×10^9/L。

辨证：脾肾两虚，脾失健运，气血不足，心失所养，痰瘀结滞于经络骨骼。

治则：健脾益气，补肾壮骨，养心安神，解毒化浊，祛瘀生新。

处方：生黄芪30g，太子参30g，白术15g，茯苓15g，黄精18g，鹿角片（先煎）9g，龟板（先煎）9g，灵芝12g，仙灵脾15g，补骨脂15g，骨碎补15g，杜仲15g，肉苁蓉15g，薏苡仁15g，白花蛇舌草15g，龙葵10g，猫爪草30g，露蜂房9g，莪术15g，五味子10g，炒枣仁20g，延胡索10g，枳实10g，陈皮10g，姜半夏10g，苏梗12g，红枣20g，生甘草6g。治疗期按症状、四时加减用药，病情稳定，外周血白细胞恢复正常，无骨痛、病理性骨折和高钙血症，体质增强，至今病情稳定近8年，未发现新的转移和复发。

按语：骨转移是最常见的乳腺癌术后并发症，表现为骨骼疼痛、病理性骨折、高钙血症等。西医治疗的主要方法是放疗、同位素内照射治疗、手术、双磷酸盐药物治疗等。骨痛无非"不荣则痛"，"不通则痛"，一为虚，一为实，整体为虚，局部属实。肾主骨生髓，肾虚则骨弱，痰瘀易乘虚而入，胶着于经络骨骼之上，致疼痛缠绵。因此，常用仙灵脾、补骨脂、骨碎补、杜仲、延胡索补肾壮骨止痛，疗效满意。

案二．孙某，女，57岁。

患者1998年1月在某医院行乳腺癌左侧乳房改良术，肿瘤3cm×2cm，腋下淋巴结4/17，病理诊断为浸润性导管癌，ER、PR阳性。患者术后已经接受CAF方案化疗6个疗程，现正在服三苯氧胺。

症状：时常潮热多汗，口干欲饮，乏力嗜睡，胃纳欠佳，大小便正常，舌质红，舌苔薄白腻，脉细弦。

辨证：肝肾不足，痰浊内阻。

治则：滋养肝肾，豁痰通络。

处方：一贯煎加减。

生地30g，沙参15g，麦门冬、当归、枸杞子、川楝子各10g，八月札15g，王不留行10g，夏枯草15g，海藻10g，漏芦、瓜蒌皮、山慈菇、蒲公英各15g，白花蛇舌草30g。服药至30剂，潮热多汗等明显改善。服药2个月后，患者阴虚症状已不明显，故将主方改为逍遥散。坚持服中药5年余，定期做理化检查，至今未复发转移。

案三．张某，女，52岁。

1984年6月因乳腺癌在某医院行左侧乳房改良手术，肿瘤3cm×2cm，腋下淋巴结4/17，术后接受CAF方案化疗6个疗程。服三苯氧胺5年后，双侧腹股沟淋巴结、骨、脑转移，因拒绝接受进一步化疗，于1989年5月就诊。

症状：双下肢肿胀，不能行走，上肢疼痛，胃纳可，大小便正常，体胖，舌淡苔白，脉沉细。

辨证：脾肾亏虚，瘀阻络脉。

处方：仙茅10g，仙灵脾10g，骨碎补10g，菟丝子15g，女贞子12g，旱莲草12g，巴戟天 10g，太子参 10g，白术 10g，地龙 10g，当归 10g，川芎 10g，桃仁 10g，蜈蚣 2 条，皂角刺 10g，猪苓 15g，扁豆 10g。服用 15 剂后自觉下肢肿胀减轻，嘱患者将药渣煎水洗下肢，更觉下肢轻松。自此后患者间断治疗 5 年，以初诊时处方为基础加减，现在每年春季仍服药 3~4 个月，病情稳定。

按语：该患者患病日久，脾肾亏虚为本，瘀阻络脉为标，以仙茅、仙灵脾、骨碎补、菟丝子、女贞子、旱莲草、巴戟天、太子参、白术健脾补肾，当归、川芎、桃仁活血通络，蜈蚣、皂角刺、地龙疏通经络，猪苓、扁豆淡渗利湿。全方标本结合，攻补兼施，疗效显著。

案四．邢某，女，49 岁。

1991 年行乳腺（右）癌根治术，肿块 3cm×3cm，术后病理：浸润性导管癌，腋下淋巴 4/5，锁骨下淋巴 1/5，ER（+），PR（−）。术后行 CAF 方案化疗 6 个周期，放疗 30 次后，于 1992 年 3 月 16 日就诊。

症状：周身酸楚，倦怠不适，头痛，乳房疼痛，且有硬核，大便干燥，饮食睡眠尚佳，舌苔正常，脉弦涩。

辨证：营血不调。

治则：活血通络。

处方：酒川芎 5g，酒当归 10g，制乳没各 6g，桂枝 1.5g，薤白 10g，豨莶草 10g，柴胡 5g，全瓜蒌 20g，炮甲珠 10g，杭白芍 10g，炙甘草 5g，山慈菇 10g。

二诊：服药 5 剂后，除周身酸楚减轻外，余症依旧，拟前方加力，并加强软坚散结以治乳房硬核。处方：酒川芎 5g，酒当归 10g，制乳没各 6g，桂枝 1.5g，薤白 10g，柴胡 5g，全瓜蒌 15g，炮甲珠 10g，杭白芍 6g，炙甘草 5g，山慈菇 10g，生鹿角（先煎）12g，片姜黄 6g，白蒺藜 12g，白僵蚕 5g，蔓荆子 10g。

三诊：服药颇效，遂连服 8 剂，头已不痛，全身感觉舒畅，乳房痛减，硬核尚未见消，大便每日 1 次，已不燥结。以前方 10 倍量配制丸剂，每丸 10g，早晚各服 1 丸，冀其痊可。

按语：《产宝方·序》曰："大率治病，先论其所主，男子调其气，女子调其血，气血者，人之神也。然妇人以血为基本，苟能谨于调护，则血气宣行，其神自清。"此语虽非金科玉律，但有其实际意义。妇女之病多偏于血，尤以更年期后月经闭止，所生各种病症多可从理血着手获效。本案以瓜蒌散加柴胡、桂枝、姜黄、川芎通调血脉，化瘀散结，生鹿角、炮甲珠、山慈菇治疗硬核颇效。血气宣行，诸症均除也。

案五．肖某，女，38 岁。

1977 年 6 月发现左乳腺肿物，同年 8 月行左乳腺癌改良根治术，病理报告为腺癌。术后未进行其他治疗。1982 年 3 月发现手术部位皮下有多个肿块隆起，边界不清，中等硬度，小者 0.5cm×0.5cm，大者 1.0cm×1.5cm，活检病理诊断为转移性腺癌。因恐惧化疗，于 1982 年 4 月 8 日来诊。

症状：心烦急躁，纳食少，胸胁胀痛，苔薄黄，脉弦细。

辨证：肝郁气滞。

治则：疏肝理气，软坚散结。

处方：炒柴胡 7g，当归 10g，杭白芍 12g，香附 7g，郁金 10g，青陈皮各 9g，草河车 15g，夏枯草 15g，白花蛇舌草 15g，山慈菇 10g，生牡蛎（先煎）15g。另服西黄丸，每次 2 粒，每日 2 次。服药半年肿物未见长大，症状缓解，自行停止治疗。

1983 年 2 月 5 日二诊：自 1 月开始咳嗽、胸痛、腰疼，活动后加重，心烦面红，阵发潮热，小便短赤，舌质暗，有瘀斑，脉弦数。正侧位胸片示双肺转移癌。证属瘀毒壅肺，治以活血化瘀、清热解毒抗癌法。处方：桃红四物汤合银花甘草汤加减。桃仁 7g，红花 10g，赤芍 12g，延胡索 12g，郁金 12g，银花 30g，甘草 3g，浙贝母 10g，鼠妇 6g，蒲公英 15g，草河车 15g，半枝莲 15g。水煎服，24 剂。

1983 年 3 月 5 日三诊：服药 24 剂后疼痛减轻，但仍有咳嗽，痰稀色白，气促浮肿，腹胀便溏，四肢无力，舌质暗红，苔厚，脉濡。证属肺脾两虚，治以益肺健脾，解毒去邪。处方：党参 30g，白术 12g，茯苓 15g，清半夏 12g，桑白皮 10g，桔梗 6g，生苡仁 15g，苇茎 15g，冬虫夏草 3g，草河车 12g，川贝 12g，焦神曲、焦山楂各 15g。另服加味西黄胶囊，每次 2 粒，每日 3 次。服药半年病情稳定，拒绝化疗。

1985 年 2 月 3 日四诊：停药 12 个月后于 1984 年 12 月开始头痛，恶心呕吐。脑 CT 检查示颅内占位病变，脑转移。行全脑放疗，放疗中口干头晕，纳呆便干，脉数，苔黄，伍用扶正解毒冲剂养阴清热，凉补气血，减轻了化疗反应，使放疗顺利完成。放疗后肿瘤缩小，症状缓解，但仍有头晕目眩，心悸气短，神疲乏力，纳少腹胀，舌质淡，脉沉细无力。证属气血双亏，予以补气养血，佐以抗癌。处方：益气养荣汤合当归补血汤加减。党参 15g，炒白术 12g，茯苓 15g，炙甘草 3g，陈皮 9g，当归 10g，地黄 12g，杭白芍 10g，香附 6g，川贝 12g，黄芪 30g，全蝎 5g，蜈蚣 2 条，白花蛇舌草 15g，山慈菇 10g。另服加味西黄丸，每次 2 粒，每日 3 次。连续服药 2 年，带瘤生存 5 年。1987 年 1 月 12 日，患者左胸壁溃烂，双肺、脑及骨转移，全身衰竭死亡。

按语：此例患者乳腺癌术后 5 年复发转移，开始接受中医治疗。在双肺转移后生存 4 年，脑转移后生存 2 年 1 个月，给我们的提示是：乳腺癌即使早期作根治术也应定期检查。很多学者认为，肿瘤局部复发和远处转移都说明患者虽经各种治疗后仍难保证体内没有残存的癌细胞，为防止万一，术后应接受其他治疗。临床许多中晚期患者经中医治疗后，带瘤生存多年，有的在姑息术后亦生存多年，未见复发或转移，也有的患者在术后或放化疗后不久即出现复发或转移。这些除与手术的彻底性、肿瘤的病理类型和生物学特性有关外，更重要的是患者自身的防御机能及整体机能的下降和失调情况，所以，有效地防止复发和转移，除了做彻底的根治术，尽可能使体内无残留的瘤细胞外，更重要的是提高机体的抗病能力，保持内环境的稳定和平衡。采用中医中药进行辨证施治，可取得较理想的效果。

【各家经验】

1. 贾英杰诊治经验

贾英杰认为，乳腺癌放化疗之后的调治应以健脾和胃、疏肝调冲任、解毒祛瘀为原则，特别应该注重脾胃在整个调理过程中的地位。

（1）虚虚相得，治取中焦：乳腺癌的发病机理为"正气内虚，毒瘀并存"，治疗应以健脾和胃、平衡阴阳为大法，可采用三步健脾法：化疗前1周以健脾益气为主，化疗中以降逆止呕为主，化疗后以健脾开胃为主。临证往往用香附、浙贝母等理气化痰，红花、益母草等调理冲任，陈皮、半夏等和胃止呕，沙参、麦冬、石斛等养阴生津，蜂房、半枝莲、半边莲等清热解毒。

（2）调理冲任，治疗并发症：疏肝解郁、益肾养肝、调和冲任对于乳腺癌术后出现的内分泌紊乱诸症具有非常重要的临床价值。贾英杰常以柴胡疏肝散合归芍地黄丸加减，为加强疏肝解郁的疗效，多加用合欢花、远志、酸枣仁等镇静安神。

（3）谨守病机，提高远期疗效：体内残留之癌毒及临床治疗之放射线、化疗药物等均属热毒之邪，以解毒祛瘀法祛除体内余毒，防止癌毒复燃是重要的治疗理念之一。贾英杰常以黄连解毒汤和复元活血汤加减，解毒与祛瘀并举。为进一步提高疗效，临床常加山慈菇、莪术、半枝莲、半夏、浙贝母等软坚化痰抗癌之品。

2. 陈玉琨诊治经验

陈玉琨认为，虽然乳腺癌表现为痰凝结节，但肝气郁滞是其病机关键。在治疗上，化痰散结为治标之法，疏肝解郁、调畅气机才是治本之法，气行顺畅则痰凝结节可逐渐消解。陈教授常以四逆散或逍遥散为基础，另加香附、八月札加强疏肝解郁行气之功效；肝与脾关系密切，"见肝之病，知肝传脾，当先实脾"，故加北黄芪、党参等补脾益气之品，以防传变。

3. 王锦鸿诊治经验

王锦鸿认为，七情内伤在乳腺癌的发生发展中具有重要作用。长期的精神抑郁可导致机体内分泌紊乱，性激素失调。雌激素过多可使细胞分裂失控，导致癌变。机体正气不足，七情内伤，脾气亏虚，肝肾亏虚均可导致气血紊乱，冲任失调，脏腑功能衰退，免疫功能下降，最终气滞痰凝血瘀，毒聚于乳络而成乳腺癌。临床上常用党参、黄芪、白术、茯苓益气健脾，仙灵脾、干地黄、枸杞子、菟丝子等补肾益精，三棱、莪术、当归活血化瘀，皂角刺、王不留行通经活络，柴胡、川楝子疏肝解郁，浙贝母、夏枯草、山慈菇化痰软坚，白花蛇舌草、半枝莲、蚤休等清热解毒。对化疗引起的恶心呕吐，常加竹茹、姜半夏等降逆止呕；放疗引起的津亏口燥，加石斛、天花粉生津润燥；有骨转移者，加鹿角霜、炙龟板等填精益髓；骨转移并疼痛较甚者，加干地龙、全蝎等通络止痛；放疗引起的血细胞减少，加补骨脂、鸡血藤、阿胶等养血升白。

【述评与体会】

乳腺癌总体说来进展缓慢。如今在个体化方案积极有效的治疗下，绝大部分患者远期疗效较好，可获得长期生存，但仍有部分患者可能复发与转移。乳腺癌经过手术、放化疗等，大量的瘤细胞已被杀灭，但不等于瘤细胞被彻底清除，中医谓之"伏邪""余毒"。此时，医者应做到未病而先治，即"治未病"。根据人体脏腑之间的生克乘侮关系，可以预见影响到的相关脏腑。《难经·七十七难》说："所谓治未病者，见肝之病，则知肝当传之于脾，故先实其脾气，无令得受肝之邪，故曰治未病焉。"这种"先安未受邪之地"的思想用于预防肿瘤转移是有现实意义的，可归纳为以下三个方面。

1. 以扶正祛邪为治疗乳腺癌的根本大法

乳腺癌是虚实夹杂之证，正虚是第一位的，邪实的程度在不同的阶段有所差异。乳腺癌患者多因正虚而致病，手术创伤后气血受损，又兼放化疗对脏腑的损害，表现为肝脾受损，心肾亏虚，或肺肾阴伤，故而乳腺癌术后整体属虚是其基本的方面。乳腺癌根治手术不仅将局部之癌灶切除，而且将其最易转移的腋淋巴结一并切除，然而癌细胞及毒素早已侵袭或滞留于血液之中，蛰伏于脏腑之内，是为邪滞之一，术后放化疗药毒续扰，为邪滞之二，病者体内代谢不断产生湿热痰浊，胶结为毒，为邪滞之三，故而邪滞亦是乳腺癌术后辨证之本。正虚、邪滞缺一不可。

2. 辨证与辨病相结合

乳腺癌辨证可分为4型：肝郁气滞型，冲任失调型，气血两虚型，瘀毒内阻型。在辨证论治的基础上，尚需结合辨病论治。如手术后皮瓣坏死，在辨证基础上加益气活血、化瘀解毒之品；术后上肢瘀肿，加活血通络、化瘀消肿之品；化疗后恶心呕吐，加益气和胃、芳香醒脾之品；放疗后舌红光剥，咳嗽频频，加益气养阴、清肺救燥之品；化疗骨髓抑制，白细胞减少，加健脾补肾和血肉有情之品；乳腺癌术后肝转移，加养肝柔肝、破瘀消癥之品；肺转移，加清肺化浊、逐痰散结之品；骨转移，加益肾壮骨、祛瘀解毒之品；脑转移，加平肝醒脑、搜风解毒之品；化疗后肾功能下降，加血肉有情之品等。利尿解毒活血，常用晚蚕砂、茯苓、泽泻、大黄、黄柏、丹参、失笑散、益母草、泽兰、桃仁、三七粉等。

乳腺癌是"恶毒蕴积"所致，蕴积日久必生火邪，所谓"痞坚之处，必有伏阳"，因此在抗肿瘤的治疗中多选用清热解毒之品，并根据肿块的部位、淋巴结转移与否及轻重程度上的变化灵活用药。肿块在外侧象限，腋下淋巴结无转移的，可选用植物类抗癌解毒药，如白花蛇舌草、龙葵、石见穿、山慈菇、薏苡仁、半枝莲、莪术、八月札、绿萼梅等；肿块在内侧象限，有腋下淋巴结转移的，依据"久病重病入络"之意，选用搜剔之虫类药，如蜈蚣、全蝎、九香虫、蟾皮、天龙等。

乳腺癌是激素依赖性肿瘤，因此雌孕激素受体阳性者，内分泌治疗是一个重要途径。由于内分泌药物从不同环节阻断雌激素的作用，干扰了人体内正常的内分泌功能，不可避免地出现一些副反应，如潮热汗出、肝功能异常、白带增多、尿频尿急、子宫内膜增厚等。这些症状应从肝肾虚损、冲任不调进行辨证。同时，可对症运用龙骨、牡蛎、莲心治疗潮热汗出，垂盆草、五味子、虎杖治疗肝功能轻度异常，白果、芡实固涩止带，车前草、蚕茧治疗尿频尿急，夏枯草、海藻、当归、生地治疗子宫内膜增厚等。

3. 健脾益肾，理气通络为重要治则

乳腺癌的治疗过程应遵循慢性病的治疗规律。临床上通过培补脾肾，可使乳腺癌患者的免疫功能得到加强。脾胃为后天之本，气血生化之源，气机升降之枢纽，主运化水谷，化生精微，洒陈六腑，调和五脏，故在乳腺癌术后各个阶段均应顾护胃气。肾得脾之补济才能滋养诸脏，李东垣谓："真气又名元气，乃先身生之精气，非胃气不能滋之。"肾为先天之本，元气之根，肝肾同源。乳腺癌术后肝肾亏虚，无以灌注冲任，故在益气健脾的同时调补肝肾，培补真元，有助于调整机体脏腑阴阳气血的平衡，有利于患者"元气"、"正气"的恢复。扶正法常选用补益气血、益气健脾、滋养肝肾等药物增强体质，调节免疫力，提高机体抗癌能力，防止复发转移。同时，应不妄用苦寒之药，补益而不滋腻，注意保持脾胃的升降功能。用药方面，一般补中益气用黄芪、太子参、白术、白扁豆、山药、红枣，调中用木香、苏梗、砂仁、蔻仁，化湿用厚朴、苍术、陈皮、半夏、茯苓、生苡仁、佛手片，温阳用干姜，泄泻用藿香、神曲，恶心呕吐用姜竹茹，纳谷不馨用谷麦芽、大腹皮、鸡内金。肾为"先天之本"，肾精是人体生命活动的基础，包含肾阴肾阳两个方面。肾阴是物质基础，"五脏之阴气非此不能滋"；肾阳是生命动力，"五脏之阳气非此不能发"。补肾填精是扶正祛邪的重要环节，治疗上还应注意阴阳平衡。补阳常在滋阴的基础上进行，需温而不燥，滋而不腻。滋肾养阴药常用生地、熟地、山萸肉、黄精、龟板、枸杞、女贞子等，温肾助阳多用鹿角霜、仙茅、仙灵脾、肉苁蓉、巴戟天等。

乳腺癌虽然可以由多种致病因素所引起，但气机郁滞、乳络壅阻常是乳房疾病的直接发病原因或诱发因素。女性一般多愁善感，易情怀不畅，肝气常郁而不舒，气郁则外邪易侵，或乳汁壅塞，或痰浊凝聚，或血脉瘀滞，进而导致乳络壅塞不通，乳房诸疾由此而生。因此，临床治疗乳腺癌时，无论是虚证还是实证，也无论用药是补法还是攻法，用温热药还是寒凉药，都不可忽略了气阻络脉这个关键的病机，需配合运用疏肝理气、疏通乳络的药物，使气血得以流畅，乳络得以疏通。值得注意的是，疏通乳络的药物并不只限于王不留行子、漏芦等催通乳汁的药物，亦包括多种活血化瘀、消肿散结的药物。

□ **第十一章** □

消化系统肿瘤

第一节　食　管　癌

　　食管癌是常见恶性肿瘤之一。我国是食管癌发病率和死亡率最高的国家。1980年，我国食管癌男女发病率分别为21/10万和123/10万，分别占恶性肿瘤的第2位和第3位。目前，食管癌死亡率在胃癌、肝癌、肺癌之后，居第4位。我国食管癌的分布在晋、冀、豫三省交界的太行山南段呈不规则同心圆分布，其圆心区（如河南林县、河北磁县）发病率很高，逐渐向四周递减。在世界其他地区，如乌拉圭、法国、波多黎各和智利等，食管癌的发病率也较高。全世界每年大约有20万人死于食管癌。

　　我国食管癌的流行病学有6个特点：

　　①地区性分布。如在河南、河北、江苏、山西、陕西、安徽、湖北和四川等省，其发病率、死亡率均居各种肿瘤首位，高发地区年平均病死率达到69~166.22/10万，与低发区之间的发病率相差数十倍到两三百倍。

　　②男女发病之比为1.3~2.7∶1，高发区的男女比例则有所降低。

　　③食管癌的发病率随年龄增加。80%的患者在50岁以后发病，死亡率最高的是50~69岁，占全部死亡病例的60%以上。高发区的发病年龄比低发区约提前10年。

　　④种族差异。如新疆哈萨克族居民食管癌的病死率比其他少数民族高2~31倍，比全国平均病死率高2.3倍。

　　⑤高发区一般位于较贫困、经济水平低、饮食营养缺乏的地区。

　　⑥具有家族史和家族聚集性的特点。

食管癌分为上、中、下三段，除贲门胃底癌可浸润到食管远侧部外，食管中 1/3 段癌最常见，约占 50%。食管癌是食管鳞状上皮的恶性肿瘤，进行性吞咽困难为其最典型的临床症状。类似食管癌的描述可见于中医"噎膈"、"膈中"等病症中。《内经》有"三阳结谓之膈"的论述，《素问》曰："膈塞闭绝，上下不通，则暴忧之病也。"

【病因病机】

《太平圣惠方》对本病的病因描述为："寒热适宜，食饮乖度，或恚怒气逆，思虑伤心，致使阴阳不和，胸膈痞塞，故名膈气也。"《医学心悟》曰："凡噎膈症，不出委婉干槁四字。"《景岳全书·噎膈》谓："必以忧愁思虑，积劳积郁，或酒色过度，损伤而成。"《千金方》云："此皆忧恚嗔怒，寒气上入胸胁所致也。"《医统》谓："噎膈始因酒食过度，伤阴而成……阴伤则精血枯涸，气不行，则噎膈病于上。"《医门法律》说："过度滚酒，气不行，则噎膈病于上。"综上所述，噎膈与七情内伤、劳倦、饮食不节和脏腑功能失调有密切关系。

【发病机制】

1. 亚硝胺类化合物和真菌毒素

（1）亚硝胺：是公认的化学致癌物，其前体包括硝酸盐、亚硝酸盐、二级或三级胺等，普遍存在于高发区的粮食和饮水中，且与当地食管癌和食管上皮重度增生的患病率呈正相关。在胃内酸性条件下，特别是在维生素 C 摄入不足时，胺类和亚硝酸盐易合成亚硝胺。国内已成功用甲苄亚硝胺、肌氨酸乙酯亚硝胺、甲戊亚硝胺和二乙基亚硝胺素诱发大鼠的食管癌，并证实亚硝胺能诱发人食管鳞状上皮癌。

（2）真菌毒素的致癌作用：各种霉变食物能产生致癌物质。镰刀菌、白地真菌、黄曲霉素、黑曲霉素等不但能还原硝酸盐为亚硝酸盐，并能增加二级胺的含量，促进亚硝胺的合成。在邻近真菌感染部位的食管上皮细胞，可呈现单纯性增生或轻度至重度的不典型增生，甚至明显的癌变。在食管原位癌旁的增生上皮内可分离出白色念珠菌的纯株，故食管真菌病可能是食管癌的癌前病变之一。

2. 饮食刺激与食管损伤

我国对食管癌高发区居民的膳食营养状况调查表明，当地居民膳食单调，以玉米、小麦、红薯为主食，缺乏新鲜蔬菜、水果和动物类食物，因而造成某些营养素（核黄素、维生素 C、维生素 A 及钙、锌）不足，食管黏膜高度易感。一般认为，食物粗糙、进食过烫、咀嚼槟榔或烟丝等对食管黏膜的慢性理化刺激可致局限性或弥漫性上皮增生，形成食管癌的癌前病变。食管损伤和某些慢性食管疾病，如腐蚀性食管灼伤和狭窄、胃食管反流病、食管贲门失弛缓症或食管憩室等，可致食管内容物滞留，引起慢性炎症、溃疡或食管上皮增生等，导致癌变。

3. 营养不良和微量元素缺乏

无论国内外，食管癌高发区都在贫困不发达地区，这些地区自然条件差，水资源少，物产不丰，食品匮乏，饮食中缺乏动物蛋白、脂肪、新鲜蔬菜和水果，摄入的维生素 A、维生素 B 和维生素 C 缺乏。

人类生活的自然环境中存在着许多化学元素，有些元素（如铜、铁、锌、钼、镍、钴、硒等）含量甚微，称之为微量元素。微量元素大多数随膳食进入体内。微量元素的缺乏直接或间接与食管癌的发生有关。在我国食管癌高发区的粮食、蔬菜、土壤和饮水中，钼、锌、镁、铁等含量均较低。钼的缺乏可使土壤及植物中的硝酸盐增多。另外，钼缺乏时，粮食易受真菌污染，能增加肿瘤发病率。目前，钼的抑癌作用已被学者所证实。

4. 遗传因素和环境条件

人群的易感性与遗传和环境条件有关。食管癌高发区的调查显示，食管癌患者有家族史的为 25% ~ 60%。在有家族史的患者中，以父系为主，母系次之，旁系最少。在一个家族内，食管癌可在同一代或连续 2 ~ 3 代内发生。食管癌这种明显的家族聚集现象究竟系遗传所致，还是共同生活环境所引起，目前尚未定论。从共同生活环境和血缘因素与食管癌关系的分析可知，共同生活环境相对危险性显著，血缘因素则危险性较小。近年来，分子遗传学的研究认为，高发家族的人对环境致癌物的易感性或遗传因素也不能排除。

5. 食管慢性炎症

长期的慢性食管炎症、中度和重度不典型增生均是癌前病变。用消化道内镜与病理组织学相结合的方法，在人群中进行抽样调查发现，我国食管癌高发区慢性食管炎的发病率较高，约达 50% 左右。这些患者多数无胃液反流，证明慢性食管炎与食管癌有相关性。中度和重度不典型增生者食管癌的发病率分别为 26.7% 和 65.2%。无食管上皮增生者食管癌发生率仅为 0.19%，证明食管上皮不典型增生特别是重度增生与食管癌发生密切相关。

【病理表现】

1. 大体分型

（1）早期食管癌的大体分型：早期食管癌一般根据内镜或手术切除标本所见，分为隐伏糜烂型、斑块型和乳头型，其中斑块型最多见，癌细胞分化较好，糜烂型次之，二者均为原位癌。乳头型病变较晚，癌细胞虽分化较好，但原位癌却较少。

（2）中晚期食管癌的大体分型：中晚期食管癌可分为髓质型、蕈伞型、溃疡型、缩窄型、腔内型和未定型。

髓质型呈坡状隆起，可侵及食管壁各层及周围组织，切面灰白色，如脑髓，临床多见，恶性程度最高；蕈伞型多呈圆形或卵圆形，向食管腔内突起，边缘外翻，如蕈伞状，表面常有溃疡，属高分化癌，预后较好；溃疡型表面常有较深的溃疡，边缘稍隆起，出血和转移较早，发生梗阻较晚；缩窄型呈环形生长，质硬，涉及食管全周，食管黏膜呈向心性收缩，出现梗阻较早，而出血和转移发生较晚，临床较少见；腔内型向食管腔内呈圆形或卵圆形突起，有蒂与管壁相连，表面常有糜烂或溃疡，肿瘤可侵入肌层，但较上述各型为浅，比较少见；少数中晚期食管癌不能归入上述各型者，称未定型。

2. 组织学分类

食管癌以鳞状细胞癌最多见，在我国约占 90%，腺癌约占 5%，未分化癌较少见，但恶性程度高。食管肉瘤少见。

【临床表现】

1. 症状

（1）早期症状

①胸骨后和剑突下疼痛：见吞咽时胸骨后烧灼感，针刺样或牵拉样疼痛，以咽下粗糙、过热或刺激性食物时为著。疼痛多可被解痉药缓解，反复间歇发作。当癌细胞侵及附近组织时，可有剧烈而持续的疼痛。疼痛部位常与病变部位不一致。

②食物滞留感和异物感：咽下食物或饮水时，有食物通过缓慢并滞留的感觉，或有胸骨后紧缩感，或异物附在食管壁上的感觉，食毕消失。症状发生的部位多与食管内病变部位一致。

③咽下哽噎感：最常见，时轻时重，可自行消失和复发，不影响进食，可在情绪波动时发生或加重。

④咽部干燥和紧缩感：咽下干燥粗糙食物时尤为明显。

⑤其他症状：可有胸骨后闷胀、背痛和嗳气等。

（2）中晚期症状

①进行性咽下困难：是绝大多数患者就诊时的主要症状，也是本病的较晚期表现。食管壁富有弹性和扩张能力，只有当约 2/3 的食管周径被肿瘤侵及时，才会出现咽下困难。随着肿块破坏肌壁，侵犯食管周径，堵塞管腔，病变段食管失去弹性且形成不规则的狭窄通道，咽下困难日趋严重，由不能咽下固体食物发展至液体食物亦不能咽下。如肿瘤伴有食管壁炎症、水肿和痉挛等，可加重咽下困难。阻塞感的部位与癌梗阻的部位一致。

②食物反流：食管梗阻的近段有扩张与潴留时，可发生食物反流，反流物含黏液，混杂宿食，可呈血性或见坏死脱落的组织块。

③咽下疼痛：系由肿瘤糜烂、溃疡、外侵或近段伴有食管炎所致，尤以进食热或酸性食物后更明显，疼痛可涉及颈、肩胛和后背等处。

（3）其他症状

长期摄食不足可导致明显的慢性脱水、营养不良、消瘦与恶病质。此外，可见左锁骨上淋巴结肿大，或因肿瘤扩散转移引起的其他表现，如压迫喉返神经致声嘶，骨转移引起疼痛，肝转移引起黄疸等。当肿瘤侵及相邻器官并发生穿孔时，可发生食管支气管瘘、纵隔脓肿、肺炎、肺脓肿及主动脉破裂大出血，甚至导致死亡。

2. 体征

食管癌早期体征可缺如，晚期可出现消瘦、贫血、营养不良、失水或恶病质等。当癌转移时，可触及肿大而坚硬的浅表淋巴结，或肿大而有结节的肝脏等。

【临床分期】

食管癌的病变部位以中段居多，下段次之，上段最少。组织发生学认为，食管癌的发生由基底开始，上皮细胞增生和不典型增生可进而发展为原位癌，故目前多主张食管上皮增生尤其是不典型增生是食管癌的癌前病变。

食管癌的临床病理分期，对治疗方案的选择和治疗效果的评估有重要意义。

1. 1975 年全国食管癌防治工作会议将食管癌的临床病理分为 0 ~ 4 期

0 期：病变长度不定，范围限于黏膜层，无淋巴结转移，临床无症状或有轻微吞咽不适感。

1 期：病变长度 <3cm，病变浸润至黏膜下层，无淋巴结转移，临床可有轻度吞咽哽噎感。

2 期：病变长度 3 ~ 5cm，浸润部分肌层，无淋巴结转移，哽噎感呈持续性。

3 期：病变长度 >5cm，浸润肌层或有外侵，局部淋巴结转移，进行性吞咽困难。

4 期：病变长度 >5cm，明显外侵，远处转移，症状严重或有恶病质。

2. TNM 分期（UICC，1992）

T　原发肿瘤

　　Tx　对原发肿瘤不能作出估计。

　　Tis　浸润期癌（原位癌）。

　　T0　无明显原发肿瘤。

　　T1　肿瘤侵及黏膜固有层或黏膜下层。

　　T2　肿瘤侵及肌层。

　　T3　肿瘤侵及外膜。

　　T4　肿瘤侵及邻近组织。

N　区域淋巴结转移

　　N0　无区域淋巴结转移。

　　N1　区域淋巴结转移。

M　远处转移

　　M0　无明显远处转移。

　　M1　有明显远处转移。

3. TNM 临床分期

0 期　TisN0M0。

Ⅰ 期　T1N0M0。

Ⅱa 期　T2N0M0，T3N0M0。

Ⅱb 期　T1N1M0，T2N1M0。

Ⅲ 期　T3N1M0，T4 任何 NM0。

Ⅳ 期　任何 T，任何 N，M1。

【诊断】

1. 食管脱落细胞学检查

食管黏膜上皮基底细胞癌称为原位癌。在生长过程中癌细胞逐渐取代上皮细胞，癌灶表面即暴露在食管腔内，因此容易从管腔得到脱落的癌细胞。实践证明，食管脱落细胞学检查是食管癌高发区进行大面积普查切实可行的方法，总的阳性检出率为80%～90%，假阳性率小于1%，假阴性率约10%～20%左右。脱落细胞学检查在晚期病例中阳性率反而有所下降，这是由于狭窄严重，网套不能通过肿瘤段。脱落细胞学检查的禁忌证为高血压、食管静脉曲张、严重心脏病及疑为食管穿孔者。

2. X 线钡餐造影

X 线检查主要是发现食管黏膜投影的不正常表现，为了使钡剂易于贴敷在食管黏膜上，必须要调好均匀黏稠的钡胶浆，令患者分次小口吞咽，细致观察并拍摄食管黏膜像。早期的食管癌 X 线征象包括：

（1）黏膜皱褶增粗，中断或紊乱。

（2）小而浅的充盈缺损。

（3）小溃疡龛影。

（4）局限性管壁发僵或有钡剂滞留。

由于病变轻微，X 线钡餐检查在早期病例中的阳性率仅为70%左右，因此要结合脱落细胞学和食管内镜检查才能提高早期诊断的阳性率和准确率。中晚期食管癌的 X 线征象明确，多见病变段管腔狭窄、充盈缺损、管壁蠕动消失、黏膜紊乱、溃疡龛影、软组织影以及腔内型的充盈缺损、管腔增宽现象。

3. 食管内镜检查

由于内镜系统可弯曲，照明好，视角广，并可摄像，故极大地提高了检查的安全性和精确度。内镜检查可以直接窥视病变情况，结合刷检细胞学和病理活检可以明确诊断，对早期食管癌的检出率可达85.2%。食管癌早期镜下表现包括：

（1）局部糜烂，最多见，占53%。

（2）局部黏膜充血，边界不十分清楚，占38.5%。

（3）黏膜呈粗糙小颗粒状，占27.4%，还可见小肿物、浅溃疡和小斑块。

为了提高早期食管癌的检出率，对可疑病变可用1%甲苯胺蓝（正常黏膜不着色，肿瘤染蓝色）或 Lugol 氏碘液（正常黏膜染棕色而肿瘤不着色）染色。中晚期食管癌和贲门癌的镜下所见比较明确，表现为结节或菜花样肿物，食管黏膜充血水肿或苍白发僵，触之易出血，还可见溃疡及管腔狭窄。如果中晚期食管癌位于胸上段或颈段，应在食管镜检查同时作纤维支气管镜检查，以观察气管、支气管有无受侵或挤压。

4. CT 扫描

CT 扫描可以显示食管与邻近纵隔器官的关系。正常时，食管与邻近的器官分界清楚，食管为一个管腔，管腔内含有空气，食管壁厚一般不超过5mm。如果管壁增厚，管腔不规则，边界脂肪线模糊或消失，则表示有病变存在。CT 扫描可以显示肿瘤的大小、肿瘤外侵的程度、有无纵隔和腹腔内淋巴结转移，因此对食管癌的临床分期很有价值。此外，CT 扫描可以估计肿瘤能否切除，帮助外科医生决定手术的方式，避免不必要的开胸探查。

5. 超声内镜检查

超声内镜具备内镜和超声的双重功能，既能直接观察食管腔内的病变，钳取活组织进行病理检查，又能精确测定病变在食管壁内的浸润深度，并可以观测出壁外异常肿大的淋巴结，因此对食管癌的临床分期很有价值。因其设备昂贵，目前此项检查尚不能普遍开展。

6. 实验室检查

食管癌时，ALP、γ–GT、LDH、CEA、CA199 等可增高。

【治疗】

1. 治疗原则

合理的食管癌综合治疗应是手术、放疗、化疗与中医中药联合应用。颈段及食管上段癌手术难度大，主要靠放疗；食管中段癌手术与放疗的疗效相近，两种手段都可选用；食管下段癌手术治疗优于放疗，故应首选手术，尤其是同时累及食管下段及贲门的病变，更应以手术为宜。食管癌大部分是鳞状细胞癌，对放射线较敏感，尤其是老年体弱或不能手术的食管癌患者，应及时放疗。食管癌发病隐匿，确诊时已多属中晚期，病灶广泛和/或转移，已失去手术和放疗的机会，这时化学治疗成为常用的方法，完全和部分缓解率可达50% 左右。中医中药在放疗和化疗时及治疗后具有增效减毒作用。

2. 中医辨证施治

（1）肝气郁结证

证候：咽部不适或进食异物感，或胃脘胀满不舒，时有嗳气呃逆，胸闷口苦，两胁胀痛，头痛目眩，烦躁失眠，舌苔薄黄，脉弦细。

基本治法：疏肝理气解郁，解毒化痰散结。

方药运用：柴胡疏肝散(《太平惠民和剂局方》) 加减。

柴胡 10g，川芎 15g，白芍 15g，香附 10g，枳壳 10g，陈皮 10g，郁金 12g，佛手 10g，荷梗 6g，绿萼梅 10g，天龙 6g，全蝎 5g，僵蚕 10g，白花蛇舌草 15g，生甘草 10g。

方中柴胡、香附、枳壳疏肝行气解郁，郁金、陈皮、佛手、荷梗、绿萼梅宽胸理气，川芎、白芍、生甘草活血化瘀止痛，天龙、全蝎解毒散结，白花蛇舌草清热解毒抗癌，僵蚕化痰散结。诸药合用，疏肝理气解郁，解毒化痰散结。

加减：脘闷纳呆加焦山楂、焦神曲各 15g，薏苡仁 15g，鸡内金 15g；反酸加吴茱萸5g，黄连 9g，煅瓦楞子（先煎）15g；恶心呕吐加旋覆花（先煎）10g，代赭石（先煎）30g，竹茹 10g。

（2）痰湿内蕴证

证候：吞咽困难，痰涎壅盛，恶心，呕吐黏条，胸脘痞闷，头晕目眩，身重倦怠，或咳痰不爽，舌体胖大，边有齿痕，苔白厚腻，脉滑。

基本治法：清热化痰，软坚散结。

方药运用：小陷胸汤(《济生方》) 合二陈汤(《太平惠民和剂局方》) 合三子养亲汤

（《韩氏医通》）加减。

半夏10g，瓜蒌15g，黄连15g，陈皮10g，茯苓15g，生甘草6g，生苡仁15g，白芥子6g，川贝母9g，莱菔子10g，天龙5g，急性子6g，石见穿15g，炮山甲（先煎）10g，鳖甲（先煎）10g，僵蚕10g，山慈菇15g。

方中小陷胸汤清热化痰，宽胸散结；二陈汤燥湿化痰；三子养亲汤降气化痰；急性子、石见穿、炮山甲、鳖甲、僵蚕、山慈菇、生苡仁、川贝母助以上三方健脾燥湿，行瘀降气，清热化痰，软坚散结。

加减：痰多加海蛤壳15g，海螵蛸10g。

（3）瘀血内停证

证候：吞咽梗阻，胸背疼痛，食不能下，甚则滴水难进，大便坚硬如羊屎，或吐下如赤豆汁，或便血，舌质青紫，有瘀斑瘀点，脉细涩。

基本治法：活血化瘀，软坚散结。

方药运用：通幽汤（《兰室秘藏》）加减。

生地15g，熟地15g，当归9g，桃仁10g，红花6g，急性子3g，郁金10g，升麻9g，陈皮10g，莪术10g，川芎10g，石见穿15g，炮山甲（先煎）10g，鳖甲（先煎）15g，威灵仙15g，生甘草10g。

方中生地、熟地、当归、白芍养血润燥；鳖甲滋阴清热，软坚散结；炮山甲气腥而走窜，无所不至，能宣通脏腑，透达关窍；急性子破血消积，治积块；威灵仙性猛急，走而不守，祛风湿，通经络，消痰涎，散痞积；石见穿散结消瘤，可直达病所；桃仁、红花活血化瘀消痈；莪术、川芎行气止痛；郁金、陈皮宽胸理气；升麻引诸药上行，达活血化瘀、软坚散结之功。

加减：痰多加海蛤壳15g，海螵蛸10g；大便燥结加生白术50g，玄参15g。

（4）阴津亏损证

证候：吞咽梗阻而痛，形体逐渐消瘦，口干咽燥，大便燥结，五心烦热，舌质干红或有裂纹，舌体瘦削，苔少或无苔，少津，脉细无力。

基本治法：滋阴润燥，软坚散结。

基本治法：沙参麦门冬汤（《温病条辨》）加减。

沙参15g，麦冬10g，玉竹12g，桑叶10g，百合10g，石斛10g，黄精15g，天花粉15g，生地15g，旱莲草15g，枸杞子15g，炮山甲（先煎）10g，急性子3g，石见穿15g，威灵仙15g，鳖甲（先煎）10g，龟板（先煎）10g，焦槟榔10g，焦山楂10g，陈皮10g，鼠妇6g，九香虫10g，甘草10g。

方中沙参、麦冬、玉竹生津润燥；桑叶、百合、石斛、天花粉、生地、旱莲草、鳖甲、龟板、枸杞子养阴清热，增强沙参麦门冬汤养阴润燥之力；鼠妇、九香虫解毒止痛；急性子、威灵仙消痞散结；炮山甲、石见穿软坚消痈；焦槟榔、焦山楂、陈皮理气活血，使养阴药滋阴清热而不碍胃气；甘草调和诸药。

加减：脘闷纳呆加焦山楂、焦神曲各 15g，薏苡仁 15g，鸡内金 30g；肝阴不足，头昏目眩加牛膝 6g，白蒺藜 10g，天麻 5g，生地 12g，菊花 10g；心烦不宁加远志 6g，枣仁 15g，生牡蛎（先煎）15g。

（5）脾肾阳虚证

证候：吞咽困难，饮食难下，面色苍白，神疲乏力，腰膝酸软，气短，泛吐清水痰涎，头面浮肿及足肿，舌淡苔白，脉细弱。

基本治法：温补脾肾，软坚散结。

方药运用：四君子汤（《太平惠民和剂局方》）合肾气丸（《金匮要略》）加减。

太子参 15g，白术 10g，茯苓 10g，生黄芪 30g，生地 15g，山萸肉 10g，枸杞子 15g，菟丝子 15g，杜仲 15g，桑寄生 15g，山药 15g，丹皮 9g，附子（先煎）5g，肉桂 5g，炮山甲（先煎）10g，鳖甲（先煎）10g，威灵仙 15g，急性子 3g，生甘草 10g。

方中太子参、白术、茯苓、生黄芪益气健脾；菟丝子、桑寄生、杜仲、附子、肉桂补肾助阳；生地、山萸肉、枸杞子、丹皮、鳖甲滋阴清热；炮山甲、威灵仙、急性子活血软坚，祛痰散结；甘草调和诸药。

加减：畏寒肢冷加仙茅 6g，仙灵脾 10g；痰多加海蛤壳 15g，海螵蛸 10g。

3. 中成药

（1）小金丸：由麝香、木鳖子（去壳去油）、制草乌、枫香脂、制乳香、制没药、五灵脂、当归（酒炒）、地龙、香墨组成，具有散结消肿、化瘀止痛之功效，用于治疗多种肿瘤。

（2）平消片：由郁金、仙鹤草、白矾、五灵脂、硝石、制干漆、枳壳（麸炒）、马钱子粉组成，具有活血化瘀、止痛散结、清热解毒、扶正祛邪之功效，用于治疗多种肿瘤，对放化疗具有增效减毒作用。

（3）消癌平片：由乌骨藤制成的片剂，具有抗癌平喘作用，用于治疗食管癌、胃癌、肺癌等多种肿瘤，亦可配合放化疗应用。

4. 单验方

（1）八仙膏（《万病回春》）：治噎食，用藕汁、姜汁、梨汁、萝卜汁、甘蔗汁、白果汁、竹沥、蜂蜜等分和匀，蒸熟，任意食之。

（2）蟾酥 1 只，蜒蚰 20 条，石上柏 90g，煎 6 小时后分服。

（3）守宫若干，煅存性，为末，每次 2~3g，每日 3 次，开水送服。

（4）穿心莲 10g，白花蛇舌草 30g，浙贝母 12g，玄参 24g，夏枯草 12g，海藻 10g。水煎服。

（5）龙葵 30g，蛇莓 15g，蜀羊泉 30g，石见穿 15g。水煎服，每日 1 剂，适用于食管癌梗阻严重、吞咽困难或呕吐。

（6）醋硇砂：紫硇砂 15g，醋 500g。调成糊状，做成 30 丸，每次 1 丸，每日 2~3次。对溃疡型食管癌要防止穿孔，需慎用。

（7）抗癌散：板蓝根30g，猫眼草30g，人工牛黄6g，紫硇砂3g，威灵仙60g，制南星9g。研成细末，每次3g，每日4次，开水送服。

（8）开道散：紫硇砂6g，冰片10g，火硝30g，制首乌10g，制南星10g，制马钱子5g。共研细末，含化，每次1～1.5g。

（9）食道二方：姜半夏12g，姜竹茹12g，旋覆花（包煎）12g，代赭石（先煎）30g，广木香10g，公丁香10g，沉香曲3g，蛪螂15g，当归10g，仙鹤草30g。

5. 手术治疗

食管癌诊断一旦明确，病变属国际肿瘤联盟（UICC）分期中的0、Ⅰ、Ⅱ及Ⅲ期中的T3N1M0者，或放疗未控，或复发但尚无局部明显外侵或远处转移征象，或贲门癌腹腔无淋巴结和肝脏转移等，在患者周身情况许可时均应首选手术治疗。食管癌手术治疗的年龄一般不超过70岁，少数年龄接近80岁但身体状况较好的病例也可考虑手术治疗。我国食管癌手术切除率约为80%～90%，术后5年存活率已达30%以上。早期切除常可达到根治效果。食管癌手术疗效与肿瘤的部位、病变长度和范围有关。对于早期或病灶较局限的食管癌患者，手术是首选的治疗方法。手术不仅能够切除肿瘤，而且可以清除纵隔和颈部淋巴结，因此，是唯一可能达到根治的有效方法。

6. 放疗

食管癌大部分是鳞状细胞癌，对放射线较敏感。放疗尤其适用于老年体弱、不能手术的食管癌患者。放疗可采用 ^{60}Co 治疗机、直线加速器、感应加速器进行体外照射。食管癌的放疗可分为单纯放疗和综合治疗（术前或术后放疗）两种。单纯放疗的效果受病期早晚的影响极大。早期食管癌5年生存率约为80%。中晚期食管癌放疗效果急剧下降，国内5年生存率多数在8%～16%之间。对于食管癌晚期，局部有外侵，估计手术切除可能性小的患者，进行术前放疗可使肿瘤缩小，外侵率减少，手术切除率增加，5年生存率可以提高3%～5%。根治术后预防性放疗能提高生存率，也很有价值。对于手术后有残余癌细胞者，术后辅助性放疗有明显益处。

放疗主要适用于手术难度大的上段食管癌和不能切除的中下段食管癌。上段食管癌放疗的效果不亚于手术，故可作为首选。手术前放疗可使肿块缩小，提高切除率和存活率。放疗受食管周围主要脏器和组织的限制少，适应范围比手术广，但其既往的5年存活率只有10%～18%。为提高疗效，近年来对放射疗法进行了改进，如采用超分割、腔内与体外放疗、增加放疗次数等，增加了杀死敏感期肿瘤细胞的机会，缩短了总疗程的时间，减少了治疗期间肿瘤组织的再增殖，病灶和症状改善明显优于常规放疗。

在放疗中及放疗后，均应注意放射损伤的防护。对食管癌颈部放疗患者，在辨证治疗的基础上，可使用以下经验方：生黄芪30g，沙参15g，麦冬15g，石斛15g，地骨皮30g，浮萍15g，莪术15g，郁金15g，天花粉15g，石见穿15，炮山甲（先煎）10g，干蟾皮5g，天龙6g，威灵仙15g，急性子6g，生甘草10g。临床在放疗之初就应服用中药，以减轻或防止放疗损伤，避免食道狭窄和粘连。

7. 化疗

食管癌发病隐匿，确诊时已多属中晚期，常病灶广泛或转移，已失去手术和放疗的机会，这时化学治疗成为常用的方法。尤其是 20 世纪 80 年代开始使用顺铂以来，多种药物联合应用，疗效明显提高，完全和部分缓解率达 50% 左右。食管癌的内科治疗目前仍停留在细胞毒药物治疗水平上。新的化疗药物的引入，对新辅助化疗的认识和辅助性化疗的再认识是该领域近年发展的特点。

（1）单药化疗：在临床报告的 20 多种化疗药物中，有效率较高的包括 5 – 氟尿嘧啶（5 – FU，41.7%），顺铂（DDP，31.7%），甲氨喋呤（MTX，35%），丝裂霉素（MMC，26%），长春地辛（VDS，22%），洛铂（17% ~ 21%），紫杉醇（Taxo1，33%），长春瑞宾（NVB，25%）等。近年来，随着对各种药物毒副反应及疗效认识的不断深入，已不再用于食管癌治疗的药物包括 MMC、CCNU、CTX、MTX 等。由于单药疗效低，故多用于食管癌的姑息治疗。

（2）联合化疗：食管癌联合化疗的效果优于单药化疗。DDP 与 5 – FU 联合，即 DF 方案，曾经是食管癌化疗较成功的方案，有效率达 67%，主要毒副反应是黏膜炎和骨髓抑制。近年来，含紫杉醇类、NVB、奈达铂（NED）、希罗达、双氟胞苷（GEM）和依立替康（CPT – 11）联合化疗在食管癌治疗中显示出较高的活力。

含紫杉醇类化疗药经过 10 余年的临床应用，已显示出确切的效果。具体包括：

①Taxol 200mg/m^2，连续 3 小时静脉滴注，联合 CBP，经过总数 166 个治疗周期（平均每例 5 个周期）33 例患者的评估，有效率为 43%，中位缓解期 2.8 个月，中位生存期 9 个月，1 年生存率 43%。其中 52% 的患者出现Ⅲ ~ Ⅳ度中性粒细胞减少，未见治疗相关死亡。其有效率高于 Taxo1 单药。

②Taxol 180mg/m^2，连续 3 小时静脉滴注，联合 DDP，每 2 周重复 1 次。在接受 3 ~ 8 个周期化疗后，中位缓解期 8 个月，中位生存期 9 个月，1 年生存率 43%，主要毒性是骨髓抑制。该方案对晚期食管癌患者疗效肯定。

③Taxol 60mg/m^2，连续 3 小时静脉滴注，联合 5 – FU、DDP，每周 1 次，连用 3 周。全组 31 例，总有效率 67%。9 例 SD 患者肿瘤虽无明显缩小，但吞咽困难有所改善。

研究表明，含紫杉醇类三药联合化疗的疗效并不比两药联合高。含 NVB 联合化疗经过 10 余年的临床应用，已显示出确切的效果。目前，食管癌的化疗方案中，应用较为广泛的是以顺铂为主的两个方案：

①DDP + BLM + VDS 或 VCR。

②DDP + 5 – FU。

DDP + BLM + VDS 方案治疗例数较多，国外报告其有效率约为 48%。国内多用 PRM 代替 BLM，亦取得满意疗效。与 DDP + BLM + VDS 相比，DDP + 5 – FU 方案毒副反应明显降低，而有效率在 50% ~60% 之间。因此，有学者认为，DDP + 5 – FU 方案是目前治疗食管鳞癌应推荐的标准方案。该方案毒性不大，用法简便，药价低廉，宜与手术、放疗综合应用。

近年来，紫杉类药物被认为是治疗食管癌最有效的新药物，联合DDP可望增加疗效，并具有放射增敏剂的作用，一般用于食管癌切除术后。食管癌单独用化疗效果很差，为提高疗效，可以顺铂加平阳霉素（或博莱霉素）、氟尿嘧啶（5-氟尿嘧啶）、甲氨蝶呤、长春地辛（长春花碱酰胺）或丝裂霉素等，二联或四联抗癌药联合化疗比单一用药的疗效有所提高，但总的现状仍不令人满意。

【预防与调护】

1. 预防

（1）重视易感人群的监视：早期食管癌变成晚期浸润癌，通常需要2～3年甚至更长时间。因此，食管癌的早期治疗效果良好，但如何早期发现食管癌是关键。此外，重视易感人群的监视，普及防癌知识，提高防癌意识，对食管上皮增生采用化学干预法，阻断癌变过程等有重要意义。

（2）心胸要豁达：《内经》指出："膈塞闭绝，上下不通，则暴忧之病也。"不良的精神因素，如情志抑郁、大怒等，在食管癌的发病因素中占重要位置。同时，不同的精神心理因素对患者的治疗及预后等诸多方面都有不同的影响。

（3）积极进行食管癌的防治工作：近30年来的预防研究成果证明，食管癌并非不治之症，只要充分发动群众，大力宣传和普及防癌知识，开展群防群治，做到"早发现、早诊断、早治疗"，食管癌不仅可以预防，而且是可以治愈的。我国特别在食管癌高发区建立了防治基地，进行肿瘤的一级预防，具体措施包括：

①加强粮食保管，防霉去毒，多吃新鲜蔬菜水果，改变不良的饮食习惯。

②应用适量的漂白粉处理饮水，降低水中亚硝胺的含量，服用适量维生素C以减少胃内亚硝胺的形成。

③施用钼酸氨肥料，避免蔬菜中亚硝酸盐的积聚。

④对食管上皮中度或重度增生者，给予粗制维生素B2（核黄素）、维生素A和B族维生素。

此外，对高危人群定期实施食管脱落细胞学检查，是肿瘤二级预防（早查、早诊、早治）的重要措施。

（4）积极治疗食管上皮增生：食管上皮的重度增生是食管癌的癌前病变。近年来，中医药在阻断食管上皮重度增生方面已有重大突破。

（5）及时发现和处理其他癌前病变：如食管炎、食管黏膜白斑、息肉等。

（6）节制饮酒，改变不良的饮食习惯：食物中含有大量的亚硝酸盐类，真菌污染的食品，低营养饮食，饮食中维生素A和微量元素（铁、钼、硒等）缺乏，饮酒过度，食物过热等，均为食管癌的主要致病因素。在日常生活中，应注意以下几点：

①改变不正确的烹调方法，如长期闷煮蔬菜，过分加热和熏煎食品。

②尽量少食用盐腌制和煎、熏、发霉的食品。

③多食用富含维生素 A 及微量元素的新鲜蔬菜和果品。

④注意膳食营养，合理摄入蛋白质、糖等。

⑤戒除烟酒。

2. 一般护理

（1）注意生活环境整洁，居室安静，开展适宜的文体活动，病情允许的可鼓励患者阅读报刊杂志，看电视，听音乐，并进行适当的户外活动，以助于恢复身心健康。

（2）增加饮食营养，保持充沛的体力。

3. 特殊护理

（1）手术后的护理

①注意加强营养，饮食宜清淡，易消化。

②适当进行户外活动。

（2）放疗中的护理

①处理放射区皮肤干燥，勿搔抓。

②饮食宜清淡，多食藕、百合、白木耳、梨汁、芦根、冬瓜、西瓜、丝瓜、杏仁、芦笋等清润食物。

（3）化疗中的护理

①饮食宜清淡，易消化。

②消除恐惧心理，保持心情舒畅。

【临证经验】

1. 常用药对

（1）石见穿 15g，急性子 1.5g 用于脾虚湿聚，痰气凝滞的食管癌。

（2）威灵仙 15g，半夏 10g 治疗食管癌放疗后停痰宿饮，咳喘呕逆。

（3）威灵仙 15g，石见穿 15g 治疗食管癌痰饮多，吞咽困难。

（4）莪术 15g，郁金 15g 二药寒热为伍，相须为用，具有化瘀散结止痛作用。

（5）天花粉 15g，石斛 15g 滋阴生津，用于减轻放疗反应。

（6）干蟾皮 5g，天龙 6g 清热解毒抗癌，祛瘀散结，与放化疗配合，用于各期食管癌。

（7）石见穿 15，炮山甲 10g 清热散结，化积祛瘀，用于各期食管癌。

（8）鼠妇 10g，九香虫 10g 解毒止痛，用于各期食管癌。

（9）威灵仙 15g，急性子 6g 除痰气凝滞，化瘀散结止痛。

（10）鳖甲 15g，龟板 15g 养血补心，滋阴潜阳，用于放化疗过程中。

2. 验案举例

案一. 任某，男性，湖北省人。

病史：1979 年 9 月因食管癌在北京肿瘤医院行切除术。手术时发现癌组织与周围组织粘连，纵隔淋巴结肿大，手术剥离，姑息切除。病理诊断为食管鳞状细胞癌，纵隔及贲门周围有淋巴结转移。术后 1 个月来我院诊治。

症状：胸闷胁痛，进食不顺，纳食不香，返酸烧心，口干苦，大便秘结，脉细，苔薄黄，舌质红。

辨证：肝胃不和，气滞上焦。

治则：疏肝和胃，行气化滞，佐以抗癌。

处方：逍遥散加味。

柴胡 10g，赤白芍各 10g，郁金 10g，白术 10g，三棱 6g，莪术 10g，威灵仙 15g，天花粉 15g，沉香 6g，广木香 10g，川芎 10g，玫瑰花 10g，绿萼梅 10g。每日 1 剂，连服 7 天。

二诊：胸闷胁痛减轻，返酸烧心、口干苦、大便秘结均有所好转。原方加枸杞子 15g，女贞子 15g，太子参 15g，并给予梅花点舌丹，每次 3g，每日 3 次，饭后服。共服 2 周。

三诊：胸痛明显好转，大便调，精神体力恢复较快，唯近日腰膝酸软。根据张景岳"噎膈反胃，益当脾肾"的理论，改用健脾益肾，佐以抗癌。处方：党参 15g，白术 15g，茯苓 12g，枸杞子 15g，女贞子 15g，桑寄生 15g，生黄芪 30g，莪术 15g，郁金 10g，菟丝子 10g，白花蛇舌草 15g，半枝莲 15g。每日 1 剂，并服梅花点舌丹和人工牛黄散，每次 2 粒，每日 3 次，交替服用。

半年后复查，未见异常改变，体力恢复良好。带药回当地继续治疗。在此期间，家属多次动员患者放疗或化疗，均被其拒绝。患者一直坚持中药治疗。处方：党参 15g，白术 12g，土茯苓 15g，生苡仁 15g，枸杞子 15g，女贞子 15g，天花粉 12g，山豆根 12g，瓜蒌 15g，清半夏 10g，生何首乌 15g，僵蚕 10g，莪术 15g，威灵仙 15g，白花蛇舌草 15g，半枝莲 15g，郁金 10g。另予加味牛黄散 1 料（人工牛黄 15g，乳香、没药、三七粉、生何首乌、僵蚕、山慈菇、急性子、海蛆、珍珠粉、鸡内金、砂仁各 30g，共为细末，黄米饭为丸，如绿豆大小），每次 3g，每日 3 次。坚持服药，每年检查 1 次，修改处方。患者服药 3 年后恢复上班，坚持工作 8 小时，无特殊不适，自觉体力尚好。现患病已 11 年之久，仍健在。

案二．牛某，男性，56 岁，河南驻马店人。

病史：1978 年 2 月出现进食发噎，症状时隐时现，有时进普食需饮水送下，并未在意。2 个月后自觉进食发噎频繁，伴有胸骨后微痛。1978 年 5 月在当地医院行食管造影，发现食管中上段充盈缺损约 7cm，病变上端扩张，确诊为食管癌。转郑州某医院行食管镜检查，发现距门齿 25cm 处食管壁充血糜烂，呈结节状，易出血，刷检找到鳞状癌细胞。1978 年 6 月在北京肿瘤医院放疗，总量 4000Gy，症状缓解，此后未行进一步治疗。1981 年 5 月再次出现胸骨后疼痛，口干苦，进食发噎明显，日渐加重，胸骨疼痛，当地医院考虑食管癌复发，来我院就诊。

症状：进食发噎，只能进流食，呕吐黏液，胸背烧灼样疼痛，消瘦明显，大便干，一周未解，舌质红，有裂纹，苔少剥脱，脉弦数。

辨证：瘀毒内阻，津液亏虚。

治则：活血化瘀，滋阴润燥，佐以抗癌。

处方：桃红四物汤合二术玉灵丹加减。

桃仁 10g，生地 12g，当归 10g，莪术 15g，白术 10g，郁金 10，丹参 10，蜂房 6g，枸杞子 15g，女贞子 15g，石见穿 15g，半枝莲 15g，火麻仁 15g。水煎浓缩，每日 1 剂，分 3 次口服，连服 7 剂。

二诊：呕吐黏液较前好转，大便已解，量少，干黑，仍胸背疼痛，舌红，苔剥，脉弦细。原方加全瓜蒌 30g，急性子 15g，制大黄 5g。连服 14 剂，并予加味西黄散 3g，加蜂蜜少许调匀，含服，每日 1 剂。

1981 年 10 月 20 日三诊：进食发噎比以前好转，能进软食，胸骨后疼痛减轻，大便已解，精神好转，体力较前有所增强，舌红，苔黄，脉弦细。患者要求带药回当地治疗。拟人工牛黄散 1 料，药用人工牛黄 15g，乳香 15g，没药 30g，三七粉 30g，山慈菇 30g，僵蚕 30g，珍珠粉 15g，生苡仁 30g，苏木 15g。共为细末。中药处方：生黄芪 60g，生何首乌 100g，半夏 30g，威灵仙 60g，香橼 60g，半枝莲 100g，莪术 100g，夏枯草 60g，蒲公英 60g，白花蛇舌草 100g，蜂房 30g，枸杞子 30g，太子参 100g。水煎浓缩成膏。将人工牛黄散加入药膏内，再加蜂蜜 500g，搅匀，每次 2 茶匙，每日 3 次。3 个月后症状大有好转，患者来信询问是否继续服用，建议按原方服药。现患者已带瘤生存 7 年，并能操持家务活。

案三. 李某，女，59 岁，河北磁县人。

病史：1982 年 5 月 26 日因进行性吞咽困难、胸骨后隐痛在当地医院治疗，未改善，遂来我院就诊。1982 年 5 月 28 日行食管镜活检（病理号 389），诊断为鳞状细胞癌。X 线食管钡餐造影见食管中段管腔狭窄，充盈缺损长 7.5cm。诊为：食管中段癌（髓质型、晚期）。

症状：进食后发噎，水送方可咽下，胸背及上腹部隐痛，口苦，时吐黏痰，量多，只能进半流食，舌质紫暗，脉沉细。

辨证：气滞血瘀。

治则：理气活血，解毒抗癌。

处方：二术玉灵丹加味。

莪术 10g，生白术 15g，郁金 10g，威灵仙 15g，丹参 15g，天龙 5g，石见穿 15g，急性子 10g，生苡仁 15g，白花蛇舌草 15g，草河车 15g，焦三仙各 15g。每日 1 剂，同时给予小剂量化疗：CTX 600mg，第 1 和第 8 天静脉滴注；博来霉素 15mg，第 2、4、6 天肌肉注射。21 天为 1 周期，6 周期为一疗程。化疗中恶心、呕吐，上方加橘皮 10g，竹茹 10g，姜半夏 6g。白细胞及血红蛋白下降，加生黄芪 30g，当归 10g，阿胶珠 20g，鸡血藤 30g。治疗后患者自觉吞咽明显好转，胸背疼痛消失，可以进软食，如米饭、面条、水饺等，精神好，体力恢复。1983 年 3 月 30 日 X 线食管钡餐造影示：食管中段充盈缺损明显好转，食管壁局限性狭窄，扩张度欠佳。食管镜刷检未见鳞状癌细胞。带中药回当地继续治疗，除以上汤药外，加服加味西黄丸，每次 3g，每日 2~3 次。

1983 年 9 月 24 日二诊：除咳吐少许黏痰外，无明显症状，进食偶有发噎，二便调，能做家务活，生活起居如常人。食管镜检查示：食管黏膜轻度充血，稍粗糙，刷检见鳞状癌细胞，上皮细胞有明显退变。患者拒绝放疗，只服中药及加味西黄丸和梅花点舌丹。1984 年 3 月发现左锁骨上淋巴结肿大，约 1.5cm×1.2cm，咳吐黏痰，声音嘶哑，大便干燥，活检证实淋巴结转移性鳞癌。因体制下降，患者拒绝再行化疗。予 501 注射液 80ml，加入 5% 葡萄糖 500ml 内静脉滴注，每日 1 次。处方：全瓜蒌 15g，清半夏 10g，黄连 10g，生黄芪 30g，丹参 15g，莪术 10g，生白术 30g，当归 10g，肉苁蓉 15g，石见穿 15g，威灵仙 15g，白花蛇舌草 15g，天龙 6g，草河车 15g，代赭石（先煎）30g，鸡内金 15g，生麦芽 15g，郁金 10g，生甘草 10g。每剂药煎 2 次，合并药液，分 2 天服，每日 2 次。治疗 1 个月后，患者自觉体力有所好转，食欲增加，黏痰减少，大便通畅，要求出院回家治疗。除上述汤药继续服用外，加服西黄克癥胶囊，休息 1 个月后继续中药针剂静滴 1~2 个月，定期复查。1985 年 2 月随访时，患者病情稳定，锁骨上淋巴结明显缩小，可以操持家务，带瘤无症状生存。

案四．任某，男，50 岁，山西人，教师。

病史：1983 年 9 月在北京肿瘤医院诊断为食管癌，行手术治疗，开胸后发现肿瘤侵出食管壁，与周围组织粘连，纵隔淋巴结肿大，予以剥离和姑息切除。病理诊断：鳞状细胞癌，纵隔及贲门周围、食管旁多处淋巴结肿大，淋巴结转移 17/25。手术后 1 个月来我院诊治。

症状：心悸气短，胸胁闷痛，能进少量半流食，食欲不振，反酸烧心，口苦口干，大便少且干，体质虚弱，消瘦，舌质红，苔黄微腻，脉弦细数。

辨证：肝胃不和，气滞上焦。

治则：益气养血，疏肝和胃，行气化滞，佐以抗癌。

处方：黄芪当归汤合逍遥散加味。

生黄芪 30g，当归 10g，炒柴胡 10g，白芍 10g，赤芍 10g，郁金 10g，茯苓 15g，生白术 30g，莪术 12g，石见穿 15g，威灵仙 15g，沉香 6g，炒槐花 10g，香茶菜 15g，草河车 15g，鸡内金 15g，生麦芽 15g。每日 1 剂，连服 7 剂。

二诊：心悸气短好转，胸闷胁痛减轻，反酸烧心、口干苦、大便均有所改善，原方去炒槐花、沉香，加枸杞子 15g，女贞子 15g，太子参 15g，并加服梅花点舌丹，每次 3g，每日 3 次，饭后服，连用 3 周。患者诉症状有明显改善，精神体力恢复，唯近日腰膝酸软。根据张景岳"噎膈反胃，益当脾肾"的理论，改用健脾补肾抗癌之品。处方：党参 15g，白术 15g，茯苓 15g，枸杞子 15g，女贞子 15g，桑寄生 15g，生黄芪 30g，当归 10g，莪术 10g，郁金 10g，白花蛇舌草 30g，半枝莲 30g。每日 1 剂，加服人工牛黄散，每次 2 粒，每日 3 次。为防止复发，在本院行化疗，用 CFB 方案：CTX 800mg，第 1 天静脉滴注；5-FU 500mg，第 2~6 天静脉滴注；博莱霉素 15mg，肌注，隔日 1 次，共 3 次。21 天为一疗程。同时服用中药，连用 6 个周期。患者恢复较快，化疗副反应不重，经全面复查，未发现复发和转移征象。患者体力良好，肝功能、生化检查正常，纳食增加，睡眠佳，舌质微胖，淡红，苔薄黄，脉沉细，稍数。在此期间曾动员患者放疗，患者拒绝，带药回当地治疗。处方：党参 15g，白术 12g，土茯苓 15g，生薏苡仁 15g，枸杞子 15g，女贞子 15g，天花粉 10g，山豆根 8g，瓜蒌皮 15g，清半夏 10g，何首乌 15g，莪术 15g，威灵仙 15g，石见穿 15g，白花蛇舌草 30g，天龙 6g，草河车 15g，香橼 15g。每日 1 剂，同时给予加味牛黄散（人工牛黄、制乳没、三七粉、山慈菇、天龙、急性子、珍珠粉、西洋参、鸡内金、砂仁、沉香粉，共为细末，黄米饭为丸，如绿豆大小），每次 3g，每日 3 次。坚持服药，每半年复查 1 次，修改方药。患者服药 3 年后，可坚持工作 8 小时，无不适，11 年后退休。

按语：中药治疗肿瘤起效慢，但对那些已失去手术和放化疗机会的晚期患者，只要辨证准确，用药得当，坚持服用，可调整整体功能，调动自身抗病能力，起到稳定或缩小瘤体的作用。一些被认为失去治疗机会或治疗价值的晚期患者，通过中医药的治疗可以达到挽回生命，改善症状，提高生活质量的效果。

案五．李某，男性，54 岁，北京某单位干部。

病史：近 3 个月以来吞咽困难，并呈进行性加重。患者既往有饮酒史，且量较大，同时喜食热饭。1989 年 3 月 28 日在某医院行 X 线钡餐造影及食道拉网细胞学检查，显示食管中段充盈缺损 6cm，刷检发现鳞状癌细胞，当即行放疗（加速器）。1989 年 5 月 15 日来我院就诊。

症状：咽干痛，咳嗽，吐白黏痰，吞咽时胸骨后不适，全身乏力，舌质暗红，苔灰黄微腻，脉弦细。

辨证：脾虚痰盛，气滞瘀阻。

治则：健脾理气，祛瘀化痰，佐以清热解毒抗癌。

处方：太子参 15g，生白术 15g，茯苓 15g，清半夏 10g，陈皮 10g，生薏苡仁 15g，郁金 10g，威灵仙 15g，石见穿 15g，莪术 15g，丹参 15g，白花蛇舌草 30g，夏枯草 15g。每日 1 剂，配合放疗。以后症状有所好转，仍乏力，纳差，大便稍干，在原方基础上加生黄芪 30g，当归 15g，女贞子 15g，枸杞子 10g，并加服加味西黄胶囊，每次 2 粒，每日 3 次。放疗后坚持中药治疗，病情好转，睡眠正常，大便不干。患者每 3～4 个月复诊更方，随症加减，同时加服中成药二术玉灵丹、梅花点舌丹、扶正解毒饮等。随诊 5 年，病情稳定，坚持半日工作。随访 12 年，患者仍健在。

按语：食管癌早中期手术治疗是首选方法，放疗亦为食管癌治疗的主要方法之一，国内报道其 5 年生存率为 31.6% 左右，但放疗后复发及转移率较高，因此目前多采用综合治疗。中药具有减轻放疗毒副反应，增加放疗疗效的作用。实验证明，扶正中药可提高患者免疫力，同时抑制肿瘤复发和转移。活血化瘀中药具有降低患者血液高凝状态的作用。治疗中晚期肿瘤不是一朝一夕就能取得效果的，所以一定要持之以恒，坚持中西医综合治疗，以期取得良好效果。

【各家经验】

1. 吴良村诊治经验

吴良村认为，食管癌的发病是在全身正气虚弱的情况下，复因情志不遂、肝郁气滞，久而脾胃受伤，运化功能减弱，津液失于正常输布与转化，内聚成痰；或肝郁气滞，失于宣畅，渐致血行不畅，终为"死血"；痰瘀毒聚，互结为有形之邪，阻于食管，妨碍饮食下咽而发为本病。因此，食管癌离不开"郁证"范畴。《素问·六元正纪大论》曰："木郁达之。"《证治汇补·郁证》提出："郁病虽多，皆因气不周流，法当顺气为先。"本证患者多因情志不畅，肝气郁结，疏泄功能失调，或乘土，或侮火，逐渐引起五脏气机失和，表现为心情抑郁、肝郁不舒等证。基于对食管癌的病因病机认识，吴教授以益气养阴、健脾化痰、疏肝理气为治则，采用柴胡疏肝散加减，方中柴胡、香附、枳壳疏肝行气解郁，加郁金以增强解郁之功，芍药、甘草活血化瘀止痛，冬凌草、南星、黄药子清热解毒，化痰散结以抗癌。食滞胃脘不化，症见胃脘胀满者，加焦三仙以消食化滞；嗳气频频，胸脘不畅者，加旋覆花、代赭石、陈皮以平肝降逆；肝郁化火，性情急躁易怒、胸闷胁胀、口苦、舌质红苔黄、脉弦数者，加丹皮、栀子以解郁清热；见咽中不适、如有物梗阻、吐之不出、咽之不下等梅核气症状者，加四七汤理气化痰解郁；数欠伸、喜悲伤欲哭者，合甘麦大枣汤。

2. 刘沈林诊治经验

刘沈林认为，食道癌晚期癌毒久侵，又经放化疗，正气渐亏，胸阳不展，以致痰凝湿阻，气滞血瘀为患。其病机虚实错杂，但"急则治其标"，治当通阳散结，化痰祛瘀为先，以防邪阻益甚，饮食不进，常用瓜蒌薤白半夏汤合丹参饮加味。瓜蒌薤白半夏汤功在通阳散结，祛痰宽胸；丹参饮由丹参、檀香、砂仁三药组成，功擅活血化瘀，行气止痛。若患者痰湿较盛，泛吐黏痰，加陈胆星、竹茹、化橘红以助化痰除湿；胸脘痞闷、腹胀便秘较著，加枳实、厚朴、火麻仁以行气导滞，润肠通便；又恐药性温燥太过，用南沙参清肺养阴，益胃生津；癌毒久居，选用石见穿、半枝莲活血化瘀，解毒散结。若患者服药后症状明显改善，提示胸阳得展，气滞得通，痰瘀得祛，癌毒得控，但阳气虚损始终存在，可汗出乏力依旧，当扶正以祛邪，用黄精、太子参、怀山药健脾益气，兼顾滋阴，以防攻邪太过而伤正。

3. 邓铁涛诊治经验

邓铁涛认为，痰阻、气结、血瘀是食管癌形成的主要原因。食管癌在临床上往往表现为本虚标实，既有气郁、痰阻、血瘀等标实证候，又表现出津亏液涸，精血不足，日久阴损及阳之脾肾阳虚证候。因此，治疗上要抓住阴亏热结、痰瘀内阻这一病机，以养阴清热、除痰祛瘀、理气和胃为基本治则。处方：生半夏、生南星、党参、赤芍、白术、旋覆花（包煎）、代赭石（先煎）、生苡仁、丹参各15g，田七10g，甘草6g。随症加减：痰多、口干口苦，加浙贝母、山慈菇、黄芩；梗阻明显，加壁虎、蜈蚣、露蜂房；气郁胸闷，加郁金、瓜蒌皮；胸痛明显或痛掣胸背，加五灵脂、桃仁、威灵仙；大便不通或便如羊屎，面色苍白，贫血，加首乌、生地、火麻仁；晚期出现阳衰水泛，双下肢水肿者，加猪苓、附子、桂枝。由于本病到晚期多阴损及阳，痰瘀内阻，本虚标实，故在治疗过程中要时时注意扶正与祛邪相结合。同时要注意饮食调理，加强支持疗法，增强体质，以利于提高疗效。

【述评与体会】

食管癌的根治关键在于早期诊断。治疗方面，目前疗效肯定的是手术和放疗，中晚期食管癌须行手术和放化疗。中西医结合是食管癌治疗的大方向。临床实践证明，当食管癌处于中晚期阶段时，单一的治疗手段并不能真正治愈，其原因主要是局部未得到控制和已有淋巴结及远处转移。采取中西医结合手段，各种治疗相互配合可进一步提高疗效。目前，手术和放射相结合的综合治疗对提高手术切除率、降低局部复发率的作用已被多数学者所肯定，而且不增加手术并发症。食管癌化疗加放疗或手术、放疗加化疗目前尚未取得突破性进展，随着研究的深入、新的抗癌药物的应用和综合治疗方案的逐步完善，中西医结合综合治疗将在提高中晚期食管癌的疗效方面有较大的改观。

王庆才等以中药瓜蒌、薏苡仁、白术、山豆根、冬凌草等组方合并化疗治疗食管癌223 例，其1、3、5 年生存率分别为42%、8.3% 和7.1%，近期完全缓解率为56%，部分缓解率为8.1%。徐家龄等用中药开道散（硇砂、硼砂、干蟾皮各 1g，人工牛黄、玉枢散各 1.5g，蜈蚣 1 条，冰片 0.3g，共为细末，分 3 次口服）为主，伍以辨证方药治疗食管癌梗阻患者 50 例，结果显效 11 例，有效 34 例，无效 5 例，总有效率为 90%。中国医学科学院肿瘤研究所林培中等用抗癌乙片（黄药子、拳参、北豆根、夏枯草、败酱草、白鲜皮等）治疗林县食管上皮重度增生患者 84 例，治疗后 3 年和 5 年死亡率分别为 1.1% 和2%，与对照组（分别为 52.5% 和 47.3%）比较有非常显著性差异（$P < 0.01$）。实验研究发现，该药对化学及 AFP 诱发的 TA100 自发癌变及地鼠口腔癌均有一定抑制率，且有显著的抗突变及抗癌作用。

根据古人治疗本病多从化痰祛瘀、降火散结、补脾益肾入手的论述，以及就诊的患者多属手术和放化疗之后，或因体质虚弱而失去手术和放化疗机会的实际，食管癌辨证可分为肝气郁结、痰湿内蕴、瘀血内停、阴津亏损、脾肾阳虚 5 型，分别宜采用逍遥散、小陷胸汤、通幽汤、沙参麦门汤、四君子汤合肾气丸治疗，并需辨证加石见穿 15g，炮山甲（先煎）10g，鼠妇 10g，九香虫 10g，威灵仙 15g，急性子 6g，鳖甲（先煎）15g，龟板（先煎）15g 等。

第二节 胃 癌

胃癌是起源于胃黏膜上皮细胞的恶性肿瘤，为世界上发病率较高的恶性肿瘤之一。据国际抗癌联盟估计，全世界每年新发胃癌患者约为 68 万。胃癌发病率较高的国家有日本、智利、哥斯达黎加等。我国为胃癌高发国家，根据卫生部 1992 年全国人口死亡原因抽样调查结果，我国胃癌死亡率为 25.6/10 万，占各种恶性肿瘤死因的 23.24%，位于各种肿瘤的首位。胃癌的病因目前尚不清楚，早期症状亦不明显，我国早期胃癌发现率约占所有胃癌的 10%。根据病变进展情况，胃癌可分为早期胃癌和进展期胃癌，一般所说胃癌主要是指进展期胃癌。早期胃癌又称表浅型胃癌，即癌变限于黏膜内及黏膜下层。癌变超过此范围者则为进展期胃癌。胃癌发病部位以胃窦部多见，约占 50%，胃体小弯侧占 25%，贲门部占 10%。胃癌的扩散方式以直接蔓延和淋巴道转移为主，晚期常见血行转移。胃癌的器官转移以肝脏最常见，约为 38.1% ~ 46.5%，肺脏次之，为 20% ~ 32.2%，其他如胰、肾上腺、骨等。

胃癌属于中医学"胃脘痛"、"心下痞"、"反胃"、"食噎"、"心口痛"、"胃翻"、"伏梁"、"积聚"等范畴。《灵枢·胀论》记载："胃胀者，腹满，胃脘痛，鼻闻焦臭，妨于食，大便难。"《素问·邪气脏腑病形》记载："胃病者腹胀，胃脘当心而痛……脉紧而涩，其病难治。"汉·张仲景《金匮要略》曰："朝食暮吐，暮食朝吐，宿谷不化，名曰反胃。"隋·巢元方《诸病源候论》曰："朝食暮吐，暮食朝吐，心下牢大如杯，往来寒热，甚者食已即吐……名曰反胃。"

【病因病机】

1. 外感邪毒

六淫之邪内侵，正气不足以祛邪，致使外邪稽留不去，伤及脏腑，阻滞气机，升降失司，气血不畅，痰湿内生，瘀血留滞而成积聚，发为本病。《诸病源候论》曰："荣卫俱虚，其血气不足，停水积饮，在胃脘则脏冷，脏冷则脾不磨，脾不磨则水谷不化，其气逆而成胃反也。"

2. 情志因素

人的情志活动与内脏有着密切的关系，因为情志活动需以五脏精气作为物质基础。《素问·阴阳应象大论》说："人有五脏，化五气，以生喜怒悲忧恐。"朱丹溪曰："反胃之病是由七情六淫，遂有火热上炎，多升不降，津液不布，积而成热，血液虚耗，胃脘干枯，大便秘少，上下不通。"情志即喜、怒、忧、思、悲、恐、惊，是人体对客观事物的反应，属于正常的精神活动，但是，长期的精神刺激或突然强烈的精神创伤超过人体生理活动所能调节的范围，就可导致人体阴阳失调，气血不和，脉络阻塞，脏腑功能紊乱而致病。明·邵达《订补明医指掌》指出："（噎膈）多起于忧郁，忧郁则气结于胸，臆而生痰，久则痰结成块，胶于上焦，道路窄狭，不能宽畅，饮水可下，食则难入，而病已成矣。"清·姜天叙《风劳鼓胀四大证治》指出："夫郁怒则气滞，忧思则气结，痰因气聚而生，气因痰碍而愈结，故为噎膈反胃也。"

3. 饮食因素

饮食不节、过饱过饥、饮食不洁、偏食等均可损伤脾胃，致胃不受纳，脾失运化，水谷精微不能输布，反酿湿生热，湿热内蕴而成痰，痰浊与气血相搏而成结块，发为积聚。

《景岳全书》谓："或以酷饮无度，伤于酒色，或以纵食生冷，败其真阳……致损胃气而然。"明·徐春甫《古今医统》说："膈噎始因酒色过度，继以七情所伤。"

4. 正气虚损

《丹溪心法》曰："翻胃大约有四：血虚，气虚，有热，有痰。"明代张景岳指出："少年少见此症，而惟中衰耗伤者多之。"意即机体脏腑气血亏损，毒邪内侵，留滞不去，致使气机紊乱，痰浊瘀血内生，瘤结不散，结于胃而成癌。

综上所述，在胃癌的发生发展过程中，正气虚损、外邪、情志、饮食等诸多因素互为因果。

【发病机制】

一般认为，胃癌的危险因素与饮食习惯、胃内环境、遗传因素及机体的免疫功能相关。

1. 饮食因素

动物实验已经证实，诱发胃癌的化合物为多环芳香羟类化合物和亚硝酸盐类化合物。亚硝酸类化合物的前身——二级胺及亚硝酸盐在自然界分布很广，也存在于某些食物中。食物中硝酸盐和亚硝酸盐的主要来源包括以下几种。

（1）肉制品：咸肉、香肠、火腿、肉类罐头等肉制品加工过程中，硝酸盐和亚硝酸盐经常作为着色剂和防腐剂。

（2）农作物：由于农田使用了大量的硝酸盐化肥，田内生长的农作物和瓜果蔬菜中硝酸盐的含量很高，饮水中硝酸盐的含量也相应增高。

（3）食物久置：新鲜蔬菜和烹调过的食物在室温下存放 24 小时后，所含的硝酸盐转化为亚硝酸盐。大量的事实和实验研究证明，泡菜等腌制蔬菜中的亚硝酸盐含量很高，有致癌作用。

（4）高盐饮食：高盐饮食增加了胃黏膜的负荷和损伤，促进致癌物对胃黏膜靶细胞的起始攻击，使其癌变。

2. 胃内环境

（1）胃部疾患：胃息肉、胃溃疡、萎缩性胃炎、反流性胃炎、胃黏膜肠上皮化生、胃黏膜上皮异型性等可造成胃内环境的改变，成为癌变的危险因素。

（2）幽门螺旋杆菌（HP）感染：HP 感染在胃癌发生学上的地位已日益受到重视，其可能是胃癌生长过程中的一种始动因素和促进因素。但是，并非所有的胃癌患者都有 HP 感染。

3. 遗传因素

一些研究表明，胃癌有家族集聚性，主要与血缘有关，其次是共同生活史。

4. 免疫因素

肿瘤的发生与免疫监视功能密切相关，肿瘤的发生频率随年龄增加而升高，而人的免疫应答和监视功能却随年龄增加而下降。

【病理表现】

1. 大体分型

（1）Borrmann 分型：包括 Borrmann 1 型（包括息肉状癌和巨块型癌），Borrmann 2 型（局限溃疡型），Borrmann 3 型（浸润溃疡型），Borrmann 4 型（弥漫浸润型），近年又增加了 Borrmann 0 型（包括表浅型和平坦浸润型），主要是指沿胃壁浅层扩散者。

（2）全国胃癌协作组分型：1981 年，全国胃癌协作组病理组将胃癌分为结节蕈伞型、盘状蕈伞型、局部溃疡型、浸润溃疡型、局部浸润型、弥漫浸润型 6 型。

2. 组织学分型

WHO（1979 年）将胃癌组织学分型分为腺癌（包括乳头状腺癌、管状腺癌、黏膜腺癌和印戒细胞癌）、腺鳞癌、鳞状细胞癌、类癌、未分化癌。对混合型胃癌的诊断一般以主要成分命名，只有在两种类型相对时，才将两种类型均列出。在未分化癌中，只要出现腺样结构或胞浆中出现黏液，均应列为低分化性腺癌。凡不能列为以上各型的，可诊断为胃癌不能分型。

Laulen's 根据细胞形态与组织化学特征，把胃癌分为肠型和弥漫型。前者的组织学特点是具有明显的腺管结构，后者的特点是小而圆形的细胞广泛、弥漫地浸润胃壁，其中许多细胞含黏液，呈印戒状，也有的细胞无分泌，许多低分化腺癌属于该型。肠型胃癌多见于老年人，分化程度较高，恶性程度低，预后较好。弥漫型胃癌恶性程度高，预后较差。

【临床表现】

1. 症状

早期胃癌多无明显症状，随着疾病的进一步发展，可逐渐出现非特异性的症状，如上腹部隐痛、饱胀不适、嗳气泛酸、食欲减退、呕血或黑便等。北京市胃癌协作组对 1686 例胃癌患者的资料分析表明，起病症状以上腹痛或上腹部不适最常见，约占 73.8%，食欲减退和呕吐也较常见，分别为 58.5% 和 57.2%。有的患者以腹部肿块或转移灶的症状为主诉。

通常所说的胃癌是指进展期胃癌。进展期胃癌除以上症状外，还可发生梗阻和上消化道出血。梗阻好发于膨胀型和浸润型胃癌。如发生在贲门部位，可见进行性吞咽困难、进食哽噎感；病灶位于幽门部，可出现幽门梗阻症状，表现为上腹部饱胀、呕吐、呕血、黑便等。胃癌患者出血常是小量的，发生率约为 30%。大量出血常见于肿瘤侵及中等以上血管或血运丰富的黏膜下层时，其发生率为 7%~9%。有大出血并不意味着肿瘤已到晚期。进展期胃癌常伴胃酸低下或缺乏。另外，有 10% 的患者表现为腹泻或稀便，每日 2~4 次。当肿瘤侵及胰腺或腹壁腹腔神经丛时，上腹部可呈持续性剧痛，并放射至腰背部。多数进展期胃癌伴有消瘦、乏力、食欲减退等全身症状，病情严重者常伴有贫血、浮肿、低热及恶病质表现。

2. 体征

胃癌早期常无明显体征，有的患者表现为上腹部深压痛或轻度肌张力增强感。胃癌晚期可出现上腹部肿块、直肠前隐窝肿块、脐部肿块、锁骨上淋巴结肿大等转移灶的体征。

【临床分期】

1. TNM 分期（UICC，1992）

T 原发肿瘤

为了便于描述肿瘤的大小和部位，将胃划分为三个区，上 1/3 包括贲门及胃底，中 1/3 为胃体，下 1/3 为胃窦。

T0 未发现原发肿瘤。

Tis 原位癌，肿瘤侵犯黏膜层，但未侵犯固有膜。

T1 肿瘤不管其大小，仅限于黏膜或黏膜下层。

T2 肿瘤向深层浸润，但大小不超过每一区的 1/2。

T3 肿瘤向深层浸润，大小超过每个分区的 1/2，但不超过一个区。

T4 肿瘤占据一个分区以上，或累及周围组织。

Tx 无法估计原发肿瘤的大小。

N 区域淋巴结转移

Nx 无法估计腹腔淋巴结转移情况。

Nx+a 仅胃周围淋巴结受累。

Nx+b 胃癌累及其他淋巴结，如胃左动脉、肝总动脉、脾动脉及十二指肠韧带附近的淋巴结，可以手术摘除。

Nx+c 受累的淋巴结沿腹主动脉、肠系膜和髂动脉分布，手术无法摘除。

M 远处转移

M0 无远处转移。

M1 有远处转移。

P 病理分类

P1 肿瘤仅侵及胃黏膜。

P2 肿瘤侵及黏膜下层。

P3 肿瘤侵及肌层，达浆膜下层。

P4 肿瘤侵及浆膜及浆膜外。

2. TNM 临床分期

0 期 TisN0M0。

Ⅰa 期 T1N0M0。

Ⅰb 期 T1N1M0，T2N0M0。

Ⅱ 期 T1N2M0，T2N1M0，T3N0M0。

Ⅲa 期 T2N2M0，T3N1M0，T4N0M0。

Ⅲb 期 T3N2M0，T4N1M0。

Ⅳ 期 任何 T，任何 N，M1。

【诊断】

1. X 线检查

目前提倡双重造影检查与胃镜相结合，以提高早期胃癌的诊断率。

（1）早期胃癌的 X 线表现分为四型：隆起型（Ⅰ型）、浅表型（Ⅱ型）、凹陷型（Ⅲ型）和混合型。其中浅表型又可分为三个亚型：Ⅱa 型，需与息肉样腺瘤和平滑肌瘤相鉴别；Ⅱb 型，需与局限性胃炎或良性溃疡瘢痕愈合相鉴别；Ⅱc 型，早期胃癌最多见，也较易发现。

（2）进展期胃癌可分为四型：蕈伞型、局部溃疡型、浸润溃疡型、弥漫浸润型。进展期胃癌的 X 线表现与病理分型有密切关系。

2. CT 检查

早期胃癌局限于黏膜和黏膜下层，通常较小，而且与胃壁的密度相近，所以 CT 对早期胃癌的诊断受到限制。CT 对中晚期胃癌的诊断有以下特点：能明确了解胃癌浸润的深度和范围；确定是否侵及邻近器官和有无淋巴结转移；确定有无肝、肺、脑等转移；为临床提供依据，结合胃镜或钡餐检查对确定手术方案有参考价值。

3. 磁共振成像（MRI）

早期胃癌由于肿块小，磁共振图像上显示不满意。当肿瘤侵犯胃壁或突破胃壁侵及邻近器官时，磁共振图像上可清晰地显示肿瘤的大小和浸润情况，因此磁共振不宜作为胃癌的诊断方法。

4. 胃镜检查

胃镜可以观察胃的各个部分，并可摄影、取活组织进行病理学检查，大大提高了胃癌的早期诊断率，其确诊率达 89% ~ 90%。

5. B 超检查

B 超有助于了解胃癌转移情况，包括肝、胰、胆及腹腔淋巴结转移。

6. 胃液分析

胃癌患者大多数胃液酸度过低或胃酸缺乏。

7. 粪便潜血

60% ~90% 的胃癌患者粪便潜血呈阳性。

8. 免疫学检查

免疫学检查包括 CEA、LDH、CA199、CA242、CA472 - 4、AKP 等。

9. 病理学检查

在胃镜引导下，可进行针吸细胞学检查；或对浅表肿块或淋巴结进行活检；或进行胃脱落细胞学和开腹检查等。这些组织或细胞病理学检查的诊断阳性率很高。

【治疗】

1. 治疗原则

胃癌需手术、化疗和中医中药综合治疗。Ⅰ期以手术治疗为主，术后可配合中医药治疗；Ⅱ、Ⅲ期可于术后配合化疗和中医药治疗；Ⅳ期在采用中医药治疗的同时，只要患者情况允许，应尽量进行姑息手术，并配合化疗。

2. 中医辨证施治

（1）肝胃不和证

证候：胃脘胀满，隐痛窜至两胁，气郁不舒时疼痛加重，嗳气陈腐，或呕吐呃逆，纳呆，苔薄黄，脉沉细或弦细。

基本治法：疏肝和胃，降逆止痛，解毒散结。

方药运用：逍遥散（《太平惠民和剂局方》）合旋覆代赭汤（《伤寒论》）加减。

醋柴胡10g，当归10g，杭白芍15g，太子参15g，炒白术10g，广木香10g，茯苓10g，砂仁（后下）5g，陈皮10g，旋覆花（包煎）10g，代赭石（先煎）30g，清半夏10g，降香6g，白花蛇舌草30g，白屈菜5g，炮山甲（先煎）10g，鸡内金30g，炙甘草10g。

方中柴胡疏肝解郁；当归、白芍养血柔肝；木香、鸡内金健胃消食，行气止痛；太子参、炒白术、茯苓、砂仁健脾益气，扶正和胃；旋覆花、代赭石、清半夏、降香、陈皮降逆止呕，化痰散结；白花蛇舌草、白屈菜、炮山甲解毒消痈散结；甘草调和诸药。

加减：胃脘疼痛甚者，加延胡索10g，白芍15g，香附10g，乌药10g；恶心呕吐甚者，加黄连15g，干姜5g，藿香6g，郁金12g，竹茹10g，枇杷叶15g。

（2）脾胃虚寒证

证候：胃脘隐痛，喜温喜按，或朝食暮吐，暮食朝吐，或食物可入，良久复出，面色无华，时吐清水，肢冷神倦，便溏浮肿，少气懒言，舌胖而淡，有齿痕，苔滑润，脉细缓或沉细。

基本治法：温中散寒，健脾和胃，解毒散结。

方药运用：桂附理中丸(《景岳全书》)合白豆蔻散(《医宗金鉴》)加减。

太子参15g，炒白术15g，干姜10g，制附片（先煎）5g，白豆蔻10g，砂仁（后下）6g，青皮10g，陈皮10g，香附15g，莪术10g，蜂房5g，生蒲黄（包煎）10g，白芷10g，吴茱萸10g，炒诃子肉10g，藤梨根30g，半枝莲15g，白花蛇舌草15g，白屈菜5g。

方中干姜、制附片温中散寒；太子参、白术健脾和胃；陈皮、白豆蔻、砂仁、吴茱萸温胃止呕，化湿止泻，行气止痛；青皮、香附、莪术疏肝解郁，行气止痛；蜂房、生蒲黄、白芷解毒散结，疗疮疡；藤梨根、半枝莲、白花蛇舌草、白屈菜清热解毒抗癌，消痈散结；诃子肉涩肠止泻。诸药合用，温中散寒，健脾和胃，解毒散结。

加减：便溏甚者，加赤石脂15g，禹余粮10g；恶心呕吐者，加半夏10g，旋覆花（包煎）10g，代赭石（先煎）30g。

（3）痰湿凝结证

证候：胸膈满闷，面黄虚肿，头重头晕，呕吐痰涎，腹胀便溏或大便黏涩，下肢沉重，舌淡润，苔滑腻，脉细滑。

基本治法：除湿化痰，温中散寒，解毒散结。

方药运用：二陈汤(《太平惠民和剂局方》) 合五苓散(《伤寒论》)、反突复疡汤（自拟方）加减。

陈皮10g，清半夏10g，茯苓15g，白术15g，猪苓30g，肉桂10g，生牡蛎（先煎）15g，生龙骨（先煎）15g，苍术10g，蜂房5g，生蒲黄（包煎）10g，白芷10g，补骨脂10g，枇杷叶15g，半枝莲30g，半边莲30g，白屈菜5g，龙葵15g。

二陈汤健脾燥湿，化痰止呕，加苍术增强燥湿之力，加枇杷叶清胃止呕；五苓散温中散寒，化气除湿，利水化痰；反突复疡汤中生蒲黄、白屈菜、血余炭、白芷、补骨脂活血生肌，解毒散寒，疗疮疡。诸药合用，除湿化痰，温中散寒，解毒散结。

加减：胸膈满闷不减加瓜蒌皮15g，郁金15g；大便黏涩不爽加生苡仁30g，生白术30，急性子3g。

（4）瘀毒内阻证

证候：胃脘刺痛，心下痞满，痛有定处，拒按，或呕吐血性胃内容物，便黑或燥结，肌肤甲错，舌质暗有瘀斑，苔黄，脉沉细涩。

基本治法：活血化瘀，祛瘀止痛，清热解毒抗癌。

方药运用：四物汤(《太平惠民和剂局方》) 合当归补血汤(《内外伤辨惑论》)、金铃子散(《素问气宜保命集》) 加减。

太子参15，生黄芪30g，熟地12g，当归6g，桃仁6g，红花5g，赤芍10g，延胡索10g，川楝子10g，乌药10g，侧柏炭12g，仙鹤草30g，干蟾皮6g，虎杖15g，徐长卿15g，刘寄奴15g，蜂房5g，生蒲黄（包煎）10g，白芷10g，补骨脂10g，白花蛇舌草15g，白屈菜5g。

本型虽属瘀毒内阻，但气为血帅，欲使血行，必先补其气。方中太子参、生黄芪、当归、熟地益气补血，补而不滞。实验研究发现，在活血药中加益气药可以阻止活血药可能引起的转移。桃仁、红花、赤芍、延胡索、川楝子、乌药活血化瘀，行气止痛。刘寄奴行气祛瘀止痛。《本草求真》曰："寄奴总为破血之品，故能使滞者破而即通，而通者破而即收。"《本草汇言》曰："刘寄奴……专疗血症也。"蟾皮、虎杖、徐长卿活血解毒，蜂房、生蒲黄、白芷、白屈菜、补骨脂活血生肌，白花蛇舌草清热解毒抗癌。诸药合用，活血化瘀，祛瘀止痛，清热解毒抗癌。

加减：大便燥结加肉苁蓉30g，生白术30g，急性子3g。

（5）胃热伤阴证

证候：胃脘灼热嘈杂，口干欲饮，纳食后疼痛加重，喜冷饮，五心烦热，大便秘结，舌红绛或光红无苔，苔黄或灰褐，脉细数或滑数。

基本治法：滋阴养胃，解毒祛瘀。

方药运用：活血润燥生津饮(《丹溪心法》) 合竹叶石膏汤(《伤寒论》) 加减。

麦门冬15g，竹叶10g，生石膏20g，知母10g，天花粉15g，当归10g，白芍15g，熟地12g，桃仁6g，红花5g，石斛15g，南沙参15g，清半夏10g，太子参15g，蜂房5g，生蒲黄（包煎）10g，白芷 10g，补骨脂 10g，白花蛇舌草 15g，白屈菜 5g，炙甘草 10g。

方中麦门冬、天花粉、南沙参、石斛、太子参益气养阴，安中和胃；清半夏降逆止呕；竹叶、生石膏、知母养阴清热；当归、熟地补血祛瘀，润肠通便；桃仁、红花祛瘀止痛；蜂房、生蒲黄、白芷、补骨脂活血化瘀，生肌长肉；白花蛇舌草、白屈菜清热解毒抗癌；甘草调和诸药。诸药合用，共奏滋阴养胃、解毒祛瘀之功。

加减：大便秘结加生大黄 6g；肿瘤标记物高者，可按毒热内蕴处理，加清热利湿之品。

（6）气血双亏证

证候：胃脘疼痛，心悸气短，头晕目眩，乏力懒言，虚烦不寐，自汗盗汗，纳呆，面色无华，舌淡苔少，脉沉细无力。

基本治法：补气养血，解毒抗癌。

方药运用：八珍汤(《正体类要》) 合反突复疡汤加味。

太子参 15g，白术 15g，茯苓 15g，熟地 10g，当归 6g，白芍 10g，川芎 5g，蜂房 5g，生蒲黄（包煎）10g，白芷 10g，补骨脂 10g，甘草 6g，金荞麦 15g，白屈菜 5g。

八珍汤气血双补，促使阳生阴长；反突复疡汤活血生肌，有利于术后吻合口的修复和炎症的消失；金荞麦、白屈菜清热解毒抗癌。全方共奏补气养血，解毒抗癌之效。

加减：腹胀明显加木香 10g，乌药 10g；便溏加赤石脂 15g，禹余粮 10g；肿瘤标记物高者，可按毒热内蕴处理，加清热利湿之品。

3. 中成药

（1）健脾益肾颗粒：药用枸杞子、女贞子、补骨脂、党参等，每次 10～20g（1～2袋），每日 2 次。健脾补肾。

（2）扶正防癌口服液：药用生黄芪、党参、枸杞子、生首乌、藤梨根、草河车等，每次 20ml，每日 2 次。健脾补肾，清热解毒抗癌。

（3）养胃抗瘤冲剂：药用生黄芪、白术、补骨脂、苏木、金荞麦等，每次 10～20g，每日 2 次。益气健脾，活血解毒。

（4）抗癌平丸：药用珍珠菜、藤梨根、香茶菜、肿节风、蛇莓、半枝莲、兰香草、白花蛇舌草、石上柏、蟾酥。每次 0.5～1g（1/2～1 袋），每日 3 次，饭后半小时服，或遵医嘱。清热解毒抗癌，散瘀止痛。部分患者可有荨麻疹或胃部不适等不良反应。

（5）消癌平：为乌骨藤提取液。每次 8～10 片，每日 3 次。具有抗癌，消炎，平喘的功效。

（6）平消片：药用制马钱子、郁金、白矾、火硝、五灵脂、干漆、仙鹤草等。每次 6～8 粒，每日 3 次，1～3 个月为一个疗程。具有活血化瘀，止痛散结，清热解毒抗癌，扶正祛邪的功效。

4. 单验方

（1）胃癌术后方：生黄芪 30g，当归 6g，太子参 15g，炒白术 15g，清半夏 10g，鸡内金 15g，生麦芽 15g，生蒲黄（包煎）10g，白芷 10g，蜂房 3g，血余炭 10g。水煎服。具有健脾益气，祛瘀生新，和胃降逆的作用。

（2）化疗中后期方：以橘皮竹茹汤加味，药用橘皮 10g，竹茹 10g，清半夏 10g，枸杞子 15g，女贞子 10g，补骨脂 10g，鸡血藤 20g，生黄芪 30g，代赭石（先煎）30g，鸡内金 30g，吴茱萸 5g，黄连 12g，生麦芽 30g。功能和胃降逆，健脾补肾。

（3）藤虎汤：药用藤梨根 15g，虎杖 10g，香茶菜 10g，七叶连 10g。功能清热解毒，化瘀散结，用于防止复发和吻合口炎症。

（4）二术玉灵丹：莪术 6g，炒白术 15g，威灵仙 15g，石见穿 15g，急性子 3g。功能通幽散结。

（5）复方狼毒汤：黄芪 30g，狼毒（先煎）5g，蜂房 3g，鸡血藤 15g，七叶一枝花 15g。功能益气解毒，活血止痛。

（6）反突复疡汤：生蒲黄（包煎）10g，白屈菜 10g，血余炭 10g，白芷、补骨脂各 6g。功能活血生肌。

（7）加味西黄散：药用麝香、牛黄、制乳香、制没药、炮山甲、山慈菇、三七等。功能软坚散结，清热解毒抗癌。

（8）软坚消瘤丸：药用生黄芪、生苡仁、三七、夏枯草、山豆根、草河车等。功能软坚散结。

5. 手术治疗

手术治疗在胃癌的治疗中占重要地位，是目前达到治愈的主要方法。手术也是早期胃癌的首选治疗方法。即使晚期胃癌患者也应根据具体情况，争取做原发病灶的姑息切除术，以利于进行其他综合治疗。

6. 化疗

胃癌的化疗有效率较低，故只能作为辅助疗法。化疗主要适用于中晚期胃癌不能手术或术后复发转移者。目前，治疗胃癌的化疗药物有 10 余种，常用方案有 MFC、LCF、VLF、PX、ELF、CPT 11 等。

（1）MFC 方案：MMC 10mg，第 1 天静脉滴注中冲入；CF 300mg，第 1～5 天静脉滴注；5－FU 300mg/m²，第 1～5 天静脉滴注。每 3 周为一疗程，共 6 个疗程。

（2）LCF 方案：L－OHP 200mg，第 1 天静脉滴注；CF 200mg，第 2～6 天静脉滴注；5－FU 500mg，第 2～6 天静脉滴注。21 天为一个周期，3 个周期为一个疗程，一般可进行 2 个疗程。

（3）VLF 方案：VP－16 100mg，第 1 天静脉滴注；CF 300mg，第 1～5 天静脉滴注；5－FU 500mg，第 1～5 天静脉滴注。21 天为一个疗程，一般 2～6 个疗程。

（4）PX 方案：DDP 100mg，水化，第 1 天静脉滴注；Xeloda 0.15g，第 1～14 天口服，每日 2 次，休息 14 天后再重复 4～6 个周期。

（5）ELF 方案：EPL 70mg，第 1 天静脉滴注冲入；CF、5－FU，用量与方法同 MFC

方案。

（6）CPT 11 方案：CPT11 200mg，第 1 天静脉滴注；CF、5-FU，用量与方法同 MFC 方案。

注：静脉滴注时一般用 5% 的葡萄糖注射液 500ml 稀释药物，如血糖高者可用 0.9% 生理盐水 500ml。

7. 放疗

由于大多数胃癌患者确诊时已为晚期，手术很难彻底切除，此时可适当进行放疗。

（1）术前放疗：适用于Ⅱ、Ⅲ期胃癌根治有一定困难的患者，病灶以在 6cm 内为宜，照射剂量 35～40Gy/4～4.5 周。若为未分化癌，30～35Gy/3～3.5 周。放疗 2 周后进行手术，最迟不超过 3 周。

（2）术后放疗：适用于姑息手术，有明显残留病灶或病理证实切面见癌细胞者。剂量 40Gy/20 次，缩野追加剂量至 50Gy/5.5～6 周。放疗一般在术后 2～3 周开始，最长不超过 2 个月。

（3）术中放疗：用于手术切除后的瘤床及淋巴引流区的预防照射和未能切除病灶的治疗性照射，剂量以每次 20～30Gy 为宜。如病灶无法切除，剂量可达 35Gy。

【预防与调护】

1. 预防

（1）饮食预防

①多食新鲜蔬菜水果，多饮牛奶。这些食物含有丰富的维生素，可阻止化学致癌物在体内的合成。改进饮食习惯和生活方式，按时进食，不暴饮暴食，进食不宜过快、过烫，进食时应心情舒畅。不饮烈酒，不吸烟。粗糙的食物如玉米、高粱等，有可能对消化道黏膜造成机械性损伤，且经常食用这些食品可使蛋白质和脂肪的摄入不足，损伤的消化道黏膜不易及时修复，因此应适量食用。

②少吃或不吃咸肉、香肠、火腿、肉类罐头等，这些食品含有较多的盐，有损胃黏膜的完整性。煎炸熏烤的食品在加工的过程中可使致癌物质含量增加，故应少吃。食品以清炖和红烧为好。一般每天进食的食盐以低于 10g 为宜。

（2）积极正确治疗胃部疾患

①积极治疗胃息肉、胃溃疡、萎缩性胃炎、反流性胃炎、胃黏膜肠上皮化生、胃黏膜上皮异型性增生等癌前病变。

②积极控制幽门螺旋杆菌（HP）感染。

（3）早发现，早治疗

熟悉和掌握高危人群，尤其是有胃癌家族史和 40 岁以上胃病久治不愈者，应定期检查。一旦确诊，应及早手术，同时采用恰当的综合治疗。

2. 护理

（1）首先应给患者一个清静、温馨的生活环境，忌喧哗、躁扰；家属应经常与患者进行思想交流，及时发现患者的各种思想顾虑和烦恼，帮助患者戒除烟酒，建立良好的生活习惯。

（2）饮食有规律，多食富含营养而又易消化的食物，早晚适当进行户外活动，多进行一些可以陶冶情操的活动，如音乐、绘画、书法等。

（3）术前应做好患者的思想工作，树立战胜疾病的信心。术后应做好护理。放化疗中患者出现恶心、呕吐、胃脘疼痛等消化道症状时，可帮助患者按摩内关、足三里和中脘。午后潮热者应多饮水，必要时可给予退热药物。胃癌并发呕血时，应让患者平卧，头侧向一边，并注意脉搏、呼吸、血压、皮肤弹性、体温和神志变化，及时请医生处理。对大量腹水或恶病质患者，要加强饮食调理，适当增加营养，多食富含蛋白质和维生素的食品。对长期卧床的患者，应注意防止褥疮的发生，勤翻身，或在受压部位用气垫减轻压迫，保持受压部位的干燥。如果已经形成褥疮，可用红外线等局部照射。

【临证经验】

1. 常用药对

（1）香附10g，高良姜6g（良附丸）　香附属气，高良姜属血，气血同治可加强疗效。疏肝行气，祛寒止痛。

（2）枳实6g，白术15g（枳术丸）　枳实破气消积，白术健脾和中。两者一补一泻，相伍而用，可达健脾消痞的功效。

（3）吴茱萸3g，黄连12g（左金丸）　重用黄连清热燥湿，配少量吴茱萸（6∶1）温中散寒止痛，并以吴茱萸之辛热制黄连之苦寒。两药同用，和胃制酸。

（4）金铃子6g，延胡索10g（金铃子散）　金铃子疏肝气，泻肝火，延胡索行气活血。两者相合，主治肝郁化火，胃胀疼痛。

（5）半夏10g，黄连10g　一辛一苦，辛开苦降，降逆止呕，清胃热效果更佳。

（6）桔梗6g，牛膝10g　桔梗开胸膈之气，载药上行；牛膝通利血脉，引血下行。二者一升一降，使血活气行。

（7）橘皮10g，竹茹10g　橘皮辛温，行气和胃止呕；竹茹甘寒，清热安胃止呕。两者相合，降逆止呕，益气清热。

（8）黄柏10g，苍术10g（二妙散）　黄柏苦寒，寒以清热，苦以燥湿；苍术苦温，专以燥湿。两者相伍，清热燥湿。

（9）女贞子10g，旱莲草10g（二至丸）　女贞子性凉，味甘苦，具有滋补肝肾、清热明目之功效；旱莲草性寒，味甘酸，具有滋阴益肾、凉血止血之功效。两者相合，补肾养肝。

（10）山栀10g，丹皮10g　山栀属气，丹皮属血，两者同用重清肝热。

（11）石膏15g，知母10g　两寒药伍用，其中知母既升又降，上能清肺热，中能清胃火，下能泻相火；生石膏体重而降，气浮又升，其性大寒，善清肺胃之热。两者合用，清泄肺胃实热之力增强。

（12）附子6g，干姜5g　两热药配用，附子为补益先天命门真火之第一要药，走而不守，干姜能走能守，合用则脾肾双温、回阳救逆之力更强。

（13）天冬15g，麦冬15g　天冬善入肾经，麦冬善入肺经，二者配伍，既可润肺，又可滋肾。

（14）汉防己6g，黄芪30g　防己祛风行水，黄芪益气固表，兼可利水。两者相合，祛风除湿而不伤正，益气固表而不恋邪，主治风水表虚证。

（15）生黄芪30g，防风10g　黄芪得防风，固表而不留邪，防风得黄芪，祛邪而不伤正，实系补中有散、散中有补之意。

（16）黄芪30g，白芍15g　黄芪益气建中，使阳生阴长；白芍和里缓急。二者合用，具有温中补虚、缓急止痛之功。

（17）白芍15g，柴胡10g　白芍补之，起柔肝之效；柴胡散之，作疏肝之用。

（18）赤芍10g，白芍15g　赤芍活血通络，白芍养血敛阴。两者一活一敛，共达养血止痛、凉血清热的作用。

（19）柏子仁15g，酸枣仁15g　二药均有养心安神之效，可用于血不养心所引起的虚烦不眠、惊悸、怔忡等。

（20）肉桂6g，黄连10g（交泰丸）　肉桂为温热之品，擅长和心血，补命火；黄连苦寒，善于清心热，泻心火。二药参合，寒热并用，共奏泻南补北、交通心肾之良功。

（21）山药20g，扁豆10g　二者炒后同用，均能健脾止泻，既加强补脾气作用，又能益脾阴，且涩能止泻。

（22）苍术10g，厚朴10g　苍术健脾燥湿，厚朴行气消胀。二者相合，对痰饮水肿有效。

（23）藿香15g，佩兰10g　二者均有芳香化湿之效，合用可治湿阻脾胃之证，相须为用，提高疗效。

（24）黄连10g，干姜6g　和胃止呕，用于呕吐泛酸，胸闷嘈杂。

（25）佩兰10g，菖蒲10g　化湿止呕，用于胃中湿浊，胸闷呕吐，苔白腻。

（26）瓦楞子15g，半夏曲10g　和胃制酸止呕，用于吞酸嘈杂，腹胀呕吐。

（27）藿香10g，郁金10g　和胃解郁止呕，用于肝功能异常之呕吐。

（28）百合30g，乌药10g　养阴行气止痛，用于气滞津亏胃痛。

（29）木香10g，乌药10g　理气消胀，用于腹胀肠鸣。

（30）香附15g，乌药10g　理气止痛，用于一切胃脘胀痛。

（31）大腹皮10g，槟榔10g　行气利水，用于腹胀腹水。

（32）海金沙30g，鸡内金30g　化积利水，用于黄疸腹水。

（33）白术15g，薏苡仁15g　健脾利湿，用于脾虚水泻，小便不利。

（33）苍术10g，防风10g　燥湿止泻，用于湿胜水泻。

（34）鸡内金30g，丹参10g　祛瘀生新，开胃止痛，用于溃疡病肝脾肿大，食欲不振。

（35）禹余粮10g，血余炭10g　涩肠止泻，用于泻利。

（36）芡实15g，莲子肉10g　健脾补肾，用于脾虚泄泻，肾虚遗精。

（37）赤石脂15g，禹余粮15g　涩肠止泻，用于下痢不止，脱肛。

（38）乌贼骨15g，贝母10g　制酸止痛，用于胃和十二指肠溃疡胃酸过多。

（39）生麦芽30g，鸡内金30g　生麦芽为升脾要药，鸡内金为降胃要药，二者合用，功用不在消导，而在于脾胃和合，升降有序。脾升胃健则能运载药力以达病所，从而发挥药效。用量特大者，欲使气机更加调畅。

（40）旋覆花10g，代赭石30g（旋复代赭石汤）　二者均有降气止呕之效，可用于脾胃气虚、痰湿上逆所致嗳气、呃逆、呕吐之证。

（41）鳖甲15g，龟板15g　鳖甲滋阴潜阳退热，龟板滋阴潜阳散结。两药伍用，滋阴清热，治疗骨蒸潮热、盗汗等阴虚发热证。

2. 验案举例

案一．某男，41 岁。1983 年 1 月 12 日初诊。

病史：因上消化道出血而急诊入院，经外科开腹探查发现胃体部巨大肿物，与胰腺、腹主动脉相粘连，无法切除，由外科转我科保守治疗。

症状：胃脘胀满，隐痛不已，口泛清水，喜温怕冷，纳差便溏，腰膝酸软，面色苍白无华，锁骨上淋巴结未见肿大，腹部手术刀口愈合良好，肝脾触及不清，上腹轻度触痛，舌红有齿痕，苔黄，脉细稍弦。

辨证：脾肾阳虚，正虚邪盛。

治法：温补脾肾，散瘀消痞。

处方：八珍汤合良附丸加味。

黄芪30g，当归10g，杭白芍15g，熟地10g，党参10g，炒白术15g，茯苓15g，高良姜12g，香附10g，藤梨根15g，蜂房5g，补骨脂10g，半边莲30g，虎杖10g，金樱子10g，大枣5枚，焦山楂15g，焦神曲15g。每日1剂，水煎服，连服2周。胃脘症状有所减轻，食欲增加，大便软，不成形，加服加味西黄丸，每次2粒，每日3次，饭后服。继续观察2周，患者体质逐渐恢复，精神食欲均比以前好转。左上腹部触及拳头大小肿物，质硬，不活动，边界不清，无腹水，生化检查基本正常，舌体胖，质暗红，苔薄白，脉沉细。继服上方加化疗：5 - FU 500mg 静脉点滴，每周 2 次；501 注射液 4ml，肌肉注射，每日 1次；乌头碱注射液2ml，肌肉注射，每日 1 次。2 周后改为健脾补肾，散瘀除痞中药，处方：太子参 15g，白术 10g，枸杞子 15g，女贞子 15g，菟丝子 10g，补骨脂 10g，仙鹤草30g，白芷 10g，蜂房 6g，血余炭 10g，清半夏 10g，淡竹茹 12g。每日 1 剂，浓煎，分 2 次口服，连续治疗 6 周。化疗后复查，自觉症状明显好转，面色红润，体重增加，左上腹肿块明显缩小，呈扁平状。同年 5 月患者带药回家治疗。予加味西黄丸，每次 2 粒，每日 3次。处方：生黄芪60g，当归20g，太子参60g，生苡仁60g，枸杞子30g，女贞子40g，夏枯草 60g，白花蛇舌草 100g，半枝莲 60g，白芷 30g，蜂房 30g，血余炭 30g，清半夏 30g，郁金 10g，香附 10g，大枣 30 枚。以上中药加水煎煮 3 次，回收药液，蒸发回流浓缩成膏，每次 1 匙，每日 3 次。加服征癌片，每次 3 片，每日 3 次。自觉恢复良好。

1983 年 9 月 6 日复诊。服药后恢复良好，纳食佳，眠可、二便调，为巩固疗效，再次住院。给予丝裂霉素 4mg，莫非氏壶中冲入，每周 1 次；5－FU 500mg，静脉点滴，隔日 1 次，每周 2 次；长春新碱 1mg，莫非氏壶中冲入，每周 1 次。6 周为一疗程。化疗同时口服扶正冲剂，每次 1 包，每日 2 次；加味西黄丸，每次 2 粒，每日 3 次。服药后病情大有好转，面色红润而有光泽，体重增加，食欲食量比前明显好转。当地曾怀疑胃癌诊断有误。患者经过长期中药和中成药配合间断小剂量化疗，带瘤存活 3 年 6 个月。

按语：该患者因上消化道出血而急诊入院，外科开腹探查发现胃体部巨大肿物，与胰腺腹主动脉粘连，无法切除，转由中医保守治疗。就诊时胃脘胀满，隐痛不已，口泛清水，喜温怕冷，纳差便溏，腰膝酸软，舌红有齿痕，苔黄，脉细稍弦。证属脾肾阳虚，正虚邪盛。肾阳为人身阳气的根本，肾阳虚损，故喜温怕冷，纳差便溏，腰膝酸软。肾阳有化气行水的作用，肾阳虚损，不能行水化气，故水液失调，停滞于内，见胃脘胀满，隐痛不已，口泛清水，故用八珍汤与良附丸温补脾肾，更加藤梨根、半枝莲清热解毒，散瘀消痞。在治疗过程中始终注意健脾补肾，清热解毒，散瘀消痞，故而取得较好疗效。

案二．某男，56 岁。

病史：1981 年 1 月出现进行性消瘦，贫血，胃脘胀满，纳食后加重，嗳气陈腐，大便黑溏，每日 1～2 次。同年 5 月去某医院就诊，大便潜血（＋＋），胃镜检查发现胃窦小弯侧肿瘤，表面溃烂，易出血，病理活检诊断为胃腺癌，收住院做开腹探查术。术中发现肿瘤与周围组织粘连，无法剥离，遂行胃腔肠吻合术。1981 年 7 月 12 日来我院就诊。

症状：心悸气短，纳差便溏，四肢无力，夜寐不宁，面色苍白无华，舌质淡胖，苔白，脉沉细稍数。

辨证：心脾两虚，正虚邪实。

治法：健脾益气，补血安神，消积解毒。

处方：人参归脾汤加味。

生晒参 10g，白术 10g，黄芪 30g，远志 10g，茯苓 10g，当归 10g，炒枣仁 15g，龙眼肉 10g，仙鹤草 30g，白芷 10g，露蜂房 4g，血余炭 10g，白花蛇舌草 15g，虎杖 10g，藤梨根 15g，木香 6g，大枣 5 枚。每日 1 剂，水煎分 3 次服，连服 7 天。

1981 年 7 月 21 日二诊：服药 7 剂后睡眠好转，心悸减轻，大便次数减少，但仍不成形。原方加郁金 10g，白屈菜 15g，山药 10g。30 剂，每日 1 剂。并给予梅花点舌丹，每次 3g，每日 2 次；501 注射液（本院自制）4ml，肌肉注射，每日 2 次。体力增强，食欲增加，大便每日 1 行，胃脘部不适，时而恶心。

1981 年 10 月 15 日三诊：面色无华，消瘦，巩膜皮肤无黄染，上腹部可触及 10cm×8cm 包块，质硬，活动度差，无腹水。肝肾功能正常，血红蛋白 100g/L，白细胞 4.8×

10^9/L，血小板 120×10^9/L。收住院治疗。给予小剂量化疗：5 – FU 250mg，静脉滴注，隔日 1 次；501 注射液，每次 4mg，肌注，每日 2 次。配合中药健脾益肾方：太子参 15g，白术 10g，女贞子 15g，枸杞子 15g，茯苓 15g，大枣 5 枚，淡竹茹 12g，清半夏 10g，何首乌 15g。每日 1 剂，水煎分 2 次服。连续用药 6 周，无不良反应，自觉胃脘不适好转，胃纳比以前好转，精神佳。化疗后复查 B 超，上腹部肿块缩小，大小 6cm×4cm。带中药和加味西黄丸出院，在家期间自煎"藤虎膏"：藤梨根 30g，虎杖 15g，生苡仁 30g，白芷 15g，蜂房 10g，血余炭 10g。10 剂，水煎 3 次，合并药液，浓缩成膏状，加蜂蜜 500g，调均匀，每次 2 茶匙，每日 2 次。病情稳定，体重增加，精神体力明显好转。1981～1983 年先后住院化疗 3 次。患者带瘤存活 3 年零 1 个月，最后因上消化道出血死亡。

按语：此患者已属胃癌Ⅳ期，不能手术，体质较弱，大便潜血持续阳性，肿块侵及胰腺。心悸气短，纳差便溏，四肢无力，夜寐不宁，表现为心脾两虚，正虚邪实，故采用人参归脾汤。方中人参、茯苓、白术、黄芪、大枣补脾益气；远志、枣仁、龙眼肉、当归甘温酸苦，养血补心安神；木香理气醒脾，使补而不滞；白花蛇舌草、虎杖、藤梨根清热散瘀，消痈解毒。诸药合用，健脾益气，补血安神，消积解毒。该患者经中西医结合治疗后，带瘤存活 3 年零 1 个月，说明中医药在改善晚期肿瘤症状、延长生存期方面发挥了积极作用。一般而论，胃癌晚期且不能手术者 1～2 年内多死亡，我们采用中药治疗 80 多例Ⅳ期胃癌，均不同程度地延长了生存期。

案三．某男，46 岁。

病史：1995 年 9 月因嗳气陈腐、大便黑、每日 1～2 次去某医院就诊，检查见大便潜血（＋＋），胃镜检查发现胃窦小弯侧肿瘤，表面溃烂，易出血，遂进行胃次全切除手术。术后病理诊断：中分化腺癌，肿瘤侵达浆膜外，胃周淋巴结转移 5/12。化疗 6 个疗程后，因泛酸、胃脘疼痛而进行胃镜检查，诊为胆汁反流性胃黏膜炎（残胃炎）。1996 年 5 月 27 日就诊。

症状：胃脘疼痛，反酸，气郁不舒则疼痛加重，嗳气陈腐，或呃逆呕吐，纳呆，面色㿠白，舌质红，苔薄黄，脉沉细。

辨证：肝胃不和。

治则：疏肝和胃，降逆止痛，解毒散结。

处方：逍遥散合参赭培气汤加减。

醋柴胡 10g，杭白芍 15g，炒白术 10g，广木香 10g，茯苓 10g，砂仁（后下）5g，陈皮 10g，旋覆花（包煎）10g，代赭石（先煎）30g，清半夏 10g，降香 6g，白花蛇舌草 30g，白屈菜 5g，鸡内金 30g，炙甘草 10g，生蒲黄（包煎）10g，血余炭 10g，白芷 10g，补骨脂 6g。连服 1 个月，诸症减轻。

1996 年 7 月 21 日复诊，原方去柴胡、白芍、降香、白花蛇舌草，加藤虎汤（藤梨根 15g，虎杖 10g，香茶菜 10g，七叶连 10g）清热解毒，化瘀散结，防止复发及吻合口炎症。自 1996 年以来基本以此方治疗，反流性食管炎、残胃炎已愈。间断治疗近 10 年，病情稳定，已经正常生活和工作。

按语：该患者在手术、化疗后出现反流性食管炎和残胃炎。方中柴胡疏肝解郁；白芍养血柔肝；木香、茯苓、砂仁、陈皮、甘草健脾益气，理气醒脾；旋覆花、代赭石、清半夏、降香和胃降逆止呕；白花蛇舌草、白屈菜、鸡内金解毒散结；生蒲黄、血余炭、白芷、蜂房、补骨脂活血生肌。诸药合用，共奏疏肝和胃、降逆止痛、解毒散结、祛瘀生新之效。

案四．李某，男，71岁，北京市人，干部。

病史：2001年1月开始进食不畅，饭量尚可，进食后饱胀、呃逆、胃脘隐痛，时好时坏，并未重视。同年3月出现黑便，如柏油状。2001年5月到某医院行胃镜检查，发现贲门胃底大面积溃疡、糜烂，病理活检示：胃低分化腺癌，部分黏液腺癌，临床IV期。因患者既往有心梗史，不能手术，在某部队医院给予口服优福定化疗，每次3片，每日3次。2001年6月到本院就诊。

症状：口服化疗药期间出现食欲下降，恶心，厌油腻，胃脘不适，隐痛，大便不成形，每日2～3次。

辨证：肝胃不和。

治则：和胃降逆止呕，佐以益气解毒。

处方：橘皮竹茹汤加减。

橘皮10g，竹茹10g，清半夏10g，太子参15g，炒白术15g，茯苓15g，生蒲黄（包煎）10g，白芷10g，血余炭10g，石见穿15g，威灵仙15g，蜂房4g，虎杖12g，藤梨根15g，代赭石（先煎）30g，生麦芽30g。每日1剂。服中药第2天，患者自觉胃满不适有缓解，恶心稍有减轻。后以此方配合口服化疗药3个月，症状明显好转，返回初诊医院复查，渗出物明显减少，建议继续口服优福定，剂量未减。

2001年10月16日二诊：进食通畅，胃脘不适和大便均好转，口干减轻，处方：沙参15g，黄芩10g，清半夏10g，炒柴胡8g，玉竹10g，女贞子15g，太子参15g，莲子肉10g，香茶菜10g，白芷10g，蜂房4g，血余炭10g，代赭石（先煎）30g，鸡内金30g，生麦芽30g，虎杖12g，石见穿15g，绿萼梅10g，藤梨根15g，炙甘草10g。2日1剂，煎好药后分成4份，每次1份，约150ml。坚持治疗，每3～4个月调方一次。

2003年12月复诊：病变好转，胃脘疼痛、嘈杂、胸闷消失，嗳气反酸、吐黏沫明显好转，大便偶不成形，不易排出，舌苔黄，脉细数。治宜益气养胃，化瘀软坚解毒，处方：太子参15g，炒白术15g，茯苓15g，生黄芪30，杭白芍15g，玉竹10g，女贞子10g，知母10g，牛膝10g，麦冬10g，白芷10g，蜂房4g，血余炭10g，凌霄花6g，虎杖10g，藤梨根15g，山甲珠6g，龟板（先煎）10g，炙甘草10g。同时间断服用优福定，至今带瘤生存6年，能自由活动，生活自理，进食通畅，二便调。

案五．梁某，男，41岁，河北人，教师。

病史：1988年1月因上消化道出血而急诊入院，经外科剖腹探查发现胃体部巨大肿物，与胰腺、横结肠、腹主动脉粘连，无法手术切除。1988 年 2 月转来我院保守治疗。

症状：气短乏力，胃脘部胀痛，嗳气陈腐，口泛清水，喜温怕凉，纳差便溏，腰膝酸软，面色苍白无华，腹部稍隆，刀口愈合良好，上腹部轻度触痛，肝脾触及不清，无腹水征，舌红，淡胖有齿痕，苔薄黄，脉细，稍弦数。

辨证：脾肾阳虚，气血不足。

治则：温补脾肾，补气养血，佐以解毒抗癌。

处方：党参 15g，炒白术 15g，茯苓 15g，枸杞子 15g，菟丝子 10g，炮附片（先煎）6g，山药 15g，补骨脂 10g，生黄芪 30g，当归 10g，生蒲黄（包煎）10g，白芷 10g，血余炭 10g，藤梨根 15g，鸡内金 15g，代赭石（先煎）30g，白花蛇舌草 30g，草河车 15g。每日 1 剂。连服 2 周后症状有所改善，食欲增加，怕凉、腰膝酸软有所好转，大便成形，原方继服，加服加味西黄丸，每次 2 粒，每日 3 次，与饭同服，同时给予 501 注射液肌肉注射，每次 4ml，每日 2 次。治疗期间无不良反应，体力逐渐恢复，精神佳，食欲增加，左上腹肿块缩小变平。住院 1 个半月后复查胃镜，胃内大片糜烂、充血有吸收，渗血消失。生化、肝功能检查及血象基本正常，开始小剂量化疗：阿霉素 40mg，第 1 天静脉点滴中冲入；5－FU 500mg，静脉点滴，每日 1 次，连用 5 天。化疗间歇期给予 501 注射液肌肉注射，每次 4ml，每日 2 次，同时服用汤剂。处方：太子参 15g，炒白术 15g，女贞子 15g，枸杞子 15g，生黄芪 30g，仙鹤草 15g，败酱草 10g，白芷 10g，蜂房 6g，血余炭 10g，竹茹 10g，清半夏 10g，生甘草 10g。每日 1 剂，浓煎分服。连续治疗 6 周后，无特别不适，食欲好，二便正常，上腹肿块明显缩小，患者拒绝做胃镜，带药回家继续治疗。处方一，人工牛黄散：人工牛黄、制乳没、三七粉、山慈菇、生苡仁、水红花子、珍珠粉、西洋参、何首乌、炮山甲等，共为细末，待用。处方二：生黄芪 100g，当归 30g，太子参 50g，生苡仁 50g，枸杞子 30g，女贞子 30g，夏枯草 50g，白花蛇舌草 100g，草河车 50g，白芷 50g，蜂房 30g，血余炭 30g，清半夏 30g，郁金 20g，大枣 10 枚，香橼 30g。以上药 3 剂，加水煎煮 3 次，回收药液，蒸发回流，浓缩成膏状，冷后将人工牛黄散 1 料药粉加入药膏内，再加蜂蜜 500g，搅匀，装瓶，每次 2 茶匙，每日 3 次。6 个月后随访，诉病情稳定，食欲好，睡眠正常，大便有时不成形，嗳气，自行活动，可做些工作。1989 年 3 月再次住院化疗，方案同上，连续 6 周期，均恢复良好。曾一度怀疑复发，胃镜检查示：仍有溃疡，活检未见癌细胞，胃黏膜细胞部分不典型增生。患者经过长期中药及中成药治疗，同时间断小剂量化疗，带瘤无症状存活 3 年 8 个月。

案六．郑某，男，59 岁，工程师，浙江人。

患者素有胃脘不适，嗳气陈腐，近 3 个月明显消瘦，体重下降 3 公斤。1989 年 8 月 12 日因"急腹症"住当地某医院，检查发现胃幽门及十二指肠水平有一肿物，因梗阻引起疼痛，上下不通。手术探查见胃窦幽门部与十二指肠及胰头粘连，剥离后姑息切除，病理诊断：中分化腺癌，部分印戒细胞癌，伴有胃周围淋巴结转移 14/19，远侧断端有癌细胞浸润。术后 1 个月转来北京，同年 10 月在我院就诊。

症状：胃脘烧灼，不思饮食，进食后饱胀，嗳气，乏力自汗，大便溏，四肢酸软，舌质淡红，有齿痕，苔白微腻，脉细稍数。

辨证：脾虚气滞，中阳不振。

治则：健脾理气，温中散寒。

处方：党参 12g，炒白术 12g，茯苓 15g，炒陈皮 6g，广木香 10g，砂仁（后下）10g，清半夏 10g，高良姜 10g，香附 10g，生黄芪 30g，当归 10g，补骨脂 10g，炮附片（先煎）8g，白芷 10g，炒蜂房 6g，血余炭 10g，鸡内金 15g，生麦芽 15g，白花蛇舌草 30g，炙甘草 10g。每日 1 剂，连服 2 周。

同年 11 月 15 日二诊：患者症状明显好转，体力恢复，食纳好，收住院。中药配合小剂量化疗（AFC 方案）：阿霉素 50mg，第 1 天静脉点滴中冲入；5-FU 500mg，第 2~6 天静脉点滴；四氢叶酸钙 200mg，第 2~6 天静脉点滴。21 天为一疗程。化疗同时配合健脾益肾方加味，处方：党参 15g，白术 15g，茯苓 15g，女贞子 15g，枸杞子 15g，菟丝子 10g，补骨脂 10g。恶心呕吐加橘皮 10g，竹茹 10g，姜半夏 10g；大便溏泄加莲子肉 10g，芡实 10g。每日 1 剂，水煎服。连用 6 个周期，中间血象下降，白细胞低于 4×10^9/L，血小板低于 80×10^9/L，血红蛋白低于 80g/L，处方中加生黄芪 30g，当归 10g，鸡血藤 10g，阿胶（烊化）10g。患者顺利完成化疗，除乏力、腿酸软外，纳食、睡眠、二便均较稳定，感觉良好。1990 年 3 月 25 日带药回当地巩固治疗，予健脾益肾方加生蒲黄（包煎）10g，白屈菜 10g，白芷 10g，蜂房 5g，血余炭 10g，虎杖 12g，藤梨根 30g，凌霄花 6g，白花蛇舌草 30g，七叶一枝花 15g，焦三仙各 15g。每日 1 剂，配合加味西黄散，每次 3g，每日 3 次。1990 年 7 月回院复查，主诉嗳气、打嗝、胃满，偶有烧灼感，余无不适。复查生化、肝功能、血象，均正常。B 超查肝、胆、脾、肾，未见异常。胃镜检查见：胆汁反流入胃，黏膜浅表性炎症，吻合口尚通畅，轻度水肿。建议带药继续治疗，处方：生黄芪 15g，杭白芍 15g，太子参 15g，茯苓 15g，炒白术 15g，旋覆花（包煎）10g，代赭石（先煎）30g，鸡内金 30g，生麦芽 30g，生蒲黄（包煎）10g，香茶菜 15g，勒草 15g，蜂房 5g，血余炭 10g，凌霄花 6g，九香虫 5g，焦山楂、焦槟榔各 10g，草河车 15g，白花蛇舌草 30g，炙甘草 10g，补骨脂 10g，枸杞子 10g。每日 1 剂，同时配合西黄克癥胶囊，每次 2 粒，每日 3 次。连续治疗 2 个月，患者诉症状好转，无不适。后改服扶正防癌口服液和征癌片，随诊 3 年半，已无症状，至今仍健在。

【各家经验】

1. 张锡纯诊治经验

张锡纯认为，胃癌主因中气衰弱，治宜通补兼施。"此症系中气衰弱，以致贲门缩如藕孔，痰涎遂易于壅滞。因痰涎壅滞，冲气更易于上冲，所以不能受食。"其在治疗上独具特色，"曾拟参赭培气汤一方，仿仲景旋复代赭石汤之意，重用赭石至八钱，以开胃镇冲，即以下通大便，而即用人参以驾驭之，俾气化旺而流通，自能撑悬贲门使之宽展。又佐以半夏、知母、当归、天冬诸药，以降胃利痰，润燥生津，用之屡见效验。"以通降和胃、扶正祛邪、攻补兼施之法治疗胃癌，仍是当今胃癌治疗的主要方法，对中晚期患者能起到稳定病情、提高生存质量的效果。其次，患者内涵瘀血，治宜活血散瘀。"西医名此证为胃癌。所谓癌者，因其处起凸若山之有岩也，其中果函有瘀血，原可用消瘀血之药消之。"自拟旱三七、炒桃仁、粉甘草、西药沃剥、百布圣等组成变质化瘀丸。"今拟定治噎膈之法：无论其病因如何，先服参赭培气汤两三剂，必然能进饮食。若以后愈服愈见效，七八剂后可于原方中加桃仁、红花各数钱，以服至痊愈为度。若初服见效，继服则不能见效者，可于原方中加三棱二钱、蟅虫钱半，再于汤药之外，每日口含化服变质化瘀丸三丸或四丸，久久当有效验。若其瘀血已成溃疡，而脓未尽出者，又宜投以山甲、皂刺、乳香、没药、花粉、连翘诸药以消散之。""总论破瘀血之药，当以水蛭为最。然此物忌灸，必须生用之方有效。乃医者畏其猛烈，灸者犹不敢用，则生者无论矣。不知水蛭性原和平，而且有善化瘀血之良能，拙著《药物学讲义》中论之甚详。若服以上诸药而病不愈者，想系瘀血凝结甚固，当于服汤药之外，每用生水蛭细末五分，水送服，日两次。若不能服药末者，可将汤药中蟅虫减去，加生水蛭二钱。"由以上所论可见张氏运用活血化瘀法治疗胃癌非常广泛，自有法度。他还开中西医结合之先河，在创设变质化瘀丸时加用西药。虽然其有关中西医结合的认识现在看来有些粗浅，甚而牵强附会，但在当时的历史条件下，师古不泥古，扬中不斥西，对中西医结合作了大胆的尝试和有益的探索，确是十分难能可贵的。他所开创的中西医结合治疗胃癌的方法，经过进一步发展，已成为我国治疗恶性肿瘤的一大特色，临床上取得了丰硕的成果。

2. 周维顺论治经验

周维顺认为，胃癌发病主要因忧思恼怒日久，情志不遂，或饮食不节，导致肝失疏泄，胃失和降；或久病损伤脾胃，运化失职，痰凝热毒血瘀交结于胃，积聚成块而发病。其中"火"与"热"又是十分关键的病因病机。情志不畅，郁而化火；醇酒炙煿，内生湿热；胃络损伤，血瘀化热；久病耗液，阴虚生热。在胃癌发生发展的各个时期，要注意"热"之虚实，即分清是实热还是虚热。实热当用清热解毒之法，虚热当用滋阴清热之法。根据实际情况，实热之清热解毒法又分为：疏肝清热法、清热化湿法、清热泻火法、清热化瘀法四种。疏肝清热法用于胃癌肝胃郁热型，以自拟方合丹栀逍遥散治之。清热化湿法用于胃癌胃肠湿热型，以自拟方合三仁汤治之。清热泻火法用于胃癌胃火亢盛型，以自拟方合竹叶石膏汤治之。清热化瘀法用于胃癌热瘀互结型，以自拟方合失笑散、丹参饮治之。滋阴清热法用于胃癌阴虚胃热型，以自拟方合麦门冬汤治之。周老指出，胃癌在其进展过程中，尤其是在中晚期，病机错综复杂，症状变化多端，所以在临床上用清热法时要注意以下几点：①要辨清病症之寒热，不可固执己见而滥用清热解毒法，只有热证方能用清法，如出现胃脘冷痛，得温则舒，喜暖喜按，形寒肢冷，大便溏薄，小便清长，舌淡苔白腻，脉沉缓之寒证，切不可用清法，以免产生变证。②在胃癌的发展过程中，可出现热邪和他邪相杂之候，此时要区别诸邪之轻重，以决定用药之主次轻重。③清热之药多苦寒败胃，故在使用中要特别注意对胃气的养护，可加用炒谷麦芽、鸡内金等健脾开胃之品。

④胃癌晚期，正虚多于邪实，故以补虚扶助正气为首要，驱邪次之。

3. 魏品康诊治经验

魏品康认为，胃癌的病因虽多，但无论外邪入侵，还是七情内伤，其最基本的病理环节是痰浊内阻。痰浊是胃癌极其重要的物质基础，在胃癌的产生、发展及转移中起着至关重要的作用。因此，他以痰浊论为指导立方用药，以消痰散结为本，根据脏腑辨证，佐以疏肝理气、活血化瘀、清热解毒、健脾益肾等法则，随症加减，达到标本兼治之目的。

4. 王道坤诊治经验

王道坤治疗胃癌的用药特点是：首重脾胃机能恢复，基础组方中正平和，时时注意顾护胃气。其次，祛瘀攻邪并重。胃癌患者多有肌肤甲错、干燥，舌下静脉曲张等明显的瘀象，活血化瘀是当务之急，常采用三七与血竭组成的化瘀散，加三棱、莪术、失笑散等活血化瘀药，每每收到良效。攻邪除了采用活血药外，还应该注意使用理气攻邪之品。理气之品除了加强活血药的作用外，还能够使脾胃郁结之气得以行散，对恢复脾胃本身的功能有很大帮助，常用枳实、厚朴等。除此之外，可选用白花蛇舌草、山慈菇、藤梨根等化痰散结攻邪之品。王道坤常采用汤药和丸、散剂（胶囊）结合的方法治疗胃癌，攻补兼施，临床疗效确切。此外，恢复脾胃功能、调节饮食情志也是治疗胃癌的重要方面，临床上应给予充分重视。

5. 刘嘉湘诊治经验

刘嘉湘将胃癌分为 6 个证型：肝胃不和、瘀毒内阻、脾虚痰湿、脾胃虚寒、胃热伤阴、气血两虚。同时，他在临床诊治中强调辨证与辨病相结合。肝胃不和，治以疏肝和胃，降逆止痛，用柴胡疏肝散加减。瘀毒内阻，治以活血化瘀，清热解毒，用膈下逐瘀汤加减。脾虚痰湿，治以健脾理气，和胃化痰，用香砂六君子汤加减。脾胃虚寒，治以温中散寒，健脾和胃，用理中汤合吴茱萸汤加减。胃热伤阴，治以养阴清热，解毒消积，用益胃汤加减。气血两虚，治以补气养血，健脾益肾，用归脾汤加减。除上述分型外，临床还根据症状表现灵活加减药物，如嗳气呕吐加旋覆花、代赭石，呃逆加刀豆壳，疼痛加金铃子、延胡索、木香、陈佛手，口干加生地、麦冬，大便干结加生大黄，大便溏薄加煨益智仁、菟丝子、补骨脂，腹部肿块加夏枯草、海藻、生牡蛎，呕血、便血加生地榆、侧柏叶，盗汗加糯稻根、浮小麦，心悸不寐加淮小麦、红枣、珍珠母、柏子仁，血虚加阿胶（烊冲），纳谷不香加炒麦芽、鸡内金。

6. 李修伍诊治经验

李修伍强调，胃癌治疗应立足中医药，扶正祛邪，辨证施治，以期最大限度地缓解病痛，延长患者生存期，提高生存质量。他根据多年临床经验，依据胃以通降为顺的生理特点及胃癌患者多为正虚兼痰、瘀、毒之虚实夹杂的病机特点，治疗上以自拟验方虎七散合旋覆代赭汤为基本方，辨证加减，收效较为满意。其中虎七散软坚散结，活血化瘀消积，旋覆代赭汤补虚降逆，化痰安胃，调节气机升降。全方配伍严谨，补而不滞，伐不伤正，可达瘤消正复之效。虎七散由壁虎、三七粉两味配制而成。取壁虎 70 条，焙干研末，加三七粉50g，拌匀，每次空腹服3～4g，每日2次，黄酒或开水送服。汤剂基本组成为：党参20g，茯苓30g，黄芪30g，夏枯草20g，姜竹茹20g，姜半夏20g，旋覆花（包煎）30g，白花蛇舌草60g，代赭石（先煎）30g，丹参30g，半枝莲30g，蜂房12g，炙甘草6g。加减法：消食导滞，选加山楂、神曲、谷麦芽、鸡内金、枳壳等；软坚散结，酌加牡蛎、山慈菇、莪术、三棱、石见穿、徐长卿等；清热解毒，加蜀羊泉、七叶一枝花、八月札、菝葜、铁树叶等；化瘀止痛，加全蝎、当归、延胡索、香附、水蛭等；痰湿壅盛者，加薏苡仁、胆南星、青礞石、威灵仙等；阴虚者，加韭汁、石斛、生地汁、梨汁等；脾胃虚寒者，加干姜、吴茱萸、附子、小茴香等。冷水先泡1小时，水煎取3次，每次水开后煎30分钟，3次药汁混匀，分4次服，即白天3餐后2小时及睡前服，每日1剂。这样既可使药效持续，又不影响进食，有利于药物充分吸收，从而达到满意的疗效。他认为，中医治癌重在辨证论治，不可一味使用大剂清热解毒、破坚攻伐之品，以犯"虚虚实实"之戒。同时要严密体察虚实变化，灵活增减药味。旋覆代赭汤扶正祛邪，降逆消痰，化瘀散结，配虎七散解毒抗癌，立足于扶正祛邪，调理脾胃，守方达变，故能获得满意的疗效。

7. 张镜人诊治经验

张镜人对胃癌术后调治有丰富的临证经验。他常用扶正祛邪、健脾和中、清化瘀热的基本治法，对增强患者体质，改善症状，提高生存质量，增加放化疗疗效和减轻毒副反应，防止复发转移，延长生存期有重要作用。首先，扶正着重调理脾胃，常用太子参、炒白术、怀山药、香扁豆、制黄精、灵芝草等益气健中，调理脾胃。若兼见嗳气脘胀，加香附、郁金，佛手、八月札等；兼见少腹胀满，加瓜蒌；化疗后，患者常出现恶心、呕吐、纳差等脾失健运、胃失和降的症状，可用姜半夏、陈皮、炒竹茹、旋覆花、代赭石等。张教授指出，此时组方应轻灵平和，不宜用大毒大攻之品和苦寒败胃之药，不宜用滋腻碍胃之剂，千万要保护好脾胃功能。其次，祛邪着重清化瘀热，常用蜀羊泉、白花蛇舌草、蛇果草等。体外抗癌药物的活性筛选提示，清热解毒药抗癌活性最强，如白花蛇舌草等有明显的直接或间接杀灭癌细胞作用，在一定程度上可控制肿瘤发展。因此，清热解毒法亦为抗肿瘤转移的重要方法。第三，辨证与辨病相结合，常加用一些具有抗癌作用的药物，如蜀羊泉、白花蛇舌草、蛇果草、八月札、薏苡仁、灵芝等。兼白细胞减少，加猪殃殃；兼贫血者，加当归身、杭白芍、制黄精、枸杞子、制首乌；胃镜下见吻合口糜烂，加蝉蜕、蒲公英、芙蓉叶；息肉增生，加生牡蛎。第四，长期服药巩固疗效。肿瘤患者免疫功能低下，免疫活性细胞难以识别、杀灭存在于血循环中具有转移能力的肿瘤细胞，从而导致肿瘤转移。术后复发主要集中在前5年内，因此张教授强调，坚持长期服药，扶助正气，调动宿主自身的抗肿瘤能力，有望度过复发率较高的前5年。体内的免疫功能调节是一个复杂而长期的过程，而且中药起效慢，作用时间长，因此，应该坚持长期服用中药。张教授不仅注重中医治疗，而且善于运用西医诊断技术。服药期间，他常询问肿瘤相关指标，要求患者定期复查B超、CT等，注意病情的发展变化，并随症加减用药。若有复发，则通过中药扶正祛邪，抑制肿瘤细胞增殖，让患者"带瘤生存"，与肿瘤细胞和平共处，达到延长生存期的目的。第五，注意饮食生活调摄。饮食调理对胃癌术后患者尤为重要。另外，情志失调亦可影响脾胃功能。他在给胃癌术后患者处方用药的同时，常关注并指导患者的饮食，鼓励其树立战胜疾病的信心，保持良好心态，消除对疾病的恐惧心理，避免过分疲劳，适量运动，生活起居有规律，嘱咐患者饮食清淡、新鲜、易消化，忌辛辣刺激、坚硬粗糙和油腻之品。

8. 袁士良诊治经验

袁士良治疗胃癌的组方用药特点包括：第一，诸法皆备，数方合一。他对胃癌的治疗常以"微调平衡"为准则，诸法兼用，数方合一。肝胃郁热型，用左金丸清肝泻火，金铃子散行气止痛，乌贝散和胃制酸；痰饮中阻型，用苓桂术甘汤温化痰饮，平胃散健脾温胃，半夏干姜散温胃止呕；瘀血阻络型，用失笑散活血散结止痛，金铃子散疏肝理气，三棱煎消食化痰行瘀；胃癌出血属寒者加柏叶汤，属热者加泻心汤，伤血加当归补血汤，伤气者加参麦散；寒热错杂呕吐者，用半夏泻心汤辛开苦降，调和脾胃。第二，微调平衡，善用对药。考虑到晚期肿瘤患者邪正对比过程中出现的主要矛盾，他不断根据体质状况及症状变化，微调药物及用量，以扶助正气为目的，调动机体积极因素，以正克邪，求得机体动态平衡。对于那些年老体衰或术后、放化疗后免疫功能低下，或夹有实邪的患者，固本宜缓、宜轻、宜恒，攻邪宜慎、宜准、宜稳。他常在微调平衡的基础上巧施对药。如枳实配竹茹，清中有降；莪术配党参，消中有补；杏仁伍佩兰，宣中化湿；茯苓伍苡仁，运中渗湿；生姜合半夏，和中化痰；黄连合瓜蒌，泻中（痞）清热；党参、黄芪合麦冬、黄柏，益中气而清虚火。第三，攻邪抗癌，巧施"霸药"。胃癌患者常因痰瘀交结而出现剧痛、反胃、出血等危候。身体壮实、正气未衰者，非大剂"霸药"（超剂量用药）无以拯其危。如胃癌剧痛者，在辨证施治的前提下，常重用蒲公英 60～90g，白芍 30～60g，甚则120g 以止痛；痰湿致痛者，加苍术 10～20g，白术 30～50g；瘀血致痛者，加生水蛭10g，鼠妇30g；热毒致痛者，加白花蛇舌草、蒲公英。呃逆、反胃者，加生半夏、蒲公英；因热吐血者，加蒲公英、白及等。袁老认为，使用"霸药"最好从药典剂量开始，少量递增，中病即止。"霸药"的毒性是人所共知的，消减其毒性，保证其疗效，关键是配伍监制，其次是讲究煎服方法。他独钟蒲公英，谓此药价廉而有奇效。就胃癌疼痛而言，无论因寒、因热、因虚、因实，也无论气滞、血瘀或寒热错杂，在辨证施治的原则下，通常在微调平衡复方中加入或重用蒲公英，均可使癌痛减轻或消失。其他如胃癌伴随的纳呆、嘈杂、反酸、呕吐等，投蒲公英也常有效。总之，使用"霸药"，疗效与风险并存，既要有胆有识，又需霸而不蛮，方能兴利除弊，万无一失。第四，顾护脾胃，证确守法。临证审因析证，证确守法，实为必要。脾胃为后天之本，气血生化之源，又是气机升降之枢纽，正气恢复有赖于营养吸收，一切药物的吸收有赖于脾胃的健运。晚期胃癌患者胃气大虚，胃的纳降功能极度虚弱，对药物的承受能力极小，因此切忌重剂攻伐。即使癌痛加剧时，虽虚也不宜重补。"通则不痛，痛则不通"，此时当以调气畅中、微补缓补、轻攻为原则，否则胃气虚弱，药力不行，其痛必甚。此外，久痛多虚，一有不慎，易成食滞、痞满、便秘之局部实积之证，此时攻伐绝非承气所宜。袁老用药，剂量因人而异，在饮食上常嘱患者少食生冷、辛辣、油腻、腌制之品，多食抗癌扶正粥（薏苡仁、莲子、大枣、小米等）。同时，明确向患者说明，情绪既可致癌，也可以治癌，要求其恬淡虚无，调善生息，挖掘自身抗病潜能，达到抗癌、抑癌、治癌的目的。

9. 邱佳信诊治经验

邱佳信认为，胃癌责之于脾胃虚弱，又兼有痰、瘀、癥、积等实邪，遂成本虚标实之证。治疗上应以健脾益气为基础，辅以清热解毒、软坚散结、活血化瘀、补肾培本。他提出的"健脾益气原则应贯穿于疾病治疗始终"思想，在中医药临床诊治胃癌的理论和实践中都具有创新意义。在长期的临床实践中，他创制了治疗胃癌的经验方——胃肠安，并在具体的临床辨证治疗中合理地运用，体现出明确的指导思想和灵活的用药特点。胃肠安以六君子汤为基础方，配以红藤、菝葜、野葡萄藤、藤梨根清热解毒，生牡蛎、夏枯草、天龙软坚散结，白扁豆健脾燥湿等。方中以太子参代替党参，因太子参能明显地抑制由强力致癌剂甲基硝基亚硝基胍（MNNG）诱导的 V79 细胞突变，其抗突变作用优于人参。临床研究显示，胃肠安能提高胃癌患者生存率，延长平均生存期和转移后的带瘤生存时间，达到防止肿瘤复发转移等作用。邱教授临床诊治胃癌特别擅长使用理气药，务必使得补而不滞，处方中多加佛手、香橼、香附、陈皮等理气之品。一方面，"腑以通为用"，气机流转，患者消化不良的症状得以缓解；另一方面，理气药可使其他药物成分容易被机体吸收，提高了治疗效果。邱教授常用的补肾药物并非大辛大热（如附子）之品，以免患者虚不受补或劫伤阴液。他常用二仙汤，方中黄柏、知母、仙茅、仙灵脾等平补肾阴肾阳，使阳得阴生，阴得阳助，互根互用。另外，他还常选用何首乌、肉苁蓉、生地黄、熟地黄、女贞子、墨旱莲等，与健脾药同用，共奏脾肾双补之功，对于久病、重病患者尤为必要。抗癌药物，他常用龙葵、蛇莓、半枝莲、半边莲、白花蛇舌草、土茯苓、干蟾皮等。

10. 汪达成诊治经验

汪达成在治疗胃癌中，扶正注重胃气，祛邪着重化痰，组方重视理气。他在临床实践中发现，胃癌患者常存在胃气虚弱，故强调治疗宜先扶助胃气，攻邪亦需顾护胃气。他将胃气虚弱归纳为脾胃气虚、脾胃虚寒和胃阴不足三种证型，依据不同临床表现而采用不同的补益之剂。脾胃气虚者，以四君子汤为主方，如有阴虚表现的，易党参为太子参或西洋参，气虚明显者，加黄芪等。脾胃虚寒者，以理中汤为主方，寒气盛者，则以附子理中汤为主方。胃阴不足者，用沙参、麦冬、石斛、玉竹等益胃养阴之品为君药。他认为，胃癌的形成是痰湿积聚的结果，痰湿化则胃气易康复，痰湿除则肿块可缩小，故祛邪应着重化痰。二陈汤、导痰汤是他常用的化痰软坚方。二陈汤适用于胃气较弱的患者；二陈汤加枳实、胆南星名为导痰汤，可消除顽痰胶痰，增强祛痰消瘤的作用，用于胃气较健的患者。他在上述方药中常加入皂角刺、山慈菇、生牡蛎、海藻、昆布等，使化痰软坚的作用更强。在处方中伍用理气中药不仅可调畅脾胃气机，减轻脾胃气滞，增强脾胃的消化吸收功能，而且有助于消积化痰。在扶正祛邪方中，配伍理气中药还可使补而不滞。因此，他在临证组方时十分重视理气药的应用。在其治疗胃癌的处方中，几乎均有理气药。他常以枳术丸配伍于方中。枳术丸加陈皮、苏梗、香附、香橼等，则理气作用更强。脾胃有寒者，加白檀香、甘松等理气和中，温胃散寒；脾胃有热者，加寒性理气药，如川楝子、青木香等；两胁胀痛者，加柴胡、青皮、绿萼梅等疏肝理气；伴血瘀者，加郁金、莪术、三棱、生蒲黄等行气活血。汪达成认为，治疗胃癌仅辨证施治尚不能获得满意的疗效。只有辨证与辨病相结合，才能取得较好的疗效。他在临证处方时，常在辨证用药的基础上加入一些抗癌中药，以增强疗效。常用的抗癌中药有：清热解毒类，如蛇果草、藤梨根、半枝莲、无花果、土茯苓、菝葜、龙葵等；化痰散结类，如山慈菇、皂角刺、僵蚕、生牡蛎、夏枯草等；活血消肿类，如莪术、蜂房、泽兰、地鳖虫、急性子、鬼箭羽等。

11. 郁仁存诊治经验

郁仁存认为，中医治疗可应用于胃癌的各个阶段，尤其对于无法手术及放化疗的晚期胃癌患者，中医可作为主要的治疗手段，发挥重要的作用。对不适合手术及放化疗的患者，中医治疗的目的是尽可能地控制肿瘤，同时改善恶心呕吐、食欲不振、消瘦乏力、腹胀腹痛、呃逆嗳气等症状，提高生存质量，延长生存期。对某些终末期胃癌患者，中医治疗的主要目的是减轻症状，在一定程度上改善生存质量。根据中医辨证施治的原则，他将胃癌分为4型：肝胃不和型、脾胃虚寒型、湿热瘀毒型、气血双亏型。治疗以扶正祛邪为原则，药治与食疗兼顾。扶正治疗以补气养血、健脾补肾为主，重在提高机体细胞免疫功能。祛邪则选用具有抑瘤作用的中草药，常用的有半枝莲、白花蛇舌草、蜀羊泉、龙葵、土茯苓、藤梨根、生薏苡仁、虎杖、蛇莓、冬凌草、肿节风、喜树果等。肝胃不和型治以疏肝和胃，用旋覆花、代赭石、柴胡、郁金、赤白芍、半夏、枳壳、白屈菜，并选加抗癌中草药。脾胃虚寒型治以温中健脾，用人参、白术、茯苓、半夏、高良姜、荜茇、梭罗子、豆蔻、生黄芪等，并选加抗癌中草药。湿热瘀毒型治以清热化湿，解毒抗癌，常用茵陈、生薏仁、藿香、生蒲黄、五灵脂、露蜂房、棕榈炭、白屈菜、延胡索、土鳖虫、血余炭、半枝莲、白花蛇舌草、龙葵、白英、蛇莓、土茯苓等。气血双亏型多见于胃癌晚期，正虚邪实，治宜补气养血，健脾和胃，常以八珍汤加减，用黄芪、党参、白术、茯苓、当归、熟地、杭白芍、黄精、阿胶、炙甘草，虚甚者再加人参、紫河车。随症加减：呕吐加半夏、生姜、竹茹、旋覆花、丁香、威灵仙、佩兰等，口干加石斛、麦冬、天花粉、沙参、知母等，胃痛加延胡索、香附、白屈菜、降香、梭罗子、五灵脂、乌头、八月札等，大便干燥加火麻仁、郁李仁、大黄、芒硝、瓜蒌等，便溏加儿茶、老鹳草、苍术、罂粟壳等，呕血、便血加仙鹤草、血余炭、棕榈炭、白及等，腹胀加枳壳、厚朴、莱菔子、砂仁、沉香、大腹皮等。胃癌手术后，只要能进食即可开始中药治疗，可给予调中理气，健脾和胃中药，用生黄芪、党参、枳壳、厚朴、砂仁、鸡内金、陈皮、半夏等，并随症加减。术后单纯中药治疗者则按扶正祛邪相结合原则，治以健脾和胃，解毒祛瘀，药用生黄芪、太子参、白术、茯苓、枳壳、半枝莲、白花蛇舌草、藤梨根、白英、香茶菜、草河车、焦三仙等。上述治疗需坚持数年，能提高5年生存率，减少复发和转移。化疗药物均有一定的毒性，用药后常出现不同的毒副反应。恶心、呕吐等可以用中药旋覆代赭汤、橘皮竹茹汤及西药胃复安，严重的可用枢复宁治疗；纳呆、腹泻可用六君子汤加减；骨髓抑制和免疫抑制可用中药健脾益肾冲剂、贞芪扶正冲剂、升血汤等。胃癌化疗时，郁教授常用健脾和胃、滋补肝肾方，药用生黄芪、太子参、白术、茯苓、砂仁、鸡内金、鸡血藤、女贞子、枸杞子、菟丝子、黄精。

12. 蒋文照诊治经验

蒋文照在胃癌治疗方面的经验为：第一，扶正治则，最重脾胃。他在胃癌的治疗中常补虚、运脾、理气、化湿参合运用。胃癌之虚与肾、肺有着密切关系，故在扶正的治疗中常顾及此二脏，临证常用炙黄芪、潞党参、炒薏苡仁、怀山药、炒白术、白茯苓等健脾益气利湿；炙鸡内金、谷芽、麦芽、神曲等健脾助运，资生化源，使气血旺盛，脏腑形体四肢百骸得养；山药、杜仲、牛膝、桑寄生、菟丝子等温化益肾；北沙参、天冬、麦冬等滋阴润肺。第二，辨证施治，各消诸证。胃癌发病以脾胃肾虚为本，气滞、痰凝、食滞、血瘀、邪毒火郁为标。他在胃癌的治疗中始终贯彻以"扶正"为基础的治则，同时根据辨证，采用"和"、"清"、"利"、"化"、"疏"、"降"等治法以祛邪。"和"即和胃，顾护胃气之意，临证常使用薏苡仁、甘草、红枣、谷芽、麦芽等，攻邪之际亦不忘和胃建中。"清"即清化，分为清热解毒和养阴清热两类。清热解毒常选用白花蛇舌草、猫人参、山豆根、半枝莲、黄芩、蒲公英等，养阴清热则选用北沙参、麦冬、天冬、石斛等。"利"即淡渗利湿，常选用车前草、茯苓、猪苓、生甘草、泽泻、通草等。"化"即化浊，分芳香化浊、苦温燥浊和软坚散浊，常用藿香、佩兰等芳香化浊，半夏、厚朴、苍术等苦温燥浊，浙贝、夏枯草、鸡内金、薏苡仁、海藻、昆布等软坚散浊，亦常用三仁汤化裁。"疏"即疏理肝脾之意，常用枳壳、木香、砂仁、郁金、柴胡、延胡索、八月札、陈皮、青皮等。"降"即降气，常用沉香、旋覆花、旋覆梗、木香、砂仁、枳壳等理其壅滞，使升降有常，纳运有度，则诸邪无所留。

13. 顾振东诊治经验

顾振东提倡以益气行气法治疗胃癌。他认为，胃癌患者就诊中医时多为晚期或术后或化疗中，临床多见胃脘部膜胀、隐痛、泛酸、嗳气、恶心呕吐、食欲减退或黑便等症状，伴面色无华、头晕、少气懒言、倦怠乏力、消瘦或肌肤甲错、便秘、舌淡或暗淡、有瘀斑、苔白、脉沉细。胃之受纳、腐熟水谷靠胃气通达、脾气健运，治胃必先调其胃气，健其脾气。胃癌患者多以气虚、气滞为特点，故当以益气行气为治疗大法，常用"胃癌基本方"（黄芪、党参、白术、茯苓、佛手、川楝子、延胡索、砂仁、白花蛇舌草、半枝莲、甘草）随症加减，疗效颇佳。顾氏还认为，疾病的阶段不同，气虚、气滞程度亦不同，如胃癌手术切除的患者多因手术伤及脾气，气虚重于气滞，故宜重用补气药；失去手术机会的晚期胃癌患者不仅气虚气滞并重，而且有痰瘀、邪毒等互结，故治疗除益气行气外，宜再加入有攻坚化瘀解毒功能的穿山甲、鳖甲、水蛭、蜈蚣、全蝎等；正在化疗的患者由于药物副反应及胃肠道反应致饮食难进，恶心呕吐，多兼见胃阴亏虚之象，故在加入半夏、竹茹降逆止呕的同时，还需用白芍、甘草、女贞子、枸杞子等缓急养阴；伴呕吐、黑便者，可加白及、小蓟及大黄粉冲服，取化瘀止血之功。

验案举例

董某，女，65 岁。

既往有胃脘痛病史 7 年余，1998 年 1 月因胃脘痛加重及进行性消瘦就诊。胃肠钡餐透视及纤维胃镜诊为胃体管状腺癌，按 UICC（国际抗癌联盟）的胃癌 TNM 分期法属 Ⅲa 期。患者胃脘部不适，隐痛与剧痛呈不规则的交替出现，食后胀痛加重，时恶心呕吐，泛酸，纳呆，头晕乏力，少气懒言，形体消瘦，大便柏油样，舌质淡苔白，脉沉细弦。处方：黄芪 30g，党参 20g，白术 15g，茯苓 10g，薏苡仁 30g，佛手 10g，川楝子 12g，延胡索 10g，细辛 6g，白花蛇舌草 40g，半枝莲 30g，土茯苓 30g，白及 10g，砂仁（后下）10g，蜈蚣 2 条，全蝎 6g，甘草 5g。水煎服，另以大黄粉 3g，冲服。服 12 剂后，胃脘痛大减，纳增，乏力减轻，大便色黄，仍时泛酸，上方加乌贼骨 15g，继服。上药随症加减服至年余，现仍存活。

14. 余桂清诊治经验

余桂清主张以健脾益肾治胃癌。他认为，胃癌多与人的精神因素如忧思郁结有关，同时在人体脏腑功能失调时极易引起阴阳不和，脾虚不运，胃失和降，脏腑内虚，毒邪痰湿凝于中焦，生化失司，气滞血瘀，瘀毒内阻，渐而形成积聚（肿瘤）。中医也不排除外源性因素，如寒温不适、恣食生冷、饥饱不匀等，均可导致脾胃虚弱，命门火衰，影响胃癌的发生与发展。近 30 余年来，我国在胃癌的治疗中，许多单位采用中医、中西医结合为主的综合治疗，既重视西医治疗胃癌的有效措施，如手术、化疗和放疗，又不忽略中医辨证施治的特点，把扶正与祛邪、攻与补密切结合起来，远较"单打一"治法为优。

验案举例

袁某，男性，66 岁。1983 年 7 月 25 日初诊。

患者于 1983 年 2 月进行性吞咽困难，只能进少量流质饮食，2 个月内体重减轻 9.5 公斤。1983 年 4 月 25 日在某院行胃镜检查，诊断为贲门胃底癌，同年 6 月 15 日在该院行胃大部切除术。术后病理诊断为中分化腺癌，肿瘤组织侵及浆膜层，淋巴结有转移。按国际 TNM 分期为 Ⅲ 期。术后患者体质差，不能进行化疗。1983 年 7 月 25 日来我院，欲用中医药治疗。刻下见患者形体消瘦，面色㿠白，心悸气短，头晕目眩，自汗盗汗，虚烦不眠，神疲气短，纳谷不香，大便溏泻。证属脾虚气弱，营血亏损，治宜健脾益气，补血和营，以香砂六君子汤合当归补血汤加减。处方：党参、白术、茯苓、清半夏、陈皮、广木香、砂仁、当归、生黄芪、生薏苡仁、鸡内金、焦山楂、神曲等。1983 年 7~11 月患者每月来复诊，每次除在上方基础上随症加减外，均加服健脾益肾冲剂（党参、白术、茯苓、枸杞子、女贞子等）。经过治疗后，患者心悸气短减轻，进食好转，每日维持食量 70~80g，体力恢复，舌质淡红，苔薄黄，脉沉细。1983 年 12 月至 1985 年 5 月先后在本院住院化疗 3 个疗程。化疗采用 MFV 方案。化疗时伍用健脾益肾冲剂，每次 1 包，每日 3 次。化疗中全身及消化道反应轻，白细胞及血小板均在正常范围内波动，免疫指标如巨噬细胞吞噬率及吞噬指数均较治疗前升高。7年后复查正常。

15. 潘明继诊治经验

潘明继曾治愈胃小弯浸润型腺癌一例。

柯某，男，44岁，福州搬运公司工人，1968年10月诊治。1958年10月5日因胃小弯溃疡恶变在福州市第一医院行胃次全姑息切除术。癌组织穿透浆膜层，肿块4cm×5cm×4cm，与胰腺粘连，胃大小弯淋巴结有散在转移，胆总管旁有3个转移淋巴结，约1.6cm×1.8cm×1.8cm。病理诊断：胃小弯浸润型腺癌，大小弯淋巴结转移。术后腹部胀气，小便不利，精神不支，血压下降，舌苔浊腻带黄，脉软无力。证属癌毒犯胃，日久体虚，加上手术刺激，中焦功能受扰，气血循行障碍，枢机不转，治以健脾益气，理气和胃，解毒散结之法。处方：健脾理胃汤，药用党参、生黄芪各15g，茯苓12g，白术10g，木香、沙参、神曲各9g，陈皮、鸡内金各6g，干瓜蒌、谷麦芽各10g，甘草3g。水煎服，每日1剂。服3剂后腹胀消失，大便通畅，小便亦利，精神好转，舌苔较净，再服3剂后行中西医结合治疗。化疗药用丝裂霉素4mg，氟尿嘧啶500mg，静脉滴注1次后，因反应甚剧，拒绝化疗，单用中药治疗。处方：理胃化结汤，药用党参、生黄芪、熟地、芡实各15g，白术10g，茯苓、黄精各12g，白英、白花蛇舌草、仙鹤草各30g，田三七（研冲）15g，沙参6g，羊肚枣（系羊胃内消化液及草茸结成的胃石，状如枣）、枸杞各9g，甘草3g。水煎服，每日1剂。随症加减：出血，在紫草根、仙鹤草、血余炭、阿胶中任选1~2味；气虚，贫血，白细胞降低，增加黄芪用量，加当归及鸡血藤；脾胃虚寒，酌减白花蛇舌草，重用田三七，选加高良姜、淡附子、肉桂、桂圆肉、砂仁、蔻仁；疼痛，加延胡索、乌药；口干舌燥，舌质红绛，选加麦冬、玉竹、天冬、石斛、白茅根；便秘，选加瓜蒌、大黄、麻仁；腹泻，选加罂粟壳、秦皮、川朴、川连；水肿，选加车前子、猪苓、茯苓皮、泽泻；胃纳低下，选加鸡内金、谷麦芽、神曲、山楂。

1个月后症状消失，体重增加5斤。继续中药巩固治疗3年。第1年服250剂，第2年服200剂，第3年服140剂，以后定期复查，临床症状消失。1982年秋，全面检查未见异常。1984年春随访，全身状况良好，已退休欢度晚年，存活已16年。

【述评与体会】

1. 关于手术治疗

在胃癌各种疗法中，手术治疗占有重要地位，是目前达到临床治愈的主要治疗方法。早期胃癌手术治疗预后良好，其5、10、15年生存率分别为98%、89%、80%；进展期胃癌单纯手术治疗（根治术及姑息性切除术）的5、10年生存率分别为31.2%和11.4%，而手术加中西医结合治疗的5、10年生存率分别42.36%和23.16%。我们采用扶正培本法与术后合并小剂量化疗治疗晚期胃癌，5、10年的生存率分别为62.5%和47.37%。

2. 胃癌最常用化疗方案评价

在美国，5-FU仍是应用最广泛的治疗胃癌的单药。FAM方案曾被作为标准化疗方案。近年来，由于该方案疗效有限，存活率改善不明显，已经很少应用。EAP 作为不含 5－FU 的胃癌化疗方案，虽然有较好疗效，但由于毒性大，不能广泛应用于临床。在欧洲，目前仍有很多肿瘤学家把顺铂/5－FU 作为胃癌化疗的标准方案，其有效率为 40% ~ 50%，MST 9 ~ 10 个月。在日本，顺铂/5－FU 也是标准化疗方案。其他常用化疗方案还有优福定联合丝裂霉素（UFTM）等。

在国内，顺铂/5－FU 是晚期胃癌初治患者的首选。对于一般情况较好的患者，可加用阿霉素提高疗效，改善存活质量。5－FU 持续静脉滴注的给药方法已经广为接受，无条件者应尽可能延长滴注时间。欧洲顺铂/5－FU 的标准用法为：顺铂 100mg/m²，第 1 天静脉滴注；5－FU 1000mg/m²，第 1~5 天持续静脉滴注 22 小时，28 天为 1 周期。考虑到国内的具体情况，顺铂可分为 2~3 天给药。阿霉素在联合化疗中以 30~40mg/m²，每 3~4 周重复为宜。对于老年或一般情况较差者，可使用 ELF 方案：VP－16 100mg/m²，第 1~5 天静脉滴注；四氢叶酸 100mg/m²，第 1~5 天静脉滴注；5－FU 500mg/m²，持续静脉滴注 120 小时，每 3~4 周重复。对于一线化疗失败的复治患者，可试用较新的化疗药物和联合化疗方案。

较新的化疗药物和联合化疗方案包括是：

（1）L－OHP（Oxaliplatin，奥沙利铂）：2001 ~ 2002 年，美国 ASCO 年会上报告，L－OHP 联合 LV5－FU2（FOLFOX4 方案）作为晚期胃癌的一线化疗，有效率为 42% ~ 53%，MST 8 个月左右。2002 年以来，国内报告 FOLFOX4 方案治疗晚期胃癌 158 例，有效率为 36.7% ~ 58.3%，TTP 3~6 个月，MST 10~11.5 个月。L－OHP 的主要不良反应为周围神经毒性，可由寒冷诱发或加重，必要时应调整剂量。FOLFOX4 的标准方案为 L－OHP 85mg/m²，第 1 天静脉点滴，每 2 周重复，联合 LV5－FU2。

（2）希罗达（Xeloda）：是一种模拟 5－FU 持续给药的新一代口服氟嘧啶类药物，其在胃肠道以原药的形式快速吸收，在肝脏和肿瘤组织内被代谢为有抗肿瘤活性的 5－FU。胸腺嘧啶磷酸化酶（TP）是希罗达活化过程中的最后一个酶。TP 在肿瘤组织中浓度较高，尤其在胃癌、乳腺癌、结直肠癌组织中的浓度明显高于正常组织。因此，癌组织可使更多的希罗达转化为 5－FU，从而避免了 5－FU 对正常组织的损伤，故希罗达的抗瘤活性高，全身毒性轻。对既往化疗失败的患者来说，希罗达不失为一个较好的选择，其用法为：单药 1657mg/m²，第 1~14 天口服，每 3 周重复，有效率为 19%。有报告应用希罗达 2500mg/m²，第 1~14 天口服，联合顺铂 60mg/m²，第 1 天静滴，每 3 周重复，有效率为 68%。同样，应用希罗达替代 5－FU，并联合顺铂和表阿霉素，患者反应良好。英国的一个Ⅲ期临床研究中心比较了 ECF、ECX、EOF 与 EOX 4 个方案（E：表阿霉素，C：顺铂，O：L－OHP，F：5－FU，X：Xeloda）治疗晚期胃癌的作用，结果各组毒性反应相似，但疗效以含 Xeloda 组为佳。

其他较新的治疗晚期胃癌的药物还有紫杉醇、羟喜树碱（HCPT）等。在新近召开的国际胃癌研讨会上，韩国学者介绍了他们目前正在开展的有关胃癌化疗的临床研究，包括培美曲塞联合顺铂，heptaplatin（一种铂类化合物）联合 5 – FU 等。

晚期胃癌至今仍然未能确定标准化疗方案。顺铂联合 5 – FU 持续静脉输注是联合化疗的基础，改良 ECF 方案（顺铂 40mg/m²，第 1 和第 8 天静脉滴注；阿霉素 20mg/m²，第 8 天静脉滴注；5 – FU 300mg/m² 持续静脉滴注。每 3 周重复）可能比较适合中国国情。对于因心脏等问题不能应用蒽环类的患者，可试用 MCF 方案（丝裂霉素 6mg/m²，顺铂 40mg/m²，5 – FU 300mg/m² 持续静脉滴注。每 3 周重复），ELF 方案（VP – 16 100mg/m²，第 1 ~ 5 天静脉滴注，四氢叶酸 100g/m²，第 1 ~ 5 天静脉滴注，5 – FU 500mg/m²，持续静脉滴注。每 3 周重复）。上述化疗方案失败后，对未用过 5 – FU 持续静脉输注者，FOL-FOIRI 方案（依立替康 80mg/m²，第 1 天静脉滴注，联合四氢叶酸/5 – FU）可能是最佳选择，也可选择 FOLFOX6 方案继续治疗。含多烯紫杉醇方案可作为前两个方案进展后的序贯化疗。对于用 5 – FU 持续静脉滴注治疗失败者，可选 L – OHP 联合 HCPT（L – OHP 85mg/m²，第 1 天静脉滴注，HCPT 8 ~ 10mg/m²，第 1 和第 2 天静脉滴注。每 2 周重复），也可选择含紫杉醇的（Paclitaxel）方案。含希罗达方案可用于老年患者或一般情况较差者。

3. 关于放疗

以往一直认为，胃癌不适于放疗。目前认为，放疗作为胃癌术前或术中的辅助治疗，有一定价值。术前放疗可以减少由于手术操作而引起的癌肿扩散和转移，也可以使肿瘤易于切除。如果放疗联合化疗和热疗，并采用新的放射技术（如调强放疗），可进一步提高疗效，改善患者的生活质量，延长生存期。放疗在胃癌的治疗中正发挥着越来越重要的作用。

4. 中西医结合，突出中医辨证

中西医结合突出中医中药的优势，在肿瘤治疗中已经取得明显疗效。郑坚等观察了健脾中药对进展期胃癌生存率和转移复发率的影响，结果健脾中药对进展期胃癌有延长生存期和抑制转移复发的作用。杨金坤等观察了中药胃肠安（由太子参 12g，白术 12g，茯苓 30g，红藤 30g，夏枯草 9g，菝葜 30g，绿萼梅 9g 组成，每日 1 剂，水煎分 2 次口服）对进展期胃癌术后转移的影响，术后 3 ~ 6 个月内开始治疗，持续治疗 6 个月以上，结果胃肠安组的术后 1、2、3 年生存期分别为 93.23%、79.34%、71.78%，中西医组分别为 89.51%、69.77%、55.76%，均高于化疗组的 83.86%、59.33%、49.43%（$P < 0.05$）。胃肠安组与中西医组比较，差异无显著性。胃肠安组 1、2、3 年转移率分别为 15.25%、28.81%、33.90%，中西医组 1、2、3 年转移率分别为 15.52%、41.38%、46.55%，其中只有术后 1 年三个组的转移率（分别为 35.48%、45.16%、51.61%）差异有显著性（$P < 0.05$），2、3 年转移率差异无显著性。胃肠安组的生存质量明显优于化疗组（$P < 0.05$），复发转移后的生存时间也长。许尤琪等观察了 72 例胃癌术后患者，其中治疗组（健脾活血解毒中药配合化疗）42 例，对照组（单纯化疗）30 例。治疗组的术后复发率和转移率均低于对照组，Karnofsky 评分、血黏度和免疫功能均较对照组有改善（$P <$

0.05），表明健脾活血解毒中药具有较好的抗胃癌术后复发和转移的作用，并且能改善患者的生活质量，降低血黏度，提高免疫功能。卜平等观察了扶正化瘀方对胃癌患者术后转移的抑制作用及 T 淋巴细胞亚群的影响，结果中药加化疗组 1 年区域淋巴结转移及远处转移率明显低于单纯化疗组。与化疗组相比，扶正化瘀方能明显提高患者外周血 CD4 + ，CD4 + ／CD8 + 值（$P < 0.05$，$P < 0.01$），因此推测扶正化瘀方降低胃癌术后转移率与增强患者的免疫功能、调动其自身抗肿瘤能力有关。

肿瘤转移是一个多环节，多步骤的复杂过程，与机体多种因素有关，但主要是机体内环境和肿瘤细胞相互作用的结果。因此，调整机体的内环境紊乱和抑制肿瘤细胞的生长是防止肿瘤转移的主要环节。

防治胃癌转移复发时，不仅要依据中医理论选方用药，而且要注意辨病论治，尤其要关注药物提高机体免疫力、抑制肿瘤和杀灭癌细胞方面的最新理论成果。防治胃癌转移复发常用的中药包括：

（1）扶正类中草药

①益气健脾药：常用太子参、黄芪、白术、山药、茯苓、扁豆、大枣、甘草、生苡仁等，适用于脾胃气虚者。这类药物在胃癌治疗中最突出的作用就是能诱导细胞因子释放，提高细胞免疫活性，增强机体固有抗癌系统的活力，同时具有双向调节和维持机体平衡的作用。同时，益气健脾法能改善患者脾气虚弱的状况，扭转营养不良的状态，缓解乏力、消瘦、食欲不振等症状，使患者精神状态好转，从而提高生存质量，延长生存时间。

②滋阴养血药：常用熟地黄、当归、白芍、女贞子、枸杞子、旱莲草、鸡血藤、紫河车、龙眼肉、何首乌等，适用于血虚和肾阴不足者。这类药物能最大限度地调动机体的抗肿瘤能力，抑制肿瘤细胞转移，保护骨髓功能，增加血液中白细胞、血红蛋白和血小板的数量等。

③养阴生津药：常用沙参、天冬、麦冬、天花粉、石斛、玉竹、玄参、生地、枸杞子、知母、鳖甲、五味子、黄精等，适用于阴虚内热、津液亏损者。这类药物能促进淋巴母细胞转化，增加白细胞和血小板数量，从而提高机体免疫机能，纠正免疫缺陷，有利于抑制肿瘤的复发与转移，并能保护肾上腺免受抑制。

④温肾壮阳药：常用补骨脂、肉桂、仙灵脾、仙茅、巴戟天、肉苁蓉、杜仲、川断等，主要用于肾阳虚者。这类药物通过激活机体免疫系统，提高垂体 – 肾上腺皮质系统兴奋性，从而对遏制肿瘤的发生发展起作用。

（2）祛邪类中草药

①活血化瘀药：常用当归、川芎、丹参、赤芍、凌霄花、水红花子、桃仁、红花、鸡血藤、三七、乳香、没药、三棱、莪术、蒲黄、水蛭、穿山甲等，主要用于气滞血瘀者。临床药理证实，活血化瘀类中药能通过促进纤维蛋白溶解、抑制血小板聚集、改善微循环、降低血液黏稠度等途径改善血液的高黏状态，使肿瘤转移灶内新生的毛细血管退化，并提高其免疫识别能力，解除抗癌药物和止痛药物进入肿瘤组织的屏障，改善肿瘤细胞的

乏氧状态，增加肿瘤组织对放化疗的敏感性，从而提高疗效。一些活血化瘀药还有直接杀伤或抑制肿瘤细胞的作用。

②燥湿化痰药：常用苍术、茯苓、藿香、佩兰、防己、瓜蒌、半夏、贝母、海浮石、葶苈子等，主要用于痰湿阻滞者。燥湿化痰药具有直接细胞毒作用，能抑制肿瘤细胞 DNA 的合成，阻止实验性肿瘤的生长，改善红细胞的变形能力，并能减少或抑制恶性肿瘤周围炎性分泌物的产生，从而增强机体免疫功能，激活免疫监视系统，改善临床症状。

③软坚散结药：常用海藻、昆布、海浮石、海蛤壳、生牡蛎、夏枯草、鳖甲、龟板、石见穿、莪术、八月札、瓜蒌、僵蚕等，主要用于有形之肿物。这些药物可以较好地诱导荷瘤机体产生肿瘤坏死因子（TNF），直接抑制肿瘤细胞，使肿块灶缩小或消失。

④清热解毒抗癌药：常用白花蛇舌草、半边莲、半枝莲、草河车、藤梨根、虎杖、苦参、蒲公英、黄芩、黄连、黄柏、黄药子、野菊花、山豆根等，主要用于热毒蕴结或热毒炽盛的患者。清热解毒抗癌药是通过调整机体的免疫力，阻断致癌和反突变，诱导肿瘤细胞凋亡，抗炎排毒，抑制癌基因转录，调控基因表达等方面来实现抑制肿瘤的。

扶正祛邪是中医治疗肿瘤的根本大法，临床和实验研究证实，该方法有以下多方面的作用：提高肿瘤的治疗效果，延长生存期；减轻放化疗的毒副反应；提高和调整机体的免疫机能；改善骨髓造血机能；提高内分泌功能，增强体液调节作用；提高和改善机体的新陈代谢；调节细胞内环核苷酸的含量，使肿瘤细胞向正常细胞转化；对失调的生理功能具有"双向调节"作用；对实验动物具有抗肿瘤作用等。

第三节　胰　腺　癌

胰腺癌是一种恶性程度较高，发展较快的消化道肿瘤。胰腺癌在初期无明显症状，不易得到及时确诊，早期诊断比较困难。由于胰腺的解剖位置及丰富的淋巴与静脉回流，胰腺癌极易侵犯周围组织器官和发生远处转移。所以胰腺癌确诊时大都属晚期，生存时间短，疗效差。在世界范围内，近年来其发病率有明显增高趋势。原发性胰腺癌占所有肿瘤的 1% ~2%，以头部最为常见，约占 67.9%，体、尾部次之，约占 26.3%。发病者以 40~60 岁最为多见，男女比例为 2∶1~3∶1。

胰腺癌属于中医学"伏梁"的范畴。《难经·五十六难》篇谓伏梁"起脐上，大如臂，上至心下"，痞气"在胃脘，覆大如盘，久不愈，令人四肢不收，发黄疸，饮食不为肌肤"。《伤寒论》里的"结胸"、"胁痛"、"腹痛"之类疾病，都可能包括胰腺癌的病变。《圣济总录》记载："积气在腹中……牢固推之不移，有癥也……按之其状如杯盘牢结，久不已，令人瘦而腹大……至死不治。"

【病因病机】

中医认为，胰腺癌的病因在于外受六淫之邪，饮食不节，内因情志不调，肝郁气结，脾胃湿热，熏蒸肝胆，气滞血瘀，形成积聚。气机不畅，脾湿困郁是本病首要病因，正气虚弱，脏腑失调是发病的内在条件。脾胃乃人体"后天之本"，为水谷运化，阴阳升降之枢纽；脾胃受损而运化失调，升降不和，以致湿浊内生，邪毒留滞，积而成癌，正所谓"邪之所凑，其气必虚"。由此可见，胰腺癌的病机乃气机不畅，气化不利，脾湿困郁，郁久化热，湿热蕴结，日久成毒，湿热毒三者交阻，湿浊内生，邪毒留滞，积而成癌。治疗应根据疾病不同阶段或攻，或补，或攻补兼施。

【发病机制】

1. 化学致癌物

化学致癌物质对胰腺有致癌作用，如吸烟者胰腺癌发病率比不吸烟者高 2.5 倍，且发病年龄早 10 年。

2. 胰腺炎症

某些胰腺的炎症易致胰腺癌，如糖代谢紊乱者中胰腺癌发病率高，有人统计胰腺癌在一般人群中占恶性肿瘤的 3.6% ~4.0%，而在糖尿病患者中则占恶性肿瘤的 5.6%。

【病理表现】

胰腺癌可以由胰管、腺泡或胰岛发生。来自胰管上皮的胰腺癌主要发生在胰头部，来自腺泡的常见于胰体和胰尾部。胰腺癌的组织病理学可分为导管细胞癌（约占 80% 以上）、腺泡细胞癌及少见类型（多型性腺癌、纤毛细胞腺癌、黏液表皮样癌、鳞状细胞癌、乳头状囊腺癌、胰岛细胞癌、未分化癌等）。

【临床表现】

1. 症状

胰腺癌的发展较快，病程较短。一般从有症状到就诊的平均症状期为 6 个月。从出现症状到死亡平均 7.1 个月。主要症状如下。

（1）腹痛：为最常见的始发症状，约 40% ~70% 的患者首现此症。常见的腹痛形式有三种：①上腹部隐痛或钝痛向下部牵引，呈间歇性或持续性。多于饭后 1~2 小时加重，数小时后减轻或缓解，常因进食后疼痛而自限饮食。疼痛一般在上腹中部，胰头癌偏于右上腹，胰体尾癌可偏于左上腹。②阵发性上腹部剧痛，向背部、肩胛部、全腹及前胸处放射。多于饮酒或肥腻饮食后发作。可能是由阻塞所致的胆道、胰管强烈收缩而引起。③右季肋部疼痛向腰背部放射，有时腰背痛更为显著；但常在坐起前躬、屈曲下肢时减轻，仰卧平躺疼痛加剧。夜间较重，甚至影响睡眠、饮食与精神。

（2）黄疸：约 75% 以上的患者就诊时已有黄疸。胰头部癌 81% ~98% 出现黄疸，体尾部癌 38% 可有黄疸。如少数胰头癌向上或向下内方向发展，可不出现黄疸。体尾癌有黄疸多为晚期。黄疸常为持续性进行性加重。但也有个别患者持续性下降，但降不到正常值。患者常伴有皮肤瘙痒，小便呈浓茶色，大便呈灰白色。

（3）消瘦：由于顽固性腹痛影响进食，胰腺分泌受阻而影响食物的消化和吸收，可使患者在短期内明显消瘦，体重每月降低 4~5kg，甚至 8kg 以上。并出现乏力、贫血等症状。

（4）疲劳：疲倦乏力较壶腹部癌多见，可助区别。

（5）消化道症状：约10%的患者早期有食欲不振，而80%的患者在病程进展中出现食欲不振，约60%的患者有恶心、呕吐，46%的患者发生腹泻，50%的患者有便秘，10%的患者有胃肠道出血，晚期体尾癌可蔓延至贲门食管周围淋巴结，压迫食管引起吞咽困难。

（6）发冷发热：胰腺癌的发热多为持续性，或间断性低热，少数患者可有发冷、寒战、高热，与壶腹癌相似，常为胆道感染所致。

2. 体征

锁骨上淋巴结肿大，肝和胆囊肿大及胰腺肿块（胰头癌8.6%在右上腹或脐上偏右可触及肿块；胰体尾癌52%在左上腹或中上腹可触及包块）。由于胰腺位置较深，肿块小时通常不易触及，肿瘤压迫脾动脉或其他较大动脉时在局部可听到短暂的收缩性杂音，约20%可有腹水。肿瘤压迫脾静脉使脾脏充血和肿大。

【临床分期】

1. TNM 分期（UICC，1987 年）

T　原发肿瘤

　　Tx　原发肿瘤不明。

　　T0　无原发肿瘤证据。

　　T1　原发肿瘤未超出胰腺。

　　T1a　肿瘤≤2cm。

　　T1b　肿瘤>2cm。

　　T2　肿瘤侵犯十二指肠、胆道或胰腺周围组织。

　　T3　肿瘤侵犯胃、脾、结肠、大血管。

N　局部淋巴结转移

　　Nx　不能判断局部淋巴结的转移情况。

　　N0　局部淋巴结无转移。

　　N1　有局部淋巴结转移。

M　远处转移

　　Mx　不能判断是否有远处转移。

　　M0　无远处转移。

　　M1　有远处转移。

2. TNM 临床分期

Ⅰ期　T1N0M0，T1NxM0，TxN0M0，TxNxM0。

Ⅱ期　T2N0M0，T2NxM0，T3N0M0，T3NxM0。

Ⅲa期　任何 T，N1，M0。

Ⅲb期　T3N2M0，T4N1M0。

Ⅳ期　任何T，任何N，M1。

【诊断】

本病的早期诊断困难，对年龄在40岁以上，厌食消化不良，明显消瘦，无痛性进行性黄疸，持续性或阵发性上腹部疼痛，或上腹部扪及包块者应考虑胰腺癌，而作以下检查：

1. 血常规

30%的患者可有轻、中、重度贫血，血红蛋白多在10g/L以下，最低可达3g/L。

2. 大便检查

若凝血机制障碍，胃肠道出血则大便呈棕褐色或黑色，约50%的患者潜血试验阳性或强阳性。

3. 血生化检查

胰管阻塞早期，血清淀粉酶、脂肪酶、蛋白酶可升高，如有腹水时，腹水淀粉酶也增高，晚期胰腺组织纤维化分泌减少，可不再增高；如胰岛被肿瘤破坏，则血糖升高，糖耐量减低。癌胚抗原（CEA，正常值<2.5μg/ml）、胰癌胚抗原（POA，正常值0~4U/100ml）、胰腺相关抗原（PCAA，正常值0.1~22.5μg/ml）、胰腺特异抗原（PaA，正常值<21.5μg/ml）、消化道肿瘤相关抗原（CA19-9）增高时对诊断胰腺癌有参考价值。CA19-9是诊断胰腺癌的肿瘤标记物，敏感性达81%，特异性达91%~95%。肝功能不正常多见于胰头癌，常由阻塞性黄疸所引起，γ-GT、SGPT、AKP均可增高，特别是γ-GT增高有一定意义，胆红素也可持续增高。

4. 胰腺外分泌功能检查

放十二指肠导管于十二指肠后，用试餐法或静脉内注射促胰腺素和促胰酶素刺激胰腺分泌。在一定时间内吸出十二指肠液测定胰液分泌量（测蛋白酶、糜蛋白酶分泌容量，碳酸氢根量）。胰腺癌患者胰腺外分泌功能减低。

5. B超检查

B超检查能发现2cm以上的肿瘤，诊断胰头癌准确率达94%，体尾癌为70%。胰腺癌的直接影像可见到低回声的肿瘤，间接所见往往成为发现小胰癌的线索，如扩张的胰管、胆管等。除主胰管外，还要仔细观察胰管的分支。有些小胰癌可首先引起胰管分支的局限性扩张，如钩突部胰管扩张。超声内镜因超声探头仅隔胃、十二指肠壁对胰腺体尾和头部扫描，不受胃肠道气体干扰。所以，可清晰地描出胰内结构，发现早期病变。

6. X线检查

（1）胃肠钡餐：可显示胃窦至十二指肠的各种改变。如压迹、肠壁僵硬、肠腔狭窄、十二指肠环增大或降段呈反"3"字征等。

（2）内窥镜胆胰管造影：能观察胃和十二指肠黏膜的改变。造影可显示胆总管扩张和狭窄及胰管的梗阻或变形等。

（3）经皮穿刺胆管造影：主要用于黄疸患者。可显示胆总管下段改变，并可插管引流胆汁以减轻黄疸。

（4）选择性腹腔动脉造影：可显示肿瘤造成的血管弯曲、移位、中断或缺损区等。

7. 同位素检查

用 ^{75}Se－蛋氨酸作胰腺扫描，肿瘤为稀疏（冷）区。用 ^{67}Ga 胰腺扫描，肿瘤为密集区。

8. CT 检查

CT 检查能发现 1cm 以上的肿瘤，诊断准确率达 91.4%。CT 扫描可以显示胰腺肿块的正确位置、大小及其与周围血管的关系，但 <2cm 的胰腺肿块约 1/3 不能发现影像学改变，除费用昂贵的因素外，CT 扫描应该列为目前诊断胰腺癌的主要方法。胰腺癌的 CT 图像为：①胰腺肿块呈普遍性或局限性肿块，肿块中心可有不规则的轮廓模糊的低密度区，若低密度区较大，可为肿瘤坏死或液化表现；②肿瘤侵入或压迫胆管或胰管时可使其扩张；③肿块可侵及胰脂肪层及包绕肠系膜上血管或下腔静脉。

9. 核磁共振

MRI 可显示胰腺轮廓异常，根据 T1 加权像的信号高低，可以判断早期局部侵犯和转移，对判断胰腺癌，尤其是局限在胰腺内的小胰癌，以及有无胰周扩散和血管侵犯方面，MRI 优于 CT 扫描，是胰腺癌手术前预测的较好方法，但价格昂贵。

【治疗】

1. 治疗原则

由于胰腺的解剖位置和具有丰富的淋巴与静脉回流的特点，胰腺癌极容易侵犯周围组织器官和发生远处转移。所以胰腺癌确诊时大都属晚期，手术切除率仅为 15%～20%，术后 5 年生存率仅为 10% 左右，所以手术应根据其解剖位置，分期制订具体方案，并配合放化疗、免疫治疗、内分泌治疗、中医中药等综合治疗方案。

2. 中医辨证施治

（1）肝郁气滞证

证候：胁肋疼痛，可为持续性钝痛或阵发性剧痛，夜间尤甚。厌食恶心，神疲倦怠，有时可触及胁下肿块，小便黄，大便失调。舌质暗，舌苔薄黄，脉弦数。

基本治法：疏肝理气，健脾软坚。

方药运用：丹栀逍遥散（《内科摘要》）加减。

柴胡 10g，当归 10g，白芍 10g，茯苓 15g，白术 15g，丹皮 12g，栀子 10g，茵陈 20g，夏枯草 10g，炒薏苡仁 15g，半枝莲 15g，赤芍 10g，炮山甲 10g，代赭石 30g，炙甘草 10g。

方中当归、白芍养血柔肝；柴胡疏肝解郁，茯苓、白术、炒薏苡仁、甘草益气健脾；丹皮、炮山甲、赤芍祛瘀软坚、清肝活血；代赭石清火降逆止呕；栀子、茵陈利湿退黄；半枝莲、夏枯草清热散结、解毒抗癌。

加减：疼痛难忍时加秦艽 15g，制草乌 3g。

（2）湿热阻滞证

证候：胃呆厌食，消化不良，上腹胀满，体倦乏力，恶心呕吐，明显消瘦，口渴心烦，面目俱黄，纳差便溏，舌质暗赤，舌苔黄腻，脉弦滑。

基本治法：清热利湿，化浊散结。

方药运用：茵陈五苓散（《金匮要略》）合茵陈蒿汤（《伤寒论》）加味。

茵陈30g，桂枝6g，茯苓12g，白术12g，泽泻15g，栀子15g，生大黄6g，龙葵30g，蛇莓15g，龙胆草10g，焦神曲15g，焦山楂15g，鳖甲30g，代赭石30g，草豆蔻10g。

方中茵陈、龙葵、蛇莓、龙胆草、栀子清热退黄，配以五苓散化气利湿，使湿从小便而出；生大黄清热泻下；草豆蔻芳香化浊以宣利气机而化湿浊；代赭石祛瘀生新，降逆止呕；鳖甲重用软坚散结；焦神曲、焦山楂活血消胀。全方和用则清热利湿，化浊散结。

加减：胸胁疼痛甚者可加柴胡10g，郁金12g，川楝子10g；恶心、呕吐加橘皮10g，竹茹10g。

（3）瘀毒内阻证

证候：左上腹包块疼痛，痛处固定，拒按，恶心厌食，消瘦乏力，面色灰暗，身目俱黄，尿黄，便溏或有血，舌质青紫或有瘀斑，舌苔白腻，脉弦数。

基本治法：活血化瘀，清热解毒。

方药运用：桃红四物汤（《医垒元戎》）合五味消毒饮（《医宗金鉴》）加减。

桃仁10g，红花7g，归尾10g，赤芍10g，白芍15g，熟地12g，川芎10g，金银花12g，紫花地丁12g，蒲公英12g，龙葵30g，野菊花10g，藤梨根15g，凌霄花6g，八月札15g，炮山甲10g。

方中凌霄花专调血证，补阴甚捷，为行血峻药，具有清热凉血、化瘀散结、祛风止痒作用，可使熟地、白芍、川芎、归尾养血活血及桃仁、红花、归尾、赤芍、炮山甲活血消痈止痛的作用更加明显；金银花、紫花地丁、蒲公英、龙葵、野菊花、藤梨根清热解毒抗癌；八月札疏肝和胃，活血止痛，软坚散结，利小便而退黄。诸药合用活血化瘀，清热解毒抗癌。

加减：大便溏泄加赤石脂15g，禹余粮15g；水肿明显加猪苓30g，茯苓30g。

（4）气血双亏证

证候：形体消瘦，四肢无力，肿块日增，黄疸加重，疼痛难忍，尿黄便溏，唇舌色淡，舌苔黄，脉沉细无力。

基本治法：补气养血，化瘀散结，抗癌止痛。

方药运用：八珍汤（《正体类要》）加减。

太子参30g，白术12g，茯苓12g，凌霄花6g，八月札15g，当归12g，杭白芍12g，川芎12g，熟地12g，炮山甲10g，鳖甲30g，夏枯草12g，半枝莲15g，白花蛇舌草15g，焦神曲15g，焦山楂15g，柴胡10g，郁金10g，延胡索10g。

方中太子参、白术、茯苓健脾益气；当归、白芍、川芎、熟地养血活血；炮山甲、鳖甲、凌霄花、八月札活血化瘀，软坚散结；夏枯草、半枝莲、白花蛇舌草清热解毒抗癌；佐以焦神曲、焦山楂消食化积；柴胡、郁金、延胡索疏肝理气，化瘀止痛。诸药合用，益气养血，化瘀散结，抗癌止痛。

加减：阴伤明显加生地12g，沙参15g，石斛15g；便血加地榆炭10g，白及15g，仙鹤草20g。

3. 中成药

（1）胰宝康泰胶囊：由生薏苡仁、冬凌草、白术、三棱、莪术、黄芪等20多味药组成，具有健脾、活血化瘀、软坚散结作用，用于治疗晚期胰腺癌。

（2）抗癌宝口服液：由生黄芪120g，生白术、天门冬、枸杞子、莪术、姜半夏、无花果、八月札、生大黄、炙甘草各10g，白花蛇舌草、半枝莲各30g组成，具有益气养阴，活血化瘀，化痰软坚，清热解毒作用，用于中晚期胰腺癌。

4. 单验方

（1）胰腺癌术后方：当归6g，熟地12g，川芎6g，赤芍10g，生黄芪30g，大枣2枚，生姜3片，生蒲黄（包煎）10g，白芷10g，生薏苡仁15g，藤梨根12g。水煎服，每日1剂，早晚服。

（2）胰腺癌放疗后方：生黄芪30g，沙参15g，麦冬15g，石斛10g，代赭石30g，陈皮10g，焦槟榔10g，绿萼梅10g，八月札10g，生甘草6g。水煎服，每日1剂，早晚服。

（3）胰腺癌化疗期间和化疗后用方：在辨证基础上加和胃降逆，益髓生血方。陈皮10g，竹茹10g，姜半夏10g，吴茱萸10g，黄连6g，八月札10g，绿萼梅10g，补骨脂10g，女贞子10g，枸杞子15g，生麦芽30g，佛手10g。

5. 外科治疗

目前，外科手术仍是胰腺癌较有希望的疗法。但由于早期发现病例少，故治愈率仍然很低。胰头癌探查病例只有10%～15%可作根治性切除术，其中仅5%可存活5年。胰体、尾部癌早期诊断率更低，根治性手术切除的可能性更少，只能行姑息性手术。

6. 化疗

（1）单剂化疗

现有抗癌药物对胰腺癌的敏感性不高，较有效的药物有氟尿嘧啶（5-FU）、丝裂霉素（MMC）、阿霉素（ADM）和表阿霉素（EPI）、异环磷酰胺（IFO），有效率（RR）为15%～24%。胸苷酸合成酶（TS）抑制剂5-FU，仍是广泛评价的药物之一，早年报告RR28%。常用的两种剂量方案：$1000mg/m^2$，连续输注5天，或400～500mg/m^2，静脉滴注，连用5天。雷替曲塞（raltitrexed）虽也是很强的TS抑制剂，但RR5%～11%。IFO/mesna也是有希望的药物，RR20%左右，但研究报告未能证实。

（2）新药及其应用

氟胞苷，又名吉西他滨或健择（gemcitabine，GEM），是一种新的脱氧胞苷类似物，属抗代谢类抗癌药。由于它具有抑制DNA复制和修复的内在能力，所以适于联合化疗或化疗、放疗并用。其为细胞周期特异性药物，主要作用于 S 期，在一定条件下，也可阻止 G_1 期向 S 期进展。有报道，GEM 治疗晚期胰腺癌，11%（5/44）达 PR（部分缓解），且症状明显改善。有一随机试验证实，初治患者用 GEM 和 5 - FU，有效率及中位生存期（MST）GEM 均较优，5 - FU 无效者用 GEM 同样有效。GEM 与其他抗癌药物联合应用具有理论根据，因其有新的作用机制；临床前试验表明，其与其他药物（如 DDP）有相加作用，且能抑制由其他药物引起的 DNA 损伤的修复。

（3）联合化疗

Smith 等报道了对 39 例晚期胰腺癌患者采用 FAM 方案治疗的结果，其中有观察指标的 27 例中 PR 率为 37%（10/27），中位缓解期为 9 个月，中位生存期为 12 个月，无疗效的中位生存期仅为 3.5 个月，Bitran 等及 Bukowsk 等在其他研究中心也得到类似结果。Wiggins 采用 SMF 方案治疗 23 例晚期胰腺癌患者，总有效率为 43%，1 例达到 CR，9 例达到 PR，所有参加治疗的患者中位生存期为 6 个月，而治疗有效的患者中位生存期为 7.5 个月。Monerel 等采用 5 - FU、ADM、CDDP 联合治疗 29 例晚期胰腺癌患者，有效率为 21%，中位生存期为 4 个月。Karlin 等用 FAMME 方案治疗 23 例患者，有效率为 22%。GF 方案、GFL 方案、GP 方案、GD 方案、GE 方案 RR 为 18% ~ 26%，中位生存期为 4.4 ~ 10.3 个月。

（4）区域性动脉灌注介入治疗（CAI）

CAI 的作用机制就是在肿瘤靶器官内，通过局部高浓度细胞毒药物的作用，克服肿瘤的耐药性，并能抑制 TNF - α、IL - 1、IL - 6 的产生和释放，从而抑制肿瘤的生长和转移。CAI 要使用在肝脏代谢分解快、体内清除率高的药物，如 5 - FU，CDDP，EPI 和 GEM 等，必要时加用过滤装置，减轻毒性反应。另外，非细胞毒性的免疫治疗药物如 IL - 2，干扰素和基质金属蛋白酶抑制剂及生长抑素等也可在区域性化疗时使用。

7. 放疗

（1）常规外照射

由于胰腺癌就诊时远处转移占 80% 以上，单纯放疗难以控制，故临床上多采用手术 + 放疗或/和化疗的综合治疗方法。

（2）立体定向照射适形放疗

立体定向照射（stereotactic radiotherapy，SRT）适形放疗（conformal radiotherapy，CRT）是采用 SRT 技术，在 5 ~ 8 个不同方向照射时，每个照射野的高剂量区分布的形状在三维方向上与靶区的形状一致，能最大限度地将剂量集中到靶区内，杀灭肿瘤细胞，而使周围正常组织和器官少受或免受不必要的照射，提高肿瘤照射剂量，增加局部控制率。

体部 SRT 临床尚处于探讨和摸索阶段，有关最佳照射剂量、照射间隔时间及生物学方面的一些问题都需进一步研究和探讨。

（3）放疗与化疗联合治疗

放疗与化疗联用对不能手术和已手术切除的胰腺癌是标准的治疗方法，无论是控制术后局部复发，还是延长生存期，都优于单纯放疗和单纯化疗，尤其是同时放、化疗的疗效更好。有人报道，应用 5 – FU 联合放疗的患者生存期为单纯放疗的 2 倍。GEM 的放疗增敏作用也被证实，给予 GEM300mg/m^2，每周 1 次，连用 3 周，同时给予放疗，患者耐受良好。

胃肠肿瘤研究组在 1985 年进行的研究显示，胰腺癌根治术后给予放化疗联合治疗与单纯根治术相比，前者 10 年生存率为 19%，后者为 0。术前放化疗亦是近年研究的热点，Anderson 肿瘤中心和 Fox Chase 肿瘤中心进行的新辅助放化疗研究显示，通过新辅助放化疗使腹膜后病灶缩小，增加手术切除机会，放疗的剂量一般是：区域淋巴结给予 4500cGy，胰腺给予 4500 ~ 5400cGy。

8. 生物治疗

（1）基因治疗

进行 P53、P16、DPC – 4 基因传递的转基因治疗是目前胰腺癌基因治疗的主要方法之一。抑癌基因替代治疗的缺点是由于肿瘤的发生是多基因协同作用、多因素参与和多阶段综合发展的结果，单纯导入某一抑癌基因或反义基因在实验中可能会取得一定疗效，但最终难以取得令人满意的效果。最近，Muscarella 等报道，联合 P16 和 P53 基因转移可以有效诱导肿瘤细胞凋亡，这些研究为胰腺癌基因治疗提供了新的应用策略。人工合成与肿瘤细胞癌基因在转录和翻译水平上相结合的核苷酸阻断癌基因的表达，以及阻断癌细胞内异常信号传导，使之进入正常分化轨道或引起细胞凋亡的反义基因治疗，可使癌细胞生长受到显著抑制。将 K – ras、ATK2、erbB – 2 癌基因的突变作为反义基因治疗靶点，以癌基因的 mRNA 全长作为反义链与细胞内的癌基因序列结合，从而阻断基因翻译过程的反义基因的治疗目前应用较多。突变型的 P53 也已成为反义抑制的靶基因，主要使用外源寡核苷酸链及内源性表达反义结构，但临床观察结果非常令人失望。

胰腺癌肿瘤内注射重组人肿瘤坏死因子（TNF）可抑制肿瘤生长，应用 IL – 2 基因修饰的胰腺癌细胞瘤苗，可产生特异性主动免疫反应，联合 IL – 2 基因和 7 – IFN 基因能诱导更强的抗肿瘤免疫反应，应用含有 IL – 2 基因的重组痘苗病毒转染胰腺癌细胞，荷瘤鼠成瘤时间延长，肿瘤体积较小，肿瘤生长受到抑制。研究表明，生长抑素及类似物不仅能抑制胰腺癌细胞的增殖，且能促进胰腺癌细胞的凋亡。

（2）免疫治疗

单用单克隆抗体，单克隆抗体 + 免疫调节剂如干扰素，或单克隆抗体 + 化疗药物 + 干扰素和 IL – 2 治疗胰腺癌，国外已进行了这方面的临床试验，初步结果表明，治疗后可提高患者生存期和改善其生活质量。据观察，此类免疫治疗副反应较小，也很少有自身免疫反应。使用的单克隆抗体有 BW494、CO17 – 1A、MAb17 – 1A 等。密切监测治疗过程中的免疫反应和副反应，认真评价治疗效果，将可能在以后选择出较好的免疫治疗方案。胰腺癌对免疫刺激是易感的，国内报道用香菇多糖（免疫刺激剂）来综合治疗晚期胰腺癌，发现治疗后免疫功能增强，生存时间明显延长。利用分子技术和基因技术进行免疫治疗的研究也日益增多，正进行研究的用作治疗的靶分子有：黏蛋白、糖蛋白、raspeptids 和 EGF 受体等。

9. 内分泌治疗

许多内分泌激素可能影响胰腺癌细胞的生长。国内外均有一些用抗雌激素药物治疗胰腺癌有效的报告，常用药物为他莫西芬（tamoxifen，TAM）。有报告用 TAM + 奥曲肽（生长抑素）治疗可切除或不可切除的胰腺癌，能延长患者的存活时间。但也有人认为抗雌激素治疗的临床效果不肯定，尽管正常胰腺细胞上存在雌激素受体，但胰腺导管癌细胞上是否存在雌激素受体还很难确定。经研究证实，胰腺癌细胞上肯定存在雄激素受体，且睾酮在实验中是一强的促进胰腺癌细胞生长的激素，抗雄激素治疗胰腺癌的研究也逐渐增多。许多胃肠道激素可影响胰腺癌细胞的生长。抑制生长的激素有生长抑素、肠血管活性肽、胰多肽及 pancreastatin；促进生长的激素有 CCK、分泌素、胃泌素、EGF、TGF－α、胰岛素及 IGF－1。针对这些激素，可进一步研究对胰腺癌的内分泌治疗。

10. 物理治疗

（1）冷冻治疗

深低温冷冻治疗肿瘤，除了通过直接破坏肿瘤组织，引起冷冻坏死外，还认为肿瘤组织冷冻损伤后，可释放特异性抗原，导致机体抗肿瘤免疫。肝、肺、前列腺肿瘤的冷冻治疗已有不少报告，而胰腺癌的冷冻治疗罕有报告，这可能与担心冷冻时伤及十二指肠及胰周重要血管有关。有人采用胰腺周围组织隔离冷冻的方法，对 14 例不能切除的胰腺癌作了术中冷冻治疗，初步效果令人鼓舞，平均生存期已超过 1 年，最长者已达 4 年，其肿瘤明显缩小。

（2）热凝治疗

日本有学者报告，试用射频（radiofrequency，RF）热凝治疗不能切除的胰腺癌，治疗后血中肿瘤标志物降低，CT 随访显示有效，无出血及脓肿形成等并发症。国内有用微波固化治疗及用高强度体外聚焦超声热疗治疗晚期胰腺癌的研究报告，初步观察有一定效果，但需积累更多病例及延长随访时间来进行评价。

【预防与调护】

1. 预防

（1）同所有肿瘤的预防一样，胰腺癌的预防也包括注意卫生，防止空气污染，戒烟，少饮咖啡和少食油炸食品。

（2）积极治疗慢性胰腺炎，慢性胆囊炎等。

（3）开展防癌普查，对 40 岁以上的人群进行定期 B 超检查，做到早发现、早诊断、早治疗。

2. 调护

（1）术后护理：密切观察生命体征，采取适当的体位，室内温度适当，保持引流管通畅。

（2）化疗护理：化疗时，输注药物必须按照用药要求进行操作，防止药液外漏，若出现药液外漏，应及时处理。对化疗患者密切观察胃肠道反应、肝功、肾功以及是否有口腔黏膜溃疡、脱发、骨髓抑制等，发现问题及时向医生汇报。

【临证经验】

胰腺癌为癌毒之邪蕴积胰腺，可阻碍气、血、水、胆汁的运行，出现气滞或气逆、血瘀、水湿内阻、胆汁渗溢等病理变化。脏腑功能受抑，日久可出现气虚、阴虚。病位在胰，涉及肝、胆、脾、胃。根据临床特点，主要有疏肝理气、和胃降逆、健脾益气，活血软坚、化湿清热、解毒抗癌等治法。疏肝理气主要以柴胡疏肝散加减，常用药物主要有：柴胡、白芍、枳壳、郁金、香附、木香、佛手、八月札、槟榔、厚朴、大腹皮等。和胃降逆主要以旋覆代赭汤或橘皮竹茹汤加减，常用药物主要有旋覆花、代赭石、橘皮、竹茹、半夏、枇杷叶、九香虫、莱菔子、鸡内金、生麦芽、山楂等。健脾益气主要以四君子汤加减，常用药物主要有：黄芪、太子参、白术、茯苓。活血软坚主要应用赤芍、水红花子、穿山甲、鳖甲、牡蛎、龟板、天花粉、凌霄花、延胡索、生蒲黄、三七、何首乌、乳香、没药、三棱、莪术、地龙、益母草等。化湿清热主要以三仁汤加减，常用药物有白蔻仁、杏仁、生薏苡仁、清半夏、厚朴、猪苓、泽泻、龙葵、半边莲、葶苈子等，有黄疸者加茵陈、金钱草、虎杖、晚蚕砂、土茯苓等。解毒抗癌常用药物主要有：白花蛇舌草、半枝莲、藤梨根、天龙、草河车、金荞麦等药。偏寒者用细辛、姜黄、小茴香、肉桂、荜茇、川椒，偏热者用黄芩、知母、青蒿、地骨皮等。

1. 常用药对

（1）茵陈30g，金钱草30g　清热解毒抗癌，用于胰腺癌黄疸。

（2）三棱10g，莪术5g　破血行气，消积止痛，而且三棱具有从血药则治血，从气药则治气，合用则消癥瘕结块，可用于多种肿瘤。

（3）凌霄花15g，八月札15g　疏肝理气，活血散结。

（4）龙葵30g，蛇莓15g　清热解毒，消肿散瘀。对痰火交阻患者尤为适宜。

（5）穿山甲10g，水蛭3g　二药合用，善走血分，可攻积久之血凝血聚之病，在多种肿瘤中均可应用

2. 验案举例

案一．朴某，男，59岁。

患者于1987年7月份开始左上腹疼痛，纳差，消瘦。行B超检查，发现胰尾实性占位病变，考虑为胰腺癌。1987年9月15日行手术治疗，切除胰尾部肿瘤及脾脏。术后病理：高分化腺癌，腹腔淋巴结转移。

1987年10月、1988年1月及5月分别行三个疗程的化疗，化疗方案均为MFV。1989年9月又出现上腹部疼痛，以左侧为重，持续性疼痛阵发性加重，不思饮食。B超及CT检查发现胰体部肿物，大小约4.9cm×3.6cm，诊为胰腺癌术后局部复发。脉弦滑，舌质暗赤，舌苔黄腻。

辨证：脾胃湿热。

治则：清胃健脾，散结抗癌。

处方：茵陈五苓散。

茵陈30g，栀子15g，龙胆草10g，茯苓12g，白术12g，泽泻15g，龙葵12g，蛇莓15g，蜀羊泉15g，焦山楂15g，焦神曲15g。水煎服，每日1剂。服药14剂后上述症状明显缓解，继服半年，B超及CT检查胰体肿物消失。

1990年12月门诊复查，肝肾功能、血象、二便均正常，腹部B超未发现胰腺肿物，腹腔淋巴结不大。肝脾无异常，给予征癌片（夏枯草、草河车、山豆根、生黄芪、生薏苡仁、莪术）合加味西黄丸，带药回当地继续巩固治疗，后未复发。

案二．花某，男，50岁。

2007年3月起消瘦、腹胀、纳差、呕血、黄疸，遂去当地医院就诊，经B超、CT诊断为胰腺占位性病变（5.1cm×4.2cm），查CA 199U，CEA 12.48U，经北京某医院诊断为胰腺癌，行手术治疗，未能切除，放支架和伽马刀治疗，同时就诊中医。2007年6月12日就诊时，胃呆厌食，消化不良，上腹胀满，体倦乏力，恶心呕吐，口渴心烦，便溏，舌质暗赤，舌苔黄腻，脉弦滑，CA 125U，CEA 12.48U，总胆红素21.4μmol/L。

辨证：湿热阻滞。

治则：清热利湿，化浊散结。

处方：茵陈五苓散合春泽汤加味。

茵陈30g，桂枝6g，茯苓12g，白术12g，泽泻15g，栀子15g，生黄芪30g，太子参15g，龙葵30g，蛇莓15g，龙胆草10g，穿山甲10g，水蛭3g，焦山楂15g，鳖甲30g，代赭石30g，草豆蔻10g。15剂，水煎2次，分4份，每日2份，早晚各一次。此方连服2个月。

2007年9月20日二诊：上腹胀满、体倦乏力、恶心呕吐、口渴心烦减轻，大便仍溏泄，腹痛，舌质暗，苔薄黄。总胆红素16.2μmol/L，CA 54.31U，CEA 9.59U。辨证：气虚血瘀。拟方太子参15g，炒白术15g，土茯苓30g，莲子肉10g，莲须20g，龙葵30g，炮山甲10g，水蛭3g，凌霄花15g，八月札15g，生蒲黄（包煎）10g，白芷10g，蜂房5g，血余炭10g，代赭石15g，香附10g，柴胡10g，延胡索10g，白芍20g，生麦芽30g，炙甘草10g。嘱患者连服3个月。

2008年8月30日三诊：大部分症状已消失，刻下腹胀，纳后腹痛脉沉细，苔薄。B超检查肿块约4.1cm×3.6cm。拟方太子参15g，炒白术15g，土茯苓30g，莲子肉10g，莲须20g，炮山甲10g，水蛭3g，莱菔子15g，生蒲黄（包煎）10g，白芷10g，蜂房5g，血余炭10g，代赭石15g，香附10g，柴胡10g，延胡索10g，白芍20g，川朴10g，凌霄花15g，八月札15g，郁金12g，川楝子10g。嘱患者感觉好可连续服用3~4个月。

按语：该例患者从患病至今已经一年，目前一般情况良好，首诊辨证为湿热阻滞，给予清热利湿、化浊散结。以茵陈五苓散合春泽汤加味。方中茵陈、龙葵、蛇莓、龙胆草、栀子清热退黄，配以五苓散化气利湿，使湿从小便而出；生大黄清热泻下；草豆蔻芳香化浊，以宣利气机而化湿浊；代赭石祛瘀生新、降逆止呕；鳖甲重用软坚散结；焦神曲、焦山楂活血消胀。全方清热利湿、化浊散结。后来改为健脾和胃之剂服用。近年来病情稳定。由此提示，在胰腺癌的治疗中坚持中西医结合，发挥中医中药的多靶点效应在胰腺癌的治疗中具有非常积极的意义。

【各家经验】

1. 屠揆先诊治经验

许某，女，63岁，工人。1983年起上腹疼痛，食后尤甚，饮食减少，消瘦明显，在上海某医院检查，确诊为胰体癌。B超示肿块约10cm×5cm×4cm大小。给予口服呋喃氟尿嘧啶，每日3次，每次1片。1983年9月请屠老给予中药治疗。患者面色少华，精神萎靡，形体消瘦，食欲不佳，食后不适，上腹疼痛，二便尚调。舌苔微黄腻，根较厚，脉弦。体检：上腹中部可触及鸭蛋大肿块，质较硬，推之不移，触之疼痛，此属脾虚失运，湿毒瘀血中阻。治以健脾补气，化湿解毒，祛瘀消癥。处方：东北白参（另服）5g，苍术10g，生白术10g，黄连7g，肉桂（后下）7g，煅瓦楞15g，猪苓20g，茯苓10g，三七4g，生山楂30g，生赤芍10g，生白芍10g。每日1剂，随证略作加减。服药至1984年3月，B超复查，肿块消失。1989年9月B超示：肝、胆、脾、胰均正常，全身情况良好。至1992年尚存活，生活能自理，获得良好临床疗效。

2. 黄中槐诊治经验

李某，女，36岁，农民，于1976年3月20日在解放军109医院确诊为胰腺腺泡癌（病理号1174），于1976年4月28日求治于黄老。患者体质羸弱，面色萎黄，胁下疼痛，不思饮食。舌红苔黄，脉细数。黄老认为，此病是由于气、血、痰、食郁结、积聚、瘀滞而致，应坚者软之、结者散之、留者攻之、损者益之，需采取攻毒消肿、软坚散结、活血祛瘀以及补益气血等方法治疗。药用党参15g，白术10g，白芍10g，鸡血藤60g，牡蛎30g，薏苡仁30g，半枝莲60g，茯苓10g，玄参30g，花粉30g。每日1剂，水煎分2次服。此方系根据中医理论参照古方化裁而来。肿瘤从其现象来看，属于实证，但病程长，患者抵抗力已弱，若攻伐太过，就会导致正气越虚。黄老在实践中摸索治肿瘤既不能用大苦大寒之药，也不能用太温太燥之剂。大寒之品能加重气血的瘀阻，大热之药又易耗液伤津。上方连服30剂后，食欲渐旺，精神转佳。又以上方为基础，随证加入鳖甲、鸡内金、三棱、莪术、夏枯草、水蛭、山豆根、扁豆等继续应用3个月。患者体质逐渐恢复，食欲、二便已调，唯有双侧锁骨上下窝及右肩作胀。此时患者抵抗力已盛，根据病情可猛攻其癌，用柴胡10g、当归15g、丹参15g、鸡内金10g、生水蛭6g、夏枯草30g、白豆蔻10g、花粉30g、蜈蚣2条、七叶一枝花30g，每日1剂，水煎服。同时用柴胡30g、桔梗60g、当归90g、三棱60g、莪术90g、枳壳60g、郁金60g、乳香30g、没药30g、青皮30g、马钱子10g、蜈蚣10条，为末做蜜丸配合应用（服用此丸时必须注意服药反应，反应重者应停药或考虑一补一攻、两补一攻、三补一攻，审其病候，视其虚实而施之）。上方加减治疗

10 个月诸症悉除，一如常人而出院。黄老又介绍几个单方验方嘱其回家后自用，如鱼腥草、半枝莲、半边莲、旱莲草、芦根、紫花地丁、蜂房、龙葵、白花蛇舌草、核桃枝、仙人掌、苦树根等，常年服用。并带药丸一剂出院。在用中草药治疗期间，曾用 5－氟尿嘧啶和噻替派各 2 个疗程，并使用胰酶片、蜂乳、多种维生素、鲨肝醇片等辅助治疗。患者出院后一直坚持服自种的中草药并参加轻微体力劳动。随访多次，一直正常，仅时有后颈及腋下淋巴结肿大，但服用半枝莲等草药后即可消失。笔者随访至 1988 年 8 月 16 日已达 12 年，患者情况良好。

3. 高肇基诊治经验

程某，女，60 岁，1979 年 12 月 29 日初诊。1979 年 4 月上海第三人民医院 B 超示：左上腹肿块。12 月中旬行剖腹探查术证实：胰腺腺癌（体尾部），向胃、十二指肠、肝脏广泛转移，无法切除而关腹。转来中医治疗。症状：胸腹串痛，腹胀严重，腹水明显，终日卧床不起，半卧时疼痛加剧，坐则减轻，伴嗳气，胃纳减。舌质紫暗有瘀斑，苔白腻，脉细。辨证属湿热内蕴，入营伤阴，气滞血瘀。治宜清热解毒，渗湿利水，理气行滞，逐瘀软坚，益气养阴，扶正祛邪。方一：白花蛇舌草、石见穿、半枝莲、海藻、八月札、茯苓皮、天花粉、腹水草各 30g，穿山甲、皂角刺、山豆根、川楝子、鸡内金各 9g，失笑散（包煎）、延胡索、枳壳、楂曲、党参各 12g，柴胡、生甘草各 6g，白芍、生黄芪各 15g。水煎服，每日 1 剂。方二：白毛藤、白花蛇舌草、石见穿、猪苓、天花粉、腹水草、脱力草各 30g，半枝莲 24g，生鳖甲、山豆根、山药、白术、白芍、大腹皮、黄芪、沙参、生地、麦冬、谷麦芽各 15g，柴胡 4.5g，楂曲、玄参、丹皮各 12g，青陈皮、川楝子各 9g。水煎服，每日 1 剂。方三：太子参、白毛藤、白花蛇舌草、石见穿、生黄芪、山药、生薏苡仁、天花粉、谷麦芽、八月札、陈葫芦、脱力草各 30g，麦冬、白术、猪苓、诃子、大腹皮、六味地黄丸（包煎）各 15g，五味子、枳壳各 9g，楂曲 12g，补骨脂 20g，蚕茧壳 10 只。水煎服，每日 1 剂。以方一加减治疗 7 月余，腹水消退，腹胀改善，纳谷渐增，夜间有饥饿感，体力渐复，能起床活动，舌质紫红、苔少，脉细。正虚邪恋，治以清热养阴、理气导滞，拟服方二。1981 年 5 月 16 日复诊：病情平稳，腹痛消失，纳谷增进，体力渐复，能外出活动，唯乏力，嗳气，下肢轻度水肿，便溏。继服方二。11 月 19 日复诊：患者于 1981 年 6 月赴贵阳，停服上药 5 个月，其间劳累，且有精神创伤。现病情明显恶化，腹泻较频，消瘦纳呆，腹胀腹水，面浮足肿。属脾失健运，肝肾不足，气血已衰，治以扶正为主，佐以祛邪，姑予方三。不久病情恶化死亡，治后存活 2 年。

【述评与体会】

目前，外科手术仍是胰腺癌较有希望的疗法。但由于早期发现病例少，故治愈率仍然很低。现有抗癌药物对胰腺癌的敏感性不高，由于胰腺癌就诊时远处转移占 80% 以上，单纯放疗难以控制，故临床上多采用手术＋放疗或/和化疗的综合治疗方法。另外，还可进行基因治疗，但基因治疗有一定的缺点，由于肿瘤的发生是多基因协同作用、多因素参与和多阶段综合发展的结果，单纯导入某一抑癌基因或反义基因在实验中可能会取得一定疗效，但最终难以取得令人满意的临床疗效。有人采用胰腺周围组织隔离冷冻的方法，对 14 例不能切除的胰腺癌作了术中冷冻治疗，初步效果令人鼓舞，平均生存期已超过 1 年，最长者已达 4 年，其肿瘤明显缩小。总之胰腺癌目前的治疗水平不高。对胰腺癌的治疗应采用中西医结合的方法，因为中医中药在放化疗的整个过程中不仅可减轻放化疗的副反应，而且可对放化疗起到增敏的作用。近十年来，中医药治疗胰腺癌显示有其独到之处，尤其中西医结合治疗胰腺癌取得疗效，值得关注。

已有的文献提示，中西医结合治疗胰腺癌已取得一定的疗效。王桐等对晚期胰腺癌患者行胆肠内引流术，术后早期采用清热解毒、疏肝利胆、活血化瘀、通里攻下之法，方用大承气汤及大柴胡汤加减。术后晚期以扶正固本为主，方用十全大补汤、生脉散、补中益气汤等。为了预防胰瘘，给予善得定营养支持，术后使用常规化疗药 5 - FU，呋喃氟尿嘧啶。结果 15 例术后无并发症，出院后仅 2 例死亡，存活 11 个月和 12 个月，其余 13 例平均存活已达 11.1 个月。李增灿等对 35 例胰腺癌患者行超声引导下局部药物注射（顺铂 10～20mg，用纯乙醇 10～20ml 稀释），经皮经肝留置胆道支撑管胆汁内引流并服中药"胰宝康泰"治疗，取得满意效果。胰宝康泰由生薏苡仁、冬凌草、白花蛇舌草、佛甲草、肿节风、白术、三棱、莪术、黄芪、白芍等组成。结果显示其半年、1 年、2 年生存率分别为 88.7%、68.6% 及 51.4%，中位生存期为 10.3 个月。贺用和等采用中西医结合治疗中晚期胰腺癌 63 例。将患者分为中药组、化疗组和介入组 3 组。中药组方用膈下逐瘀汤加减；化疗组用膈下逐瘀汤加减 + 短程全身化疗；介入组用膈下逐瘀汤加减 + 动脉插管化疗灌注术。临床观察显示：动脉插管化疗配合中药组效果最好，有效率为 23%；半年、1 年生存率分别为 83% 和 58.3%。李秋等将不能手术的晚期肝癌、胰腺癌患者共 82 例随机分成 3 组，分别给予参芪抑癌液、细胞因子和常规化疗。参芪抑癌液由人参、黄芪、蟾酥、斑蝥提纯而制成注射液。结果显示参芪抑癌液组、细胞因子组、常规化疗药组患者生存时间分别为 11.3 个月、9.5 个月、8.5 个月；参芪抑癌液组、细胞因子组在改善症状方面也均优于常规化疗组。王炳胜等治疗晚期胰腺癌患者 58 例，将其随机分成两组，28 例行放疗和介入化疗（A 组），与 30 例放疗、介入化疗及益气活血中药并用（B 组）进行比较。结果：A、B 两组近期有效率为 53.6% 和 67.6%。腹痛和黄疸缓解率：A 组分别为 57.1% 和 50.0%，B 组分别为 83.3% 和 76.7%，两组比较差异显著（P < 0.05）。B 组消化道反应（4 例）明显轻于 A 组（11 例）。1、2 年生存率：A 组分别为 50.0% 和 21.4%，B 组分别为 80.0% 和 46.6%，两组比较差异显著（P < 0.05）。临床效果提示：益气活血中药能减轻放化疗所致的消化道反应，改善临床症状，延长 1～2 年生存期。刘鲁明等采用中医清热理气、化痰散结法为主治疗胰腺癌，治疗结果显示：中药化疗组 1 年生存率 55.37% ± 3.24%，2 年生存率 34.61% ± 16.31%，3 年生存率 25.96% ± 24.64%，5 年生存率 25.96% ± 24.64%，中位生存期 16.3 个月；而化疗组分别为 21.95% ± 27.54%，7.31% ± 27.54%，0%，7.5 个月。两组差异显著（P = 0.004）。进一步分析发现，中药化疗组肿瘤缩小以及主症好转情况均明显优于化疗组（P = 0.049，P = 0.002），提示中药

加化疗治疗组疗效明显优于单纯化疗组。中药化疗治疗组病例还提示少数患者在服用中药1年后，肿瘤明显缩小，个别患者 CT 检查甚至发现剖腹探查证实的胰腺肿块基本消失（该患者目前已生存6年），提示中医药治疗本病的最佳疗效评定应在1年以后，这与以往的中医药在胰腺癌治疗中的作用主要是改善症状、延长生存期，对肿瘤本身作用并不明显的认识有异，值得重视并进一步加以研究。2003年，他们对胰腺癌伴肝转移的31例患者进行了前瞻性研究，发现采用胰腺三维适形放疗和肝动脉灌注化疗结合清胰消积中药的16例患者，临床受益率为58.3%，客观有效率为25%，半年、1年生存率分别为66.7%、38.1%，中位生存期11.6个月，最长生存例已达29个月。前期的动物实验证明，清胰消积方能抑制肿瘤生长及诱导肿瘤细胞凋亡，提高胰腺癌 G_0/G_1 期细胞比例，降低 $S + G_2/M$ 细胞比例及细胞增殖指数（PI 值），提示其抑瘤作用可能通过阻遏 G_0/G_1 期细胞向 S 期的进展，降低进入增殖周期的细胞比例而实现。可以预期中医中药在胰腺癌的治疗中会有较大的发展。

第四节　原发性肝癌

原发性肝癌是指发生于肝细胞或肝内胆管细胞的恶性肿瘤。本病高发于亚洲和非洲不发达国家；在较发达和发达国家如欧洲、美洲及大洋洲发病率较低。以中壮年发病率较高。本病也是我国常见恶性肿瘤之一。据统计，我国20世纪90年代初，肝癌死亡率为20.40/10万（其中男性为29.07/10万，女性为11.23/10万），在部分城市为19.50/10万，在部分农村为20.72/10万。在所有肿瘤死亡人数中居第2位，在农村仅次于胃癌，在城市则次于肺癌。我国肝癌高发于江苏、福建、广东、广西等东南沿海地区的江、河、海口与岛屿。在肝癌高发区如启东、同安、顺德、扶绥等县，其死亡率达30/10万以上。江苏启东县，年发病率为49.27/10万，男性多于女性，平均年龄为48.5岁，在广西扶绥县肝癌发病率也很高。除了集中高发以外，散在发生的肝癌越来越多，严重威胁着人们的健康和生命。

中医文献中无原发性肝癌的病名，根据临床表现，大致属于肝积、积聚、肥气、痞气、黄疸的范畴。如《难经》载："脾之积，名曰痞气。在胃脘，腹大如盘，久不愈。令人四肢不及，发黄疸，饮食不为肌肤。"《肘后备急方·治卒心腹癥坚方》曰："治卒暴腹中有物如石，痛如刺，昼夜啼呼，不治之百日死。"宋代《圣济总录》云："积气在腹中，久不瘥，牢固推之不移者………按之其状如杯盘牢结，久不已，令人身瘦而腹大，至死不消。"以上所描述的症状与肝癌近似。

【病因病机】

（1）正气虚弱：早在《内经》就明言"正气存内，邪不可干"，"邪之所凑，其气必虚"。这是中医对疾病发病机制的主要认识之一，肿瘤的发病也不例外。外邪入侵，只有在正气虚弱的基础上才可导致气滞血瘀、痰湿凝聚。正如汉·华佗《中藏经》所言："积聚癥瘕杂虫者，皆五脏六腑真气失而邪气并，遂乃生焉，久之不除也。"金·张元素《证法机要》说："壮人无积，虚人则有之。脾胃怯弱，气血两衰，四时有感，皆能成积。"明·李中梓《医宗必读》说："按积之成也，正气不足，而后邪气踞之，如小人在朝，由君子之衰也。"

（2）情志久郁：肝主疏泄，调畅气机，故一身之气机畅达与否主要责之于肝。若情志久郁，疏泄不及，气机不利，气滞血瘀，是肝癌形成的主要因素之一。正如《素问·通评虚实论》说："膈塞闭绝，上下不通，则暴忧之病也。"

（3）脾虚湿聚：饮食失调，损伤脾胃，气血化源告竭，后天不充，致使脏腑气血亏虚。脾虚则饮食不能化生精微，而变为痰浊，痰阻气滞，肝脉阻塞，痰血互结，形成肝癌。《卫生宝鉴》说："凡人脾胃虚弱或饮食失常或生冷过度，不能生化，致成积聚结块。"《医宗必读》也说："积之成也，正气不足，而后邪气踞之。"

（4）湿热结毒：情志不遂，气滞肝郁日久，化热化火，火郁成毒，肝郁乘脾，运化失常，痰湿内生，湿热结毒，郁阻胆道，形成肝积，多伴胆汁外溢。

（5）肝阴亏虚：热毒之邪阻于肝胆，久之耗伤肝阴，肝血暗耗，导致气阴两虚，邪毒内蕴，此为本虚标实。

总之，肝癌病位在肝，与脾、胆、胃密切相关。其病机复杂，统而言之为正虚于内，邪毒凝结。故病证危重，防治棘手。

【发病机制】

原发性肝癌的病因尚未完全清楚，可能与多种因素的综合作用有关。

近年研究着重于乙型和丙型肝炎病毒，黄曲霉毒素 B_1 和其他化学致癌物质与肝癌发病的关系。我国肝癌的主要致病因素有病毒性肝炎感染（我国肝癌患者中约90%有乙型肝炎病毒感染背景，约10%~30%有丙型肝炎病毒感染背景），黄曲霉毒素的摄入以及农村中的饮水污染（如蓝绿藻毒素为促肝癌剂），其他还有饮酒、吸烟、遗传因素等。为此，20世纪70年代我国结合国情提出的"改水，防霉，防肝炎"的肝癌一级预防七字方针，至今仍然有用，并已获得初步成效。尤其是近年来全国开展的新生儿的乙肝疫苗接种，已在新的一代明显降低了乙型肝炎的感染率，从而预期在若干年后降低肝癌的死亡率。

其他因素如中华分枝睾吸虫，可刺激肝内胆管引起炎症，炎症增生硬化，最终也可癌变。血吸虫流行区，虫卵在汇管区沉积纤维化，肝细胞损伤，也有导致癌变的机会。另外营养不良性肝损伤、酒精中毒性肝硬化，随着时间的推移，修复损伤也会导致肝癌的发生。

另外，肝癌患者家族史强阳性，有肝癌家族史者比无肝癌家族史者发病率高。在肝癌患者的遗传基因染色体中发现异常，染色体畸形。

【病理表现】

1. 大体分型

（1）巨型：约占肝癌总数的51%，右肝多于左肝，肝内肿块直径在10cm以上。

（2）结节型：肝内大小不等结节，肿瘤直径在 0.5~6.5cm，占肝癌总数的 47.6%。

（3）弥漫型：此型肝癌较少见，发展快，病情转化较快，占肝癌总数的 1.4%。

2. 组织学分型

分为肝细胞型肝癌，胆管型肝癌和混合型肝癌。肝细胞癌其细胞与肝细胞相似，并常在肝硬化基础上发生；胆管细胞癌其细胞与胆管上皮相似。我国肝癌中肝细胞癌约占 90%，胆管细胞癌约占 5%，而肝细胞癌与胆管细胞癌的混合型肝癌亦约占 5%。肝细胞癌可软可硬，但多较硬；易坏死出血；色土黄、暗红或带绿（胆汁）；易侵犯血管（门静脉或肝静脉）形成瘤栓，而侵犯胆管较少；常伴肝硬化。胆管细胞癌则罕见合并肝硬化；质多坚硬致密，呈灰白色；常表现为浸润性；坏死与出血较少见；可见脐凹。

【临床表现】

肝癌分亚临床期（早期）和临床期（中、晚期）。前者多无症状，而临床期症状多，但缺乏特异性，通常发展迅速，且不易为一般治疗所缓解。

1. 症状

肝癌早期无特殊明显征象，如有征象者已属晚期，约 30%~40%。

（1）肝区疼痛：肝区出现间歇或持续刺痛、胀痛、钝痛等不同程度的疼痛。疼痛的产生是由于迅速长大的肿瘤把肝脏的包膜张力增大所致，严重时可放射到背部及右肩部。有的误诊为急性胆囊炎、胆结石，甚至误诊为阑尾炎而延误了治疗。如果肝脏破裂，可引起剧烈疼痛，患者可以屏住呼吸，如刀割样疼痛。

（2）腹胀：腹部胀满较为多见，尤以左肝肿大时上腹部胀满症状更加明显。腹大叩鼓，胀痛严重时不得卧。

（3）消化道症状：纳差厌油，恶心呕吐，腹泻或大便不规律，甚至出现消瘦乏力。

（4）腹部肿块：无痛性上腹部肿块，随呼吸上下移动，与肝下界分不清，应该考虑肝脏肿瘤，有相当一部分患者是在无意中发现，如洗澡时、晚间睡觉时，或在碰到某一处时觉得上腹部有硬块。

（5）发热：肝癌患者往往有发烧症状，呈持续或弛张型，体温波动在 37.5℃~38℃ 之间，或高达 39℃ 以上。原认为肝细胞坏死后进入血液引起发热，经进一步研究，认为肝癌发烧是由于肝癌细胞产生 2-5 表异雄酮增多，不能与肝内的葡萄糖醛酸结合，2-5 表异雄酮是一种致热物质，可引起发热。另外胆固醇不能循正常途径降解为胆酸而变成石胆酸，石胆酸也是一种致热物质，故肝癌时有发热症状。

（6）出血现象：患肝癌时，肝脏功能明显降低，凝血机制发生障碍，患者可出现皮下出血、鼻衄、齿龈出血、月经过多，甚至呕血、便血，晚期肝癌可发生弥漫性血管内凝血（DIC）。

（7）转移情况：肝癌最易发生肺转移，病人可出现胸痛、咳嗽、咯血、憋气等症状，也可以转移到胸膜，形成胸腔积液。骨转移也很常见，常累及椎骨、肋骨、四肢长骨、颅骨和锁骨。椎骨转移尤为严重，由于骨质破坏，压迫脊神经可以引起下肢瘫痪。

2. 体征

（1）肝肿大：为进行性，是肝癌的一个重要特征。右上肝癌可引起肝上界上移，肋下可扪及肝脏，但无结节；右下肝癌常可直接扪及肿瘤；左叶肝癌可表现为剑突下肿块，如为左外叶肝癌，则其肿块右侧有明显切迹。

（2）腹水：门静脉高压或门静脉内癌栓形成或晚期肝癌营养失调、低蛋白血症等可出现腹水，有的出现高度腹水，腹大如蛛，多属晚期表现。

（3）脾大：既往有肝硬化的患者，可见门静脉高压、脾淤血，甚至出现脾脏增大。

（4）黄疸：晚期肝癌可有黄疸形成，由于肝门淋巴结肿大压迫或肝细胞破坏严重，出现黄疸。

【临床分期】

原发性肝癌分期标准（2001 年 9 月中国抗癌协会肝癌专业委员会广州会议制订）：

Ⅰa　单个肿瘤最大直径≤3cm，无癌栓、腹腔淋巴结及远处转移；肝功能分级 Child A。

Ⅰb　单个或两个肿瘤最大直径之和≤5cm，在半肝，无癌栓、腹腔淋巴结及远处转移；肝功能分级 Child A。

Ⅱa　单个或两个肿瘤最大直径之和≤10cm，在半肝，或两个肿瘤最大直径之和≤5cm，在左右两半肝，无癌栓、腹腔淋巴结及远处转移；肝功能分级 Child A。

Ⅱb　单个或两个肿瘤最大直径之和＞10cm，在半肝，或两个肿瘤最大直径之和＞5cm，在左右两半肝，或多个肿瘤，无癌栓、腹腔淋巴结及远处转移；肝功能分级 Child A。

肿瘤情况不论，有门静脉分支、肝静脉或胆管癌栓和/或肝功能分级 Child B。

Ⅲa　肿瘤情况不论，有门脉主干或下腔静脉癌栓、腹腔淋巴结或远处转移之一；肝功能分级 Child A 或 B。

Ⅲb　肿瘤情况不论，癌栓、转移情况不论；肝功能分级 Child C。

【诊断】

1. 实验室检查

肝癌肿瘤标记物已有 100 多种，但目前对原发性肝癌的诊断仍以 AFP 为主，但其敏感性难以满足临床需要，AFP 低浓度或阴性的患者容易造成漏诊。因此，多种肝癌标记物的联合检测可以提高诊断的敏感性及特异性，临床应根据实际需要，选取合适的指标进行联检，如 AFP、AFU 与 γ-GT-Ⅱ联检，AFP、AFU 与 DCP 联检等，以免出现假阳性，也可避免给患者带来不必要的负担。

2. 影像学检查

肝癌的影像学诊断对肝癌的定位、定性有重要的参考价值，主要包括超声显像（US）、X 线计算机断层扫描（CT）、磁共振显像（MRI）、放射性核素显像、选择性肝血管造影等，可根据需要选择应用。

（1）超声显像

超声显像是肝癌定位诊断中最常用、分辨力高的定位诊断方法，其意义包括：①可检出 1~2cm 的占位。②有助于提示占位性病变属液性或实质性。③对实质性占位性病变亦常可提供有价值的材料以作鉴别。如肝癌常呈"失结构"占位，周围常有晕圈，小肝癌常呈低回声占位，大肝癌或呈高回声，或高、低回声混合，亦可有中央液化区，而常需与肝癌鉴别的肝血管瘤则无晕圈，边界清，常可见血管进入。④确定肝癌在肝内的位置及其与血管的关系，从而有利于指导治疗方法的选择及手术的进行。⑤了解肝癌在肝内及邻近组织器官的播散与浸润，通常在大的肝癌周围常见卫星结节或示包膜不完整。⑥了解肝内静脉、门静脉和肝静脉有无癌栓及其范围，这对治疗的选择与预后至关重要，亦可了解癌栓是否蔓延至下腔静脉或门静脉主干。⑦超声导引下尚可作穿刺活检，瘤内无水酒精注射等。

近年来，彩色超声问世，进一步为弄清实质性占位的性质提供了更准确的材料，包括其内血管的有无等。

（2）CT

CT 是目前肝癌定位诊断中的常规检查，其意义包括：①了解病灶位置、大小、数目及其与血管的关系，检出下限约为 1cm；②有助于提示病变性质，如增强扫描有助于与肝血管瘤鉴别；③指导体外放疗的定位；④了解肝癌是否向周围组织器官侵犯。肝癌通常呈低密度区，边界清或模糊，大肝癌常有中央液化，增强扫描早期病灶密度高于癌周肝，10~30 秒密度下降至低于癌周肝，使占位更为清晰，并持续数分钟。

近年碘油 – CT（lipiodol – CT）颇受重视，此乃 CT 与肝动脉造影合并的所谓 CTA 的一种形式，即经肝动脉先注入碘油，约 1 周后做 CT，常有助于检出 0.5cm 的小肝癌，但亦有假阳性者。

（3）MRI

MRI 与 CT 比较有以下特点：①可获横断面、冠状面与矢状面 3 种图像。②对软组织的分辨优于 CT。③无放射线损害。④对血管瘤鉴别较佳。但检出率似不优于 CT，通常检出下限为 1~1.5cm。通常肝癌结节在 T1 加权图呈低信号强度，在 T2 加权图呈高信号强度；亦有在 T1 时呈等信号强度，少数为高信号强度，肝癌如有包膜，在 T1 加权图中示肿瘤周围有一低信号强度环，而血管瘤、继发性肝癌则无。有癌栓时 T1 呈中等信号，T2 示高信号强度。

3. 其他检查

侵入性诊断手段主要有腹腔镜和肝穿刺，近年细针穿刺颇受青睐。非手术治疗的患者，为取得确切病理诊断，可在超声引导下细针穿刺。

【治疗】

1. 治疗原则

肝癌应遵循的治疗原则是早期综合治疗。目前，肝癌手术切除者不足10%，绝大多数患者有赖于药物治疗。中药和化疗是药物治疗的两大支柱。

2. 中医辨证施治

（1）肝郁脾虚证

证候：两胁胀痛，右侧为甚，胸闷不舒，郁怒加重，食少腹胀，嗳气反酸，胁下痞块，坚硬如石，神疲乏力，苔薄白，舌质正常或暗，脉细弦。

基本治法：疏肝理气，益气健脾。

方药运用：四君子汤（《太平惠民和剂局方》）合逍遥散（《太平惠民和剂局方》）、左金丸（《丹溪心法》）加减。

醋柴胡 10g，当归 10g，杭白芍 15g，茯苓 20g，太子参 15g，生黄芪 30g，郁金 10g，香附 10g，青皮 10g，陈皮 10g，八月札 15g，白术 15g，凌霄花 6g，代赭石（先煎）30g，黄连 20g，吴茱萸 3g。

方中太子参、生黄芪、白术、茯苓益气健脾，柴胡、郁金、香附、青皮、八月札疏肝解郁、理气消胀、行气止痛；凌霄花、陈皮、代赭石、黄连、吴茱萸清肝利胆、和胃止呕、降逆制酸。诸药合用，疏肝理气，益气健脾。

加减：胁痛重者，加延胡索 10g，乳香 5g，徐长卿 15g，急性子 3g。

（2）气滞血瘀证

证候：胁痛如刺，痛引腰背，固定不移，夜间痛甚，脘腹胀闷，恶心食少，嗳气呃逆，倦怠乏力，胁下结块，尿短赤，便干或便溏，苔薄或黄干，舌紫暗，有瘀斑，脉弦细或涩。

基本治法：行气活血，化瘀消积。

方药运用：桃红四物汤（《医垒元戎》）合化积丸（《类证治裁》）加减。

桃仁 10g，红花 10g，川芎 10g，熟地 12g，莪术 10g，三棱 10g，延胡索 10g，杭白芍 15g，当归 10g，香附 10g，生牡蛎（先煎）30g，八月札 20g，郁金 10g，炮山甲（先煎）10g，水蛭 3g，代赭石（先煎）30g，焦神曲 15g，焦山楂 15g，土鳖虫 10g，白屈菜 6g，凌霄花 6g。

方中桃仁、红花、川芎、三棱、莪术、凌霄花、八月札、延胡索、土鳖虫活血化瘀、行气止痛，治癥瘕积聚；炮山甲、水蛭二药合用，善走血，可攻积久之血凝血聚之病，用于多种肿瘤；当归、熟地、白芍养血柔肝；郁金、香附疏肝理气、解郁止痛，代赭石配合活血药治血分则祛瘀生新，又可降逆止呕；鳖甲、生牡蛎软坚散结；焦神曲、焦山楂活血消胀；白屈菜清热解毒抗癌。诸药合用行气活血，化瘀消积。

加减：胁痛重者，加延胡索 10g，乳香 5g，徐长卿 15g，急性子 3g，苏木 10g；或花椒 5g，荜茇 5g，狼毒 3g，香附 10g。

（3）脾虚湿困证

证候：两胁隐痛、胀痛，乏力，纳差，消瘦，腹泻腹胀，肢体浮肿或有腹水，面色晦暗，舌质淡胖，苔白腻或浊腻，脉弦滑或濡滑。

基本治法：健脾化湿，益气消痞，解毒抗癌。

方药运用：枳实消痞丸(《兰室秘藏》) 加减。

枳实 10g，白术 15g，太子参 15g，黄芪 30g，茯苓 15g，生麦芽 30g，薏苡仁 30g，制半夏 10g，厚朴 10g，黄连 15g，干姜 6g，鸡内金 30g，代赭石 30g，藤梨根 15g，凌霄花 6g，八月札 10g，白花蛇舌草 30g。

方中白术、太子参、黄芪、茯苓、薏苡仁、半夏益气健脾、化湿消积，在健脾基础上使用枳实达健脾消积之目的；凌霄花、八月札、代赭石疏肝解郁、活血化瘀、降逆止呕；厚朴行气消胀；生麦芽为升脾要药，鸡内金为降胃要药，二药合用使脾胃和合，升降有序，脾开胃健，使气机更加调畅；黄连、干姜和胃止呕；藤梨根、白花蛇舌草解毒抗癌。诸药合用，健脾化湿，益气消痞，解毒抗癌。

加减：腹泻者，加炮姜 10g，草豆蔻 10g，儿茶 10g，赤石脂 10g，诃子肉 10g。

（4）湿热蕴结证

证候：上腹肿块，坚硬刺痛，脘腹胀满，身目尽黄，腹大鼓胀，发热出汗，心烦口苦，恶心食少，便结溺赤，苔黄腻，舌紫暗，脉弦滑而数。

基本治法：清热利湿，解毒抗癌。

方药运用：茵陈蒿汤(《伤寒论》) 加味。

（5）肝阴亏虚证

证候：胁肋隐痛，眩晕，口苦耳鸣，形体羸瘦，低热盗汗，五心烦热，烦躁易怒，腹大胀满，青筋怒张，黄疸溺赤，呕衄便血，苔少，舌红绛，脉虚细数或虚细。

基本治法：滋养肝阴，清热抗癌。

方药运用：一贯煎(《柳州医话》) 合四物汤(《太平惠民和剂局方》) 加减。

沙参 15g，麦冬 15g，当归 10g，生地 30g，熟地 15g，砂仁（后下）6g，枸杞子 30g，川楝子 6g，丹皮 15g，杭白芍 15g，川芎 10g，生黄芪 30g，青蒿 30g，半枝莲 30g，龟板（先煎）30g，鳖甲（先煎）30g，龙葵 30g，桃仁 10g，旱莲草 10g，仙鹤草 30g。

方中沙参、麦冬、当归、枸杞子滋养肝肾，加砂仁芳香化浊、醒脾开胃，防滋补之药过腻，川楝子疏肝理气，使肝体条达；以四物汤加桃仁、生黄芪养血活血，补而不滞，龟板、鳖甲滋阴潜阳、软坚散结；青蒿、半枝莲、龙葵清热解毒、泻胆退黄；旱莲草、仙鹤草凉血止血。诸药合用滋养肝阴，清热抗癌。

加减：目干涩加女贞子 12g，草决明 15g；肝火亢盛易怒加龙胆草 10g，黄芩 10g，栀子 10g。

3. 中成药

（1）金龙胶囊：由鲜金钱白花蛇、鲜守宫、鲜蕲蛇组成。具有破瘀散结、解郁通络之功效，用于治疗原发性肝癌血瘀郁结证。口服，每次 4 粒，每日 3 次。

（2）复方斑蝥胶囊：由斑蝥、人参、黄芪、刺五加、三棱、半枝莲、莪术、山萸肉、女贞子、熊胆、甘草组成。具有破血散瘀、益气养血作用，用于治疗原发性肝癌等。口服，每次 3 粒，每日 2 次，30 天为 1 疗程。

（3）金槐耳冲剂：该冲剂是由槐耳子实体中分离出来的槐栓菌经固体发酵制成槐耳菌质，具有祛风破血、益气力之功效。每次 1 包（20g），每日 3 次。

4. 中药外治

外治中药大多数与内服药疗效相仿，但药物经皮肤或黏膜吸收，作用慢而持久。

（1）高雪梅等将乳香、没药、莪术、延胡索、三棱分别碾为细粉，过 80 目筛，再准确称取冰片粉、麝香粉、三七粉，用等量递加稀释混合法，研磨混合均匀，加少量酒精或甘油调成糊状，涂敷在肝区或肝肿块的痛点处，然后用纱布盖好，每天更换 2 次，10 天为 1 疗程。对照组口服奈福泮 20mg，日 3 次，10 天为 1 疗程。治疗组总有效率为 90%，对照组总有效率为 70%。

（2）何子强等以生南星、生附子、生川乌、马钱子、乳香、没药、芦根、冰片等制成速效镇痛膏，对 26 例原发性肝癌疼痛进行治疗。总有效率达 84.62%。起效迅速，止痛时间长，无成瘾性和依赖性。

（3）李佩文等采用消水方外敷治疗原发性肝癌合并腹水患者 45 例，改善症状有效率达 86.7%，腹水减少，腹胀减轻，食欲增加。

（4）胡怀强等以昆布、海藻、灵芝、郁金、香附、白芥子、鳖甲、大戟、甘遂、马钱子、蜈蚣、全蝎、蟾蜍、鲜桃树叶等制成膏药，用时把麝香 0.12g 撒在其膏药上面，敷于肝区，20 天为一个疗程，治疗原发性肝癌疼痛 46 例，总有效率 100%，显效 36 例，好转 10 例。

（5）牛志新等以白屈菜、野艾、蚤休、山慈菇、生草乌、洋金花、生白附子等药制成瘤痛消贴膏，外贴肝区疼痛部位治疗原发性肝癌疼痛 32 例，对照组 20 例应用西药止痛，按 1987 年 WHO 疗效评定标准，两组疗效无显著性差异。

5. 单验方

（1）孙氏协定方：太子参 15g，白术 14g，茯苓 15g，凌霄花 12g，八月札 10g，水红花子 10g，天花粉 6g，鳖甲（先煎）15g，枸杞子 15g，莪术 8g，桃仁 6g，天冬 15g，生山楂 10g，枳壳 10g，川朴 10g，白花蛇舌草 30g。

（2）茯苓多糖注射液：茯苓多糖注射液，具有提高免疫功能和抗癌作用。

（3）乌头碱注射液：2ml，肌注，每日 2 次，30 天为 1 疗程。

（4）大黄䗪虫丸、鳖甲煎丸、西黄丸、梅花点舌丹等。

（5）清开灵注射液：静脉点滴，隔日 1 次或每日 1 次，每次 20～30ml。

6. 手术治疗

是否采用手术治疗主要取决于肿瘤的大小和部位，以及未受累肝脏的情况，弥漫型原发性肝细胞癌（HCC）患者以及具有进行性肝硬化者通常认为不能切除。由于许多患者有肝硬化，因而尽可能保留足够多的有功能的肝组织以防术后肝衰竭。小的病灶常行次区段或区段切除，尤其是有肝硬化时，适时术中 US 为最小范围的切除术提供技术上的帮助，即在准确定位和门、肝静脉的连接方面提供帮助。这使失活肝组织减至最小程度，因而减少了脓肿和出血的发生。大的病灶需行多个肝区段切除，原发性 HCC 的切除率约为 10%。手术死亡率随着切除范围的增长而增加，并与剩余肝组织的功能成反比。世界文献资料的手术死亡率为 5%~33%。长期生存率则取决于肿瘤类型和与肝硬化、肝炎并存的类型和程度。1 年生存率报道约为 80%，而 5 年生存率为 30%~46%。许多原发性肝癌患者已进行了肝移植。进行移植的理想患者应该是病灶生长缓慢的纤维膜性癌，或发生于明显肝硬化的病灶。虽然短期结果令人鼓舞，但肿瘤的转移使 3 年生存率持续下降，仅为 25% 左右。

7. 栓塞治疗

经皮股动脉穿刺肝动脉栓塞术（transcatheter arterial embolization，TAE）是近年迅速发展的肝癌局部治疗方法之一，并被认为系不宜手术治疗的肝癌的最好疗法。由于肝细胞癌结节约 90% 血供来自肝动脉，如将供应肿瘤的肝动脉支加以栓塞，即可导致肿瘤结节大部坏死，如配以化疗将杀伤更多癌细胞。因此临床上常予化疗 + 栓塞（chemoembolization）的办法，常用的栓塞剂为碘油。化疗药物则常用顺铂、阿霉素或有阿霉素、丝裂霉素等。TAE 的关键乃反复多次，多次 TAE 能有效延长生存期。

8. 化疗

化疗适于不宜手术的中期患者和姑息性切除术后的患者；部分根治性切除患者亦有作预防性使用者，但疗效仍不确切。化疗的禁忌证包括晚期肝癌，肝功能失代偿者，合并肝癌结节破裂或消化道出血者，全身情况差，骨髓明显受抑，重要器官功能障碍者等。

几乎所有的化学抗癌物皆曾被试用于肝癌，但常规的单一药物确有疗效的不多。稍能见效的药物有：氟尿嘧啶，阿霉素，表阿霉素，顺铂，丝裂霉素等。

经肝动脉灌注化疗能使肝内化疗药物浓度明显提高，从而能提高疗效。化疗药物经肝动脉导管灌注亦使药物的毒副反应明显减低。临床主要采用经皮穿刺 Seldinger 方法插管，行肝动脉灌注，疗效有所提高。临床上多结合肝动脉栓塞疗法进行。近有报道，经剖腹手术植入肝动脉插管，并在皮下植入灌注泵，经该泵投用氟尿嘧啶脱氧核苷（FUDR）0.3mg/（kg·d），共 14 天，丝裂霉素每次 10mg/m²，每 4 周 1 个疗程，10 例肝癌治疗后平均生存 25.5 个月，是一种有效的方法。

9. 放疗

通常放疗较适于局限性不能切除的较大肝癌，最好为单个结节；少数门静脉分支癌栓并非禁忌；有黄疸腹水者不宜进行，但个别不大的肝癌压迫肝门引起黄疸经局部放疗后常因肿瘤缩小而黄疸消退。肝癌如采用局部照射，准确定位至关重要，必须力求照射野覆盖整个肿瘤而不漏网。局部放疗对肝癌的骨转移有明显姑息性止痛作用。

10. 生物治疗

生物疗法已被认为是肿瘤的第 4 种疗法，即手术、放疗、化疗法外的又一疗法。生物治疗通常不适合单独用于大肿瘤的治疗，而较适合用于小癌或手术和其他治疗后的残癌，但中晚期肝癌使用 LAK 等治疗仍有一定疗效。

11. 导向治疗

导向治疗是用对肝癌细胞有亲和力的抗体或化合物作载体，与放射性核素、化疗药物、毒蛋白或细胞因子等交联，以达到较多消灭肿瘤和较少损害机体的目的。这一设想在理论上十分诱人。但近十余年的实践证明，人体十分复杂，各种在体外验证十分特异的载体进入人体后，因受到各种生理屏障、非特异性吸附、肿瘤血管的多少与有无等影响，其体内导向性能远不如体外。加上目前所用大多为抗体，特别是单抗体，进入人体很容易产生抗体，而影响重复应用。

导向治疗宜作为综合治疗之一加以应用，今后的努力方向包括：寻找更特异的载体——"人源"或"人化"单抗，以免抗体的产生；探索双功能抗体；研究以生物调节因子（BRMS）为弹头的导向治疗。由于基因工程的进步，各种嵌合抗体已不难制备。另外有些放射性核素亦已作为弹头进入临床试验。

12. 其他局部治疗

目前关于肿瘤局部治疗的种类，如从广义而言，则凡以作用于肿瘤局部为主的治疗均属于此，甚至肝动脉结扎、栓塞、插管化疗、局部外放射、导向治疗均可属局部治疗。除前面已述及的冷冻、激光、微波等，近年瘤内无水酒精注射的使用颇为广泛。无水酒精可导致肿瘤凝固性坏死，其治疗的重点为：①力求无水酒精能覆盖整个癌结节；②必须重复多次进行。

【预防与调护】

1. 预防

肝癌的全面防治包括三级。

一级预防：即病因预防，为最根本的预防，经二十余年验证"改水，防霉，防肝炎"的七字方针仍是我国当前肝癌一级预防的主要内容。

二级预防：即早期发现、早期诊断与早期治疗则可在较短时间内见效，且事半功倍。

三级预防：即临床治疗，目前虽已有不少实质性进展，但大幅度提高疗效的前景仍不容乐观。

2. 护理

（1）对肝功能的护理：肝功能的储备是肝癌患者赖以生存的根基、维持生命的前提，与预后密切相关。治疗肝癌时，需要对肝功能倍加呵护，护理中密切注意肝功能的变化，及时使用保肝药物，注意营养补充。

（2）情志护理：情志波动对肝病影响很大，护理中应针对患者的各种思想包袱和顾虑进行耐心的安慰，使患者对疾病有正确的认识，及早消除紧张、恐惧、绝望等情绪。

【临证经验】

1. 常用药对

（1）凌霄花15g，八月札15g 疏肝理气，活血散结。

（2）三棱 10g，莪术 5g　破血行气，消积止痛。三棱具有从血药则治血，从气药则治气，合用则消癥瘕结块的作用，可用于多种肿瘤。

（3）龙葵 30g，蛇莓 15g　清热解毒，消肿散瘀。对痰火交阻患者尤为适宜。

（4）穿山甲 10g，水蛭 3g　二药合用，善走血，可攻积久之血凝血聚之病，用于多种肿瘤。

（5）生麦芽 15g，鸡内金 10g　生麦芽为升脾要药，鸡内金为降胃要药，一升一降脾胃和合，升降有序。

（6）鸡内金 30g，丹参 15g　祛瘀生新，开胃止痛。治疗溃疡病，肝脾肿大，食欲不振。

（7）海金沙 30g，鸡内金 30g　化积利水，治疗黄疸腹水。

（8）香附 12g，乌药 10g　理气止痛，治疗腹胀痛。

（9）木香 10g，乌药 10g　理气消胀，治疗腹胀肠鸣。

（10）苍术 10g，厚朴 10g　苍术健脾燥湿，厚朴行气消胀。用于痰饮水肿。

（11）黄连 12g，干姜 5g　和胃止呕，治疗呕吐泛酸，胸闷嘈杂。

（12）炒山药 20g，炒白术 10g　健脾止泻，而且山药具有保护肝功能作用。

（13）旋覆花 10g，代赭石 30g　降气止呕，用于脾胃气虚，痰湿上逆所致嗳气、呃逆、呕吐等。

（14）水红花子 10g，桃仁 6g　活血散结，有防治肝纤维化作用。

（15）生黄芪 30g，当归 10g　益气养血活血。

（16）龙葵 30g，泽泻 15g　清热解毒抗癌，消肿散瘀利水，对消胸腹水有较好作用。龙葵用量过大、时间过长可引起白细胞下降，应注意。

2. 验案举例

案一．肖某，男，49 岁，北京市人。

1972 年在外院诊断为肝癌，并发腹水，在西医院无特殊治疗转来我院行中医治疗。初诊时搀扶到门诊，面色晦暗，腹大如蛛，下肢水肿。自诉：腹胀，肝区疼痛，纳差，小便少而黄，大便坠而堵，有排便不尽感。查体：腹水征阳性，肝肋下触及、质硬、表面结节状，剑突下 7cm，巩膜轻度黄染，下肢凹陷性水肿，口干不欲饮，苔黄腻，舌质红绛，脉象弦数重取无力。

辨证：肝胆湿热，水湿内停。

治则：清热利湿，疏肝健脾。

处方：茵陈蒿汤合五苓散加味。

茵陈 15g，炒山栀 15g，猪苓 30g，茯苓 15g，泽泻 15g，杏仁 10g，车前子（包煎）15g，龙葵 30g，桃仁 6g，赤芍 10g，郁金 10g，生地 10g，半边莲 15g，延胡索 10g，甘草 6g。每日 1 剂，水煎分两次服。连服 5 天，腹胀减轻，小便增多，大便好转，下肢水肿减轻，但仍有腹胀，纳差。

二诊：脉象弦细稍数，苔黄腻，舌质红绛。原方加枳壳10g，蝼蛄1对，商陆10g，继进7剂。小便由赤转黄，量明显增多，腹胀明显好转，有饥饿感，食量增加，精神好转。第3诊已能自己走进诊室。但仍面色晦暗，腹水中等量，小便黄，大便每日2~3次。中药汤剂：党参12g，白术10g，土茯苓30g，川朴10g，枳壳10g，薏苡仁30g，八月札12g，水红花子10g，猪苓30g，车前子（包煎）15g，半边莲15g，虎杖15g，藤梨根15g，每日1剂；给予鳖甲煎丸，每次1丸，每日2次，加强软坚散结、活血化瘀之功。治疗1个月后，病情大有好转，腹水明显减少，但肝区疼痛明显，小腹冷痛，喜按喜温，下肢怕寒，舌红绛，苔褐黄，出现上热下寒症状。按原方继服，加肉桂6g，合龟龄散每次2g，每日2次，同时给予加味西黄胶囊，每次2粒，每日3次，饭后服。病情稳定，食量增加，体质大有好转，下肢水肿消退，能自行活动。半年后去西医院复查，曾被否定原诊断，认为是肝硬化腹水，患者自行停药，2个月后既往症状再次出现，腹水增加，巩膜黄染，小便短赤，大便发黑，每日2~3次，肝区疼痛，失眠，纳差。于1973年初再次来我科诊治，予中药平肝饮：太子参15g，白术10g，土茯苓30g，陈皮10g，广木香10g，郁金10g，柴胡10g，茵陈30g，猪苓30g，赤小豆30g，八月札15g，凌霄花12g，生山楂12g，白花蛇舌草30g，每日1剂；给予癥坚丸（本院自拟方），每次1丸，每日2次；合龟龄散，每次2g，每日2次。症状逐渐好转，患者已带癌存活18年。

案二．张某，男，45岁，北京市人，某中学教师，既往有慢性肝炎史。

1987年8月健康查体时，B超发现右肝内有11cm×10.5cm低回声区，周围有回声。在某医院急查AFP，结果为阳性，火箭电泳>1000ng/ml，肝大肋下8cm，少量腹水。1987年9月来我门诊就诊，患者面色晦暗，乏力，腹胀，有时大便溏泄，余无不适。脉象细小弦，苔白，舌质胖有齿痕，暗红。

辨证：脾虚夹瘀。

治则：健脾益气，活血化瘀。

处方：枳实消痞汤合平肝饮加减。

党参15g，白术10g，茯苓15g，八月札12g，凌霄花12g，枳实10g，川朴10g，水红花子10g，鳖甲（先煎）15g，薏苡仁30g，败酱草15g，桃仁10g，郁金10g，仙鹤草15g。水煎浓缩，每次100ml，每日2次；给予软肝口服液（主要有桃仁、杭白芍、狼毒等），每次10ml，每日2次；抗癌Ⅰ号注射液，每次4ml，肌肉注射，每日2次；癥坚丸1丸，每日2次。经治疗后病情稳定，食欲增加，腹胀减轻。经中药治疗2个月后，B超检查右肝内占位性病变缩小为8cm×7cm。患者要求住院治疗，住院后除继续服以上药物外，增加清开灵20ml加在5%葡萄糖液500ml中静脉点滴，隔日1次。住院期间精神好转，食欲增加，病情稳定。复查AFP仍为阳性，火箭电泳1000ng/ml，住院3个月出院，无特殊不适，偶有天气变化或情绪波动时肝区疼痛，中药治疗一年半，病情稳定。

1989年底，患者听信偏方，自行服民间偏方疗效不佳，病情加重，腹胀，腹水，乏力，恶心，伴有咳嗽，再次住院。给予太子参15g，白术10g，茯苓15g，猪苓30g，泽泻

15g，八月札 12g，莪术 15g，清半夏 10g，淡竹茹 10g，白花蛇舌草 15g，郁金 10g，焦山楂、焦槟榔各 15g，每日 1 剂；清开灵注射液 20ml 静脉点滴，每日 1 次；加味西黄胶囊，每次 2 粒，每日 3 次，饭后服。症状曾一度缓解，后因肝脏肿瘤逐渐增大，并发上消化道出血死亡。患者中药治疗存活 24 个月。晚期肝癌中医治疗，存活 2 年，且在治疗中肝内肿瘤一度缩小，持续稳定 3 个月以上，未经化疗和放疗，单用中药综合治疗收到一定疗效。

用中医药治疗较晚期肝癌，本组观察 40 多例，平均生存期 13 个月，中数生存期 11 个月，说明中医在难治例中有较好的作用，为大部分患者减轻疾苦，延长其生存期，使其能够较好地存活，值得进一步研究探索。

案三．徐某，男，76 岁。

患者 1961 年患急性黄疸型乙型肝炎，治疗后好转，无不适，乙肝五项指标为小三阳，未作进一步治疗。1997 年 5 月查体发现肝内占位病变，在中国医学科学院肿瘤医院经 CT 及 MRI 等检查，诊断为肝癌，当时要求患者手术或介入治疗，患者考虑年事已高，拒绝介入或创伤性治疗，开始应用中药及生物治疗。中药以益气活血、软坚解毒为主，配合疏肝理气，基本方为：太子参 15g，生白术 30g，土茯苓 30g，炒枳壳 10g，凌霄花 6g，藤梨根 15g，炮山甲（先煎）10g，龟板（先煎）15g，川朴 10g，鸡内金 30g，白花蛇舌草 15g，半枝莲 15g，水红花子 10g，桃仁 6g，甘草 10g。西药主要应用免疫核糖核酸。在治疗过程中，患者 AFP 曾一度显著增高，但经中西医结合保守治疗，AFP 逐渐下降。肿瘤生长缓慢，1997 年肿瘤约 4cm×3cm 大小，2001 年 CT 显示肿物为 7.3cm×6.5cm，2003 年 B 超显示肿瘤 8.3cm×8.1cm×5.4cm。至 2003 年 3 月，患者带瘤生存 5 年 10 个月。

案四．孙某，男，45 岁，山东人。

患者既往有乙型肝炎、肝硬化病史，HBsAg 持续阳性。2001 年 3 月出现右肝区胀、疼痛。在山东省肿瘤医院确诊为原发性肝癌（巨块型），肿瘤直径 14.2cm×8.5cm，AFP 2000U 以上。由于癌灶太大，担心介入治疗引起肝破裂，医生不同意介入化疗，遂来广安门医院就诊。中医治疗以益气活血、软坚解毒为主，配合疏肝理气。基本方为：太子参 15g，生白术 30g，土茯苓 30g，炒枳壳 10g，凌霄花 6g，藤梨根 15g，八月札 15g，炮山甲（先煎）10g，龟板（先煎）15g，鳖甲（先煎）15g，鸡内金 30g，白花蛇舌草 15g，金荞麦 15g，败酱草 12g，水红花子 10g，白及 15g，甘草 10g。服用三个月后症状减轻，腹不胀。后又服用半年，CT 显示病灶缩小一半左右。在山东省肿瘤医院作介入治疗，药物为 DDP90mg、MMC12mg、5-FU1000mg，栓塞剂为碘化油，但栓塞效果不好。介入治疗一个月后复查，病灶未见明显缩小。后未再作介入治疗，一直服用中药，至 2003 年 3 月，累计存活 2 年。

【各家经验】

1. 顾丕荣诊治经验

顾丕荣在治疗肝癌时提倡"三辨"、"三忌"、"三要"。他认为，癌症的成因，是由正气先虚，而后邪气凑之，导致气滞血瘀，聚痰蕴毒，相互搏结而成。故在治疗中，早期宜攻中寓补，中期宜攻补兼施，晚期宜补中寓攻，但也不能强求分期。总之，因人、因病灵活应用，方可克敌制胜。所用药物，不论补泻消散，尽量选用具有抗癌作用之品，可取事半功倍之效。肿瘤一症，实为难治之疾，除采用中西医结合各种治法之外，还应与辅助疗法和注意事项相辅而行，相得益彰。

（1）三辨

①辨虚扶正以抗癌："养正则积自消"，可见扶正法在肿瘤治疗中的重大意义，而扶正首先应辨明气血阴阳亏损，以便"损者益之，虚者补之"，调和阴阳，生化气血，提高人体的免疫功能，增强自身的抗癌作用。每当发现肝脏癌变，大多已属中、晚期，所以更宜峻补，扶正以祛邪。气虚者，症见神倦懒动，语声低怯，头晕自汗，面色苍白，舌淡苔薄，脉虚。宜选用人参、党参、太子参、黄芪、白术、山药、甘草等。黄芪宜生用，用量为 30~60g；党参或太子参，可用 20~30g，防其壅滞，宜加莱菔子，清代傅青主已将人参与莱菔子同用。且莱菔子也有抗癌作用。血虚者，症见头晕乏力，心悸少寐，爪甲无华，舌淡失荣，脉细，常选用当归、川芎、白芍、地黄、丹参等。阴虚者，症见午后发热，虚烦少寐，盗汗遗精，头晕目涩，口干咽燥，舌红少苔或剥苔，脉细数，可选用天冬、麦冬、沙参、玉竹、女贞子、旱莲草、生鳖甲、龟板等。阳虚者，症见形寒肢冷，面色惨淡，大便溏泄或完谷不化，舌淡胖、苔滑白，脉沉迟，当选用肉桂、仙灵脾、补骨脂、鹿角片、五加皮、韭菜子等。其他如百合、扁豆、桑寄生、续断、杜仲、大豆、核桃枝、薜荔果、胡麻仁、火麻仁、豌豆等，都具有扶正抗癌作用，可随证选用。

②辨证祛邪以制癌：肝癌治疗中，祛邪的目的，在于化积，包括行气散结、活血消肿、化痰软坚，以及虫类搜逐、清热解毒等法。气滞者，症见脘腹胀满或气体攻痛，嗳气矢气则舒，舌苔薄白或微腻，脉弦，宜选用木香、乌药、香附、小茴香、枳壳、八月札、郁金、莪术等。血瘀者，症见痛有定处，按之有块，压之更痛，或痛如针刺，逢夜加重，舌质紫暗，或有瘀斑，脉涩，应选用乳香、没药、桃仁、红花、延胡索、大黄、川芎、三七、石见穿、蜂房、蟾皮、壁虎、丹皮、柞木、肿节风、铁树叶、虎杖、天葵子、鬼箭羽、姜黄等。湿痰者，症见胸脘痞闷，恶心呕吐，大便溏泄，或肢肿腹大，苔腻或黄，脉濡或缓滑，可选用厚朴、枳壳、猪苓、茯苓、土茯苓、车前草、薏苡仁、生半夏、菖蒲、鲜南星、瓜蒌、薤白、瞿麦、石韦、墓头回、荸荠、海藻、蛤壳、牡蛎、常山、防己、徐长卿、山慈菇、黄药子等。尚有清热解毒之品，也是抗癌的重要组成部分，如七叶一枝花、半枝莲、蒲公英、白英、龙葵、鱼腥草、紫草、牛黄、青黛、败酱草、半边莲、野葡萄根、地锦草等，可以酌情选用。

③辨病选药以治癌：因肿瘤的发病部位和性质有所不同，根据肝癌的特殊情况，选用适应药物，如莪术、石见穿、虎杖、生鳖甲、龟板、八月札、猫人参、凤尾草、夏枯草、龙胆草、郁金、生姜、铁树叶、熊胆、牛黄等，其中以生鳖甲、鹿角片、八月札、石见穿、白花蛇舌草、虎杖、猫人参等为主选药物，所谓"治病必求其本"。

（2）三忌

①忌破血：在祛邪化积法中，宜活血不宜破血。通过临床观察，施用破血之品，如三棱、水蛭、山甲、皂角刺等，对肿瘤虽有消坚止痛作用，但应用过久，每易导致肿瘤扩散或转移，盖因破血之药，能使瘀毒在脉络中随波逐澜，到处乱窜。联系临床本病生存的病例来看，大多未投破血之品，或虽用而未久；相反若持续用之，虽能取效一时，但预后不良。

②忌烟酒：烟之为害，前人早有"耗血损气"之诫。近代发现，吸烟多者，不仅损折其寿，且香烟燃烧产生的焦油（明显致癌因素），除与肺癌的发生有直接关系外，还能导致喉癌、食道癌、膀胱癌、胰腺癌等多种肿瘤的发生，若肿瘤患者吸之，犹如抱薪救火，自取速亡。酒之为害，比烟毫不逊色，因酒辛热有毒，烈酒更甚，扁鹊谓"过饮腐肠烂胃，溃髓蒸筋，伤神夺寿"，东垣谓"酒大热有毒，饮酒入胃，先走肝胆二经"。肝癌者饮之，煽动内风相火，风得火势，火借风势，因而昏迷、抽搐、失血等险象迭生。

③忌讳医：古有成语"讳疾忌医"，现代忌医者仍不乏其人，在农村仍有"信巫不信医"之俗，也有信中医不信西医，或信西医而不信中医，从而延误中西医结合治疗的最佳时机。

（3）三要

①要食疗：古人有言，"园蔬胜珍馐"，这对肝癌患者来说尤为适宜。肝癌患者应多食用新鲜蔬菜、水果及薏苡仁、扁豆、百合、海带、紫菜和菌类中的猴头菇、银耳、香菇、松蕈等，也可吃些蛤类（软体动物）、鱼、龟、鳖及硬壳果实等。

②要摄养：肿瘤患者，常因忧思惶恐，导致病情恶化。根据《灵枢》"告之以其败，语之以其善，导之以其所便，开之以其所苦"，医者务使患者心情旷达，乐观对待，树立战胜疾病的信心，并嘱家属精心护理，宽慰患者。

③要练功：《内经》谓"百病皆生于气"。气为血之帅，血为气之母，练气功，能使气血调和，阴阳平衡，促进新陈代谢，达到自我调节的目的。

验案举例

夏某，男，41岁。患肝炎已2年，初诊为肝癌。于1980年春初检验，火箭电泳为530ng/ml，AFP定性对流阳性、扩散阳性，血凝法为1：1000，经某医院确诊为肝癌。住院化疗2个月，AFP火箭电泳上升至14000ng/ml，因而停用化疗，未行手术，改用中草药治疗，未见改善。7月间注射白蛋白后，AFP火箭电泳下降至9000ng/ml，同年10月13日来本院肝病门诊，症见：肝区微胀，精神不振，舌质淡红，苔黄腻，脉弦滑。肝功能：胆红素3.0mg/dl，谷丙转氨酶阴性。此系早年肝受邪伤，初病在气，久患入络，络瘀血瘀，与邪毒湿邪互凝成癥，结于右肋之下。治当补肝健脾，化湿解毒，以抗其癌。方用：炒党参、焦白术、生黄芪、炒白芍、茯苓、薏苡仁、枳壳、川朴、黄芩、八月札、郁金、鳖甲、牡蛎、土鳖虫、莱菔子、白花蛇舌草、猫人参、茵陈随证加减。服药30剂。AFP火箭电泳下降至182ng/ml，对流为（±），精神渐振，但口干舌燥，此为瘀毒化火耗津，前方加麦冬、天花粉等。又服 30 剂，对流、扩散均转阴性，火箭电泳为 250ng/ml，症状明显改善。仍以前方加减，服至 1981 年 12 月，火箭电泳正常，血凝转阴，B 超检查未见明显团块。9 年来一切正常，患者自述 1980 年曾治疗 3 个月，未再用西药。

2. 何子强诊治经验

何子强采用清热解毒，活血化瘀，通络止痛之法，自拟速效镇痛膏贴敷治疗晚期原发性肝癌疼痛。速效镇痛膏由生南星、生川乌、生附子、马钱子、乳香、没药、干蟾皮各 20g，芦根 15g，穿山甲 50g，雄黄、姜黄、山慈菇各 30g，皂角刺 15g，麝香 1g，冰片 4.5g 等组成。各研成极细末，混匀，用米脂和黑狗胆（4∶1）调成糊状，摊于油纸上，贴敷肝区，并用胶布固定，2～3 天换 1 次，10 次为 1 疗程。方中生南星、生附子、生川乌是已故名医蒲辅周的三生祛痛方，配以马钱子、乳香、没药，其祛瘀止痛之力增强；芦根不仅具有清热生津之功，且可抑制生南星、生附子、生川乌、马钱子等药的毒副作用，保护正气；干蟾皮、雄黄、姜黄、山慈菇清热解毒，消痛散肿；麝香、冰片辛香走串、散结止痛，配入穿山甲、皂角刺，可增强诸药的透皮作用，使药直接进入癌肿部位的微循环，破坏肿瘤，使瘤内纤维蛋白凝集，缓冲肿瘤对肝区的化学刺激和物理性压迫，使癌痛得以缓解。经临床应用证明，速效镇痛膏具有较好的止痛作用，且起效快，止痛时间长，无成瘾性和依赖性。部分患者治后见肿块有缩小变软。

3. 刘嘉湘诊治经验

刘嘉湘认为，肝癌发生之实质，在于肝之阴阳失去平衡，或肝气郁滞，化火伤阴；或气滞血瘀，瘀毒蕴结；或气郁湿阻，湿毒内蕴，着而不去。日久导致肝癌的形成。因此，肝癌的基本病机在于肝体用失调以及瘀、湿、毒邪的蕴结。于是，总结了肝癌的三条主要治则：①疏通气血、条达为要；②体用结合、补泻适宜；③辨明标本、缓急有度。若能细细品味，受益匪浅。

验案举例

梁某，女，47 岁。慢性肝炎病史 11 年，近半月肝区隐痛时作，并日渐加重，肝脏进行性增大。1972 年 1 月 20 日，经某医院检查：肝右肋下 5.5cm，剑突下 6cm，质硬，肝表面有结节感，AFP 阳性，超声波与同位素扫描均提示肝右叶占位性病变。遂诊断为：肝癌。1972 年 2 月 1 日，来院就诊。刻下：肝区胀痛，口干，腰痛，舌暗红，脉弦细。证属肝肾阴虚，气血瘀滞。治以滋阴柔肝为主，佐以理气化瘀，清热解毒。处方：生地黄、北沙参各 30g，麦门冬 9g，生鳖甲（先煎）12g，八月札、川郁金、莪术、延胡索各 15g，川楝子、赤芍、白芍各 12g，漏芦、半枝莲、白花蛇舌草各 30g，夏枯草 12g，生牡蛎（先煎）30g，西洋参 9g（煎汤代茶）。每日 1 剂，水煎分 3 次服。服后症状明显减轻，遂长期坚持服用。1973 年 4 月 15 日检查：肝脏缩小至肋下刚可触及，剑突下 4.5cm，AFP 阴性，同位素及超声扫描均未见明显占位性改变，全身情况良好，药已奏效，原方续服，并恢复工作。以后多次复查，均未见复发迹象。治疗后存活 20 余年，获得显著疗效。

4. 周岱翰诊治经验

周岱翰治疗肝癌注重辨证与辨病相结合。他认为，肝癌必先由正虚再受毒邪，则攻邪不忘扶正，而且扶正之法独特，其寓扶正于饮食之中，易于施行。病情一旦好转，则转以健脾补肾为主，强壮先、后天之本，巩固疗效。

验案举例

何某，男，49岁。患者1986年2月初因右胁疼痛，食少腹胀，消瘦，在香港公立医院经CT、BUS等检查，发现肝右后叶及肝左叶多处占位性病变，AFP＞3900ng/ml，诊为原发性肝癌，Ⅱ期。同年2月底来门诊治疗，自觉潮热胁痛，纳少眠差，口干溲黄，体检见形体消瘦，面如蒙尘，见肝掌与蜘蛛痣，肝大右锁骨中线肋下3cm，剑突下4cm，舌质绛紫、苔薄黄、脉弦数。证属肝热血瘀。治以清热解毒，疏肝祛瘀。处方：徐长卿、仙鹤草、半枝莲、七叶一枝花各30g，田三七6g，人工牛黄2g，山楂、白芍、土鳖虫、山栀子各15g，生大黄20g，丹参20g，蜈蚣4条。另选用莲花片，每次5片，每日3次口服。配合西洋参每日15～20g早上煎服；冬虫夏草15g和鸭适量每周炖服3～4次。患者每月来广州诊治并带药回港，治疗半年余，自觉症状明显好转，同年9月在香港原就诊医院复查，肝右叶病灶缩小，肝左叶病灶液化坏死，AFP下降至1300ng/ml，体重增加6kg。调整治疗方案，上方辨证配用四君子汤、二至丸、生脉散等加减；辨病配用莲花片合西药。同年12月再次复查CT及BUS等，未发现占位性病灶，AFP转阴性。

5. 潘敏求诊治经验

潘敏求认为瘀、毒、虚是肝癌的基本病变，瘀毒互结、脾脏亏虚、邪实正虚互为因果，恶性循环，贯穿肝癌全病程，而且肝癌晚期常表现为肝肾阴虚。所以治疗上应注意扶正与祛邪相结合，采用健脾理气、化瘀软坚、清热解毒三法综合应用，以及兼顾邪实（瘀毒）与正虚（脾虚）两方面。潘教授临床常选用太子参或党参、黄芪、白术、茯苓、薏苡仁、砂仁、法半夏、陈皮、炒麦芽、柴胡、香附等药物健脾理气，选用当归、赤芍、丹参、生大黄、田三七、郁金、炮山甲、炙鳖甲、生牡蛎、夏枯草等药物化瘀软坚，选用白花蛇舌草、半枝莲、茵陈、马鞭草、败酱草等药物清热解毒。潘教授用此法治疗肝癌能明显延长其生存期，改善症状，提高生活质量，稳定瘤体，降低AFP。

验案举例

金某，男，48岁。患者因右上腹部肿块伴刺痛于1981年12月至当地市立医院做同位素肝扫描，发现肝内占位病变，即转来就诊。体检：上腹部隆起，肝上界右锁骨中线第6肋间，下界肋下13.5cm，剑突下6cm，质硬，肝表面触诊结节状，舌红绛，苔黄花剥，脉弦数。AFP阴性，碱性磷酸酶11.2U/L，γ-谷氨酰转肽酶224U/L。超声波示肝区可见丛状波。诊断为原发性肝癌，于1981年1月20日收入院。证属肝瘀脾虚。治以健脾理气，化瘀软坚。处以肝复方，药用党参、黄芪、白术、丹参、苏木、牡蛎（先煎）、鼠妇各12g，茯苓15g，香附、柴胡、陈皮、穿山甲（先煎）、桃仁各10g，沉香末（冲服）3g，全蝎5g，蚤休30g。治疗1个月后，肝区刺痛消失，肝脏无增大，遂出院。出院后一直坚持服肝复方治疗。同年 4 月 15 日来门诊复查，肿块大小基本无变化。因患者一般情况良好，患者本人及家属、单位医院的医生均认为不是肝癌而中断服药治疗。同年 11 月 28 日因右上腹剧痛再来就诊，查 AFP > 1000ng/ml，同位素肝扫描示肝右叶占位病变。12 月 1 日收入院，终因病情恶化，于 1983 年 1 月 18 日死亡。治后生存近 2 年。

6. 于尔辛诊治经验

于尔辛主张以健脾益气为主治肝癌。中晚期肝癌常有上腹胀满、胃纳减退、恶心、呕吐、腹泻或便闭、乏力、消瘦、上腹扪及肿块、肝脏增大、肝区疼痛、癌性发热，以及腹水、黄疸等临床表现。李东垣在《脾胃论》中说："脾胃虚弱，不能运化精微而制水谷，聚而不散，而成胀满。脾湿有余，腹满，食不化。""食伤太阴、厥阴……或呕吐，或痞满，或下利肠澼。""病脾，则怠惰，嗜卧，四肢不收，大便泄泻。"故临床所见上腹胀满、胃纳减退、呕恶、腹泻、乏力、消瘦等，单独或同时出现，均是脾胃病所致。于教授总结古人论述，认为癌性发热、腹腔积液、黄疸等与脾胃病也有密切关系。因此认为肝癌的各种常见证候都与脾胃有关，以脾虚为主。故主要治则以健脾为主。脾胃病运化失常，气机阻滞，因此除健脾外，还应予以消导、理气之法。于教授常用的健脾方有香砂六君子汤，理气方用枳实消痞丸（适于上腹胀满）、四磨饮子（适于全腹胀满）。

验案举例

李某，男，38 岁。1966 年 4 月感右上腹痛，经同位素扫描、超声波等检查，证实肝区有巨大占位病变，于 1966 年 6 月手术。剖腹后，发现肝区有两个大的癌肿，大者直径约 8cm，小者直径约 5cm，跨于两叶间，未能切除。当即在肝癌区内扇形注入噻替哌 20mg。术后病理为混合细胞癌。手术后，决定予以放疗，近乎全肝放射。当时患者体质甚差，消瘦明显。因放射期间不能耐受，而转入我科治疗。刻症见：肝区痛，胃纳差，舌质红，无腹水和黄疸。辨证为手术探查及放疗后阴津耗损，治以养阴生津。予：太子参 15g，麦冬 10g，五味子 5g，生地 15g，茅芦根各 30g；同时予以芳香消导之品，以生发胃气，用藿香 3g，佩兰 3g，八月札 3g，佛手 5g，生山楂 10g，生谷麦芽各 10g。1 月后，体质逐渐恢复，舌红转淡，肝痛已消失，纳谷不香。再以原方 14 剂。其后，舌苔舌质转为正常，脉濡，已无不适。病虽为肝癌，病机则在脾。在因手术、放疗所耗损的阴液恢复后，当予中药治本，予健脾理气中药，用党参 15g，白术 10g，茯苓 15g，八月札 30g，神曲 10g，山楂 10g，炒谷麦芽各 10g；同时少予软坚之品，如石燕 30g，鳖甲（先煎）30g。患者长期服用以上中药，每 2 ~ 4 周来门诊复诊 1 次。癌肿控制良好，无复发和转移征象。2 年后恢复劳动，而且系重体力劳动，但仍来门诊诊查服药。17 年后，肝癌又告复发，黄疸出现，终因消化道出血而死亡。

7. 林宗广诊治经验

林宗广曾治疗 1 例晚期肝癌。顾某，男，54 岁。1975 年 12 月 11 日初诊。患者于 1975 年 5 月出现肝区痛，乏力，纳差等症状。同年 10 月防癌普查发现 AFP 血凝法 1 : 1000，琼脂双扩散法及对流免疫电泳法阳性。以往（1974 年 5 月）有肝功能异常史，有饮酒嗜好已 30～40 年。检查：面色晦暗，肝肋下 4cm，剑突下 7cm，质硬，结节感，触痛，脾未触及。苔黄腻，质红边有紫斑，脉弦滑。超声波检测肝脏有丛状波，同位素肝扫描示右叶占位性病变。γ - 谷氨酰转肽酶（γ - GT）24U（正常 <6U），肝功能无异常；AFP 血凝法 1∶1000；琼脂双扩散法及对流免疫电泳法均阳性，HBsAg 阳性。诊断：原发性肝癌，单纯型，Ⅱ 期。据肝痛，纳差，乏力，口苦，尿赤，肝大质硬，苔黄腻，质红，边有紫斑，脉弦滑，中医辨证：肝胆湿热，气滞瘀阻。治拟清化湿热，理气化瘀。药用：茵陈 12g，山栀、三棱、莪术、穿山甲（先煎）、广郁金、炒枳壳各 9g，生牡蛎（先煎）、半枝莲、七叶一枝花、白花蛇舌草各 30g，露蜂房 15g 等加减。治疗 1 月后胃口改善，诸症减轻，但 AFP 仍阳性，定量 >2000ng/ml，乃加自制中草药抗癌制剂——抗癌新注射液（内含夏枯草、白花蛇舌草、半枝莲、半边莲、丹参、血见愁，每支 2ml，含生药 4g），阳陵泉穴注入，每穴 1ml。经上述综合治疗后，病情日趋改善。治疗 5 个月，AFP 对流免疫电泳法转阴，定量下降至 280ng/ml。同位素肝扫描右叶占位性病变消失。超声波检测丛状波消失。1976 年 10 月：肝肋下由 4cm 变为 3cm，剑突下由 7cm 变为 1.5cm，体重增加，AFP 对流免疫电泳法阴性，定量 140ng/ml，仍在治疗中，已存活 2 年 1 个月。

8. 张梦侬诊治经验

张梦侬曾治愈肝癌 1 例。患者男，23 岁，1963 年 5 月 22 日初诊。患者自觉右上腹部经常疼痛，初作肝炎治疗无效，渐至右肋下缘高起，日益增大，按之坚硬作痛，饮食减少，形体显著消瘦，经汉口某医院确诊为"肝癌"，未收住院，因来就诊。诊见脉象弦长有力，舌质紫暗，目黄溺赤，右肋下连中脘高突如盘，按之凹凸不平，坚硬如石，重按则痛。根据西医诊断及脉舌形质等症状，辨为肝脏血瘀气滞，结聚成块。法当开郁、行气、活血、消瘀、软坚、散结，佐以抗癌之中草药。方药：绵茵陈 30g，海藻 15g，炒槐角（研）10g，旋覆花（包煎）15g，昆布 15g，炙鳖甲（先煎）15g，夏枯草 120g，紫花地丁 30g，蒲公英 30g，煨莪术 10g，煨三棱 10g，白花蛇舌草 120g，败酱草、蜂蜜各 60g。用法：以水 4000ml，熬至 300ml，滤去渣，后加蜜熬令和，分 2 日 6 次服。6 月 26 日二诊，按法服初诊方 1 个月，肝硬转软，肝大较前缩小，按之较前平坦，精神气色较好，饮食增加。脉弦转缓，舌质紫暗减退。视病已有显著好转，照原方加天葵子 15g，嘱按法续服 1 月，以观后效。同年 10 月介绍患者来就诊之唐某云：患者经 2 次治疗，连续服药 2 月余，病已痊愈。经本县医院复查，肿块全消，按之柔软，精神体力如常，早已上班。以后随访，病未再发。

9. 孙秉严诊治经验

孙秉严善于用攻法治疗肿瘤。患者王某，男，72 岁，天津市河北区人。患者于 1980 年 4 月右肋胀痛，食欲不振，恶心，厌食油腻，全身黄染，发烧（体温 38℃左右），经天津市河东医院肝扫描诊为"肝右下叶占位性病变"。又经天津市人民医院肝扫描印象为"肝内占位性病变"。患者于 1980 年 7 月 17 日来诊。来诊时形体消瘦，面黄，巩膜黄染，右肋胀痛，乏力，精神萎靡，右肋下可触及肝大 5 指，质硬，表面凹凸不平，触痛明显，胃脱垂及脐旁压痛，胸腹部小白点（＋），舌质红，苔白腻，舌齿印（＋），腮齿印（＋），双耳膜结节（＋），甲印融合，脉沉弦劲。综上，证属寒热交错，瘀滞毒结，治以化瘀、攻下驱毒。处方：茵陈15g，栀子10g，海藻10g，川楝子15g，鳖甲（先煎）10g，三棱10g，莪术10g，穿山甲（先煎）10g，桂枝15g，肉桂10g，天花粉20g，附子（先煎）10g，麦冬20g，党参10g，生黄芪30g，生地30g，木香10g，二丑20g，鸡内金10g，槟榔20g，砂仁（后下）6g，大枣15g。每日1剂，水煎2次，早晚服。另予成药化坚液，每日100ml；化毒片，每次0.5g，每日5片；化结丸，每日1袋多；开关丸，每日30粒。服药后随大便排出很多黏冻状物和烂肉状物。至1985年5月，不适症状均消失，能从事一般体力劳动，食纳增加。经天津市人民医院肿瘤研究所几次复查，肝肿块完全消失。

▌【述评与体会】

从理论上讲，对一个疾病的治疗，最好的治疗方法只有一个，但实际并非如此，肝癌的治疗也是一样。因此，在治疗中就应多种方法有机结合。肝癌的治疗方法各有特长和不足，肝切除对于清除病灶较为彻底，但创伤很大，仅适合肝功能较好的患者；射频消融等局部治疗创伤很小，但彻底性不够，更适合小肝癌；介入栓塞有助于对病灶性质和范围的进一步诊断，对大肝癌有明显疗效。这些治疗方法更多的是注意了肝癌的局部病灶，而忽略了机体的整体性，机体重要器官的功能好坏直接影响治疗效果。中医中药在整体性上完全可以弥补西医西药治疗方法的不足，现代中医掌握了中医辨证与辨病之精髓，吸收现代西医学之精华，在中医方药、中药制剂、中药外用和中药介入方面取得了长足的进展。在目前西医对中晚期肝癌尚无有效治疗手段，以及化疗引起严重毒副反应的情况下，中医药治疗原发性肝癌以其疗效明显、毒副反应小等特点而独树一帜，许多医家根据临床治疗经验拟定的基本方在临床上取得显著疗效，如于尔辛认为肝癌临床多表现为脾虚，兼有气滞、湿阻、湿热等证，治疗以健脾为主，兼理气消导、清湿热，并强调肝癌见血瘀证峻攻必导致消化道出血、肝破裂，当以活血而兼有止血之药治之，花蕊石即兼有活血止血之功。自拟加味四君子汤（人参、白术、茯苓、甘草、黄芪、枸杞子、八月札、神曲、麦芽、生山楂）。

刘嘉湘治疗肝癌始终贯彻疏通气血的基本原则，方药用柴胡、青皮、八月札、绿萼梅之类，若肝气郁久而气滞血瘀，则疏肝理气、活血化瘀。轻者疏气养血活血合用，常配伍郁金、丹参、当归等；重者以疏肝理气类配以赤芍、泽兰叶、莪术。同时注意补肝体之不足，一为补肝益气、健脾理气，用甘缓辛补之品，以助肝气及建立中气，如黄芪、太子参、白术、茯苓、薏苡仁、山药、陈皮等；二为养阴柔肝，以酸性药物补益肝体如白芍、乌梅、山萸肉，并配以甘寒生津之品，如生地、北沙参、天冬、女贞子、石斛等，治疗中既注意补肝体之不足又注意泻肝用之有余。

肝癌为癌毒之邪结聚，引起的基本证候有虚实两个方面。实证主要为气滞、血瘀、水湿、热毒，而以气滞、血瘀、水湿多见；虚证主要为气虚、阴虚、阳虚、血虚，而以气虚、阴虚多见。其病位在肝，主要涉及脾、胃、胆、肾等脏腑。气机郁滞者，主要以柴胡疏肝散加减。常用药物主要为：柴胡、白芍、枳壳、香附、木香、厚朴、佛手、莱菔子、八月札。血瘀者常用桃仁、红花、水红花子、地龙、川芎、凌霄花、绿萼梅、姜黄、三棱、莪术、丹参；肿块坚硬疼痛者，用软坚散结药，常用穿山甲、鳖甲、龟板、天花粉、山慈菇、生牡蛎。湿盛者，主要应用三仁汤加减，常用药物如白蔻仁、杏仁、薏苡仁、半夏、厚朴等。水停者常用赤小豆、桑白皮、半边莲、防己、椒目、猪苓、泽泻、车前子、龙葵、葶苈子、大枣、大腹皮、路路通、桂枝尖等药。热盛用黄连、黄芩、知母，肝热者加丹皮、山栀，胆热有黄疸者用茵陈、山栀、大黄、金钱草，下焦湿热者用黄柏、苍术、败酱草。气虚者主要应用补中益气汤加减，常用药如党参、黄芪、炒白术、升麻、柴胡、茯苓、莲子肉。纳呆者，用鸡内金、生麦芽、九香虫、炒山楂、焦神曲、焦槟榔，胃气上逆主要应用旋覆花、代赭石、陈皮、竹茹、半夏。阴虚者用太子参、沙参、女贞子、枸杞子、地骨皮、旱莲草。胃阴虚用石斛、黄精。阳虚以肉桂、细辛、荜茇。肾虚加熟地、山萸肉、炒山药。余毒未清者加解毒抗癌药，常用白花蛇舌草、半枝莲、藤梨根、土茯苓、天龙。毒侵肺者用僵蚕、九香虫、鼠妇、桑叶、枇杷叶、金荞麦、浙贝母、橘红、款冬花。大便干者用当归、桑椹子、何首乌、生白术、火麻仁、锁阳。腹胀用川朴、乌药。睡眠不佳用夜交藤、酸枣仁、合欢花、远志。疼痛重用延胡索。大便稀，大便次数多用煨诃子、禹余粮、芡实米、赤石脂、儿茶。五更泻则以四神丸方调理。腰酸腰疼用杜仲、桑寄生、牛膝。肝功能异常用五味子、茵陈、垂盆草。尿频者以桑螵蛸、海螵蛸、鹿角霜。胃肠黏膜受损应用白芷、炒蜂房、血余炭、生蒲黄、炒地榆、炒槐米。有肝破裂风险者用白及。白细胞低或血小板低者加石韦、大枣、阿胶、鸡血藤。根据就诊于中医的患者基本已经过手术、放化疗，多表现为气血不足、肝肾阴虚、脾肾两亏的现实，以健脾补肾、酸甘养阴、清热解毒抗癌、活血化瘀、调理气机之治则，拟定太子参 15g，白术 15g，茯苓 15g，凌霄花 12g，八月札 10g，水红花子 10g，鳖甲（先煎）15g，山药 20g，枸杞子 15g，莪术 8g，桃仁 6g，花蕊石 12g，天冬 15g，生山楂 10g，枳壳 10g，川朴 10g，龙葵 15g 为基本方，随证加减，以期达到"养正则积自消"的效果。由于肝癌待发现已多属中晚期，而且多数是由各种原因引起的肝硬化进一步发展而成，肝功能差，瘤体发展极快，有明显的出血倾向和食道静脉曲张，如果在治疗中过用破血药有引起瘤体破裂和大出血的可能，为避免可能造成出血和促转移，应注意：一是避免用药过量与长时间使用破血药；二是在使用活血药的同时加用益气补肾类药，实验研究表明活血药加益气补肾药不仅不促进转移，而且有抑制转移的作用。

第五节 大 肠 癌

大肠癌包括结肠癌，是常见恶性肿瘤之一。大肠癌发病部位依次为直肠、乙状结肠、降结肠、盲肠、升结肠、横结肠。随着年龄的增长发病率有所增高。由于人类寿命延长，老龄患者愈来愈多，大肠癌发病率及死亡率在我国乃至全世界都有逐渐上升的趋势，是常见的十大恶性肿瘤之一。

大肠癌的发病情况有明显的地区差异。西欧、北欧的部分地区、北美洲及澳洲为高发区，年发病率在30/10万人口以上。亚洲、非洲及拉丁美洲的多数地区为低发区，年发病率在10/10万人口以下。我国在世界范围内属低发区，大部分省市大肠癌的年发病率在10/10万人口以下，浙江省及上海市发病率最高。近年来，大肠癌的发病率在北美，欧洲呈上升趋势，我国发病率也在逐年增加，在恶性肿瘤中的发病率从第6位升至仅次于胃癌、肺癌、食管癌的第4位。美国一组6万多例资料统计，男女发病之比为1∶1，发病年龄75%在31～60岁。96%的病例为40岁以上，多见于60～70岁。国内报道3147例临床病理资料统计，男女之比为1.42∶1，发病年龄60%在40～50岁。上述资料表明我国大肠癌发病年龄早于欧美等高发国家。

大肠癌属中医肠蕈，积聚，脏毒，癥瘕，锁肛痔，肠风，肠癖等的范畴，在《诸病源候论》中记载："诊得脾积，脉浮大而长，一累累如桃李，腹满呕泻，肠鸣，四肢重，足胫肿厥，不得卧。"清肠饮主之。

【病因病机】

宋代窦汉卿在《疮疡经验》中提到："多由饮食不节，醉饱无时，恣食肥腻……纵情酒色，不避严寒酷暑，或久坐湿地，恣意耽着，久不大便，遂致阴阳不和，关格壅塞，风热下冲乃生五痔。"大肠乃六腑之一，司传导之职，上述原因，致湿热蕴毒搏结肠间而发病。

【发病机制】

（1）环境因素

世界不同地区大肠癌发病率差别较大，根据大肠癌地理病理学及移民流行病学资料，都说明大肠癌具有明显的地理分布性。研究发现低发病地区，如中国、日本、非洲等一些国家的居民移居到高发病率的西方国家后，大肠癌发生率随之而增高，在第一代即可迅速上升，至第二代时即与当地发病率趋于一致，说明发病情况随环境的改变有非常明显的上升趋势。根据调查资料发现，高发病率国家的饮食具有高脂肪，高动物蛋白（尤其是牛肉），少纤维及精制碳水化合物，即所谓"西方化饮食"的特点，其中高脂肪饮食的影响最为明显，膳食中的高脂肪与大肠癌，特别是左半结肠癌的发病关系较密切。

（2）遗传因素

目前认为遗传因素是发生大肠癌的基础。同一家庭中有多个大肠癌患者的文献报道屡见不鲜，经多年研究，于20世纪80年代，癌遗传基因的分子生物学机制得到阐明。基因的突变可导致癌基因的扩增，基因表达的变化以及细胞分裂、分化过程的异常，在肿瘤的发生和发展中起着激发、启动和促进作用。癌遗传基因产生过多或抑制癌遗传基因消失、缺失或变异均可促进癌细胞的增殖与进展。

（3）其他

①肠息肉（腺瘤性息肉）：大肠腺瘤与大肠癌关系密切，根据各地区的资料统计，大

肠腺瘤的发病情况与大肠癌相一致。一般认为大部分大肠癌患者是经过腺瘤阶段演变而来，不可否认也有部分患者不经过腺瘤阶段而直接发生癌变。腺瘤越多发生大肠癌的概率越大。临床对发现的腺瘤如及时切除，肠癌的发生率则有所下降。

②大肠慢性炎症：以溃疡性结肠炎与大肠癌关系最为密切，其发生大肠癌的危险性比同年龄组人群高 5 ~ 11 倍。一般在患病 10 年后可以发生癌变，其癌变率随年龄而增加，每 10 年约有 10% ~ 20% 患者发生癌变。出血性溃疡性结肠炎恶变危险性更大，患病超过 10 年者癌变发生率可达 50%。Crohn 病的大肠癌发生率比同年龄对照组增加 4 倍，如仅以结肠 Crohn 病计算，则大肠癌危险性比同年龄组增加 20 倍。

③血吸虫病：血吸虫病流行区也为大肠癌高发区，往往跃居恶性肿瘤发病的首位。一般认为大肠黏膜血吸虫卵长期沉积，由于理化作用造成黏膜反复溃疡、修复以及慢性炎症，出现腺瘤样增生，逐渐发生癌变。血吸虫病诱发的大肠癌多发生于虫卵沉积较多的直肠乙状结肠部，而且发病年龄较早。

④放射线损害：多见于女性宫颈癌或盆腔肿瘤接受放疗后的患者，由于直肠及乙状结肠下段解剖位置在盆腔内相对固定，持续承受较大剂量放射线，因而肿瘤常发生于此段。大多数患者发生在放疗后 10 ~ 20 年，肿瘤位于原放射野内。据统计，放射线引起的大肠癌 58% 为黏液样腺癌，生物学行为较差。

据报道输尿管乙状结肠吻合术后患者其大肠癌发生率比一般人群高 100 ~ 500 倍，多数发生于术后 20 年左右，肿瘤多生长在吻合口附近。胆囊切除后的患者，肠癌特别是右半结肠癌发生率明显增加。Giovannucci 认为吸烟可以引起结肠腺瘤样息肉（APC）及其他肿瘤抑制基因突变诱发腺瘤，增加大肠癌的发生率。Peutz - Jeghers 综合征、Cowden 综合征均为常染色体显性遗传疾病，为错构瘤性息肉，大肠内息肉可癌变为大肠癌。

【病理表现】

1. 大体分型

（1）早期大肠癌大体分为息肉隆起型、扁平隆起型、扁平隆起伴溃疡型。

（2）中晚期大肠癌大体分为隆起型、溃疡型、浸润型和胶样型。根据溃疡之外形及生长情况又分为局限溃疡型和浸润溃疡型。

2. 组织学分型

乳头状腺癌、管状腺癌（分为高分化腺癌、中分化腺癌、低分化腺癌、黏液腺癌、印戒细胞癌）、未分化癌、腺鳞癌、小细胞癌、鳞形细胞癌、类癌。

【临床表现】

1. 症状

大肠癌生长相对缓慢，早期无明显症状，有时可多年无症状，临床表现与肿瘤的部位、大小以及肿瘤继发变化有关。常见症状包括：

（1）一般症状：可有贫血、低热，多见于右侧大肠癌。晚期患者有进行性消瘦、恶病质、腹水等。

（2）排便习惯的改变：常是最早出现的症状，肿瘤本身分泌黏液以及继发炎症不仅使黏液粪便增多，而且刺激肠蠕动，使排便次数增多，粪便不成形或稀便，病灶越低症状越明显，排便前可有轻度腹痛，患者的症状常被误诊为肠炎及痢疾而延误治疗。随着病变的发展而引起轻度肠梗阻时，则可稀便和便秘交替出现。

（3）便血：肿瘤表面与正常黏膜不同，与粪便摩擦容易出血。远段大肠中粪便较干硬，故便血多见。左半大肠癌出血量较多，多为肉眼血便，直肠癌由于常因肿瘤表面继发感染可有脓血大便，而右半结肠癌大便为流体状态，故出血量较小，且由于混于粪便中色泽改变，有时呈果酱状，肉眼血便较少见，大多数患者为隐血阳性。

（4）腹痛：也是本病的早期症状，多见于右侧大肠癌。表现为右腹钝痛，或同时涉及右上腹、中上腹。因病变可使胃结肠反射加强，出现餐后腹痛。大肠癌并发肠梗阻时腹痛加重或为阵发性绞痛。肛门剧痛可由于直肠癌侵犯肛管引起，少数患者因肿瘤出现穿孔可引起急性腹膜炎，晚期患者侵犯周围后腹壁可引起相应部位的剧痛。

2. 体征

（1）腹部肿块：有部分结肠癌患者诊断确立时，已触及腹部肿块，结肠癌恶性程度相对其他消化道肿瘤低，局部生长到相当体积时可无扩散。仔细询问病史可发现患者以前已有大便习惯改变及腹痛等症状，肿瘤穿透全层致肠周继发感染或肿瘤穿孔引起局限脓肿，如位于盲肠及升结肠近侧，可被误诊为阑尾脓肿，应当注意。

（2）直肠肿块：因大肠癌位于直肠者占半数以上，故直肠指检是临床上不可忽视的诊断方法。多数直肠癌患者经指检可以发现直肠肿块，质地坚硬，表面呈结节状，有肠腔狭窄，指检后的指套上有血性黏液。

【临床分期】

大肠癌分期的目的是为了估计预后，并对各种治疗方式进行比较，用于指导治疗。

1929 年 Dukes 等推荐组织分期，可提示大肠癌的预后。1980 年 Pihl 结合 Dukes 分类又加以改良，并提出 D 期。Dukes 改良分期病变范围：

A 期　病灶局限于黏膜或黏膜下层。

B1 期　病变超过肌层，未侵出浆膜，无淋巴结转移。

B2 期　病变穿透浆膜外，无淋巴结转移。

C1 期　有区域淋巴结转移，但肠系膜根部尚无淋巴结转移。

C2 期　有肠系膜根部淋巴结转移。

D 期　有远处转移者。

【诊断】

大肠癌由于无特异性症状，因此不易早期发现。若出现肠功能改变或慢性肠疾病症状，如大便习惯和性状改变，大便带血或黏液便，大便变形，变细，或有下腹痛，应想到有大肠癌的可能。多数学者强调凡对便血，便频，便黏液及里急后重等排便习惯异常者均应常规进行以下检查：

1. 大便隐血检查

常规大便隐血测定（即化学法），仅能作为大肠癌诊断的参考，且大肠癌出血往往是间断性，故应连续检查 3 次为宜。此法的特点有：①简便易行；②无症状成人阳性率不高；③阳性者 50% 是肿瘤引起，25% 是息肉引起；④常规法检查，即使在非常严格的"隐血食"准备之后，其结果仍不能摆脱食物的影响而呈假阳性，为防止出现这种假阳性，现多采用免疫方法，即采用人血红蛋白抗体制备葡萄球菌 A 蛋白凝聚试验试剂。

2. 免疫学检查

（1）癌胚抗原（CEA）：CEA 非大肠癌特有，故其诊断的特异性差，在大肠癌患者中阳性率为 20.6% 左右，也较低。目前临床应用主要是：①预测大肠癌的预后；②指导手术（血清正常值在 5ng/ml 以下），如大于 11ng/ml 时手术切除率不足 30%，故应在 CEA 小于 10ng/ml 前争取手术探查。

（2）结直肠癌抗原（CCA）：大肠癌患者 CCA 阳性率为 52.9%，而在 CEA 阴性例中 CCA 阳性率为 48.2%，说明 CCA 单抗与 CEA 无交叉反应，临床上测定 CCA 可用作 CEA 的补充，为临床诊断大肠癌提供了新的诊断指标。

（3）血清糖链抗原 50（CA50）：大肠癌早期就有 CA50 明显增高，晚期更显著，血清正常值在 9U/ml 以下，对大肠癌诊断的敏感性为 87%，特异性为 94%。

（4）相关抗原（RA）：应用抗人结肠癌单克隆抗体（mAb）检测血清和粪便中大肠癌 RA 结果，血清和粪便阳性率在结直肠癌患者中分别为 66% 和 72%。故粪便 RA 检测不仅对大肠癌有较好的敏感性，而且对早期癌检测较血清学意义大。

（5）T 抗原（Go - S）：国内资料显示对 413 例纤维结肠镜受检查者 Go - S 试剂盒进行了直肠指诊大肠黏液的 T 抗原检测，结果大肠癌阳性率为 61.76%。10 例大肠癌术后 Go - S 试验均阳性，提示该检测可以作为大肠癌及癌前病变的诊断、随访的一种辅助手段。

3. 肠镜检查

（1）直肠镜及乙状结肠镜检查：根据国内资料统计，有 5% 的大肠癌分布在距肛门 25cm 的距离内，此段距离是乙状结肠镜长度所能达到的范围，检查方法比较简便，并可同时采取活体组织检查。主要并发症是肠穿孔，其发生率为 0.1%，多发生在直肠与乙状结肠交界处的成角部分。

（2）纤维结肠镜检查：能对大肠黏膜作广泛的直视下观察，并能做电烧灼及采取活体组织，亦可作脱落细胞学检查。检查前亦需作彻底的肠道清洁准备。其优点是对直径 1cm 以下的小肿物，纤维结肠镜可 100% 证实，此外，可以发现多发性息肉或大肠癌。本项检查最常见并发症为穿孔及出血。

4. 钡灌肠 X 线检查

钡灌肠 X 线检查对于距肛门 25 cm 以上的结肠癌是很重要的常规检查方法之一，尤其对升结肠和盲肠的检查更为重要，对直肠癌的诊断价值很小。普通钡灌肠 X 线检查对于晚期结肠癌诊断正确性可达90%以上，但对于较小的结肠癌可发生漏诊，漏诊率可达10%左右，有人报告可有20%假阳性，对早期结肠癌无诊断价值。现主张进行气钡双重对比检查，可清楚显示黏膜破坏、肠壁僵便、结肠充盈缺损，结肠肠腔狭窄等病变。发现0.5～1cm大小的隆起病变，有利于提高早期结肠癌诊断率，是目前结肠癌的主要诊断方法之一。它可能发生的并发症是肠穿孔，发生率为0.1%。

5. B超检查

该检查可发现大肠癌有无肝及腹腔淋巴结转移，肝转移灶的声学特征主要有：

（1）转移灶大，数量单发至多发，右肝居多。

（2）转移瘤内液化现象明显。

（3）转移瘤内钙化现象多见。对直肠癌患者用特殊的腔内探头，可测出肿瘤侵犯范围，邻近器官如膀胱、前列腺受损程度。故本方法是诊断大肠癌简便、有效的过筛方法，有实用价值。

6. CT检查

CT检查可以帮助检测肝转移、盆腔内扩散情况，观察直肠癌根治术后有无复发，特别是应作为直肠癌术后复发诊断的首选影像学检查。

7. 数字减影血管造影（DSA）

将DSA用于肠系膜动脉造影诊断大肠癌，并可进行手术估计、治疗方案的选择，对判断预后有很大帮助。

【治疗】

1. 治疗原则

大肠癌的治疗应采用以手术为主的综合治疗。早期例可单纯手术，中晚期例手术同时辅以化疗、放疗和生物治疗。各期均可配合中医中药以达到扶正和对放化疗增效减毒的效果。

2. 中医辨证施治

（1）湿热蕴结证

证候：腹痛腹胀，疼痛拒按，下痢赤白，里急后重，胸闷烦渴，恶心纳呆，苔黄腻，舌红绛，有瘀点，脉弦数或弦滑。

基本治法：清热解毒，行气化瘀。

方药运用：通变白头翁汤（《医学衷中参西录》）合芍药汤（《素问病机气宜保命集》）合槐角丸（《丹溪心法》）加减。

白头翁10g，秦皮10g，炒地榆15g，三七6g，鸦胆子1g，山药20g，白芍20g，黄芩15g，大黄6g，黄连6g，槐角15g，枳壳10g，当归10g，防风10g，槐花15g，生薏苡仁30g，苦参10g，广木香10g，肉桂5g，槟榔6g，甘草10g。

方中白头翁、秦皮、炒地榆、黄芩、黄连、苦参、槐花清化湿热，清肠止痢，除积滞；当归、白芍除血瘀，缓中散恶血；甘草和中缓急加强归芍之力；槟榔、枳壳、木香行气消导；肉桂温中行气；鸦胆子凉血止血，化瘀生新，现已用于多种消化道肿瘤的治疗，注意内服用量不要超过2g；三七活血化瘀，止血去痛；山药健脾止泻；防风祛风、散寒、祛湿止痛。诸药合用清热解毒，行气化瘀。

加减：腹痛腹胀，大便溏泄，舌苔薄白者，改用参苓白术散加味；肿块增大，压迫疼痛者，选用软坚止痛类药物，如夏枯草15g，海蛤壳15g，生牡蛎15g，土贝母15g，莪术15g，刘寄奴10g，或加延胡索10g，沉香10g，川楝子10g，花椒10g，细辛3g，荜茇5g。

外坐洗药：苦参30g，五倍子30g，枯矾20g，败酱草30g，黄柏15g，白鲜皮15g，蛇床子15g，煎水清后，温浴，每日2～3次，或先熏后洗。

（2）寒湿凝滞证

证候：面色苍白，形体消瘦，倦卧懒言，四肢厥冷，腰膝酸软，腹痛喜温，久泻久痢，肛门污浊，频出失禁，五更泻泄，苔薄白，舌暗淡，有齿痕，脉细弱。

基本治法：温补脾肾，祛湿化浊。

方药运用：理中丸(《伤寒论》)合四神丸(《内科摘要》)加味。

太子参15g，干姜3g，白术10g，肉豆蔻10g，五味子10g，吴茱萸10g，补骨脂20g，大枣15个，黄芪30g，薏苡仁30g，鸦胆子1g，防风10g，山药20g，诃子肉10g，苍术10g，焦山楂、焦槟榔各15g。

方中太子参、黄芪、薏苡仁、大枣、白术、山药益气健脾，除湿化浊，止泻去痛；补骨脂、干姜、吴茱萸补命门之火，温中散寒，化湿止痛；苍术健脾祛湿；诃子肉涩肠止泻；焦山楂、焦槟榔行气活血，消食导滞；鸦胆子取其祛瘀生新之功。诸药合用温补脾肾，祛湿化浊。

加减：里急后重者，加木香10g，酒大黄10g，槟榔10g，炒山楂10g，石榴皮10g；泄泻不止者，加车前草15g，猪苓30g，瞿麦10g，泽泻15g，或加炒乌梅10g，石榴皮10g，诃子肉15g。

（3）肝肾阴虚证

证候：五心烦热，头晕目眩，口苦咽干，腰酸腿软，便秘带血，苔薄，舌红或光红无苔，脉细弦。

基本治法：滋补肝肾，养阴清热。

方药运用：一贯煎(《柳州医话》)合槐角丸(《丹溪心法》)加减。

沙参15g，麦冬15g，当归10g，生地30g，熟地15g，砂仁（后下）6g，枸杞子30g，川楝子10g，槐角15g，地榆10g，枳壳10g，当归10g，防风10g，槐花15g，生薏苡仁30g，苦参10g，白及15g，金银花30g，马齿苋15g，败酱草15g。

方中沙参、麦冬、当归、枸杞子滋养肝肾，加砂仁、生薏苡仁芳香行气化浊，醒脾开胃，避免滋补之药苦燥劫阴，川楝子疏肝理气，使肝体条达，槐角、槐花凉血清肝滋肾，除下焦湿热，祛风疗疮。《本经逢原》谓："槐者，益肾清火，与黄柏同类异治。盖黄柏专滋肾经血燥，此则专滋肾家津枯。"白及、地榆收敛止血，排脓生肌，苦参、金银花、马齿苋、败酱草清热解毒止痢。诸药合用滋补肝肾，养阴清热。

加减：急躁易怒、尿赤者，加龙胆草10g、黄芩10g、栀子10g。

（4）气血两亏证

证候：心悸气短，面色苍白，形体消瘦，脱肛下坠，大便失禁。腹胀如鼓，四肢虚肿，苔薄或无，舌淡瘦小或干裂，脉沉细无力或细弱而数。

基本治法：补气养血，扶脾益肾。

方药运用：十全大补汤（《医学发明》）加减。

黄芪30g，当归10g，白芍15g，熟地10g，太子参15g，白术10g，阿胶10g，生薏苡仁30g，甘草6g，肉桂6g，枸杞子30g，菟丝子10g，鸡血藤15g，槐花15g，槐角10g。

十全大补汤气血两补以回阳，加枸杞子、菟丝子、鸡血藤、槐花、槐角滋肾、补血益肾，取阴中求阳之效果。

加减：形寒肢冷者，酌加鹿茸3g，仙灵脾10g。

3. 中成药

（1）平消片：由郁金、仙鹤草、白矾、五灵脂、硝石、制干漆、枳壳（麸炒）、马钱子粉组成，具有活血化瘀、直通散结、清热解毒、扶正祛邪之功效。用于治疗多种肿瘤，对放化疗具有增效减毒作用

（2）消癌平片：是由乌骨藤制成的片剂。具有抗癌、平喘作用，用于治疗食管癌、胃癌、肺癌，肠癌等多种肿瘤，亦可配合放化疗应用。

4. 手术治疗

根据患者的情况，手术治疗可分为广泛性根治手术和姑息性手术切除两种术式。将病灶上下端一部分正常肠曲及该区域的肠系膜和淋巴结切除属于广泛性根治手术，是根治大肠癌最有效的方法。如肠系膜根部淋巴结已不能切尽，或已有远处转移，但原发癌可切除，从而解除患者梗阻、出血、感染等并发症者属姑息性切除手术。

5. 放疗

大肠癌手术后，提高临床疗效的关键在于局部复发和远处转移的预防和控制。

世界各国大量的统计分析表明：术前和术后辅助放疗者，5年生存率与非放疗者比较无显著差异，说明放疗无助于生存率的提高。但术后放疗者5年复发率较对照组明显降低，说明放疗对大肠癌术后复发有显著的控制作用。而术前与术后放疗在复发率方面无明显差异。放疗中采用中医中药可明显减轻放疗毒副反应。

6. 化疗

（1）化疗适应证

①结肠癌：病变局限于黏膜和黏膜下层，淋巴结未发现转移者，术后定期观察；病变侵及肌层以外或淋巴结者，术后需要辅助化疗。

②直肠癌：选择行术前放疗或术后病变侵及深肌层或淋巴结者，则术后放疗，放疗后定期化疗。

（2）术后辅助化疗方案

①结肠癌术后辅助化疗，一般术后 2～4 周开始，每疗程间隔 3 个月，共 3 个疗程。化疗方案包括：

A. 左旋咪唑 + 优福定

左旋咪唑（LMS）50mg，第 1、2、3 天每天 3 次，口服，每半月重复 1 次，共 1 年；优福定（UFT）2～3 片，每天 3 次，口服，连续 2 个月，间隔 2 个月，共 1 年。

B. 希罗达 + MMC

希罗达 1325mg/m²，第 1～14 天口服，每 4 周重复 1 次，共 6 个月；MMC 10mg，第 1 天静脉推注，每 3 周重复 1 次，共 6 次。

C. 5 – FU + LMS

5 – FU 500mg/m²，第 1～5 天静脉滴注，每 4 周重复 1 次；LMS 5mg，第 1～3 天每天 3 次，口服，每 2 周重复 1 次。

D. HMF

HCPT 10mg，第 1～5 天静脉推注；MMC 10mg，第 1 天静脉推注；5 – FU 500mg，第 1～5 天静脉滴注。每 3 周重复 1 次，3 次为 1 疗程，共用 2～3 个疗程。

②晚期大肠癌（未能手术，术后复发转移）化疗方案：

A. CPT – 11 + L – OHP

CPT – 11 200mg/m²，第 1 天静脉滴注；L – OHP 85mg/m²，第 2 天静脉滴注。每 3 周重复 1 次。

B. 希罗达 + DDP

希罗达 1325mg/m²，第 1～14 天口服；DDP 第 1～5 天静脉滴注。每 4 周重复 1 次，连用 6 次。

C. L – OHF

L – OHP 135mg/m²，第 1 天静脉滴注；CF 200mg/m²，第 2、3 天静脉滴注；5 – FU 400mg/m²，第 2、3 天静脉滴注，或 5 – FU 600mg/m²，48 小时或 72 小时持续静滴。

D. CPT – 11 + LF

CPT – 11 代替 L – OHF 中的 L – OHP，其余相同。

E. RCPT + L – OHF

RCPT 10mg/m²，第 1～5 天静脉滴注。

7. 免疫治疗

免疫治疗主要是指采用一或数种细胞因子进行治疗。细胞因子是反映一类由免疫细胞（淋巴细胞、单核巨噬细胞等）和相关细胞（成纤维细胞、内皮细胞等）产生的调节细胞功能的高活性多功能蛋白质多肽分子。免疫治疗共分 4 类，分别是：具有抗病毒活性的细胞因子，如干扰素；具有免疫调节活性的细胞因子，如 IL – 2；具有炎症介导活性的细胞因子，如肿瘤坏死因子（TNF）；具有造血生长活性的细胞因子，如促红细胞生成素。它们的共同特征有：为低分子分泌型蛋白质；细胞因子需与靶细胞上高亲和力受体特异结合后才发挥生物学效应。与大肠癌免疫治疗中有关的主要是 IL－2 和 TNF。

【预防与调护】

1. 预防

根据癌谱过程的多阶段理论，大肠癌的发生也经过启动（initiation），促癌（promotion）和进展（progression）三个阶段。在形态上则表现为正常黏膜增生—腺瘤形成—腺瘤癌变—浸润转移的过程，因此可以制订出以下的预防策略：

（1）一级预防：在肿瘤发生之前，消除或减少大肠黏膜对致癌剂的暴露，阻断上皮细胞的癌变过程，从而防止肿瘤的发生。这些措施包括饮食干预，化学预防和治疗癌前病变。

（2）二级预防：对结直肠癌的高危人群进行筛检，以期发现无症状的临床前肿瘤患者。实现早期诊断，早期治疗，提高患者的生存率，降低人群死亡率。由于筛检不仅可以发现早期结直肠癌，也可发现大肠癌癌前病变——腺瘤性息肉，使之得以及时治疗，以防癌变。从这个意义上说，筛检既是大肠癌的二级预防措施也是行之有效的一级预防手段。

（3）三级预防：对临床肿瘤患者积极治疗，以提高患者的生活质量并延长生存期。

2. 调护

（1）起居有常：养成良好的生活习惯，做到定时作息，保证充足的睡眠，有利于消除疲劳，促进康复。尤其对于大肠癌行造口术的患者建立有规律的生活所形成的条件反射，能使身体各组织器官的生理活动按节律正常进行，如每日定时排便等良好规律的形成，则有利于代谢后产生的废物的排泄，有利于大肠癌患者的康复；对于大肠癌行造口术的患者应定期进行造口与导管接触部分的皮肤护理，防止感染，减少并发症的发生，有利于大肠癌患者的康复。

（2）饮食调养：张仲景在《金匮要略》中指出："所食之味，有与病相宜，有与身为害，若得宜则益体，害则成疾。"合理的饮食，可以养身，不合理的饮食，反而致病。高脂肪有利于大肠癌的发生，而纤维则起相反的作用，大肠癌患者宜进食富含纤维素的食物，如麦麸等谷物、新鲜水果、蔬菜等，少食脂肪，不宜进食油煎、烟熏食物。肿瘤专家徐光炜教授提出的防癌饮食要诀可供借鉴："要坚持少食多餐，少烫多温，少硬多软，少盐多淡，少糖多蜜，少酒多茶，少陈多鲜，少肉多素，少炸多炖，少熏多炒，忌烟酒，忌食霉变食物，忌偏食，忌狼吞虎咽，忌暴食，忌食不洁瓜果等原则。"

【临证经验】

1. 常用药对

（1）苦参10g，红藤10g 清热解毒，燥湿，活血消肿止痛。

（2）土茯苓30g，菝葜15g 清热利湿消肿止痛，其中菝葜为祛邪（抗癌）而不伤正的一种常用药物。

（3）槐花15g，荆芥炭10g 清热凉血止痛。

（4）槐花 15g，栀子 10g　　清热解毒抗癌，治脏毒。

（5）槐花 15g，生牡蛎 15g　　用于放疗后里急后重。

（6）槐花 10g，地榆炭 15g　　清热解毒抗癌，地榆性主收敛，既能清降，又能收涩，用于放疗后里急后重。

（7）橘皮 10g，竹茹 10g　　橘皮辛温，竹茹甘寒，两者相合，行气清热，安胃以止呕。

（8）旋覆花 6g，代赭石 30g　　脾胃气虚，痰湿上逆所致嗳气呕哕。

（9）当归 10g，黄芪 30g　　即当归补血汤，加阿胶珠 15g，用于气血亏虚。

（10）瓦楞子 15g，半夏曲 10g　　和胃制酸止呕，用于吞酸嘈杂，腹胀呕吐。

（11）藿香 10g，郁金 10g　　和胃解郁止呕。

（12）木香 10g，乌药 10g　　理气消胀，用于腹胀肠鸣。

（13）香附 15g，乌药 10g　　理气止痛。

（14）大腹皮 10g，槟榔 10g　　行气利水，用于腹胀腹水。

（15）海金沙 30g，鸡内金 30g　　化积利水，用于黄疸腹水。

（16）白术 15g，薏苡仁 15g　　健脾利湿，用于脾虚水泻，小便不利。

（17）苍术 10g，防风 10g　　燥湿止泻，用于湿胜水泻。

（18）鸡内金 30g，丹参 10g　　祛瘀生新，开胃止痛，用于食欲不振。

（19）禹余粮 10g，血余炭 10g　　涩肠止泻。

（20）芡实 15g，莲子肉 10g　　健脾补肾，用于脾虚泄泻。

（21）赤石脂 15g，禹余粮 15g　　涩肠止泻，用于下痢不止，脱肛。

2. 验案举例

案一．王某，女，37 岁，辽宁省人，工人。

1981 年春天发现大便黏液多，有时大便带血，便前伴有腹痛，曾按肠炎治疗，症状缓解，饮食不当大便次数增多，并未引起重视。半年多后，无意中触及左下腹部包块，即行钡灌肠检查，在结肠脾曲发现肠腔狭窄充盈缺损，首先考虑肠结核，因患者素瘦，给予抗痨治疗 2 个月，肿物未见缩小，腹痛和大便黏液较前有增无减，出现腰膝酸痛，乏力，体重下降，眠差梦多。于 1982 年 2 月转北京某医院，行纤维结肠镜检查，结肠脾曲部位溃烂，活检病理报告为腺癌。同年 3 月在该院剖腹探查，术中发现近肝门附近有 3 个结节状物，质硬，表面色泽较肝脏色泽稍淡。大者 3cm×2.5cm，小者约 2.5cm×1.5cm。仅将结肠肿物切除，肝脏肿块无法切除。术后病理为低分化腺癌，部分呈黏液腺癌。术后 20 天来我院肿瘤科门诊治疗。患者精神好，恢复快，除大便次数每日 3～5 次，不成形外，无其他不适，纳尚可，脉细重取无力，苔黄舌红。

辨证：脾胃虚弱。

治则：健脾益气，培补脾土，佐以抗癌。

处方：四君子汤合扶正固本汤加减。

党参 15g，炒白术 30g，茯苓 12g，黄芪 30g，黄精 10g，生薏苡仁 15g，枸杞子 15g，菟丝子 10g，鸡血藤 15g，藤梨根 15g，生牡蛎（先煎）15g，马齿苋 15g，败酱草 15g，槐花 15g，白花蛇舌草 30g，半枝莲 15g，焦三仙各 12g。每日 1 剂，并配合扶正解毒冲剂，每次 1 包，每日 2 次。人工牛黄散（人工牛黄、乳香、没药、三七粉、生薏苡仁、山药、僵蚕、海马、熊胆、冬虫夏草等，共为细末），每次 3g，每日 2 次，饭后服。

服药 2 周后复诊：大便次数减少，不成形。近几日失眠多梦，其他均正常。舌脉同前，原方加远志 10g，炒枣仁 15g，继续服药两周，患者因有肝内转移，劝其住院化疗，患者恐惧化疗，拒绝住院。带药回当地治疗。处方：党参 15g，炒白术 10g，土茯苓 15g，黄芪 30g，生薏苡仁 15g，生牡蛎（先煎）15g，夏枯草 15g，藤梨根 15g，枸杞子 15g，八月札 15g，马齿苋 15g，槐花 15g，白花蛇舌草 30g，焦三仙各 10g。配合人工牛黄散，服药 3 个月。同年 9 月回北京手术医院复查：肝脏肿物消失，其他未见异常，患者要求回当地继续中药治疗。

1984 年 5 月再次 B 超提示肝内原肿块处回声增强，大小 4.5cm×3cm。动员住院化疗，方案 MFV，即 5－氟尿嘧啶 500mg 静脉点滴，每周 2 次，丝裂霉素 4mg 静脉点滴中冲入，每周 1 次；长春新碱 1mg 静脉点滴中冲入，每周 1 次。共用 6 周，为 1 个疗程。配合中药扶正固本汤，药用黄芪 30g，黄精 12g，枸杞子 15g，鸡血藤 15g，菟丝子 10g，仙鹤草 15g，败酱草 15g，马齿苋 15g，槐花 15g，地榆 12g，竹茹 10g，甘草 6g。每日 1 剂。化疗顺利，曾于同年 11 月行第 2 程化疗，方案同前，以后坚持中药和中成药治疗。带瘤存活 4 年 10 个月，最后死于肝转移，腹水，衰竭。

该例手术发现肝内转移，中药治疗肝内肿物曾一度消失，提示中药起到软坚散结，活血化瘀的作用。

案二．刘某，女，48 岁，北京人，工人。

大便反复带血半年多，曾按痔疮治疗，时好时差，便血越来越严重，经某医院乙状结肠镜检查，发现乙状结肠和直肠交界处肿物，表面溃烂，肠腔狭窄，活检诊断为腺癌，即转某医院行手术治疗。于 1981 年 12 月在该院外科开腹探查，发现肿物与大血管粘连无法剥离，行降结肠造瘘术，肿瘤未动。手术后恢复良好，1982 年 2 月转来我院门诊治疗。初诊主诉：大便不规律，稀便每日 5～6 次，原肛门坠胀痛，时有分泌物，胸闷，嗳气，心悸失眠，脉细，苔白，舌红。

辨证：心脾气虚，脾不运化，血不养心。

治则：健脾益气，养心安神。

处方：人参归脾汤为主加味。

党参 15g，炒白术 10g，黄芪 30g，龙眼肉 10g，远志 10g，茯苓 10g，炒枣仁 15g，广木香 10g，大枣 5 枚，马齿苋 15g，槐花 15g，地榆 12g，柴胡 6g，藤梨根 15g，焦神曲 30g，诃子肉 10g。每日 1 剂，连服 7 天。

二诊：睡眠好转，心悸减轻，大便不规律，肛门坠胀，进食增加，脉细结代，苔薄白，舌红。原方加郁金 10g，儿茶 10g，炒黄柏 10g。加服加味西黄散，每次 2 粒，每日 3

次，饭后服，服药 2 周。

三诊：患者恢复良好，面色红润，精神较前好转，大便不规律。原肛门分泌物较多。脉细，苔黄，舌红。改方：党参 10g，白术 10g，茯苓 10g，薏苡仁 15g，黄芪 30g，败酱草 12g，焦栀子 15g，焦槟榔 15g，槐化 15g，香附 10g，炒黄柏 10g，苍术 10g，白花蛇舌草 30g，草河车 15g，焦神曲 30g，升麻 3g，甘草 6g。每日 1 剂，配合加味西黄散、征癌片。患者相信气功，每天晨起坚持气功锻炼。精神食欲良好，无明显痛苦，每半年去手术医院复查 1 次，带瘤生存。1983 年 8 月突然原肛门流出污血，无痛苦，腰骶部酸胀，余无不适。动员患者口服化疗药，FT207，每次 2 片（100mg），每天 3 次，配合鸦胆子乳，每次 20ml，每天 3 次，坚持治疗两个月，肛门流血停止，腰骶酸胀好转，仍在我门诊服中药及中成药治疗。间断化疗 3 个疗程，能操持家务，面色红润，精神佳，食欲增加，眠可。带瘤存活 6 年，1987 年底死于大出血。

案三．姜某，男，42 岁，新疆人。

1999 年出现左下腹时常疼痛不适，里急后重，脓血样便，逐日加重，2000 年 2 月经某医院做乙状结肠镜检查，发现乙状结肠和直肠交界处肿物，表面溃烂，活检诊断为腺癌，即转某医院行手术治疗。于 2000 年 3 月在该院外科开腹探查，发现肿物与大血管粘连无法剥离，肿瘤未动，经放疗后而来京就诊中医。2000 年 5 月 14 日就诊时下腹重坠，肛周围疼痛难忍，不断走动，不能端坐，下痢赤白，胸闷烦渴，恶心纳呆，极端痛苦表情，苔黄腻，舌红绛，有瘀点，脉弦数或弦滑。

辨证：大肠癌，湿热蕴毒型。

治则：清热解毒，祛湿攻积。

处方：白头翁汤合槐花地榆汤加减。

白头翁 20g，败酱草 30g，马齿苋 30g，半枝莲 30g，炒地榆 15g，槐花 15g，生薏苡仁 30g，川朴 10g，苦参 15g，红藤 10g，苏木 10g，浮萍 15g，七叶莲 15g，广木香 10g，川楝子 10g，苍术 15g，黄柏 10g，赤石脂 15g。每日 1 剂。连服 30 日后里急后重、疼痛恶心明显减轻，食欲增加。2000 年 6 月 20 日复诊时可以端坐，面无痛苦表情，脉舌无明显变化，为防止其肝转移，在原方基础上加减，处方：炒地榆 15g，槐花 15g，生薏苡仁 30g，川朴 10g，苦参 15g，红藤 10g，苏木 10g，浮萍 15g，七叶莲 15g，广木香 10g，川楝子 10g，苍术 15g，黄柏 10g，凌霄花 6g，八月札 15g，绿萼梅 15g，诃子肉 15g。嘱患者 2 日 1 剂，连服 3 个月。2000 年 10 月 12 日复诊，初诊时的症状消失，舌质暗，苔薄黄，将二诊处方加生黄芪 30g，三棱 10g，莪术 10g，嘱患者继续服药 1 年。2003 年再次来京就诊时病情稳定，无转移表现。再处方：太子参 15g，炒白术 15g，土茯苓 30g，生薏苡仁 15g，槐花 10g，地榆炭 10g，炮山甲（先煎）10g，凌霄花 6g，绿萼梅 10g，八月札 15g，香附 15g，乌药 10g，铁树叶 15g，诃子肉 15g。

【各家经验】

1. 吴良村诊治经验

吴良村认为，肠癌由多种病理因素所致，是邪实与正虚夹杂的复杂疾病，尤具邪深毒盛，正虚体弱之特征。针对其特殊而复杂的发病规律，吴良村将其归结为气滞、血瘀、痰凝、火盛相互交结，正气受损，气阴两伤。且因邪毒乘虚而入，必然进一步阻滞气血津液流通，耗伤正气，致气愈滞、血愈瘀、痰愈凝、火愈盛，且因果相连，变证丛生。而其病理关键在于邪深毒盛，正气不足既是其内在原因，也是其必然结果。吴良村在遣方用药上一直重视脾胃，认为健脾和胃药几乎对所有的肿瘤患者都是必须的，故常用苍术、白术、猪苓、茯苓、鸡内金、山楂、谷芽、麦芽等。对于大便溏薄，次数增多者，则多用炒制之品，慎用生地等寒凉之物。此外，活血化瘀类中药不但能减少补益药凝滞之弊，而且能配合放化疗起增效的作用，如三棱、莪术、丹参、延胡索等均能入肝肾、活血止痛，并能增加肿瘤细胞对化疗药物的敏感性。莪术因其特有的提升白细胞的功能，还能改善化疗后的骨髓抑制。未接受其他治疗的患者则应考虑运用解毒抗癌类中药，抗癌类中药包括蚤休、青蒿、藤梨根、薏苡仁、半枝莲、垂盆草、白花蛇舌草、仙鹤草等。

2. 周岱翰诊治经验

周岱翰认为，大肠癌的发病多因饮食不节，过食肥甘厚味或啖食不洁之物，遂致湿热蕴蒸；或恣食生冷瓜果，中阳被遏，寒湿滞肠，均可致脾不健运，湿热蕴毒下迫大肠，热伤肠腑脉络，毒聚成痈而成大肠癌。大肠癌的病位在大肠，与脾胃关系密切，病机与"壅塞"有关。周岱翰根据临床疗效与实践经验，指出大肠癌的辨病辨证应遵循"观其脉证，知犯何逆，随证治之"的辨证论治思维，综合运用"四诊"、"八纲"、"八法"进行个体化辨证论治，扶正祛邪，调整阴阳，以平为期。辨病治疗即针对大肠癌的病理特点和生物学特性，采用具有抗癌作用的单味中药或中成药进行治疗的方法，常选用苦参、败酱草、地榆、薏苡仁或中成药小金丸、平消胶囊等。辨证治疗则是因人、因时、因地制宜，个体化和阶段性确定治疗大法而分型施治。湿热下注型治以清肠泄热，祛湿止痢。药用苦参、生薏苡仁、槐花、地榆、败酱草、银花、白花蛇舌草、厚朴、黄连等。大肠瘀毒型治以清肠解毒，化瘀消瘤。药用苦参、槐花、地榆、败酱草、银花、白花蛇舌草、鸦胆子、七叶一枝花、赤芍、莪术等。脾肾亏虚型治以健脾益气，补血固肾。药用党参、茯苓、薏苡仁、莲肉、白术、诃子、何首乌、白芍、苦参、肿节风等。

3. 施志明诊治经验

施志明认为，大肠癌的发病原因不外乎内因和外因，外因与寒邪客于肠外、饮食不节有关，内因与情志失畅、肠胃损伤有关。机体阴阳失调，正气不足，脾胃虚弱，复因感受外邪、忧思抑郁、饮食不节，导致脾胃失和，湿浊内生，郁而化热，湿热下注浸淫肠道，气机阻滞，血运不畅，瘀毒内停，痰、湿、瘀、毒互结，日久形成积块而发病。所以本病是因虚致积、因积而益虚的病证。湿热、火毒、瘀滞是病之标，脾虚、肾亏、正气不足是病之本。其病位在肠，与脾、胃、肝、肾关系密切。施志明从中医整体观出发，结合对大肠癌本虚标实病机特点的认识，强调在治疗中必须坚持辨证与辨病相结合的原则，遣方用药时尽可能地选用既符合辨证分型的治则，又经现代药理研究证实具有抗癌或抑癌活性的清热、解毒、利湿、理气、化瘀作用的中药组成方剂。如在扶正培本的同时，酌情选用菝葜、野葡萄藤、藤梨根、红藤、败酱草、苦参、芙蓉叶、白头翁等清热解毒之品，以使扶正和祛邪、辨证与辨病相结合，增强疗效。他还强调，对于性味峻烈或大苦大寒之品应慎用，以免戕伤真元。

【述评与体会】

大肠癌的治疗与大多数肿瘤的治疗一样，应早发现，早手术。目前的治疗方法仍是以手术为主的综合治疗方案。但大肠癌根治术手术的切除率仅在50%～70%，而术后5年复发率高，约在50%～70%，为提高大肠癌的手术切除率，降低复发和转移率，现在大多数医疗单位是于术前和术后进行放化疗，以此来提高手术切除率，降低复发与转移。在手术方法上有人行腹腔镜手术，结果表明该手术方法，术后患者5年生存率比开放手术组提高了10%。山西肿瘤医院报告扩大根治术后，5年生存率为69%，术前、术后放疗可使生存率提高10%～15%，局部复发率降低10.15%，术前放疗可防止手术时癌细胞播散，减少局部和盆腔种植，扩大手术适应证，松解粘连，提高手术切除率。而术后放疗是手术治疗的重要的补充治疗手段。我们认为在大肠癌的综合治疗方案中，中医中药在整个治疗过程中，可以发挥重要作用，把中医中药作为综合治疗体系中的一部分，是十分必要的。已有大量的研究表明：在放化疗中使用中药，可起到明显的增效减毒作用，而且患者在经过手术放化疗之后，不同程度地出现气血亏虚，虚实夹杂等见证，这时采用中医中药治疗既可扶正又可祛邪。

在大肠癌的综合治疗方案中，手术应为首选，但术后不应轻易放弃静脉化疗，而化疗不宜大剂量。术前放疗同时应用中药。根据中医"治未病"的理论，为降低大肠癌术后复发与转移，中医在治疗中应"先安未受邪之地"，即对大肠癌常见的转移部位——肝与肺进行及时的调理，同时祛除未消余毒伏邪，扶正与祛邪兼顾，常用方为沙参15g，麦冬15g，天花粉6g，石斛10g，生蒲黄（包煎）10g，生黄芪30g，当归10g，藤梨根15g，水红花子10g，桃仁6g，槐花10g，地榆10g，土茯苓15g，苦参15g，绿萼梅15g，八月札15g，用以预防术后可能的转移和肠粘连，减轻放疗可能出现的放射性结肠炎、阴虚火旺、潮热骨蒸等全身反应性症状。

□ 第十二章 □

妇 科 肿 瘤

第一节　子宫颈癌

子宫颈癌是女性生殖系统中最常见的恶性肿瘤，在世界范围内，其发病率在女性恶性肿瘤中仅次于乳腺癌，年轻患者发病率呈上升趋势，它严重威胁着妇女的健康和生命。据世界卫生组织估计，20 世纪 80 年代，全世界子宫颈癌每年新发病例为 45.9 万，而我国则为 13.15 万，约占新发病例的 1/3。子宫颈癌的发病率有明显地域差异，世界卫生组织通报的每年新发病例，主要分布在发展中国家，占 75% 以上，尤其是亚洲、非洲和南美洲地区。我国宫颈癌高发区主要分布在中部地区，且农村高于城市，山区高于平原。死亡率最高的是山西，最低的是西藏。宫颈癌在年轻及年老妇女中均可发病，发病年龄相差较大，20～80 岁之间均有发病，发病率一般随年龄的增长而显著上升，发病高峰多在 40～60 岁，其中原位癌为 35～55 岁，浸润癌为 40～70 岁。宫颈癌主要为鳞癌，约占 90%～95%；腺癌次之，5% 左右；少数为腺鳞癌。不同病理类型按其分化程度不同，均有高、中、低分化之分，并且对预后有不同影响。宫颈浸润癌大体分型主要有糜烂型、结节型、菜花型、溃疡型。

子宫颈癌属于中医"五色带下"，"带下"，"崩漏"，"癥瘕"的范畴。

【病因病机】

中医认为此病的发病多由脾湿，肝郁，肾虚，脏腑功能亏虚，致冲任失调，督带失约而成。《内经》中就有"任脉为病，女子带下癥瘕"，"盖冲任失调，督脉失司，带脉不固，因而带下"的论述。病为七情所伤，肝气郁结，脾虚湿困，肾虚不固，均可导致本病的发生。在临证时，应辨明虚实，分清脏腑，或疏理肝气，或健脾祛湿，或补肾固涩，或清利湿热，不要犯虚虚实实之戒。

【发病机制】

（1）人乳头瘤病毒（HPV）感染：大量研究表明，生殖道 HPV 感染在子宫颈癌发病中起着重要的作用，也是宫颈癌的主要危险因素。目前已确定其中的 16 型、18 型、31 型、45 型为最常见。大约有 85% 的宫颈癌患者有上述 HPV 感染。

（2）与性生活、婚姻有关：性生活过早（18 岁以前）的妇女，其发病率较 18 岁以后开始性生活的高 4 倍，研究认为初次性交的年龄代表了 HPV 感染的时间，也是潜伏期的开始，表明 HPV 传播的危险期是宫颈受到损伤的时期。若性生活开始早又患有梅毒、淋病等性传播疾病，其发病率较正常妇女高 6 倍。宫颈癌的发病与其一生中的性伴侣数有关。性伴侣数在 3 个至 5 个以上与仅有 1 个性伴侣的妇女相比，前者患宫颈癌的危险要大得多。国外报道 15 岁以前开始性生活或有 6 个以上性伴侣者，子宫颈癌的发病危险增加 10 倍。男性性伴侣生殖器不卫生，对诱发该病也起一定的作用。未婚及未产妇女患宫颈癌的极少。早婚是指妇女在 20 岁前结婚，宫颈癌患者约有 50% 有早婚史。多次结婚也是发病的因素之一。

（3）慢性炎症：现在 HPV 感染基本上被公认为宫颈癌流行病学的关键病因，但是如果同时有多种感染存在，患宫颈癌的危险就会增加。曾有人提出宫颈炎、宫颈糜烂、滴虫性阴道炎等慢性炎症可以增加 HPV 感染的致癌性。

（4）其他因素：有人认为吸烟与宫颈癌有关，因为在宫颈黏液中查出了尼古丁。由于吸烟和性行为有协同关系，所以认为吸烟与宫颈感染 HPV 的危险性有关。此外，宫颈癌的发生可能与部分地区妇女的社会经济地位低下，营养不良，免疫功能低下，不良的精神因素有关。

【病理表现】

1. 大体分型

子宫颈癌大体可分为糜烂型、外生型、内生型、溃疡型。

2. 组织学分类

（1）不典型增生：可分为轻度、中度和重度增生。

（2）原位癌：鳞状上皮全层皆为癌细胞，但基底膜完整，间质不受侵犯。

（3）早期浸润癌：在原位癌的基础上，少量癌细胞侵入间质。

（4）浸润癌：癌细胞侵入间质的范围更广，根据细胞分化程度，一般分为三级。

【临床表现】

子宫颈癌早期可无任何症状及特殊体征，常难以和慢性宫颈炎等一些妇科疾病鉴别，容易导致漏诊或误诊。也有少量有接触性出血或粉色白带。随着病情的发展症状可逐渐明显。主要表现为：不规则阴道流血，阴道分泌物增多和疼痛。

1. 症状

（1）阴道流血：是宫颈癌患者的主要症状，占80%～85%，尤其是老年绝经后的妇女，阴道流血更应引起注意。

（2）阴道分泌物增多：也是宫颈癌的主要症状，多发生在阴道出血之前，也有发生在阴道出血之后。最初量不多，无臭，随着病情加重，可产生浆液性分泌物，晚期多因感染出现大量脓性或米汤样恶臭白带。

（3）疼痛：是晚期宫颈癌的症状，多因肿瘤沿宫旁延伸，侵犯骨盆壁，压迫周围神经所致。常常表现为坐骨神经痛或一侧骶、髂部位的持续性疼痛。

（4）其他症状：如肿瘤侵犯到膀胱，患者可出现尿频、尿急、尿痛、下坠和尿血，常常被误诊为泌尿系统感染，严重的可形成膀胱－阴道瘘。如肿瘤侵犯直肠，可有下坠，排便困难，里急后重，便血等症状，进一步发展可出现阴道－直肠瘘。晚期常常伴有消瘦，贫血，发热等症状。也可因出现不同部位的远处转移而出现相应的症状。

2. 体征

早期宫颈癌患者多无明显体征。晚期患者可有远处转移，转移的部位不同，则出现的体征也不同，较常见的是锁骨上及腹股沟淋巴结转移，在其部位可出现结节或肿块。肿瘤可以通过血管或淋巴系统扩散到远处器官而出现相应部位的转移灶。

【临床分型】

采用国际妇产科协会的国际分期法（FIGO，1995年）

0期　原位癌（浸润前癌）。

Ⅰ期　癌局限于子宫颈。

Ⅰa期　浸润癌只能是经显微镜下确认的。所有肉眼所见病灶，即使是浅表浸润，亦属Ⅰb期。Ⅰa期只限于间质测量的深度≤7.0mm。

Ⅰa1期　测量的间质浸润深度≤3.0mm，宽度≤7mm。

Ⅰa2期　测量的间质浸润深度＞3.0mm，但≤5.0mm，宽度≤7mm。

Ⅰb期　临床病灶局限于宫颈或临床前期病灶大于Ⅰa2期。

Ⅰb1期　临床病灶≤4.0cm。

Ⅰb2期　临床病灶＞4.0cm。

Ⅱ期　癌已超出宫颈，但未达盆壁；且未累及阴道下1/3。

Ⅱa期　无宫旁浸润。

Ⅱb期　有宫旁浸润。

Ⅲ期　癌浸润达盆壁。直肠检查肿瘤与盆壁之间没有无癌间隙。肿瘤累及阴道下1/3。凡有肾盂积水或肾无功能者，除非已知其他原因所致，均列入Ⅲ期。

Ⅲa期　宫旁浸润未达盆壁，但累及阴道达下1/3。

Ⅲb期　癌浸润达盆壁，或肾积水，或肾无功能。

Ⅳ期　癌扩散超出真骨盆或临床已侵犯膀胱黏膜或直肠黏膜。

Ⅳa 期 癌扩散到邻近器官。

Ⅳb 期 癌扩散至远处器官。

【诊断】

1. 宫颈细胞刮片检查

宫颈细胞刮片检查是发现早期宫颈癌有效的检查方法。对已婚妇女，妇科检查或人群普查时，都常规进行宫颈细胞刮片检查作为筛查手段。过去宫颈刮片多用小脚板，目前则采用双取器，很大程度上提高了细胞学的诊断率。

2. 碘试验

碘试验是将碘溶液涂在宫颈和阴道壁上，观察其染色的情况。不着色处为阳性，在该处取活检。

3. 阴道镜检查

阴道镜检查主要用于检查宫颈癌及癌前病变。检查时主要观察血管形态，毛细血管间距，上皮表面，病变界限等，在异常部位进行定位活检即可提高诊断的准确性。

4. 活体组织检查

活体组织检查是用宫颈活检钳从宫颈上夹取组织送病理检查，是诊断宫颈癌最可靠的依据。

5. 宫颈锥切术

当宫颈刮片多次检查为阳性，而宫颈活检为阴性或活检为原位癌，临床不能排除浸润时，可行宫颈锥切术，以明确诊断。

6. 其他

另外，根据具体情况可进行膀胱镜、直肠镜、肾图、肾盂造影、胸片、骨盆相等检查，必要时可进行 CT 扫描或 MRI 检查，有助于确定病变范围及临床分期，选择恰当的治疗方法，提高治愈率和判断预后。

【治疗】

1. 治疗原则

对于早期宫颈癌患者应手术治疗，不宜手术者可采用放疗，放疗可用于宫颈癌各期的治疗。可采用放疗与手术、手术与化疗、放疗与化疗结合，在各期均可配合中医中药。

2. 中医辨证施治

宫颈癌的中医治疗包括全身和局部治疗。全身治疗以辨证论治，口服中药为主，局部治疗以中药外用为主。临床上多采用综合分析，把二者有机地结合起来，依据病邪盛衰，脏腑虚实来治疗。

（1）肝郁气滞证

证候：胸胁胀满，情绪郁闷或心烦易怒，少腹胀满，口苦咽干，白带多，阴道流血夹有瘀块，舌暗红苔黄，脉弦。

基本治法：疏肝理气，散郁化结。

方药运用：逍遥散(《太平惠民和剂局方》）加减。

柴胡 10g，白芍 15g，当归 10g，茯苓 15g，白术 10g，生甘草 6g，郁金 10g，青皮 10g，白英 10g，蛇莓 10g，黄柏 10g，生黄芪 30g，炒薏苡仁 30g，川楝子 10g，枳壳 12g，陈皮 10g。

方中柴胡、郁金、川楝子、枳壳、陈皮调达肝气，清烦除燥；白芍、当归、茯苓、白术、炒薏苡仁、生黄芪健脾渗湿补血；白英、蛇莓、黄柏清热解毒抗癌；合用则疏肝理气，散郁化结。

加减：胸胁痛加延胡索 10g，香附 10g。

（2）肝肾阴虚证

证候：头晕目眩，耳鸣腰酸，心烦易怒，夜眠不安，口燥，手足心热，白带稍多，有时阴道流血，舌质红或有裂纹，苔少，脉弦细或细弱。

基本治法：滋养肝肾，解毒散结。

方药运用：一贯煎(《柳州医话》）加味。

生地 12g，麦冬 12g，沙参 15g，枸杞子 15g，川楝子 10g，当归 10g，黄柏 12g，女贞子 15g，旱莲草 15g，夏枯草 12g，黄芩 12g，马鞭草 15g，生龙牡（先煎）各 15g，炮山甲（先煎）10g。

方中生地、麦冬、沙参、枸杞子、当归、女贞子、旱莲草滋养肝肾；夏枯草、黄芩、马鞭草清热解毒，合用炮山甲、生龙牡化瘀软坚散结。

加减：腰酸腿软加桑寄生 15g，川断 15g。

（3）湿热瘀毒证

证候：白带多，色黄如米泔，味臭，身重体倦，纳呆，尿黄，大便黏滞，舌红苔黄腻，脉滑数。

基本治法：利湿化瘀，清热解毒。

方药运用：二妙散(《丹溪心法》）合止带方(《世补斋不谢方》）加减。

黄柏 12g，苍术 20g，茯苓 15g，猪苓 15g，泽泻 15g，山栀 10g，丹皮 12g，赤芍 10g，牛膝 10g，清半夏 9g，陈皮 10g，枳壳 12g，夏枯草 15g，藿香 10g，佩兰 10g，银花 12g，黄芩 12g，连翘 12g，白花蛇舌草 30g。

方中黄柏、山栀、丹皮、银花、黄芩、连翘、白花蛇舌草清热解毒抗癌；半夏、陈皮燥湿化痰散结，与苍术苦温燥湿同用，可佐清热解毒药之苦寒；枳壳行气泻痰；茯苓、猪苓、泽泻渗湿利水；赤芍、牛膝活血行瘀，泻火解毒。诸药合用则利湿化瘀，清热解毒抗癌。

加减：白带多，口苦纳呆者，加茵陈 30g，知母 10g，砂仁（后下）6g，生麦芽 30g，生薏苡仁 30g。

（4）脾肾阳虚证

证候：身倦乏力，腰膝冷痛，纳差，白带多，质清稀，或有多量阴道流血，舌质淡苔薄白，脉沉细无力。

基本治法：健脾温肾，燥湿止带。

方药运用：双和饮（《太平惠民和剂局方》）合完带汤（《傅青主女科》）。

熟地 12g，枸杞子 15g，山萸肉 15g，甘草 10g，杜仲 10g，菟丝子 30g，补骨脂 12g，生黄芪 30g，肉桂 6g，太子参 20g，炒白术 15g，苍术 15g，陈皮 10g，柴胡 10g，山药 12g。

方中熟地、山药、山萸肉、枸杞子培补肾阴，益火之源，以培肾之元阳；菟丝子、补骨脂、肉桂温养肾阳；太子参、甘草、生黄芪、炒白术补中益气，苍术健脾燥湿；陈皮理气化痰祛湿；柴胡疏肝解郁，助气血之条达。诸药合用则健脾温肾，燥湿止带。

加减：形寒肢冷者，加制附子 10g，仙灵脾 12g，鸡血藤 30g。

3. 局部治疗

（1）三品一条枪：《外科正宗》方，由明矾、砒霜、雄黄、没药组成。诸药经适当炮制，制成药条，插入患处，适用于宫颈癌早期。

（2）制癌粉：蟾蜍 15g，雄黄 3g，白及 12g，明矾 60g，砒霜 1.5g，五倍子 1.5g，紫硇砂 0.3g，三七 3g，消炎粉 60g，共研细末外用。适用于宫颈癌热毒甚者。

（3）黑倍膏：蛋黄 20 个，置入适量头发熬油。蛋黄油 60g，加五倍子 15g，冰片 60g，苦参 15g，调匀外用。适用于宫颈癌湿毒明显，局部渗液臭秽者。

4. 中成药

（1）复方斑蝥胶囊：由斑蝥、人参、黄芪、刺五加、三棱、半枝莲、莪术、山茱萸、女贞子、熊胆粉、甘草组成。具有破血消瘀，攻毒蚀疮功效，用于妇科肿瘤、肝癌、肺癌等。口服，每日 2 次，每次 3 粒。

（2）马蔺子胶囊：具有清热利湿解毒功效，口服，每次 120mg，每日 2 次。

5. 单验方

（1）败酱草、夏枯草、半枝莲、生薏苡仁各 30g，土贝母、炒槐花、川楝子炭、青陈皮各 15g，土茯苓、银花各 20g，灵脂炭 10g，甘草 3g。水煎服，日一剂，适用于早期宫颈癌。

（2）生黄芪、天花粉、土茯苓、白花蛇舌草、益母草、水红花子、抽葫芦各 30g，党参、山药、熟地、蚤休、夏枯草、白芍、茯苓、杜仲、枸杞子、丹参、柴胡各 15g，当归、生牡蛎（先煎）各 20g。水煎服，日一剂，适用于宫颈癌气血亏虚，肝肾不足者。

（3）槐耳灵芝茶：槐耳 15g，灵芝 30g。将槐耳、灵芝洗净，切片，入锅，加水适量，煎煮 40 分钟即可。上、下午分服，饮汤吃槐耳、灵芝。具有健脾益气，扶正抗癌之功效，通治各型宫颈癌。

（4）白花蛇蜜饮：白花蛇 1 条，炙蜈蚣 2 条，露蜂房 10g，蜂蜜 50g。将白花蛇宰杀，去内脏后洗净，与拣杂的炙蜈蚣、露蜂房一起晒干或烘干，共研成细末，瓶装，防潮，备用。每日 2 次，每次 10g，用少许蜂蜜调服。具有清热解毒，散结抗癌之功效。治疗各型宫颈癌。

6. 外科治疗

手术治疗是早期宫颈癌的主要治疗方法，原则上限于 0 ~ Ⅱa 期，特殊情况另行考虑。根据浸润深度、肿瘤大小、分期、病理类型、年龄及一般情况等因素决定手术范围，选择不同术式。年轻，无卵巢病变者，可以保留卵巢。老年患者并非手术禁忌，但 65 岁以上老年患者，体弱或伴心、肺、肝、肾等器官疾病者，不宜施行手术。肥胖患者根据术者经验及麻醉条件而定。

7. 放疗

放疗的适应证广泛，各期均可采用放疗，主要用于Ⅱb ~ Ⅳ期宫颈癌，有手术禁忌的早期癌和复发转移癌亦可行放疗，能减轻症状，延长生存期。病例选择不像手术那样严格，只要无骨髓抑制均可放疗，糖尿病、结核、高血压等慢性病，也可同时合并治疗。放疗方法有腔内照射和体外照射两部分，早期患者以腔内照射为主，体外照射为辅；而晚期患者以体外照射为主，腔内照射为辅。

8. 化疗

以往文献报道单药化疗的有效率仅 10% ~ 25%，自 PDD，IFO 应用以来，有效率上升到 30% ~ 40%，目前认为治疗宫颈癌最有效的单药有 PDD、IFO、BLM、EPI、ADM、CBP、5 – FU 等。

因单药的有效率低，缓解期短，多种药物联合化疗已广泛应用于临床，国外报道含顺铂的化疗方案有效率可达 40% ~75%。目前宫颈癌常用的联合化疗方案有：PVB（PDD + VLB + BLM 或 PDD + VCR + BLM）、BIP（BLM + IFO + PDD）、FIP（5 – FU + IFO + PDD）、FACV（5 – FU + ADM + CTX + VCR）、BM（BLM + MMC）、FP（5 – FU + PDD）、TP（Taxol + PDD）、TC（Taxol + CBP）、GP（GEM + PDD）等。

用药途径：常用静脉给药和动脉内灌注化疗，近年介入治疗已多用于妇科恶性肿瘤的治疗，具有肿瘤区域浓度高、全身副反应轻和较好疗效等优点。

影响疗效的因素：与既往有无放疗或化疗史、复发转移的部位、肿瘤大小、组织学类型和分化程度、药物剂量等有关。

【预防与调护】

1. 预防

近年来由于采用普查普治的措施，宫颈癌的发病率和死亡率在一些地区已有明显下降，这表明只要提高警惕，可以做到早期发现、早期诊断和早期治疗。

（1）普及防癌知识，尽量每年进行一次妇检，对宫颈炎、宫颈糜烂及息肉白斑等应积极治疗。

（2）提倡晚婚晚育少育，应节制性生活，杜绝性乱交。

（3）开展性卫生教育，男性包茎或包皮过长建议到医院行包皮环切术。

（4）患病后尽量到专科医院就诊，切忌乱投医，避免误诊和漏诊。

（5）宫颈癌的发生与七情因素有密切关系，所以患病后应该有平和、乐观的心态，树立战胜疾病的信心，积极配合治疗。

（6）适当参加体育锻炼，调节身心健康，如散步、打太极拳、练气功等。

（7）治疗结束后仍需定期回院复查，以便早期发现复发和转移。

（8）适时服用中药，能够起到增强免疫力和预防肿瘤复发转移的作用。

2. 护理

（1）多食含有丰富维生素的食物及高蛋白低脂肪食物，适当补充一些微量元素，如动物的肝脏、胡萝卜、蛋类食品，忌烟酒。

（2）掌握宫颈癌患者的心理特点，实施相应的心理治疗，减轻患者的精神负担，树立战胜疾病的信心，积极配合治疗，争取早日康复。

（3）宫颈癌患者在治疗期及治疗后应注意阴部卫生，放疗后的患者应进行阴道冲洗，积极治疗放射性炎症，以免阴道粘连。

【临证经验】

1. 常用药对

（1）三棱 10g，莪术 6g　破血行气，消积止痛，可用于多种肿瘤。

（2）槐花 10g，苦参 10g　清热燥湿，用于白带多，色黄如米泔，味臭，大便黏滞。

（3）蜈蚣 2 条，露蜂房 4g　清热解毒，散结抗癌。

（4）三棱 10g，莪术 6g，太子参 15g，生黄芪 30g　益气破瘀，消癥瘕结块，用于气虚明显而又兼有瘀结者。

2. 验案举例

案一．倪某，女，71 岁，河北人。

患者闭经 20 年后出现阴道不规则流血，伴有下腹部坠胀。于 1989 年 2 月诊断为子宫颈癌，侵及阴道后壁，行放疗。放疗后，出现大便脓血，里急后重，下腹坠胀，诊为放射性直肠炎，遂就诊于我处。脉细数，舌质红苔黄腻。

辨证：湿热下注。

治则：清热利湿，解毒抗癌。

处方：槐花地榆汤加味。

槐花 10g，地榆 10g，败酱草 10g，马齿苋 15g，白鲜皮 10g，土茯苓 15g，白花蛇舌草 15g，杭白芍 15g，橘核 10g，焦六曲 30g，炙甘草 10g，浮萍 15g，蜂房 4g，三棱 10g，莪术 10g。连服 7 剂后症状减轻。

二诊：大便脓血好转，肛门仍灼热、刺痛，脉舌同前，原方加炒黄柏 10g，蛇床子 10g，加用加味西黄丸，每次 2 粒，每日 3 次，饭后服。治疗 2 个月症状明显减轻，可以坚持家务劳动，随访 3 年，无明显不适。

案二．曹某，64 岁，北京市人。

患者于 1998 年 3～4 月偶尔发现接触性出血而就诊，于某医院诊断为宫颈癌 II a 期，经手术切除后进行了放疗，于同年 6 月 24 日来我处就诊。现症见：胸胁胀满，心烦易怒，少腹重坠，大便次数多带脓血，口苦咽干，尿痛，脉细弦，舌苔薄黄白腻。为放射性直肠炎。

辨证：肝郁气滞，湿热下注。

治则：疏肝理气，散郁化结，清热利湿。

处方：柴胡9g，赤白芍各12g，当归10g，土茯苓15g，白术10g，生甘草6g，黄芩12g，白英12g，川楝子10g，太子参20g，枳壳12g，陈皮10g，郁金12g，龙葵20g，蜈蚣2条，露蜂房5g，浮萍15g，地榆炭10g，槐花10g，苦参15g，金银花20g，蒲公英12g，茯苓20g。水煎服，每日1剂。连服3个月。

外用：苦参50g，蛇床子30g，黄柏30g，蒲公英30g，败酱草30g，白鲜皮20g，野花椒10g。加水1500ml，急火煎20分钟，取汁800ml。清洗外阴。

1998年10月16日二诊：初诊症状基本消失，仍头晕腰酸，心烦夜眠不安，口燥，手足心热，舌质红苔少，脉细弱。

辨证：肝肾阴虚。拟滋养肝肾，清热解毒抗癌法。方药：生地12g，麦冬12g，黄柏12g，知母12g，山药15g，丹皮10g，山萸肉10g，地骨皮12g，女贞子15g，旱莲草15g，阿胶（烊化）10g，夏枯草12g，黄芩12g，赤白芍各12g，蜈蚣2条，露蜂房4g，浮萍15g，苦参15g，龟板（先煎）15g，鳖甲（先煎）20g，生甘草10g。每日1剂，加用复方斑蝥胶囊2粒，日服3次。

1999年3月26日三诊：眠纳差，腰酸腿软，脉沉，舌微红。证属肝肾阴虚。拟方：生地12g，麦冬12g，黄柏12g，知母12g，山药15g，丹皮10g，山萸肉10g，地骨皮12g，女贞子15g，旱莲草15g，阿胶（烊化）10g，蜈蚣2条，露蜂房4g，木瓜30g，桑寄生15g，鸡内金30g，生麦芽30g，炒枣仁30g，五味子10g，炒柏子仁30g，生甘草10g。隔日1剂，连服3个月，诸症基本消失。

按语：随着人民生活水平的提高，提倡计划生育及晚婚晚育，加强对宫颈糜烂、不典型性增生等常见癌前疾病的治疗，使宫颈癌的发病率大大降低。广泛开展宫颈癌的普查工作，做到了早发现、早诊断、早治疗，所以目前就诊于中医的患者大多已经过手术、放疗、化疗，中医中药的优势在于减低放化疗的毒副反应及抗转移防复发。该例患者在手术后行放疗，引起放射区域损伤，出现诸多放射损伤的症状，在经过养阴清热等治疗后患者症状消失，生活质量得到提高。这提示我们，中医中药对减轻放射损伤具有很好的作用。

【述评与体会】

西医对本病的治疗，早期以手术治疗为主。对于原位癌，多主张行全子宫切除术，保留双侧卵巢；对宫颈浸润癌常以放疗或放疗加手术的综合治疗为主，对晚期患者还可配合化疗。

宫颈癌的中医药治疗一般以中医辨证施治为原则，内服中药配合宫颈局部外用药，这样使全身和局部治疗有机地结合起来，针对性强，与单一的治疗方法相比效果会更好。

目前，对宫颈癌的辨证分型，多分为肝郁阻滞型、血瘀内阻型、湿热瘀毒型、肝肾阴虚型、脾肾阳虚型，此外，还有心脾两虚型、中气下陷型、痰湿下注型。使用半枝莲、白花蛇舌草、蚤休、龙葵、白英、山慈菇、夏枯草、石见穿等，常能取得较好的疗效。

局部外用中药，是中医药治疗本病的一大特色。这种方法疗效高，毒副反应小，方法简单，患者容易接受。它可直接作用于肿瘤的局部，使肿瘤凝固、坏死、溶解和脱落，还可以缓解宫颈水肿，减少和控制出血，抑制局部感染，促进肿瘤糜烂愈合，因此，可以用于保守治疗和改善放疗患者临床症状，减轻痛苦，也可作为宫颈癌的术前准备用药，改善手术条件。

中医中药对子宫颈癌有着较好的疗效，即使是宫颈癌晚期，亦可用中医中药辨证治疗。根据患者发病因素，体质情况，临床表现等采取扶正与祛邪、攻与补、治标与治本相结合等措施，能使宫颈癌患者症状减轻，延长生存期。

宫颈癌放疗是主要治疗手段，体内、体外放疗对人体的损害比较严重，不少患者因放疗反应而终止治疗。因此，进行放疗时，使用中药配合治疗，能减轻副反应，且能对放疗有增敏作用，不仅能顺利完成治疗，而且提高了治愈率和生存率。

宫颈癌放疗治疗中常用的中医治法及方药有：

（1）养阴清热、解毒抗癌法治疗放疗所致的局部反应：症见带下黄白，腥臭，阴部疼痛，黏膜粘连、萎缩，伴口干、口渴、五心烦热、大便干结、舌红少苔或苔黄浊、脉数。药用生地黄 10g，沙参 20g，枸杞子 20g，麦冬 15g，川楝子 10g，天花粉 20g，苦参 15g，金银花 20g，蒲公英 15g，浮萍 15g，水煎服。舌苔黄腻，湿热重者，加黄连 10g，黄柏 10g；大便干结者，加生大黄 10g，玄参 10g；阴伤重，潮热盗汗者，加龟板（先煎）15g，鳖甲（先煎）20g，银柴胡 10g。

（2）健脾补肾清热治疗放疗后气血亏虚：药用党参 15g，黄芪 20g，白术 10g，枸杞子 20g，熟地黄 15g，山茱萸 15g，金银花 20g，蒲公英 12g，茯苓 20g，水煎服。

（3）升阳止血治疗放疗后大便下血：药用补中益气汤加三七根 15g，桔梗 6g，阿胶（烊化）10g，地榆炭 10g，水煎服。

（4）放疗阴道黏膜损伤的中药预防与治疗：于放疗开始之日，每日进行 1~2 次阴道冲洗。用药：苦参 50g，蛇床子 30g，黄柏 30g，蒲公英 30g，败酱草 30g，白鲜皮 20g，野花椒 10g，加水 1500ml，急火煎 20 分钟，取汁 800ml。可预防阴道黏膜损伤并治疗损伤后伴发感染。

（5）对放疗增敏：如补中益气汤，用于脾肾两虚，乏力下血者；三才封髓丹，用于肾虚乏力，带下清稀者，有提高免疫力并助抗癌的作用；四君子汤，用于脾胃气虚，有提高免疫力，减轻放射线损伤及抗癌的作用。

第二节 卵巢癌

卵巢癌是指发生于卵巢组织的恶性肿瘤，它是严重威胁妇女健康的常见恶性肿瘤，在妇科恶性肿瘤中发病率占第三位，在我国发病率仅次于宫颈癌和子宫内膜癌。近20年来的卵巢癌死亡率调查显示，无论哪个国家或地区其死亡率均为上述三大女性生殖系统恶性肿瘤之首。世界各地的发病率有显著差异，北欧、北美最高，挪威为15/10万，日本最低，仅为3/10万。我国北京、上海等地的发病率为5~7/10万。

卵巢癌可发生于任何年龄，但多发生在卵巢功能最旺盛的时期，其次为由旺转衰的时期。中位年龄国外63岁，国内52岁，发病率随年龄的增高而增加，因此卵巢癌也是我国老年妇女常见恶性肿瘤。由于目前缺乏有效的筛查方法和措施，大部分患者就诊时已属晚期。

中医古籍中没有卵巢癌这一病名，类似的病症记载属于"肠覃"、"癥积"、"癥瘕"等范畴。

【病因病机】

《医宗必读》曰："积之成也，正气不足，而后邪气踞之。"中医古籍中并没有卵巢癌这一病名，但有类似的病症记载，多属于"肠覃"、"癥积"、"癥瘕"等范畴。程国彭《医学心悟》谓："积者，推之不移，月事以时下，此其症也。"中医认为此病的病因病机是脏腑虚损，正气先伤，七情郁结，木旺克土，水湿内聚，蕴而成积，毒邪瘀阻，痰湿互结。临床上有虚证，实证，虚实夹杂之分。辨证可分肝气郁结，瘀血内结，痰湿凝结，脾肾阳虚，肝肾阴虚，气血亏虚等。

【发病机制】

（1）环境因素：环境对卵巢癌的发生有一定影响。北美及欧洲发达国家卵巢癌的发病率较高，发展中国家如中国相对较低，这可能与高胆固醇饮食及绝经期推迟有关。

（2）内分泌因素：妊娠、多育、长期服用避孕药等可降低卵巢癌发生的危险。而不育，长期服用刺激排卵药物则可增加患卵巢癌的危险。

（3）遗传和家族因素：家族中母亲或姐妹有患卵巢癌以及乳腺癌和结肠癌者，此人患卵巢癌的危险也会相对增加。

（4）其他因素：饮食、放射线、病毒感染、化学、精神因素等均与卵巢癌的发病有关。

【病理表现】

卵巢癌的组织学分型包括：

1. 上皮肿瘤

上皮肿瘤包括浆液腺瘤、黏液腺瘤、子宫内膜样腺瘤、透明细胞瘤、勃勒纳瘤及混合上皮瘤，每种均分为良性、交界性和恶性三种。还包括未分化癌及不能分类的上皮肿瘤。

2. 性索间质肿瘤

性索间质肿瘤包括颗粒间质细胞瘤、睾丸母细胞瘤、两性母细胞瘤和未分类肿瘤。

3. 生殖细胞瘤

生殖细胞瘤包括无性细胞瘤、内胚窦瘤、胚胎癌、多胚瘤、绒癌、畸胎瘤等。

4. 其他 如类脂细胞瘤、非卵巢特异性软组织肿瘤、性母细胞瘤、未分类肿瘤、转移性肿瘤、瘤样病变等。

【临床表现】

1. 症状

（1）下腹部不适：卵巢癌患者早期症状隐蔽，无任何不适，晚期随着肿瘤的增长和腹水的出现可有腹胀，下腹部不适、坠胀或疼痛，部分患者可触及下腹部包快，有时可伴有纳差、恶心、胃部不适等胃肠道症状。

（2）月经不调：可见月经周期及经血量紊乱，晚期见不规则性子宫出血及绝经后出血。

（3）腹水：卵巢癌常常出现腹腔或盆腔种植性转移引起的腹水，如腹水量大，则腹胀如鼓，腹内压增高，严重者可伴有心慌、气短及双下肢水肿。

（4）二便困难：如肿瘤增长迅速，进而压迫周围脏器，出现排尿困难或大便秘结，严重者可出现大便不通或肠梗阻。

（5）其他症状：晚期患者可出现进行性消瘦，贫血，发热等恶病质表现。如有远处转移可出现相应的临床表现。

2. 体征

早期卵巢癌只有在体积超出盆腔时才能偶然被发现，尤其在膀胱充盈时在耻骨联合上方可扪及肿块，或在妇科检查时发现盆腔肿块。如在直肠阴道凹陷部位检查到不规则结节，提示为恶性肿瘤种植病灶。并发腹水的患者腹部可叩到移动性浊音，应与卵巢良性肿瘤的腹水相鉴别，恶性腹水多为血性。有时可在锁骨上、腹股沟处扪及肿大淋巴结。绝经后妇女扪到与绝经前妇女相同大小卵巢时也应高度怀疑肿瘤的生长，需进一步检查。

【临床分期】

采用国际妇产科联盟的标准（FIGO，1987年）

Ⅰ期　病变局限于卵巢。

Ⅰa　肿瘤病变局限于一侧卵巢，包膜完整，卵巢表面无肿瘤，腹水或腹腔冲洗液阴性。

Ⅰb　肿瘤病变局限于双侧卵巢，包膜完整，卵巢表面无肿瘤，腹水或腹腔冲洗液阴性。

Ⅰc　肿瘤局限于单侧或双侧卵巢，并具备以下任何一项：包膜破裂，卵巢被膜上有肿瘤，腹水或腹腔冲洗液阳性。

Ⅱ期　肿瘤局限于一侧或双侧卵巢，伴有盆腔扩散。

Ⅱa　扩散和/或种植于子宫和/或输卵管，腹水或腹腔冲洗液阴性。

Ⅱb　扩散至盆腔其他器官，腹水或腹腔冲洗液阴性。

Ⅱc　盆腔扩散（Ⅱa或Ⅱb），腹水或腹腔冲洗液阳性。

Ⅲ期　肿瘤累及一侧或双侧卵巢，有显微镜下证实的盆腔外腹膜转移和/或盆腔淋巴结转移。

Ⅲa　盆腔外腹膜有镜下转移。

Ⅲb　盆腔外腹膜表面有肉眼可见的转移灶，其直径不超过2cm。

Ⅲc　盆腔外腹膜转移灶直径超过2cm，和/或盆腔淋巴结转移。

Ⅳ期　远处转移（不包括腹膜转移）。胸水存在时需找到恶性细胞；肝转移需累及肝实质。

Ⅰc或Ⅱc期者，如细胞学阳性，应注明是腹水还是腹腔冲洗液；如包膜破裂，应注明是自然破裂还是手术时破裂。

【诊断】

1. 细胞学检查

70%~90%的上皮癌腹水中可发现癌细胞或恶性细胞，但应与胃肠道原发性肿瘤相鉴别。肿瘤贴近腹壁或阴道前后穹窿部者，可用细针穿刺抽吸肿瘤组织液体进行病理学或细胞学检查，诊断正确率高达85%~90%。

2. 肿瘤标记物检查

卵巢上皮癌相关抗原CA125水平测定是卵巢上皮癌标记物的监测方法，卵巢癌患者有80%以上CA125升高。卵巢黏液腺癌的癌胚抗原（CEA）可增高。卵巢内胚窦瘤和绒癌的患者甲胎蛋白（AFP）和人体绒毛膜促性腺激素（HCG）可增高。

3. 其他检查

如B超、CT、X线、MRI等可提示肿瘤的部位、大小、性质及累及的范围，有助于诊断、鉴别诊断及临床分期。

【治疗】

1. 治疗原则

卵巢癌的治疗原则是以手术为主的综合治疗。根据组织类型和临床分期，采用的手段包括手术、化疗、中医中药等。

2. 中医辨证施治

（1）肝气郁结证

证候：情志抑郁，胸胁胀满不适，纳呆，月经不调，四肢厥逆，舌红苔薄白，脉弦。

基本治法：疏肝理气，解郁化积。

方药运用：柴胡疏肝散(《景岳全书》)加减。

柴胡10g，白芍15g，枳壳10g，川芎10g，香附10g，郁金10g，青皮10g，白术15g，茯苓15g，马鞭草15g，白花蛇舌草30g，莪术5g，鳖甲（先煎）30g，炙甘草10g。

方中柴胡、青皮、三棱、莪术疏肝行气；白芍、甘草、白术、茯苓益气健脾；枳壳、香附、郁金疏肝理气，解郁化积，通过疏肝行气，益气健脾使肝脾得和而气机流畅；鳖甲软坚散结；白花蛇舌草、马鞭草清热解毒抗癌。

加减：纳呆加生黄芪30g，生麦芽30g，焦槟榔10g。

（2）气滞血瘀证

证候：腹部包块，坚硬不移，刺痛，面色黧黑，纳差，脘腹胀满，舌暗，有瘀斑、瘀点，苔薄白，脉沉涩。

基本治法：活血化瘀，消癥散结。

方药运用：乌药散（《太平惠民和剂局方》）合血府逐瘀汤（《医林改错》）加减。

乌药10g，青皮10g，当归10g，生地12g，桃仁6g，莪术6g，红花3g，木香12g，赤芍9g，丹参15g，川芎10g，牛膝15g，枳壳10g，桔梗6g，柴胡10g，桂枝10g，生黄芪30g，夏枯草10g，土贝母15g，山甲（先煎）10g。

方中柴胡、青皮疏肝解郁；乌药、木香、枳壳行气中之郁滞；桂枝温中散寒；当归、生地、桃仁、莪术、红花、赤芍、丹参、川芎活血化瘀；莪术、夏枯草、土贝母、山甲活血化瘀，软坚化积；生黄芪补气升阳，另外能防止活血药可能引起的转移；牛膝、枳壳、柴胡、桔梗升降开阖有序，最终因药下行，直达病所。诸药合用活血化瘀，消癥散结。

加减：恶心呕吐加旋覆花10g，代赭石30g。

（3）痰湿凝结证

证候：腹部肿块，固定不移，按之柔软，身倦乏力，胸脘痞闷，月经延期，舌淡胖，苔白腻，脉滑。

基本治法：燥湿化痰，软坚散结。

方药运用：开郁二陈汤（《万氏女科》）加味。

半夏10g，陈皮10g，茯苓15g，甘草10g，香附12g，木香10g，青皮10g，川芎10g，莪术10g，夏枯草9g，山慈菇9g，苦参15g、蜂房4g，焦山楂10g，焦神曲10g。

方中香附、青皮疏肝解郁；半夏、陈皮、茯苓、甘草燥湿化痰，理气和中；夏枯草，山慈菇清火散结；川芎、莪术活血化瘀，消痈止痛；苦参、蜂房清热燥湿；佐以焦楂曲消食化积。诸药合用燥湿化痰，软坚散结。

加减：小腹疼痛下坠加香附20g，乌药10g。

（4）气血亏虚证

证候：腹痛绵绵，或有少腹包块，伴有消瘦乏力，面白神倦，心悸气短，动则汗出，纳呆，口干不欲饮，舌质淡红，苔白，脉沉细无力或虚大无根。

基本治法：补气养血，解毒抗癌。

方药运用：十全大补汤（《医学发明》）加减。

黄芪15g，太子参15g，白术12g，茯苓12g，白芍15g，当归12g，熟地12g，陈皮10g，炙甘草9g，马鞭草15g，白花蛇舌草15g。

方中黄芪、太子参、白术、茯苓、炙甘草益气健脾，补气升阳；熟地、白芍、当归养血补血；陈皮理气消胀；马鞭草、白花蛇舌草解毒抗癌。诸药共用补气养血，解毒抗癌。

加减：腹水腹胀加龙葵 30g，土鳖虫 6g。

3. 中成药

（1）大黄䗪虫丸：由熟地、土鳖虫、蛴螬、干漆、生地等组成。具有破血消肿，逐瘀抗瘤作用，适用于妇科肿瘤瘀血内结者，每次 1 粒，每日 3 次。血虚经闭者忌用。

（2）复方斑蝥胶囊：由斑蝥、人参、黄芪、刺五加、三棱、半枝莲、莪术、山茱萸、女贞子、熊胆粉、甘草组成。具有破血消瘀，攻毒蚀疮功效，用于妇科肿瘤、肝癌、肺癌等。口服，每日 2 次，每次 3 粒。

（3）加味西黄丸：主要药物有麝香、人工牛黄、乳香、没药、三七、山慈菇等。具有清热解毒抗癌，活血散结，祛瘀止痛的功效，可用于多种肿瘤。服法：每粒 0.25g，每次 2 粒，每日 2~3 次。

4. 单验方

（1）香附 15g，乌药、小茴香、川楝子、橘核、荔枝核、莪术各 9g，艾叶、甘草各 3g，茯苓 12g。水煎服，每日 1 剂。适用于卵巢癌少腹冷痛拒按。

（2）太子参、丹参、茯神、黄芪、天冬、半枝莲各 12g，炙甘草、白术各 9g，干地黄 15g，鸡血藤、炒麦芽各 18g，猫人参 24g，薏苡仁 30g。水煎服，每日 1 剂。适用于卵巢无性细胞瘤。

（3）黄芪、山药、女贞子、土茯苓、楮实子、益母草各 30g，党参、太子参、白术、黄精、枸杞子、桑寄生、急性子、茜草各 15g，砂仁（后下）8g，当归、水红花子、生牡蛎、抽葫芦各 15g，阿胶 10g。水煎 60 分钟，每日 1 剂。适用于卵巢颗粒细胞癌，辨证属气血亏虚、肝肾不足者。

5. 外科治疗

外科手术不仅是最有效的治疗方法，而且是确定诊断和明确分期的主要方法。手术的常规范围为全子宫及附件切除术再加大网膜切除术。临床上多根据患者的具体情况采取早期癌（Ⅰ、Ⅱ期）手术，晚期癌（Ⅲ、Ⅳ期）手术，腹膜后淋巴结清扫术，二次探查术，复发癌手术，姑息性手术。

6. 化学治疗

卵巢上皮癌属于化疗敏感肿瘤，近 20 年来疗效取得了很大的进步。20 世纪 80 年代顺铂联合化疗改善了晚期患者的生存质量，但肿瘤易耐药和复发仍是当今的棘手问题。目前单药化疗效果比较好的药物有 PDD、CBP、taxol，有效率在 30% 左右。20 世纪 90 年代虽然有拓扑替康、吉西他滨、泰索帝、草酸铂、脂质体阿霉素等一批新药上市，但疗效相似，仅有 20% 左右。联合化疗已成为晚期卵巢癌的常规治疗方法，常用化疗方案有：CP（CTX + PDD）、CC（CTX + CBP）、CAP（CTX + ADM + PDD）、TC（taxol + CBP）、TP（taxol + PDD）等。

7. 放疗

放疗是卵巢癌的辅助治疗之一。在卵巢恶性肿瘤中，无性细胞瘤对放疗敏感，颗粒细胞瘤中度敏感，其他肿瘤不够敏感。因多数卵巢恶性肿瘤的放射敏感性差，同时受肠道并发症的困扰，使放疗在临床上的应用大大减少。但几十年的放疗经验证明，如能正确掌握放疗技术，合理选择患者，尤其是手术及化疗后或化疗后耐药的挽救治疗，有时会出现令人满意的效果。临床上采取的放疗方法主要有全腹照射、肿瘤局部复发转移的姑息放疗、腹腔的放射同位素治疗等。

【预防与调护】

1. 预防

（1）定期普查：凡 35 岁以上，尤其是绝经后妇女，每半年做妇科检查或超声检查一次。

（2）剖腹探查：其对象包括下述 5 类：①绝经后有卵巢综合征（PMPO），即双合诊触之卵巢直径大于 10cm 或直径 5cm 左右进行性增大者；②青春前期的附件包块；③任何年龄的卵巢实性肿瘤；④生育期的大于 10cm 的附件囊性包块或 4~8cm 大小的肿瘤，持续 2~3 个月以上者；⑤附件炎或子宫内膜异位包块，必要时行剖腹探查。

（3）对卵巢癌高危患者，如有妇科恶性肿瘤家族史，青春期前后患过风疹，患有不孕症或经前期紧张综合征等的，要提高警惕，以便早期发现卵巢癌，及时治疗。

（4）预防性卵巢切除：预防性切除卵巢应限于下述 3 种情况：①有卵巢癌家族史或高危患者；②盆腔炎；③严重子宫内膜异位症等。

（5）患卵巢癌已切除单侧附件，需保留生育功能者，待完成生育后，及早切除对侧附件及子宫。

（6）鉴于卵巢包涵囊肿可能是上皮性肿瘤的前驱病变，用抗垂体功能药物抑制排卵，以避免卵巢表面上皮的损伤。

（7）其他：减少环境污染，戒烟，少接触或不接触滑石粉、石棉等有害物质，改变饮食习惯，不吃霉变食物，少吃高脂肪食品，荤素搭配，减少精神刺激，保持心情舒畅，均可降低卵巢癌以及其他癌的发生。

2. 调护

（1）使患者保持积极乐观的心态，树立战胜疾病的信心，忌悲观紧张情绪，协助患者调节心理及早适应。

（2）协助患者接受各种检查及治疗。

（3）补充营养与水分，协助患者克服治疗引发的副反应，如骨髓功能抑制、消化功能紊乱、脱发等。

（4）尽量避免外源性化学制品对身体的刺激，特别是滑石粉、石棉类等，注意外阴部清洁，经期及性生活的卫生。

（5）注意勿使腹部受挤压，检查时动作要轻柔，要节制性生活。

（6）多食营养丰富、易消化的食物及新鲜蔬菜、水果，保持大小便通畅。

（7）维持适当的活动，注意休息。

【临证经验】

1. 常用药对

（1）姜黄 6g，白芷 10g　行气止痛。

（2）姜黄 6g，没药 3g　活血止痛，用于癥瘕积聚。

（3）苦参 15g，蜂房 4g　清热燥湿，用于疗肿恶毒。

（4）苏木 6g，三七 5g　和血散瘀，消肿止痛。苏木功用似红花，但性微寒，阳中有阴，降多升少，性能破血。本虚不可攻者加人参 5g，沙参 15g。

2. 验案举例

案一．张某，女，47 岁，2002 年 1 月 13 日初诊。

患者于 2001 年 6 月出现腹部胀痛，就诊于北京某医院，B 超和 CT 示：卵巢癌。手术切除后使用 TP 方案化疗。现症见：全身乏力，四肢麻木，眠差，大便干，舌淡，苔薄白，脉弱。白细胞 18×10^9/L，血红蛋白 8.5g/L。

辨证：心脾两虚。

治则：益气健脾，养心安神，扶正抗癌。

处方：人参归脾汤加减。

生黄芪 30g，远志 10g，太子参 15g，炒白术 15g，龙眼肉 10g，炒枣仁 30g，夜交藤 10g，炮山甲（先煎）10g，土鳖虫 6g，何首乌 15g，绿萼梅 10g，小茴香 10g，橘核 10g，水红花子 10g，炒枳壳 10g，生麦芽 30g，甘草 10g。每日 2 剂，分 2 次服。加服加味西黄丸，每次 2 粒，每日 2 次。

2002 年 6 月 7 日二诊：患者已化疗 10 次，CA125 70U/ml，白细胞 2×10^9/L，胸胁胀痛，眠可，大便调，舌边红，苔薄白，脉弦细。处方：柴胡 10g，丹皮 10g，赤白芍各 12g，炒山栀 10g，天花粉 12g，苦参 15g，香附 10g，地龙 10g，天龙 10g，小茴香 10g，乌药 10g，白花蛇舌草 30g，半枝莲 15g，生麦芽 30g，甘草 10g。续服加味西黄丸。

2003 年 4 月 12 日三诊：患者精神弱，纳少，腰膝酸软，大便溏，舌淡，苔薄白，脉细。方药以四君子汤合六味地黄丸加减。药用太子参 12g，炒白术 12g，土茯苓 15g，生熟地各 12g，山萸肉 12g，鸡血藤 15g，桑寄生 15g，杭白芍 15g，莲子肉 15g，生龙牡（先煎）各 15g，益母草 15g，牛膝 12g，金荞麦 15g，荔枝核 12g，王不留行 12g，焦槟榔 15g，鸡内金 15g，甘草 10g。加服妇科消瘤丸 6g，每日 2 次。（注：加味西黄丸、妇科消瘤丸均为我院内制剂。）

案二．林某，女，56 岁，河北人。

患者于 2004 年 2 月自觉下腹重坠不适，于当地经 B 超、CT 检查拟诊左侧卵巢癌，即行手术，术中发现卵巢肿瘤与直肠粘连，盆腔转移合并子宫肿瘤，行姑息手术，病理诊断卵巢透明细胞癌，子宫平滑肌肉瘤。术后采用 TC 化疗方案。于 2004 年 5 月 26 日来诊。现症见：胸胁胀满不适，情绪郁闷，下腹疼痛不适，腰痛，腿酸软无力，舌红苔薄黄腻，脉弦。检查可见盆腔积液。

辨证：肝肾阴虚，气虚血瘀，邪毒内蕴。

治则：疏肝解郁，活血散结，清热解毒抗癌。

处方：柴胡9g，郁金9g，青皮9g，陈皮9g，枳壳6g，白术9g，茯苓9g，白芍9g，白花蛇舌草30g，三棱5g，莪术5g，炮山甲（先煎）10g，水红花子10g，苦参15g，马鞭草15g，延胡索10g，土鳖虫5g，生甘草10g，七叶莲15g。

自2004年至2008年，一直在此方基础上加减用药，CA125从56U/ml降至4～7U/ml，一般情况良好，未出现复发和转移。

【述评与体会】

卵巢癌的治疗目前仍以手术加化疗为主，但对生育期的女性，去势不可避免在术后出现更年期综合征，并由此导致一系列并发症而影响其生活质量。激素替代治疗（HRT）可以明显改善妇女绝经后的血管舒缩症状、泌尿生殖道萎缩、认知障碍、心血管症状、骨质疏松以及预防发生结肠癌，是治疗更年期综合征非常有效的方法。但是HRT能否增加卵巢癌发生的危险性，以及卵巢癌患者在完成治疗后应用HRT是否导致肿瘤的复发，长期存在争议。

卵巢癌对化疗敏感，效果肯定，但部分患者由于体质较差，不能耐受全身化疗，且部分患者惧怕化疗不良反应而自动放弃进一步治疗，因而大大影响了生存质量及生存率。而中医中药的辅助治疗能提高化疗患者对化疗的耐受程度及免疫力，从近几年报道的中医药治疗晚期卵巢癌术后的疗效来看，其病灶稳定率、中位生存期均高于同期化疗对照组。刘爱武等临床收集120例卵巢癌术后患者，分为治疗组：新加增免抑瘤方和化疗组（90例）；对照组：单纯化疗组（30例）。临床结果表明：治疗组晚期卵巢癌5年生存率（50%）高于对照组（33.3%），治疗组治疗1年后的生存质量高于对照组（$P < 0.01$），而2年后的生存质量与对照组无显著差异（$P > 0.05$）；治疗组治疗3个月后的 $CD4^+$，$CD4^+/CD8^+$ 值高于对照组（$P < 0.01$），治疗组治疗1年后的 $CD4^+$，$CD4^+/CD8^+$ 值仍旧高于对照组（$P < 0.01$）；治疗组的转移复发率（7.1%）低于对照组（20%）。因此，中医中药治疗卵巢癌目前已越来越受到重视。临床应用证明，中药辨证施治可明显减轻各种化疗反应，改善患者全身状况，提高化疗的完成率，生存率也有所提高，并可改善卵巢切除后性激素骤失而出现的副反应。

多年临床实践证明，对卵巢癌的治疗，应重视中西医结合，在应用放化疗的时候，合理选择放化疗剂量，根据患者体质情况，充分发挥中医药的优势。在西医重视加大化疗剂量来提高疗效的大背景下，采用低于西医化疗剂量的小剂量化疗方案，而充分发挥中医药辅助化疗增效的作用，以达到同大剂量化疗同样的疗效，最大限度地控制、缩小肿瘤，也明显减少了化疗的毒副反应，提高了肿瘤患者的生存质量。这种中医药与化疗有机结合的独特的治疗模式体现了治疗的个体化思想，与中医的"因人制宜"理论相吻合。

在该病的辨证论治中，尤应重视扶正祛邪。卵巢癌缠绵反复，久病必伤正气，有实者，也多为本虚标实，或虚实夹杂，故补虚为治疗肿瘤的大法。根据西医卵巢癌"盆腔污染"的理论,我们认为毒邪在卵巢癌发病中同样占有重要的地位,在毒邪侵袭的条件下,即使体质壮实,正气充盛,也易致癌。根据中西医结合的理论,提出扶正培本法、活血化瘀法、疏肝理气法、化痰利湿法、解毒散结法治疗卵巢癌。临床常用的随证加减的药物如下。

扶正固本药:黄芪、人参、冬虫夏草、灵芝、白术、茯苓、甘草、补骨脂、仙茅、仙灵脾等。

清热解毒抗癌药:白花蛇舌草、半枝莲、半边莲、红藤、败酱草、白毛藤、蒲公英、山豆根、青黛、黄连、黄柏、黄芩、白头翁、牛蒡子、芦荟、青黛、板蓝根、大青叶、金银花、苦参、穿心莲、黄芩、黄连等。

软坚散结消癥之品或虫类化瘀药:昆布、浙贝、海藻、荔枝核、橘核、鳖甲、水蛭、土鳖虫等。

清热凉血药:金银花、连翘、夏枯草、黄芩、黄连、黄柏、蒲公英、鱼腥草、紫花地丁、生地、丹皮、赤芍、红花、虎杖、生蒲黄、半枝莲、土茯苓、毛冬青、益母草、炮山甲、金线重楼等。

活血化瘀药:三棱、莪术、九香虫、鸡血藤、丹参、赤芍、茜草、益母草、桃仁、地榆、牛膝、王不留行、血竭、泽兰、刘寄奴、苏木、五灵脂、生蒲黄、延胡索、大黄、紫草等。

养胃阴药:枇杷叶、芦根等。

滋补肝肾药:地黄、山萸肉、怀山药、枸杞子、白芍、麦门冬、知母、玄参、龟板等。

理气药:沉香、枳壳、川朴、半夏、代赭石等。

补肾药:肉苁蓉、女贞子、旱莲草、龟板、桑椹子、枸杞子等。

滋阴清热,交通心肾药:百合、莲子心、麦门冬、五味子、夜交藤等。

清虚热药:地骨皮、麦门冬、生地、玄参、龟板、知母等。

补肾阳药:仙茅、仙灵脾、补骨脂、杜仲等。

肾阴阳双补药:菟丝子、肉苁蓉、巴戟天、枸杞子等。

□ 第十三章 □

泌尿系统肿瘤

第一节 肾 癌

肾癌是发生于肾实质细胞、肾盂移行上皮和输尿管的恶性肿瘤。临床分为肾癌、肾盂癌和输尿管癌。肾癌又称肾细胞癌，是指起源于肾小管上皮细胞的恶性肿瘤，可发生于肾实质的任何部位，但以上下两极为多见。肾脏肿瘤在男性泌尿生殖系统肿瘤中仅次于膀胱肿瘤。占全身肿瘤的 0.4% ~3%。

肾癌在瑞典及冰岛的发病率较高，英国、东欧、非洲及亚洲较低。近年来肾癌的发病率有上升趋势。据 1994 年统计，美国每年有 27 000 以上新发病例，其中 11 000 例死于本病。我国目前尚无全国性肾癌发病率统计。据 1990 ~ 1992 年我国 22 个省市抽样地区居民死亡率及死因构成统计，肾癌的死亡率为 0.32/10 万人。按全国 12.5 亿人计算，每年约 4 000 人死于本病。发病率远低于欧美国家。

肾癌属中医学"腰痛"、"肾积"、"尿血"、"癥积"等疾病范畴。《内经》首次记载了与本病有关的症状。历代医家从不同的侧面对本病的认识和治疗作了许多探索和补充，逐步形成了一套较完整的辨证体系。

【病因病机】

中医学认为，本病多因肾气亏虚，外受湿热邪毒，入里蓄毒，蕴结于水道所致。明代张景岳认为："腰痛之虚，十居八九。"强调肾虚是腰痛的重要原因。《证治准绳》曰："大抵诸腰痛，皆起肾虚。"治疗方面，"唯补肾为先，而后随邪之所见者以施治，标急则治标，本急则治本，初痛宜疏邪滞，理经遂，久痛宜补真元，养血气"。

外感湿热之邪入里，或过食肥甘厚味，嗜酒损伤脾胃，脾失健运，湿浊内生，湿毒火热，下注膀胱，烁灼经络，络脉受损，出现尿血而发病；或素患肾虚，年老肾精亏虚，气化不利，水湿不行，瘀积成毒，滞留腰部而成癌肿；或脾肾虚寒，脾虚不运，湿浊内生，痰湿阻遏，久而成块。肾气不足，不能摄血，血尿日久，致气血双亏，脏腑功能失调。如《素问》记载："胞移热于膀胱，则癃，溺血"；"少阳涩则病积溲血"；"腰者，肾之府，转摇不能，肾将惫矣"。《金匮要略》曰："热在下焦者，则尿血，亦令淋秘不通"；"肾着之病，腰以下冷痛，腹重如带五千钱"。《诸病源候论》指出："血淋者，是热淋之甚则尿血，则小肠气秘，气秘则小便难，痛者为淋，不痛者为尿血。"《医学入门》曰："溺血乃心移热于小肠。"《类证治裁》指出："痛属火甚，不痛属虚。"《丹溪心法》记载："腰痛主湿热，肾虚，瘀血，挫闪，有痰积。"

总之，肾癌病位在肾，尿血、腰痛为主证，肾虚是发病的关键所在，而又与脾、肝关系密切，本病的主要病机为内有肾虚毒蕴，脾肾阳虚，气血双亏；外有湿热蕴困，邪凝毒聚日久成积。治疗以扶正攻邪为主，兼顾其他脏腑，始终注重保护正气，攻伐不宜太过，以免伤正。

【发病机制】

肾癌的病因至今尚不清楚。有些肾盂肿瘤可能是由慢性炎症和结石病的继发刺激造成。有研究发现，重金属铅、镉与肾细胞癌的病因有关，铅可能是通过香烟烟雾污染而产生影响的。有学者在1990年提出吸烟与肾癌的关系，吸烟者比从不吸烟者患肾癌的危险高两倍，重度吸烟者较轻度吸烟者发病率更高，吸烟时间长短与患病率直接相关，并认为吸烟者尿内各种诱变活性物质含量增高。烟草中的二甲基亚硝基胺导致肾癌，虽尚未得到临床证实，但动物实验中已诱发家兔肾癌，因而他们认为吸烟习惯加上其他危险因素如酗酒、职业接触等，可进一步增加发生肾癌的危险性。有报道芳香族碳氢化合物、芳香胺、黄曲霉毒素、激素、放射线和病毒可引起肾癌。某些遗传性疾病如结节性硬化症，多发性神经纤维瘤等可合并肾细胞癌。

【病理表现】

肾癌的组织病理学分为透明细胞癌、颗粒细胞癌和未分化癌等，其中透明细胞癌最为常见。其恶性程度从高到低依次为未分化癌、颗粒细胞癌、透明细胞癌。

【临床表现】

肾癌的临床表现变化多端，以腰痛、包块、血尿为主要表现的典型案例现已不常见。事实上，25%～30%的患者没有与肾脏有关的任何症状，往往是在腹部超声或放射线检查时偶然发现。肾癌可无任何症状，但此时肿瘤在体内已有广泛进展，甚至出现肺、骨等处转移征象。除腰痛、肿块、血尿三大典型症状外，肾癌还存在不少非泌尿系统的肾外表现，如高热、肝功能异常、贫血、高血压、红细胞增多症和高钙血症等。

1. 局部肿瘤引起的症状

血尿为最常见的症状，可为肉眼血尿和/或镜下血尿，大多数患者表现为间歇性血尿，也可有全程血尿，有时伴有条状血块，条状血块为输尿管管型。腰痛是因肿瘤长大后肾包膜张力增加或侵犯周围组织而发生，表现为持续性钝痛。肾癌患者腰部或上腹部可触及肿块约为10%，有时可为唯一的症状。精索静脉曲张常发生在左侧，为肿瘤压迫精索静脉引起，为继发性病变，平卧后曲张静脉不消失，表示静脉内有阻塞（或癌栓）。当下腔静脉受侵，可同时有下肢水肿出现。

2. 肾外症状

由于肾癌为高度恶性肿瘤，不少患者就诊时已有明显消瘦、贫血、低热、食欲减退等恶病质表现，也可有肺或骨骼转移。发热为肾癌常见的肾外表现之一，有低热或高热，高热者可高达39℃~40℃，持续不退。贫血可由失血引起，但临床上有些肾癌患者没有血尿病史，却有明显贫血，说明患者的贫血除血尿引起外，还有其他原因，有作者认为可能与肿瘤毒素或大量肾组织破坏抑制了造血有关。约25%~30%的患者可能有高血压。

3. 内分泌紊乱症状

根据大量实验研究和临床报道，肾癌能分泌多种内分泌素引起一系列症状，一种肿瘤分泌多种内分泌素是肾细胞癌的特征。据报道，约3%肾癌患者红细胞增多，这实际上继发于红细胞生成素分泌增多。肾癌患者中的3%~16.8%有高钙血症，且大多为晚期病变。有研究报道，肾癌组织分泌促皮质激素、高血糖素、甲状腺刺激素、胰岛素样多肽和其他激素。少数肾癌并发促性腺激素增高，在男性引起乳腺增大，乳晕色素沉着及性欲减退，女性则引起多毛及闭经等。

4. 肾癌的转移

肾癌可通过直接浸润、淋巴和血运三种途径转移。肺和髂骨是常见的转移部位。

【临床分期】

1. Robson 分期法

Ⅰ期　肿瘤位于肾包膜内。

Ⅱ期　肿瘤侵入肾周围脂肪，但仍局限于肾周围筋膜内。

Ⅲ期　分为Ⅲa，Ⅲb和Ⅲc期。

Ⅲa期　肿瘤侵犯肾静脉或下腔静脉。

Ⅲb期　区域性淋巴结受累。

Ⅲc期　同时累及肾静脉，下腔静脉，淋巴结。

Ⅳ期　分为Ⅳa和Ⅳb期。

Ⅳa期　肿瘤侵犯除肾上腺外的邻近器官。

Ⅳb期　肿瘤远处转移。

2. TNM 分期法（按国际抗癌联盟提出的标准）

T　原发肿瘤

T0　无原发性肿瘤的证据。

T1　肿瘤小，患肾形态不变，局限于肾包膜内。

T2　肿瘤大，患肾变形，肿瘤仍于包膜内。

T3a　肿瘤侵及肾周脂肪。

T3b　肿瘤侵及静脉。

T4　肿瘤已侵入邻近器官。

N　局部淋巴结转移

Nx　淋巴结有无转移不肯定。

N0　淋巴结无转移。

N1　同侧单个淋巴结受侵。

N2　多个区域淋巴结受侵。

N3　术中明确淋巴结已固定。

N4　邻近区域性淋巴结受累。

M　远处转移

Mx　转移范围不肯定。

M0　无远处转移的证据。

M1　有远处转移。

M1a　隐匿性转移。

M1b　某一器官单个转移。

M1c　某一器官多个转移。

M1d　多个器官转移。

【诊断】

肾癌大多发生在 50 岁以上，男性多于女性，男女之比约为 2∶1。肾癌的三大主要症状为血尿、腹部肿块和腰部疼痛，诊断不难。有些患者症状很不典型，临床出现非泌尿系统症状如原因不明发热、体重下降、不适等全身症状。体检时应注意有无高血压和锁骨上淋巴结病变。若出现血尿、腹部肿块和腰部疼痛症状之一的，应进行以下检查以明确诊断。

1. X 线检查

X 线检查为诊断肾脏肿瘤的非常重要的方法，特别是随着技术设备不断更新，X 线检查的准确性也在明显提高。

（1）腹部平片：在平片上可见患者患侧肾影不规则增大，腰大肌影模糊，有 10% 肾癌肿块内或肿块周围可见钙化。

（2）肾盂造影：静脉肾盂造影或逆行肾盂造影是诊断肾脏肿瘤的最基本方法。

（3）腹主动脉 - 肾动脉造影：是肾脏肿瘤早期诊断及定性诊断的一项重要手段。

（4）下腔静脉造影：5%~15% 肾癌的静脉内有瘤栓，造影可了解下腔静脉、肾静脉内有无瘤栓，以及下腔静脉有无受到肿瘤压迫和浸润等改变。

2. CT 检查

CT 检查主要用来确诊肾占位性病变，对囊性和实质性肿块的鉴别，准确率达 93%。

3. MRI 检查

MRI 可十分清晰地显示肾实质肿块，并与肾囊肿作鉴别，其优点在于：①每次扫描可获得肾脏横断面、冠状面和矢状面的图像；②没有 CT 图像中存在的伪影；③不需注射造影剂。

4. B 超

B 超是近年来诊断肾脏肿瘤的重要方法之一，由于超声检查方法简便，无创伤性，因而在肾脏肿瘤的诊断中已被广泛应用。超声图像还能显示肾癌的范围，癌肿有无侵入邻近器官，肝脏或脾脏有无转移，肾蒂及腹膜后淋巴结是否肿大。因此，对肾癌的临床分期有一定帮助。

5. 放射性核素检查

放射性核素检查对脏器功能的了解有重要价值，同时也能用显像技术来达到既反映脏器功能，又能显示脏器形态的目的。对一些不能进行 X 线造影的患者更为合适。主要有以下两种：

（1）放射性核素肾扫描：这是一种简便、无痛苦的检查方法，但灵敏度不高。

（2）放射性核素 99mTc：动态肾显像。

6. 尿液显微镜下检查

镜下血尿往往在间歇肉眼血尿后可较长时间存在，为判断尿中红细胞来自哪一段，可作"尿三杯"试验。但是，尿常规完全正常，也不能除外肾脏肿瘤。

7. 尿液镜检

透明细胞、颗粒细胞、乳头状和肉瘤样细胞是肾细胞癌的四个基本病理学类型。最常见的细胞类型是透明细胞。

8. 血尿检查

血尿检查常见有贫血的表现。可有血钙增高，肝功能异常，血沉、尿 LDH 和 β - 葡萄糖醛酸酶在肾癌可明显增高，但均为非特异性。

9. DNA 倍体

肾癌的 DNA 倍体是一个较稳定的肿瘤标记，二倍体肿瘤多为低度恶性，几乎所有的Ⅲ、Ⅳ期肾癌均为非整倍体。有人认为 DNA 倍体与核分级相关。DNA 倍体检查可用来预测早期肾癌根治术预后。

10. 肾癌 P53，C - erbB - 2 癌蛋白高表达

有研究报告二者阳性率分别为 35.3% 及 74.2%，阳性者预后差。

11. 肾癌 AgNOR

有研究表明肾癌分期越高 AgNOR 计数越多；恶性程度越高计数越多。AgNOR 计数可用来估计预后。

【治疗】

1. 治疗原则

肾癌Ⅰ期和Ⅱ期多采用根治性肾癌切除术，术后辅以免疫治疗；Ⅲ期病例采用根治性肾癌切除术、区域性淋巴结清扫术或单纯肾癌切除术，术后选用放疗、化疗和免疫治疗；Ⅳ期病例采用单纯肾癌切除术，术后行化疗、免疫治疗和激素疗法；对于Ⅲ期和Ⅳ期不能手术切除的肾癌病例，则行化疗、免疫治疗和激素治疗。中医中药在各期均可根据辨证用药，既有利于术后恢复又可起到防复发抗转移的作用。

2. 中医辨证施治

（1）湿热蕴结证

证候：血尿频频出现，腰痛坠胀不适，伴有低热，口渴，乏力，纳呆，恶心呕吐，腰腹部可叩及肿块，舌质暗红，苔黄腻或白腻，脉滑数。

基本治法：清热利湿，解毒抗癌。

方药运用：八正散（《太平惠民和剂局方》）加减。

萹蓄30g，瞿麦15g，车前子（包煎）10g，栀子10g，白英30g，龙葵30g，蛇莓30g，半枝莲30g，黄柏15g，延胡索10g，土茯苓30g，大蓟30g，小蓟30g，仙鹤草30g，竹叶10g。

方中萹蓄、瞿麦、车前子、栀子、黄柏、土茯苓、竹叶清热泻火，利水通淋；白英、龙葵、蛇莓、半枝莲清热解毒抗癌；另外加用凉血止血之大蓟、小蓟、仙鹤草；延胡索活血行气止痛。诸药合用则达到清热利湿，解毒抗癌之目的。

加减：低热加滑石15g，茵陈30g，连翘15g，草豆蔻10g。

（2）阴虚毒蕴证

证候：小便短赤带血，潮热盗汗，眩晕耳鸣，疲倦乏力，纳少，腰痛喜按，腰腹部肿块，舌质红，苔薄黄，脉细数。

基本治法：滋阴补肾，散结止痛。

方药运用：六味地黄丸（《小儿药证直诀》）加味。

生地12g，山药20g，山茱萸15g，丹皮20g，泽泻10g，茯苓20g，鳖甲（先煎）30g，炮山甲（先煎）10g，生龙牡（先煎）各15g，半枝莲15g，白花蛇舌草30g，甘草6g。

方中六味地黄滋阴补肾；半枝莲、白花蛇舌草清热解毒抗癌；鳖甲、炮山甲、生龙牡软坚散结，消瘤止痛。

加减：潮热盗汗加生黄芪30g，浮小麦30g，地骨皮30g。

（3）脾肾阳虚证

证候：腰部或腹部包块日渐增大，腰痛，腹胀，血尿加重，面色苍白无华，消瘦，纳少，乏力口淡，恶心呕吐，舌质淡，苔白，脉沉细。

基本治法：健脾益肾，软坚散结。

方药运用：右归丸加减。

太子参 20g，白术 20g，生黄芪 30g，菟丝子 30g，熟地 10g，山药 20g，山茱萸 10g，枸杞子 15g，杜仲 10g，当归 10g，鹿茸 3g，附子（先煎）6g，僵蚕 10g，鳖甲（先煎）30g，甘草 6g。

方中以附子、菟丝子、山药、山茱萸、枸杞子、杜仲、鹿茸温肾阳，填精血；太子参、白术、甘草健脾益气；生黄芪、当归养血补血；僵蚕、鳖甲化痰软坚散结。诸药共用健脾益肾，软坚散结。

加减：夜尿多加桑螵蛸 15g，鹿角霜 20g，白果 10g。

（4）气血两虚证

证候：精神萎靡，气短乏力，面色白，形体消瘦，心悸心烦，腰部或腹部肿块明显增大，腰痛，腹胀，口干，低热，舌淡，白苔或黄白苔，脉虚沉细。

基本治法：补气益血。

方药运用：八珍汤（《正体类要》）加减。

黄芪 30g，太子参 20g，白术 20g，茯苓 20g，当归 6g，白芍 10g，熟地 12g，女贞子 20g，枸杞子 15g，马鞭草 30g，干蟾皮 6g，僵蚕 6g，甘草 6g。

八珍汤气血双补，配女贞子、枸杞子以增强补肾作用，加马鞭草、干蟾皮、僵蚕解毒散结抗癌。

加减：气短、纳呆加生麦芽 30g，鸡内金 30g。血尿明显加白茅根 30g，血余炭 10g。

3. 中成药

（1）六味地黄丸：适用于各期肾癌患者。每次 6g，每日 2 次。

（2）康赛迪胶囊：又名复方斑蝥胶囊，含黄芪、斑蝥、人参等。有破血消瘀，攻毒蚀疮的功效。适用于肾癌，肺癌，原发性肝癌等。每次 3 粒，每日 2 次，口服。

4. 单验方

（1）生薏苡仁 120g，水煎服。

（2）槐豆 30~60g，水煎服。

（3）藕节 50g，水煎服。

（4）薏苡仁 60g，猪苓、夏枯草、石见穿各 20g，石上柏 15g，汉防己 12g，水煎服。

（5）蛇莓 30g，水煎服。

5. 外科治疗

（1）根治性肾切除：肾切除是肾癌最基本的治疗方法，手术范围包括切除患侧肾、肾周脂肪、肾周围筋膜和同侧肾上腺。根治性肾癌切除的同时作区域性淋巴结清扫术。

（2）腔静脉内瘤栓的处理：大多数专家建议腔静脉瘤栓手术，该手术适用于无远处转移或区域性淋巴结浸润患者。用此手术，患者可望获得较长时间的存活。

6. 免疫治疗和生物治疗

肾癌的某些生物学行为所表现出的特殊生长方式及肿瘤切除后自发性转移病灶的消退

现象，表明机体固有的宿主免疫功能在肾癌的发展和转归中起重要作用。因此，在根治性肾癌切除术和单纯性肾癌切除术后及对于晚期肾癌患者，免疫疗法可调动机体免疫力，对于延长生存期、缓解症状、稳定病情也是一种重要手段。

（1）干扰素：通过对肿瘤的细胞毒作用，抑制细胞内蛋白质合成，从而抑制肿瘤细胞的分裂。干扰素可以增强自然杀伤细胞的活性，是目前治疗转移性肾癌最有效的药物。IFN－α－2a 的用法：每次 300 万 U，肌肉注射，逐渐增加到每次 900 万 U，每周 3 次，6～8 周为 1 个疗程。有效可继续使用，直至肿瘤停止进展。

（2）白细胞介素－2（IL－2）：白细胞介素－2 能促进和调节淋巴细胞的免疫功能，提高治疗晚期肾癌的作用。用法：每次每千克体重 72 万 U，静脉滴注，共 5 次。

（3）卡介苗：卡介苗虽无直接抗肿瘤作用，但可通过免疫活性细胞来扩大细胞及抗体免疫反应的效应，以增强宿主抗肿瘤能力。用法：皮内注射，每次 5mg，每周 1 次，连用 6 周。

（4）免疫核糖核酸：免疫核糖核酸可使晚期肾癌缩小，有效率为 22%，不良反应少。用法：每次 2～3 mg，每周 5 次，连用 2～3 个月。

6. 激素治疗

肾癌对激素有一定的依赖性，近年来的研究结果提示正常肾和肾癌组织中含有雄激素和孕激素受体。激素在减少晚期肾癌患者症状和延长生存期方面确有较好的疗效，这可能与激素受体有关。常用的激素有：安宫黄体酮、羟基孕酮、丙酸睾酮、强的松龙等，首选药物是安宫黄体酮。

7. 化学治疗

肾癌的化疗效果不好，单药治疗效果更差（缓解率小于 15%）。有专家统计 37 种化疗药物单药治疗肾癌，其中以烷化剂效果较好。联合化疗中疗效较好的组合为：长春花碱＋甲氨蝶呤＋博莱霉素＋他莫昔芬；长春新碱＋阿霉素＋卡介苗＋甲基乙醛氧孕前酮；长春花碱＋阿霉素＋羟基脲＋甲地孕酮。总之多药治疗优于单药。常用的化疗药物有长春花碱、丝裂霉素、羟基脲、优福定、博莱霉素、阿霉素、氟尿嘧啶、环磷酰胺、洛莫司汀、顺铂等。

虽然肾癌的化疗效果较差，但与干扰素联合应用可有协同作用。如 5－FU 与干扰素联合治疗肾癌。具体方案是：5－FU 0.75g/m^2，静脉滴注，第 1～5 天；干扰素－α 200 万 IU/m^2，肌内注射，第 1～5 天。28 天重复 1 次，共用 3 个周期。注意保护口腔，防止发生溃疡。

【预防与调护】

1. 预防

避免放射损伤，慎用激素，加强对铅化物接触的防护，减少 β－苯胺、联苯胺和 2－乙酰氨荧烷等化学物质的接触。

2. 调护

（1）首先要嘱其家属给患者营造一个"轻松"的环境，医护人员要以"自信"、"乐观"的态度与患者谈论肾癌的发展及预后，使患者在一种平稳和轻松的心态下接受治疗。要从各方面减轻患者的精神负担，包括有效的治疗、亲友的安慰和鼓励、求实的态度和信心，使患者的精神状态得到调整，有利于自身免疫功能的恢复和增强。鼓励患者增强战胜疾病的信心，消除恐惧心理，积极配合医护人员进行彻底治疗，戒烟戒酒，养成良好的生活习惯，可常听节奏欢快的乐曲，亦可通过琴棋书画陶冶情操，适当参加户外活动，如散步、垂钓等。

（2）节制房事，清心寡欲：从医学的观点看，健康人的性生活是人体生理和心理的需要。但对于肾癌患者来说，应节制为宜。肾癌其病位在肾，肾虚是发病的关键，若病后不节制房事，更耗其精血。所以静心休养，清心寡欲是肾癌康复治疗不可忽视的一部分。只有这样才能使气血得充，体虚得复，从而提高机体免疫力，达到抗癌防复发的目的。

【临证经验】

1. 常用药对

（1）白英（或蜀羊泉）10g，蛇莓10g　二者合用清热解毒抗癌，凉血消肿而不伤正。

（2）仙灵脾10g，仙茅6g　为二仙丹，温肾补阳，强筋骨，调节免疫功能。

（3）女贞子10g，旱莲草10g　两者相合补肾养肝。

（4）藕节炭10g，蒲黄炭10g　凉血止血。

（5）蒲黄炭10g，郁金10g　凉血止血，治膀胱热，尿血不止。

（6）桑寄生15g，桑螵蛸15g　补肾固精。

（7）桑螵蛸15g，生龙骨15g　补肾缩泉。

（8）晚蚕砂30g，丹参15g　除湿散结，活血止痛，尤其适用于BUN升高者。

（9）鹿角霜20g，白果10g　补肾缩泉，适用于夜尿多者。

2. 验案举例

案一．李某，男，70岁，北京人。2001年7月26日就诊。

患者于2000年8月在健康查体时发现左肾下极有一实性占位性病变，遂行CT检查，CT显示左肾下部6.5cm×6cm低回声区并侵及肾盂边缘，拟诊为肾肿瘤，遂行手术治疗，病理诊断为透明细胞癌，术后以干扰素和白介素－2交替治疗2个月。于2001年就诊中医。症见：低烧，身痛，乏力，腰背胀痛，纳差，大便溏，夜尿多，形体消瘦，面色无华，脉沉细，苔薄白。

辨证：脾肾亏虚，气血不足。

治则：健脾补肾，益气养血。

处方：右归丸合八珍汤加减。

党参20g，白术20g，菟丝子30g，熟地10g，山药20g，山茱萸10g，枸杞子15g，杜仲10g，土贝母15g，干蟾皮6g，僵蚕5g，鳖甲（先煎）30g，女贞子20g，鸡内金30g，生麦芽30g，桑寄生15g，甘草6g。每日1剂，早晚水煎服，连服40剂。

2001年8月19日二诊：疲乏无力减轻，夜尿3~4次，眠纳好转，脉舌同前，原方加鹿角霜20g，白英10g，蛇莓10g，再进2个月。

2001年12月16日三诊：症状基本消失，脉沉，苔薄白。拟方：生黄芪30g，当归6g，太子参15g，生熟地各10g，山药20g，山萸肉12g，土茯苓15g，丹皮10g，五味子10g，桑螵蛸15g，蜂房5g，土贝母10g，僵蚕6g，鹿角霜20g，乌药10g，白英10g，蛇莓10g，生甘草10g。嘱咐患者隔日1剂，间断服用2年，未出现复发转移。

按语：本案发现早，在中西医结合治疗下病情稳定，提示：对于早中期局限性癌灶未扩散阶段，手术治疗是首选。中医学认为，本病多因肾气亏虚，外受湿热邪毒，入里蓄毒，蕴结于水道所致。该例患者在中医辨证治疗中始终围绕着脾肾亏虚，兼顾清除邪毒。我们体会到，肾癌在根治性手术后采用免疫疗法与中医中药联合方案对稳定病情、提高生活质量、延长生存期有较明显疗效。

【各家经验】

张纾难诊治经验

张纾难先生治愈肾癌广泛转移1例。邵某，男，75岁，高干。1987年5月7日在他院行左肾切除术，术后病理切片证实为：（左）肾细胞癌（G_1 胶粒细胞 + 透明细胞型），体积9cm×12cm×8cm，浸润血管及肾被膜，术中出血量多。术后体温一直偏高（38℃左右），胸片示：左肺可疑转移癌。症见小便清长，夜尿多达十余次，午后发热缠绵不退，头晕乏力，不思饮食，咳嗽声怯，痰多色白，面色㿠白无华，形体消瘦，舌暗淡，苔白微腻，脉沉。胸片：左肺第4、5前肋间可见2.3cm×3cm大小之球形灶，右下肺可见两个较小的阴影，结合临床考虑肺转移癌。B超：肝右叶可见两个融合的2.3cm×1.9cm×2.3cm大小的稍强回声，以转移癌可能性大。骨扫描：T12有一异常放射性浓聚区，考虑为转移灶改变。结合病史与临床，入院诊断为：左肾癌切除术后广泛转移。综观脉症，为肾气不固、气血不和、阴阳失调，拟固肾培本、调和气血为治。处方：生熟地各15g，山药15g，山萸肉10g，熟附片6g，杏仁14g，炙甘草6g，陈皮10g，桂枝10g，当归10g，芡实10g，菟丝子10g，覆盆子10g。服药20余剂后，体温降至正常，咳嗽、咳痰不明显，唯夜尿仍频。前方去杏仁、炙甘草、陈皮，加炒杜仲10g，五味子10g，金樱子19g。继服2个月后，夜尿减少至4~5次，精神转佳，体重增加。1987年8月27日复查B超：肝右中叶可见2.0cm×1.9cm×2.0cm稍强回声，临床转移癌较前缩小。AKP 305IU/L，GGT 211U/L，AFP（－）。此后分别于11月3日、12月2日及次年1月13日连续3次复查B超，均报告肝内占位消失。1月18日胸片报告：左肺第4、5前肋间球形灶及右下肺阴影基本消失。骨扫描报告：未见异常。嘱其出院后坚持服用金匮肾气丸以巩固疗效。不久前随访，患者已恢复工作。

【述评与体会】

在肾癌的治疗中，对于早中期局限性癌灶未扩散阶段，手术治疗是首选。而在根治性肾癌切除术和单纯性肾癌切除术后和晚期肾癌患者，同时采用免疫疗法，可调动机体免疫力，延长生存期，缓解症状，对稳定病情也是一种重要手段；激素在减轻晚期肾癌患者症状和延长生存期方面确有较好的疗效；化疗疗效较差，我们体会肾癌在根治性手术后采用免疫疗法与中医中药联合方案对稳定病情、提高生活质量、延长生存期有较明显疗效。

肾癌为癌毒之邪蕴结于肾。常见基本证候为湿热、气滞、血瘀、气虚、阴虚、阳虚、血虚。其病位在肾，涉及膀胱、肝、脾、胃、肺。湿热者，用竹叶、海金沙、灯心草等药。气滞在肝，以柴胡疏肝散加减，常用药物有柴胡、白芍、枳壳、佛手等。肝热者，加丹皮、山栀。血瘀者，用当归、川芎、水红花子、天花粉、龟板、鳖甲、桃仁、地龙、夏枯草、炮山甲、三棱、莪术等。脾气虚者，以四君子汤加减，药用人参、太子参、炒白术、茯苓、黄芪、莲子肉。胃气上逆，用半夏、陈皮。阴虚多责之于肾，以六味地黄丸加减，药用生地、山萸肉、泽泻、茯苓、丹皮、枸杞子、女贞子、黄精、沙参、天麦冬、五味子、菟丝子等。阳虚者，用补骨脂、仙灵脾。血虚者，用何首乌、当归。毒邪未清者，用白英、蛇莓、土茯苓、金荞麦、干蟾皮、天龙、龙葵、白花蛇舌草、半枝莲等。肝转移者，用凌霄花、茵陈、败酱草、藤梨根。肺转移者，用贝母、百合、郁金、九香虫、鼠妇、僵蚕、枇杷叶、金荞麦、桔梗、橘红、鱼腥草、冬花、瓜蒌、桑白皮等。骨转移者，用骨碎补、炒杜仲、透骨草、阿胶珠、补骨脂、鹿衔草、川断等。纳呆，加鸡内金、生麦芽、炒山药等。腹胀痛，加小茴香、橘核。便秘者，加锁阳。便溏者，用焦薏苡仁、诃子肉。腰痛者，用杜仲、牛膝、桑寄生。小便不畅者，用桑螵蛸、海螵蛸。血尿者，用白茅根、大小蓟、生蒲黄、仙鹤草、三七粉。低热者，用青蒿。血压高者，用钩藤、炒草决明、菊花、炒山栀、杜仲、白芍等。

第二节　膀　胱　癌

膀胱癌是常见肿瘤，在发达国家或地区发病率较高，城市多于农村。我国膀胱癌的发病率在男性泌尿生殖系肿瘤中占第一位，欧美国家则仅次于前列腺癌而居第二位。发病年龄在40岁以上者占93%，男性占85%，30岁以前罕见。

在中医古籍中没有膀胱癌这一病名，属于中医"尿血"、"癃闭"、"淋病"范畴。如膀胱癌常见的血尿症状，中医古籍中对其发生的病因病机有很多论述。《素问·至真要大论》谓："岁少阳在泉，火淫所胜，民病溺赤，甚则血便。"在《三因极一病证方论》等医籍中对无痛性血尿的诊断及鉴别诊断也作了论述，如《三因极一病证方论·卷之九·尿血证治》曰："病者小便出血，多因心肾气结所致，或因忧劳，房室过度。此乃得之虚寒，故《养生》云：不可专以血得热为淖溢为说。二者皆致血尿，与淋不同，以其不痛，故属尿血，痛则当在血淋门。"《丹溪心法·溺血》曰："痛者为淋，不痛者为溺血。"《医学入门·溺血》曰："血从精窍中来，乃心移热于小肠。"《明医指掌·溺血》曰："尿血者，小便血也。盖心主血，通行经络，循环脏腑，若得寒则凝涩，得热则妄行，失其常道，由溢渗于胇，小便出血也。"《医学心悟·尿血》曰："心主血，心气热，则遗热于膀胱，阴血妄行而溺出焉。又肝主疏泄，肝火盛，亦令尿血。清心，阿胶散主之；平肝，加味逍遥散主之。若久病气血俱虚而见此症，八珍汤主之。凡治尿血，不可轻用止涩药，恐积瘀于阴茎，痛楚难当也。"《景岳全书·血证》曰："凡治血证，须知其要，而血动之由，惟火惟气耳。故察火者但察其有火无火，察气者任察其气虚气实，知此四者而得其所以，则治血之法无余义矣。"《景岳全书·溺血证治》曰："溺孔之血，其来近者，出自膀胱，其证溺时必孔道涩痛，小水红赤不利，此多以酒色欲念，致动下焦之火而然……溺孔之血，其来远者，出自小肠，其证则溺孔不痛，而血随溺出，或痛隐于脐腹，或热见于脏腑，盖小肠与心为表里，此丙火气化之源，清浊所由此分也。故无论焦心劳力，或厚味酒浆，而上中二焦，五志口腹之火，凡从清道以降者，必皆由小肠以达膀胱也。"

有关尿血的证治中医古籍中也作了系统论述，对指导膀胱癌的治疗有一定意义。《丹溪心法·溺血》曰："溺血属热，用炒山栀，水煎服；或小蓟、琥珀。血虚，四物汤加牛膝膏；实者当归承气汤下之。后以四物加山栀。痛者为淋，不痛者为溺血。溺血先与生料五苓散加四物汤。若服不效，其人素病于色者，此属虚，宜五苓散和胶艾汤吞鹿茸丸，或辰砂香散，或四物加生地黄、牛膝，或四物加黄连、棕灰。又六味地黄丸为要药。"《医学纲目·溺血》曰："小便出血，是心伏热于小肠，宜镜面草自然汁，加生蜜一匙服之，以八正散加麦门冬，葱煎服；如小便涩痛，以海金沙细末调治之。"《景岳全书·溺血证治》曰："经曰：胞移热于膀胱则癃而溺血，即此证也。治宜清利膀胱之火，以生地、芍药、牛膝、山栀、黄柏、知母、龙胆草、瞿麦、木通、泽泻等，或七正散、大分清饮、五淋散之属，皆所宜也。"

【病因病机】

脾肾亏虚，湿热瘀毒积聚于膀胱是膀胱癌的主要病因病机，尿血是其主要的临床表现。脾肾亏虚可因先天不足，也可因后天感受六淫之邪或饮食、劳倦、情志等所伤。脾虚，水湿不运，日久生热，湿热郁结，气机不畅，气滞血瘀；肾虚，气化不利，水湿不化，湿浊不排，瘀积成毒；湿热瘀毒下注或蕴结于膀胱，则成膀胱癌。肾虚不能摄血，脾虚不能统血，热伤血络，膀胱瘀血，血不循经而出血，故见血尿。《金匮要略·五脏风寒积聚病》谓："热在下焦者，则尿血。"《慎斋遗书·尿血》谓："尿血者，精不通行而成血，血不归精而入便。然其原在肾气衰而火旺。"

膀胱癌有实证和虚证之分，实证为湿热毒邪聚于膀胱；虚证为肾气不足，不能摄血，或气血双亏，血失统摄。虚实两证均可致尿血，然实证者多伴疼痛，虚证者多无疼痛。

膀胱癌晚期可致癃闭，其病因病机多由"气虚"、"血虚"、"痰浊"、"风闭"、"血瘀"、"实热"等所致。张景岳将癃闭的病因病机归纳为四个方面：一为因热邪结聚于小肠、膀胱，使水泉干涸而气门热闭不通；二为肝肾有热，使槁血、败精阻塞水道而不通；三为真阴下竭，血海无根，气虚不化而致；四乃因肝强气逆，移碍膀胱，气实而闭。

综上所述，膀胱癌病位在膀胱，与脾肾有关，证属本虚标实，早期以实证为主，晚期则以虚证为主。

【病因病机】

膀胱癌的病因至今尚未完全明确，一般认为与下列因素有关：

（1）长期接触芳香族类物质（如染料、皮革、橡胶、油漆等）的工种，膀胱癌的发生率较高。

（2）吸烟是增加膀胱癌发生率的原因，吸烟者发病率较非吸烟者高 2～3 倍。

（3）体内色氨酸代谢异常。

（4）膀胱黏膜局部长期遭受刺激。

（5）大量服用某些药物，如非那西丁类等，可致膀胱癌。

（6）埃及血吸虫病患者，发生鳞癌的几率较高。

【病理表现】

膀胱癌镜下的组织学类型包括移行细胞癌、鳞状细胞癌、腺癌和未分化癌。其中90%是移行细胞癌，而鳞状细胞癌、腺癌和未分化癌少见。移行细胞癌的预后较其余 3 个类型好。

【临床表现】

1. 症状

血尿是膀胱癌最常见的症状，也常是最早出现的症状。大多为肉眼血尿，少数为镜下血尿，都是间歇出现。当自行停止时可造成疾病已愈的错觉。出血量多少不一。血尿严重时可出现血块，有时可发生排尿困难。位于膀胱颈部的肿瘤有时可引起排尿困难、尿频、尿急及尿潴留等症状。当肿瘤位于膀胱底部病变浸润膀胱壁深部时，可出现尿频、尿急、尿痛等膀胱刺激症状。有腰椎、骨盆转移时可引起腰骶部疼痛。晚期膀胱癌大多有大量血尿、排尿困难、尿痛、尿潴留及膀胱区严重疼痛等症状。

2. 体征

肿瘤坏死组织脱落时，尿液中有组织排出。肿大的转移盆腔淋巴结压迫髂静脉及淋巴管后可引起下肢水肿。

【临床分期】

1. TNM 分期

T　原发肿瘤

　　Tx　原发肿瘤不能确定。

　　T0　未发现原发肿瘤。

　　Tis　原位"扁平肿瘤"。

　　Ta　非浸润性乳头状。

　　T1　肿瘤侵及上皮下结缔组织。

　　T2　肿瘤侵及浅肌层。

T3　肿瘤侵及深肌层或膀胱周围脂肪。

T3a　浸润深肌层。

T3b　侵及膀胱周围脂肪。

T4　侵犯附近器官，如前列腺、子宫、阴道、盆壁、腹壁。

T4a　侵犯前列腺、子宫、阴道。

T4b　侵犯盆壁、腹壁。

N　区域性淋巴结

Nx　区域性淋巴结不能确定。

N0　无区域淋巴结受侵的征象。

N1　单个同侧淋巴结转移，最大直径不超过2cm。

N2　单个淋巴结转移，直径在2~5cm之间，或多个淋巴结转移，直径均未超过5cm。

N3　转移淋巴结，直径>5cm。

M　远处转移

Mx　远处转移不能估计。

M0　无远处转移。

M1　有远处转移。

2. TNM临床分期

0期　TisN0M0，TaN0M0。

Ⅰ期　T1N0M0。

Ⅱ期　T2N0M0。

Ⅲ期　T3aN0M0，T3bN0M0或T4aN0M0。

Ⅳ期　T4bN0M0，TN1~3M0，M1。

【诊断】

1. 症状体征

无痛性血尿间歇发作，伴有膀胱刺激症状。肾癌、肾盂癌、输尿管癌也可有无痛性血尿，但膀胱刺激症状较少。

2. 尿常规检查

尿常规检查是简单易行的实验室检查，可在离心后高倍显微镜视野下找到红细胞，以证实血尿的存在。

3. 尿液脱落细胞学检查

尿液脱落细胞学检查是一种无创伤性的检查，对于有血尿的患者都应反复检查。

4. 尿液流式细胞术（FCM）

FCM是通过测定尿液中每个细胞内的RNA和DNA含量，评估肿瘤恶性程度，也可作为肿瘤判断标准。

5. 肿瘤标志物检查

癌胚抗原、β－葡萄糖醛酸苷酶、类风湿因子、乙酰－β－D－氨基葡萄糖苷酶、乳酸脱氢酶同工酶和尿纤维蛋白降解产物等对诊断有一定帮助，但均缺乏特异性。

6. 膀胱镜检查和肿瘤组织活检

对于临床可疑膀胱肿瘤的病例，都应毫不迟疑地进行膀胱镜检查。膀胱镜检查不但可以明确肿瘤的存在与否，还可观察到肿瘤的发生部位和病变系单发或多发，又可直接了解到肿瘤的形态。经膀胱镜的活组织检查，对于病理确诊有特殊价值。

7. 膀胱造影

膀胱造影不但可证实肿瘤，还对确定肿瘤是否浸润特别有价值。

8. 尿路平片和静脉肾盂造影

依靠静脉肾盂造影来直接诊断膀胱癌，其阳性率很低，但静脉肾盂造影作为常规检查的价值在于能除外肾盂和输尿管的肿瘤，以便鉴别来源于肾盂、输尿管的转移性膀胱肿瘤还是原发性膀胱肿瘤。

9. B超

B超检查应包括双侧肾脏和腹部膀胱区，一方面可除外血尿来源于肾脏的病变，另一方面对于膀胱肿瘤有一定的阳性诊断率。

10. CT

CT诊断膀胱癌的准确率较高，可观察膀胱壁的厚度，肿瘤的大小及侵犯范围，膀胱周围组织以及淋巴结的受侵转移情况。

11. MRI

MRI对膀胱癌诊断的准确率高于CT，其优点是可了解肌肉浸润的深度。

【治疗】

1. 治疗原则

手术治疗是膀胱癌治疗的首选方法，临床可根据具体情况选择适当的手术方法，放疗、化疗、生物治疗作为辅助疗法，中医中药可贯穿于整个治疗过程。多种方法的联合应用可起到抑制肿瘤及改善生活质量等作用。

2. 中医辨证施治

（1）湿热下注证

证候：血尿，伴尿频，尿急，尿痛，腰背酸痛，下肢浮肿，或腹满纳呆，或心烦口渴，夜寐不安，舌苔黄腻，舌质红，脉滑数或弦数。

基本治法：清热利湿，凉血止血。

方药运用：八正散（《太平惠民和剂局方》）加减。

萹蓄20g，滑石20g，瞿麦20g，生大黄6g，车前子10g，生薏苡仁30g，白茅根30g，生侧柏叶15g，栀子12g，甘草梢15g，小蓟15g，土茯苓20g，蒲公英30g，白英10g，龙葵15g，蛇莓10g。

方中萹蓄、瞿麦、车前子、滑石、栀子、生大黄、土茯苓清热泻火，利水通淋；白英、龙葵、蛇莓、蒲公英清热解毒抗癌；另外加侧柏叶、小蓟、白茅根凉血止血；生薏苡仁健脾利湿；甘草梢缓急止痛，解毒医疮，诸药合用则达到清热利湿，解毒抗癌之目的。

加减：腰痛腿软加川断15g，狗脊15g。

（2）肾气亏虚证

证候：血尿，呈间歇性、无痛性，伴腰膝酸软，倦怠乏力，或伴纳呆食少，消瘦，舌淡暗，苔薄白，脉沉细无力。

基本治法：健脾补肾，温阳止血。

方药运用：肾气丸（《金匮要略》）加减。

熟地黄15g，怀山药30g，山茱萸12g，茯苓12g，生黄芪30g，血余炭20g，仙鹤草30g，菟丝子30g，制附子3g，肉桂6g。

方中熟地黄、山茱萸、菟丝子滋肾养阴，填补肾精；茯苓、黄芪、山药健脾益气，以助生化之源；制附子、肉桂温补肾阳，加血余炭、仙鹤草以达到温肾止血之目的。诸药合用健脾补肾，温阳止血。若乏力，气短，神疲可合用补中益气汤。

（3）瘀毒蕴结证

证候：血尿，尿中可见血块，或尿恶臭带腐肉，排尿困难或闭塞不通，少腹坠胀疼痛，舌质暗有瘀点、瘀斑，脉沉细。

基本治法：清热解毒抗癌，通淋散结。

方药运用：龙蛇羊泉汤（北京医科大学第一附属医院经验方）加减。

龙葵30g，蛇莓15g，土茯苓30g，灯心草10g，白英12g，海金沙10g，苦参15g，白茅根30g，蜂房5g，蟾皮6g。

方中龙葵、蛇莓清热解毒，活血消肿；白英、蜂房、蟾皮、苦参、土茯苓除湿解毒，散结消瘤；白茅根凉血止血；海金沙解毒通淋。诸药合用清热解毒抗癌，通淋散结。

加减：尿闭用八正散加苍术10g，黄柏10g，乌药10g。

3. 中成药

（1）八正合剂：由生大黄、车前子、萹蓄、木通、滑石、瞿麦、栀子、甘草梢等组成。有清热解毒抗癌通淋之功效。主治膀胱癌、小便赤涩或癃闭不通。

（2）复方喜树碱片：由喜树果、竹茹、白茅根等组成，每片0.3g，每次2~4片，每日3次，饭后口服。适用于膀胱癌。

（3）复方斑蝥丸：由斑蝥、大黄、人参、猪苓等组成。有扶正抗癌的作用，适用于乳头状膀胱癌、腺癌等。

4. 外用药

膀胱癌晚期多出现疼痛，如小便时下腹疼痛；肿瘤浸润输尿管时出现腰痛；骨转移时出现相应部位的疼痛。中药外敷，有效成分可透皮吸收，通过腠理、脉络，深达脏腑，调节阴阳，扶正祛邪。

复方止痛散，由制乳香、制没药、血竭、儿茶、延胡索、红花、刺猬皮、麝香、白芍等组成。上药共研细末，装胶囊或用醋调，内服外敷配合应用。适用于膀胱癌晚期下腹疼痛。

5. 外科治疗

手术的范围和方法应根据肿瘤的分期，恶性程度，病理类型及肿瘤的大小、部位，有无累及邻近器官等综合分析应用。手术治疗包括膀胱肿瘤局部切除术，部分膀胱切除术，全膀胱切除术，经尿道膀胱肿瘤电切术和激光及光动力学治疗等。

6. 放疗

膀胱癌的放疗效果不理想，目前主要用于晚期肿瘤患者的姑息治疗，或手术、化疗患者的辅助治疗。

7. 化疗

（1）腔内化疗：膀胱肿瘤单纯手术治疗复发率较高，而浅表肿瘤经尿道膀胱肿瘤切除术（TURBT）治疗后，临床面临的一个大问题也是肿瘤复发的问题，且肿瘤复发后的病理分级和临床分期将加重。因此在手术前除配合其他治疗方法外，为防止复发，术后应立即进行膀胱腔内的化疗。较常采用的是化疗药物膀胱腔内灌注。主要有：①塞替哌 60mg，加入生理盐水 60ml，每周灌注 1 次，10~12 次后改为每月 1 次；②丝裂霉素 4~10mg，加生理盐水 40ml，隔日灌注 1 次，10 次为 1 疗程；③喜树碱，每次 10mg，加 20ml 生理盐水灌入膀胱，每周 1 次，10~12 次为 1 疗程；④环氧甘醚，每次 1g，溶于 100ml 注射用水中，灌入膀胱，每周 1 次，10~12 次为 1 疗程，以后每月 1 次；⑤阿霉素，每次 40mg，灌入膀胱，每周 1 次，10~12 次为 1 疗程，以后每月 1 次。本疗法的优点是：膀胱局部药物浓度高，与黏膜接触时间长；能杀灭电切后残留的有活力的肿瘤细胞，降低复发；对膀胱黏膜癌前病变发挥有益作用；无全身用药的毒副反应。

（2）全身化疗：适用于 T4 期膀胱癌伴有转移者，对于 T2、T3 期浸润膀胱癌，术前或术后亦可辅以全身化疗，以提高治疗效果。常用的化疗药物有 ADM、5-FU、DDP、MTX、VLB、CTX 和 HPT，其中以 DDP 的疗效最好。如果几种药物联合应用则疗效更好。常用的为 M-VAG 方案，即第 1、15、22 天注射 MTX 30mg/m^2，第 2、15、22 天注射 VLB 3mg/m^2，第 2 天注射 ADM 30mg/m^2、DDP 70mg/m^2。每 28 天重复 1 次。

（3）动脉内灌注化疗：对 T2、T3 期膀胱癌，为预防手术时肿瘤扩散及术后复发，或使本来难以切除的肿瘤变成可以根治，可行动脉内插管的区域性化疗，使肿瘤部位达到较高药物浓度，降低全身的毒副反应。此疗法也是晚期膀胱癌姑息治疗措施之一。常用的药物有：ADM、DDP、MMC、5-FU、TESPA 等。

（4）免疫治疗：最常用的为卡介苗（BCG），其用法和用量不完全相同，以膀胱内灌注给药为主，每次 100~120mg，每周 1 次，6 次为 1 疗程。免疫治疗还包括局部或全身应用白介素-2、干扰素等。

【预防与调护】

1. 预防

（1）针对病因采取预防措施，如已经肯定外来致癌因素，如染料、橡胶、皮革等，能引起膀胱癌的发生；吸烟和服用某些药物，可使膀胱癌的发病率明显增高。这就要求改善染料、橡胶、皮革等工业的生产条件，提倡禁烟，避免大量、长期服用可致膀胱癌的药物。

（2）高度重视血尿患者的密切随访，尤其对40岁以上的男性不明原因的肉眼血尿，原则上要采取严格的措施，包括膀胱镜检查等手段进行膀胱肿瘤的筛选。

（3）开展群众性的普查工作，尤其对高发人群的普查。

2. 护理

（1）保持会阴特别是尿道口的清洁，预防感染。进行心理护理，帮助患者解除畏惧、紧张、恐惧、失望等不良心态，引导其忘掉疾病，心情舒畅，更好地配合各种治疗。注意起居有时，适当的体育锻炼，或气功锻炼来调整身心。

（2）饮食调理，常用的配方包括：①赤小豆内金粥：赤小豆50g，鸡内金研细末1.5g，如常法煮赤小豆做粥，将熟时入鸡内金调匀。日2次，趁热饮。有解毒通经利小便等作用。适于膀胱癌治疗后清解余毒。②大麦米粥：大麦米75～100g，白糖或红糖少许。先将大麦米加水煮粥，熟时加入白糖或红糖，调匀，作早餐或点心食。可养胃生津。适于膀胱癌治疗后脾胃虚弱者。

（3）鼓励患者树立战胜肿瘤的信心，树立未来的生活目标。使患者从精神到身体做好战胜肿瘤的准备，促使早日康复。向患者讲解清楚，膀胱癌经积极的治疗与积极地配合治疗，是可以获得长期生存的。资料表明，有生活目标，有良好的心态，机体的脏器功能、免疫功能活跃，对抗癌有利。

【临证经验】

1. 常用药对

（1）蜂房5g，蟾皮6g 清热解毒抗癌，攻坚散结止痛。

（2）桑螵蛸10g，小茴香10g 桑螵蛸为肝肾命门之药，与小茴香合用治下焦虚损，通五淋，利水道。阴虚火旺，膀胱有热者少用。

（3）炒栀子10g，丹皮10g 清毒热，散瘀血，止尿痛。

2. 验案举例

案一. 朴某，男，68岁，吉林人。

患者于2000年3～4月间偶尔尿频、尿急、尿痛，遂于当地尿检，诊断为血尿，建议进一步检查，来京于某医院经膀胱镜活组织检查，诊断为膀胱底部移行细胞癌，即行手术治疗，术后又进行了腔内和全身化疗，于2000年7月17日来诊。现症见：膀胱癌术后，腰膝酸软，倦怠乏力，纳呆食少，消瘦，舌淡，苔薄白，脉沉细无力。检查：白细胞3.5×10^9/L，既往患有冠心病，血压130/84mmHg。

辨证：脾肾亏虚，毒邪蕴结。

治则：健脾补肾，祛毒散结。

处方：肾气丸加减。

熟地黄 10g，怀山药 20g，山茱萸 12g，茯苓 12g，牡丹皮 12g，泽泻 15g，杜仲 10g，木瓜 30g，蜂房 5g，蟾皮 6g，桑螵蛸 10g，小茴香 10g，炒栀子 10g，白英 10g，蛇莓 10g，龙葵 20g，鸡内金 30g，炒神曲 30g，生甘草 10g。水煎，每日 1 剂，早晚服。嘱咐患者回家连续服用 4 个月。

2001 年 1 月 15 日二诊：自 2000 年 7 月开始，一直服用初诊处方至今，腰酸腿软明显减轻，眠纳可，二便调，血象正常，脉沉细，苔薄白。处方：太子参 15g，生黄芪 30g，当归 10g，熟地 10g，山萸肉 12g，山药 20g，土茯苓 20g，丹皮 12g，杜仲 10g，木瓜 30g，蜂房 5g，蟾皮 6g，桑螵蛸 10g，小茴香 10g，炒栀子 10g，白英 10g，蛇莓 10g，龙葵 20g，鸡内金 30g，炒神曲 30g，生甘草 10g。水煎，每日 1 剂，早晚服。另服加味西黄丸，每次 2 粒，每日 2 次。服药近 1 年病情稳定，未再继续服药，于 2003 年死于心肌梗死。

按语：膀胱肿瘤单纯手术治疗复发率较高，且肿瘤复发后的病理分级和临床分期将加重。该例患者术后立即进行膀胱腔内的化疗结合中医中药治疗，服中药治疗 2 年多病情一直稳定。我们体会：在辨证施治的基础上加用已经证实对膀胱癌确有疗效的抗癌中草药，可有效地防止膀胱癌术后的复发与转移。我们常用的有蜂房、蟾皮、桑螵蛸、丹皮等。

案二．唐某，男，69 岁，山东人。

患者于 1990 年 10 月无意中发现无痛性肉眼血尿，拟诊膀胱癌，遂来京就医，经膀胱镜病理诊断：移行上皮细胞癌。进行膀胱激光治疗、化疗药物膀胱灌注治疗 8 个月，于 1991 年 12 月 12 日来诊。现症见：尿频尿急，尿道烧灼不适，小腹重坠，纳眠差，大便正常，舌淡红苔薄黄，脉沉细。检查：尿镜检，每视野下 RBC 2 ~ 3 个，WBC 15 ~ 20 个，脓细胞 2 ~ 3 个，细胞管型 0 ~ 1 个；Hb 10g/dl，WBC 3×10^9/L。

辨证：瘀毒蕴结。

治则：气血双补，清热解毒抗癌，通淋散结。

处方：右归饮、龙蛇羊泉汤加减。

龙葵 30g，蛇莓 15g，土茯苓 30g，灯心草 10g，白英 30g，海金沙 9g，苦参 15g，白茅根 30g，炒栀子 10g，丹皮 12g，蜂房 5g，蟾皮 6g，知母 10g，草河车 15g，生熟地各 10g，山萸肉 10g，生黄芪 30g，当归 6g，五味子 10g，山药 20g，炒枣仁 30g，鸡内金 30g，生麦芽 30g，淡竹叶 15g，生甘草 10g，萹蓄 50g。水煎，每日 1 剂，早晚服。另服加味西黄丸，每次 2 粒，每日 3 次。服药 20 剂尿检基本正常，后继续服上方加减。服药 3 年未见异常，自动停药 7 个月，因小便时不适感而进行膀胱镜检查，发现原病变处点状增生，再次行激光治疗，加味西黄丸与汤药治疗，处方仍以龙蛇羊泉汤加减，每 3 ~ 6 个月复诊，连续服用两年未见异常，改用加味西黄丸 2 年停药。最后一次随访时该患者已 86 岁，生活可自理。

按语：该例患者气血双亏，夹湿热瘀毒，因此在治疗时充分注意到实证和虚证同时存在的相互关系，寓滋补气血法于清热解毒、通淋散结之中。患者坚持服药时病情稳定，自行停药再次复发。这给我们一个提示：不管是服中药还是化疗、放疗必须坚持足够的疗程。

【名家经验】

1. 贾堃诊治经验

贾堃曾治疗膀胱癌转移1例。赵某，51岁。尿血3个月，反复发作，少腹痛，腹胀，纳呆，肝区隐痛，乏力，消瘦，脉弦细，舌苔白，质绛，舌下瘀斑，经B超及CT检查：膀胱后壁3.1cm×1.8cm，呈菜花样肿块，肝左叶可见5cm×4.7cm，右肝前叶可见4.3cm×3.4cm异常区。病理：膀胱移行细胞癌。诊断：膀胱癌肝转移。中医辨证：瘀痰结聚，脾肾亏虚。治法：口服抗癌药平消片，每次2片，每日3次。按中医证型辅助以化瘀散结，健脾补肾汤剂。处方：羌活、蜂房各10g，郁金、白术各15g，猪苓、仙鹤草、姜石各60g，瓦楞子、补骨脂各30g。血尿多加阿胶30g，少腹痛加川楝子15g，气短乏力加黄芪60g。治疗1年多，主要症状均明显好转。1988年4月及7月两次B超复查，肿块缩小，症状消失，恢复工作。1989年5月B超复查：膀胱肿块缩小一半以上，肝右前叶肿块消失，肝左叶异常区亦明显缩小。至发稿时为止，已存活4年余。

2. 雷永仲诊治经验

雷永仲主任医师认为，治疗膀胱癌应以病机为中心，但应掌握癌的特点：一者毒也，二者结也。毒因气机阻结而生；结因毒侵而气机更涩。毒者，投以解毒之剂，结者，以软坚消癥散结之药伍之。

验案举例

宁某，女，63岁。患者血尿4年，1966年3月经膀胱镜检查，诊断为膀胱癌。于3月24日求雷氏治疗。主诉血尿不止，并伴血块。下腹部作胀，苔薄黄，脉细数。方药：党参、黄芪、白术、茯苓、甘草、建曲。清热利湿加知母、黄柏、猪苓、泽泻、车前子、滑石。凉血止血加大小蓟、藕节炭、蒲黄炭、贯众炭、生地、阿胶。软坚消瘀加半枝莲、琥珀末。治疗后血尿即止。4月31日经膀胱镜复查及活检，又发现右侧输尿管上方有膀胱移行上皮乳头状癌。自膀胱镜检查后血尿又作。服药19日后血止。其后如劳累、少寐或中断治疗后，则见尿血，持续服药后则血止。治疗随访14年11个月时，一般情况良好。

3. 顾振东诊治经验

顾振东倡导益气养阴之法治膀胱癌。他认为，就诊的膀胱癌患者大致有两类，一类是年老体弱或晚期肿瘤不适合手术者，此类患者有间歇性无痛性血尿，或伴有血块，少数患者还出现尿流阻塞、排尿困难或尿潴留，腰痛膝酸，头晕目眩，心悸气短，纳呆少寐，舌红或暗红，薄黄苔或少苔、光剥无苔，脉细数或虚数，顾氏多以"膀胱癌基本方"（药用党参、白术、茯苓、生地黄、山茱萸、麦冬、白芍、黄柏、知母、败酱草、白花蛇舌草、半枝莲、车前子、甘草）益气养阴、清热通淋治之。血尿甚者，加水牛角、三七粉、小蓟；腰痛者加杜仲、续断、细辛。另一类为膀胱癌术后（包括复发后又手术）的患者，此时虽无膀胱癌相关症状，但仍多见头目眩晕、少气懒言、倦怠乏力、心烦失眠、咽干、耳鸣、舌红苔薄、脉细数等症，顾氏则以上方减黄柏、知母、败酱草、车前子等清热通淋之品，加黄芪、何首乌、枸杞子、黄精以增益气养阴之效。纳呆者，酌减养阴之品，加砂仁、陈皮；眠差者，加酸枣仁。

4. 孙秉严诊治经验

孙秉严曾治愈一例膀胱癌。陈某，女，63 岁，农民。病史：患者于 1967 年 3 月出现血尿及血块，每次尿出血块时小腹及腰痛甚。同年 5 月经天津某医院膀胱镜检查诊为"乳头状癌"，见膀胱颈部有较大肿瘤 2 个，小者无法数清。医院建议手术切除，患者拒绝治疗。患者随后就诊于天津孙秉严大夫，见面色白中透黄，身体消瘦，舌红，苔薄黄，脉沉细而数，十指有较大甲印。证属湿热郁滞毒结。治以清热利湿驱毒。方药：当归 10g，生地 15g，知母 15g，黄柏 10g，斑蝥 4 个，滑石 15g，蝉衣 10g，半枝莲 15g，海金沙 10g，苦丁茶 15g，木通 30g，牛膝 10g，陈皮 10g，半夏 15g，水煎服。新丹，每日 2 剂。化毒片，每日 5 片。服药至 1968 年 4 月 16 日，诸症均减，医院复查示：2 个较大肿瘤未发展，小肿瘤全部消失。继续服药至 1980 年 6 月 28 日，到该医院再次复查，尿道通畅，膀胱颈部及整个膀胱均正常。经随访，已 15 年未复发。

5. 李岩诊治经验

李岩主任认为，肿瘤患者在出现临床症状时，已多属中晚期。晚期肿瘤患者的特点，除肿瘤本身广泛扩散外，还有并发症、继发症、后遗症存在，这些都给治疗带来许多困难，比如多数 45 岁以上的肿瘤患者，常常有动脉硬化、高血压、心脏病、气管炎、肝炎、糖尿病、内分泌紊乱、神经官能症等。又因肿瘤采取手术、放疗、化疗后，有的引起局部溃疡、发热、出血、消瘦、贫血、精神创伤、功能障碍等后遗症。对于晚期肿瘤患者不能放弃治疗，同时要注意治疗并发症、后遗症，用中医治疗时要注意抓住主证。

验案举例

金某，男，64 岁。病史：患者 1960 年 4 月因全程血尿，经宁夏某医院肾盂造影，诊为肾盂癌，建议作肾切除，患者未同意，即予一般对症处理。到 1972 年病情加重，进行膀胱镜检查，发现有片状浸润型肿瘤，并从尿中找到癌细胞，上海某医院诊为膀胱癌，建议手术，患者仍未同意，而服清热解毒中草药 150 余剂，症状有所好转。经膀胱镜检查及肛诊，仍见膀胱颈部及三角底部水肿，间嵴肥厚，有前列腺肥大结石。治疗：患者于 1976 年 10 月 11 日就诊北京肿瘤防治研究所附属医院中医科李岩主任。症见排尿困难，须弯腰成 90 度，加强腹压方能排出，小便涩滞，腹痛难忍，夜间更重，影响睡眠，口干舌燥，脉弦舌红。证属下焦瘀热，灼伤津液，阴虚火旺，血热妄行。治以降火滋阴，化瘀止痛。方药：降火丸，主要药物为苦参、山豆根、夏枯草、大黄、龙葵、青黛、干蟾皮、蜂房、半枝莲、野菊花、生甘草。犀黄丸，主要药物为牛黄、麝香、乳香、没药。蟾蜍酒，活蟾蜍 5 只，黄酒 500g，共蒸 1 小时，去蜍取酒，珍藏备用，每日 3 次，每次 10 毫升。化瘀通淋汤，主要药物为丹参、赤芍、桃仁、红花、土鳖虫、泽兰、龙葵、金银花、女贞子、桑寄生、刺猬皮。患者服药两个月，小便较前通畅，腹痛减轻，偶见血尿，尿常规化验阴性，未见癌细胞。同年12月11日请泌尿科会诊，前列腺较大，无结节，无砂石感，诊为前列腺良性肥大合并结石，患者带药回原地观察。此后17年随访，来见复发征象。

6. 王俊槐诊治经验

王俊槐先生强调持续服药治疗本病。他认为，膀胱癌均用清热利湿、凉血解毒、化瘀止血之法，持续服药1~3个月，能延长患者寿命，甚至痊愈。

验案举例

瞿某，男，73岁。1994年9月10日就诊。就诊时自述尿血月余且无疼痛感，小便呈暗红色，有血块，小腹有胀感，伴头昏、纳差、形体消瘦，大便正常，舌质暗，苔白滑，脉弦大而无力。于1994年9月7日在某大医院作膀胱镜检，见膀胱左侧壁有一约2.0cm×2.0cm大小新生物，呈菜花状，距左侧输尿管口约0.5cm，左侧输尿管口成像清晰，左侧壁及顶壁未见异常。作病理切片诊断为移行细胞乳头状癌（Ⅰ级）。尿常规示：红细胞（+），脓细胞（++）。证属湿热瘀毒下注，损伤络脉。治以清热利湿，凉血止血，化瘀解毒。处方：生地炭、侧柏炭、藕节炭、白花蛇舌草、仙鹤草、白茅根、旱莲草各30g，赤芍、白芍、茜草根各15g，栀子炭、粉丹皮、山楂炭各10g，三七粉（另包冲服）20g。上方连进3剂，服药1剂血止，小便略黄，诸症渐失，饮食颇佳，大便正常。原方再进5剂，复诊时尿常规正常，仅口干，舌质欠润，苔少，脉弦细。此为血少津亏所致，拟原方加干芦根30g，西洋参15g，清热生津以养血。再进15剂，复查尿常规、B超未见异常病变。追访至1995年1月上旬，患者无任何自觉症状，健康如常人。

【述评与体会】

膀胱癌单纯手术治疗复发率较高，即使是浅表肿瘤经尿道膀胱肿瘤切除术（TURBT）治疗后临床面临的一个大问题也是肿瘤的复发问题，且肿瘤复发后的病理分级和临床分期将加重。因此在手术前除配合其他治疗方法外，为防止复发，术后应立即进行膀胱腔内的化疗，同时中医中药治疗。资料也证实，通过辨证施治确能取得与单纯西医治疗相当或更好的疗效。如蒋氏等将所收治的晚期膀胱癌患者56例分成中医药治疗组36例，化疗组20例。中医药治疗组辨证分为阴虚火旺、脾气亏虚、湿热内蕴等三型，在辨证论治的基础上加凉血止血、化瘀解毒之剂。基本方用小蓟饮子加减，阴虚火旺者加知母10g，黄柏10g，山茱萸15g，牡丹皮12g，旱莲草15g；脾气亏虚者加白参10g，黄芪15g，升麻6g，茯苓15g，白术10g；湿热内蕴者加萹蓄10g，瞿麦10g，金钱草30g。中药服2个月为1疗程。西药以CMD（CTX＋MTX＋DDP）方案化疗。评价疗效时发现在改善症状（如血尿，尿频，腹痛）方面中药组优于化疗组；其1、2、3、4年生存率中药组亦高于化疗组，特别是4年生存率，中药组更明显优于化疗组。观察研究的结果提示中医药辨证治疗确能改善患者症状，延长生存期，提高生活质量且无明显毒副反应。中医中药对膀胱肿瘤患者的疗效与不同的分期及分类有关。如谢氏等以中药龙蛇羊泉汤，水煎服，每日1剂，长期服用，治疗 2 年以上未复发者，改隔天服药；3 年以上无复发者可停服，也可每周服 2 剂。对坚持长期治疗和观察的 21 例患者进行研究。其中临床分期属 T1、T2 期者 17 例，T3 期 4 例；病理分类：乳头状瘤 6 例，移行细胞癌 2 例，乳头状癌 12 例，鳞状细胞癌 1 例。结果：21 例患者中，生存 5 年以上的 19 例，生存率 90.47%，死亡两例均为 T3 期患者；其中 12 例肿瘤未复发者均为 T1、T2 期患者。各种病理类型无肿瘤复发的情况：乳头状瘤 6 例中有 5 例无复发，移行细胞癌 2 例中有 1 例未复发，乳头状癌 12 例中有 5 例未复发，鳞状细胞癌 1 例无复发。结果说明龙蛇羊泉汤为主的中药对膀胱肿瘤有治疗和预防复发的作用，并发现该方对乳头状瘤的患者和临床分期为 T1、T2 期的患者效果较好。张氏等用地榆炭，醋煎剂（地榆炭 100g、食醋 500ml，共煎液口服或灌肠），斑蝥制剂（斑蝥烧鸡蛋和复方斑蝥丸），结合瘤体注射和辨证、辨病施治，结果中西医结合治疗 23 例患者，总有效率 78%；患者在服药后血尿、尿频、尿痛、排尿困难症状迅速改善和消失。个别病例的肿瘤形态和大小均有较明显的缩小。对取得疗效和无效的病例进行分析后发现，膀胱腺癌、浸润型癌在治疗过程中容易反复且预后较差。认为该疗法仅适用于非浸润型 T1、T2 期的乳头状肿瘤。中医中药在抑制膀胱癌及提高机体免疫功能方面有明显作用，实验中也得到了证实。杨氏等以猪苓粉喂养被用 BBN（N - 丁基 - N - 亚硝胺）灌胃过的大鼠（为猪苓组），并与单独喂养 BBN 的大鼠对照研究（为病理对照组），得出以下结果：猪苓可使大鼠平均淋巴细胞数量显著高于病理对照组的周期淋巴细胞数；在规定时间内，病理对照组 100% 诱发出膀胱肿瘤，而猪苓组的膀胱发病率（61.1%）显著低于病理对照组；且每鼠平均肿瘤数和瘤直径，猪苓组亦显著低于病理对照组（P < 0.01）。中医药与西医先进技术的结合，使膀胱癌的疗效有了进一步的提高。纪氏等用复方莪术液（莪术 30g，蟾酥 70g，猪苓 30g，经提炼制成复方合剂 50ml 为一瓶）作膀胱癌术前灌注，每次 50ml，每日 1 次，共灌注 10 次。对接受灌注的 31 例膀胱癌（均经膀胱镜检查及病理确诊）患者进行术前、术后局部观察，发现肿瘤组织表面溃烂，瘤体明显缩小，呈苍白坏死样改变，易碎。镜下见肿瘤表面细胞坏死，间质血管扩张，呈片状出血。电镜下肿瘤细胞膜破裂，细胞器散入细胞间质；部分细胞核膜消失；大部分瘤细胞呈长梭形，细胞间隙增宽。从而证明该药有抗膀胱癌作用，并因在镜下发现多个淋巴细胞围攻癌细胞现象而证明该药还有增加机体免疫功能的作用。李氏等以白蛇六味汤（白英、蛇莓、龙葵、丹参、当归、郁金）给一组膀胱癌患者服用，连服 30 剂后手术切除癌组织，另一组不服白蛇六味汤而直接切除癌组织。两组癌组织在同样条件下进行体外培养，结果发现服中药组的癌组织基本上不能生长或生长极差，瘤细胞呈退化状态。而未服中药组瘤细胞最早可在接种 6 小时后自组织中心向周缘部分移行或生长。进一步的动物实验还证实，白蛇六味汤可以增强环磷酰胺（CTX）的抗癌效果。张氏曾报道用枯痔液注射剂作瘤体注射治愈膀胱肿瘤患者或使病情好转，具体做法是：在膀胱镜引导下用枯痔液（砒石，明矾，雄黄，乳香，3% 稀盐酸），每次 3～6g，每周 1～2 次。最适用于肿瘤直径不超过 2cm 未侵入黏膜下层者，而对瘤体较大、短蒂、粗蒂或深及黏膜下层者脱落较为困难，且患者不良反应较大，效果较差。徐氏

等对 18 例无法手术及晚期的膀胱癌患者，采用髂内动脉插管技术，将导管插入髂内动脉后跨过臀上动脉，根据血管造影找到膀胱肿瘤的供血动脉，把喜树碱微球 170mg（含喜树碱 20mg）通过导管栓入此动脉，栓塞治疗后 17 例患者肿瘤出现不同程度坏死，瘤体缩小，血尿症状全部消失，未见明显毒副反应，1 例无效，认为喜树碱微球经髂内动脉分支超选择栓塞治疗无法手术或晚期的膀胱癌是一种安全、简单、效果较好的治疗方法，尤其对膀胱癌出血有立竿见影的效果。

我们认为，膀胱癌为癌毒之邪蕴积于膀胱。常见基本证候为湿热、血瘀、阴虚、气滞、气虚、血虚。其病位在膀胱，涉及肾、脾、肝。湿热者，以三仁汤加减。常用杏仁、生薏苡仁、白蔻仁、竹叶、川朴、半夏、生石膏、灯芯草、海金沙、金钱草、车前草、通草、泽泻、半边莲。肝胆有热者，用龙胆草、黄芩、丹皮、炒山栀。血瘀肿瘤坚硬者，用地龙、炮山甲、凌霄花、夏枯草、鳖甲、龟板。阴虚者，以六味地黄丸加减，药用生地、山萸肉、山药、丹皮、枸杞子、石斛、沙参、麦冬、五味子、女贞子、旱莲草、菟丝子、黄精。气滞者，加柴胡、佛手、川朴、炒枳壳。气虚者，以四君子汤加减，药用太子参、炒白术、茯苓、黄芪。余毒未清者，用白英、土茯苓、龙葵、蛇莓、干蟾皮、白花蛇舌草、半枝莲、金荞麦、草河车。胃脘部不适，消化道黏膜受损者，用白芷、炒蜂房、血余炭、生蒲黄。纳呆者，用鸡内金、生麦芽、九香虫、砂仁。便稀者，用炒诃子肉、禹余粮。身疼者，用延胡索、徐长卿。腰痛者，用川断、桑寄生、牛膝。尿血者，用血余炭、白茅根、阿胶、仙鹤草、生蒲黄。小腹寒痛或下焦有寒或积水者，用小茴香、橘核、荔枝核、乌药、仙灵脾、荜茇。眠不实者，加远志、炒枣仁、夜交藤、磁石、珍珠母、合欢皮。尿频或尿失禁用海螵蛸、桑螵蛸。尿混浊者，用萆薢。尿血出现贫血者，用当归、阿胶、何首乌。肾功能不正常者用益母草、晚蚕砂。

近四十年，膀胱癌的中医药治疗有了很大进展，尤其是近十余年中，中医药现代化研究的大力开展，推动了膀胱癌防治研究的进程。目前对膀胱癌的早期诊断、预防等问题还没有解决，尤其是膀胱癌发病率与病死率的不断上升，应引起重视。几千年来，中医药学尤为强调"圣人不治已病治未病，不治已乱治未乱"，相信中医药在肿瘤的防治方面会发挥极其重要的作用，这也是我们今后努力的方向。

第三节　前列腺癌

前列腺癌是发生于前列腺腺体的恶性肿瘤，好发于老年男性，发病高峰在 70 ~ 90 岁。该病在亚洲、非洲发病率相对较低，在欧美为多发病，在北欧各国占男性肿瘤发病率的第一位，在美国仅次于肺癌而列第二位，近年来的资料表明仍呈上升趋势，我国亦从 20 世纪 50 年代的 0.2/10 万升至 90 年代的 3.4/10 万。前列腺癌的确切病因尚未清楚，一般认为与体内雄激素和雌激素平衡紊乱有关，并与种族、遗传和年龄增长有关，与环境条件的关系尚无明确定论，但与饮食结构差异关系密切，东方人喜食的豆类食品有一定防癌作用。前列腺癌绝大多数为腺癌，少数为鳞状上皮细胞癌或移行上皮癌，75% 发生于后叶，其次为前叶和侧叶，亦有部分多发性。本病经淋巴系统可转移到髂内和髂外、主动脉旁、纵隔和锁骨上淋巴结，亦可经血行转移到骨（如骨盆、腰椎、股骨、肋骨等）、肺、肝、脑、肾上腺、胸膜、皮肤等，绝大部分发现时已有转移，前列腺癌病情发展迅速，其自然生存期为 31 个月，有转移者中位生存期为 9 个月，近年随着早期前列腺癌的不断检出以及直肠指检及前列腺特异性抗原（PSA）等的采用，诊断治疗水平得到很大的提高。

在古代医学文献中，虽既无前列腺之脏腑，也无前列腺癌之病名，但类似症状早在《黄帝内经》中就有记载，如《素问·气厥》曰："胞热移于膀胱，则癃，溺血。"《灵枢·九针论》有"四时八风之客于经络之中，为瘤病者也"，又有"积之所生，得寒乃生，厥乃成积也"的记载，《诸病源候论》谈及积聚发病机制时谓"积聚者，由阴阳不和，脏腑虚弱受于风邪，搏于脏腑气血所为也"，论及尿血的成因时则有"劳伤而生客热，血渗于胞故也，血得热而妄行，故因热流散渗于胞而尿血"的论述。王焘《外台秘要》载有治小便不通及小便难的方剂约 20 首，并谓："若脏中热病者，胞涩，小便不通……为胞屈僻，津液不通，以葱叶除尖头，内阴茎孔中深三寸，微用口吹之，腹胀，津液大通，便愈。"这是最早用导尿术治疗小便不通的记载。宋元时期，朱丹溪《丹溪心法·小便不通》认为"小便不通有气虚、血虚，有痰、风闭、实热"，并将探吐一法运用于临床，"譬之滴水之器，闭其上窍，则下窍不通，开其上窍，则下窍必利"。关于癃闭的病因，明代《景岳全书·癃闭》谓："有因火邪结聚小肠、膀胱者，此以水泉干涸而气门热闭不通也，有因热居肝肾者，则或以败精，或以槁血，阻塞水道而不通也，有因真阳下竭，元海无根，气虚不化而闭的，有因肝强气逆，移碍膀胱，气实而闭。"关于前列腺癌的症状，清·沈金鳌《杂病源流犀烛》曰："血淋者，小腹硬，茎中痛欲死。"又曰："闭癃之异，究何如哉，新病为溺闭，点滴难通也，久病为溺癃，屡出而短少。"关于治疗，《景岳全书》有"火在下焦而膀胱热闭不通者，可以利之；肝肾实火不清者可去其火，水必自通；肝强气逆塞闭不通者，可破气行气"的记载。关于前列腺癌等恶性肿瘤的预后，《景岳全书》谓"小水不通是为癃闭，此最危最急症也……不辨其所致之本，无怪其多不治也"；明代申斗垣更有"癌发四十岁以上，血亏气衰，厚味过多所生，十全一二"的描述。

【病因病机】

过食五味，情志抑郁，外感湿热是前列腺癌的主要病因，而肾脏亏虚是发病的内在条件。古人有谓"肥人多痰湿"，过食五味，痰湿内蕴，加之外感湿热，致"热入于胞，热气大盛，故结涩令小便不通"，又加之情志不畅，肝气郁结"劳伤而生客热，血渗于胞故也"，加之"胞络虚损，冷热不调，风邪客之，搏于气血，变而息肉也"，所以本病多发于西方国家。近年来，本病在我国的发病率不断上升，与居民饮食结构的改变有关，但能否发病则主要取决于正气，尤其是肾气的盛衰。

【发病机制】

前列腺癌的病因尚未完全清楚，一般认为与体内雄激素和雌激素平衡紊乱、种族、遗传以及年龄增长有关，与环境条件的关系尚无明确定论，但与饮食结构差异关系密切，有学者发现饮用咖啡和酒类与前列腺癌的发生有关，东方人喜食的豆类食品有一定防癌作用。淋球菌感染后发病率增高。

【病理表现】

前列腺癌多发生于前列腺后叶，两侧叶亦偶有发病。病理类型中腺癌占97%，鳞状上皮细胞癌仅占3%。

【临床表现】

前列腺癌早期多无症状，凡50岁以上男性排尿如有不适即应就诊检查。只有当肿瘤增大至阻塞尿路时，才会出现排尿困难、小便淋漓，进而有排尿费力、尿线变细、尿潴留、尿失禁等，其时多已属晚期，常伴腰骶部疼痛、下肢水肿、贫血、骨痛、骨折、食欲不振、乏力等。前列腺癌最常见的四大主症为：小便淋漓，排尿困难，前列腺硬结，会阴部疼痛。

直肠指检可见腺体增大，坚硬结节，高低不平，中央沟消失，甚至可侵及肠壁、阴囊，可扪及条索状且向双侧骨盆伸展的肿块。

【临床分期】

1. TNM 分期

T 原发肿瘤

　Tx 不能评价原发肿瘤。

　T0 无原发肿瘤证据。

　T1aA 无临床症状，直肠指诊未触及肿瘤，影像学检查未见占位性病变。

　T1aA1 在偶然的组织学检查时发现，瘤组织 < 被切除组织的5%。

　T1bA2 在偶然的组织学检查时发现，瘤组织 > 被切除组织的5%。

　T1cB PSA 检查异常，并经针刺活检证实有前列腺癌。

　T2B 肿瘤局限在前列腺。

　T2aB1 肿瘤侵及范围 < 一叶的1/2。

　T2bB1 肿瘤侵及范围 > 一叶的1/2，但肿瘤局限在一侧叶内。

　T2cB2 肿瘤侵及二侧叶。

　T3C 肿瘤扩展超过前列腺包膜。

　T3aC1 肿瘤扩展超过单侧包膜。

　T3bC1 肿瘤扩展超过两侧包膜。

　T3cC2 肿瘤侵及精囊。

　T4C2 肿瘤固定或侵及除精囊外的邻近器官或组织。

　T4aC2 肿瘤侵及膀胱颈或尿道外括约肌或直肠的任何部位之一。

　T4bC2 肿瘤侵及肛提肌或骨盆侧壁。

N　　局部淋巴结转移

　　Nx　　不能评价淋巴结转移的有无。

　　N0　　无淋巴结转移。

　　N1D1　　单个淋巴结转移，转移淋巴结最大直径2cm。

　　N2D1　　2cm＜转移淋巴结最大直径＜5cm，或有多发淋巴结转移。

　　N3D1　　转移淋巴结最大直径＞5cm。

M　　远处转移

　　Mx　　不能评价远处转移的有无。

　　M0　　无远处转移。

　　M1D2　　远处转移。

　　M1aD2　　盆腔外淋巴结转移。

　　M1bD2　　骨转移。

　　M1cD2　　其他部位转移。

2. TNM 临床分期

0　　T1aN0M0。

Ⅰ　　T1aN0M0，T1bN0M0，T1cN0M0。

Ⅱ　　T2N0M0。

Ⅲ　　T3N0M0。

Ⅳ　　T4N0M0，T1～4N1M0，T1～4N2M0，T1～4N3M0，T1～4N0～3M1。

【诊断】

1. 前列腺特异性抗原（PSA）的测定

一般认为，PSA 超过 10ng/ml 已有诊断意义，其值与前列腺癌分期分级均有关，另外前列腺特异性抗原指数（PSAI）、前列腺特异性抗原密度（PSAD）及血清游离 PSA 与血清总 PSA 测定（F/T）均有助于与前列腺增生症鉴别。

2. 前列腺特异性酸性磷酸酶（PAP）

PAP 由前列腺上皮细胞酶体产生，是另外一种较为特异的肿瘤标志物，阳性率约60%，晚期患者阳性率可高达 80%～90%。

3. 穿刺活检

近年多采用 B 超引导下经直肠前列腺细针抽吸活检。

4. B 超

根据内部回声的不同，B 超检查有助于鉴别癌和前列腺结节。超声普查前列腺癌在国外应用较广，特别是对高发人群。

5. CT 及 MRI

CT 及 MRI 对前列腺癌Ⅲ期以上诊断阳性率可达 95% 左右，并可判断周围浸润程度及盆腔淋巴结转移情况。有助于前列腺癌的分期及了解前列腺局部解剖关系。

6. 骨扫描或 X 线检查

前列腺癌常引起成骨性骨转移，骨扫描或 X 线检查有助于骨转移的诊断。

【治疗】

1. 治疗原则

对已明确诊断的前列腺癌患者，首先要考虑是否需要治疗及是否能够治愈。前列腺癌治疗方案的选择需根据临床分期、细胞分级、患者年龄、全身状态、预计寿命等综合考虑。对前列腺癌临床分期为 T1a～2bN0M0 的患者，可选择根治性前列腺切除术或放疗。对偶然发现的 T1a 期前列腺癌患者不一定急于治疗或可临床观察。T1b 患者可行根治性前列腺切除术。近年随着放疗技术的不断进展，特别是适形放疗的应用，对早期前列腺癌的放疗同样可以达到根治性前列腺切除术的疗效。对局部进展的 T3 及 T4 期前列腺癌，因单纯的前列腺切除术疗效差，通常选用放疗＋内分泌治疗或单纯内分泌治疗。转移性前列腺癌以内分泌治疗或化疗为主，对骨转移所致的疼痛辅以放疗。中医中药可在治疗全过程中应用。

2. 中医辨证施治

（1）湿热蕴结证

证候：小便不畅，尿线变细，小便滴沥不通或成癃闭，偶有血尿，口苦口干，时有发热起伏，会阴部胀痛，拒按，舌质红，苔黄腻，脉滑数。

基本治法：清热利湿，通淋散结。

方药运用：八正散（《太平惠民和济局方》）加减。

萹蓄 40g，滑石 20g，瞿麦 20g，生大黄 6g，车前子 10g，生薏苡仁 30g，白茅根 30g，生侧柏叶 15g，栀子 12g，甘草梢 15g，小蓟 15g，土茯苓 20g，蒲公英 30g，白英 10g，龙葵 15g，蛇莓 10g。

方中萹蓄、瞿麦、车前子、滑石、栀子、生大黄、土茯苓清热泻火，利水通淋；白英、龙葵、蛇莓、蒲公英清热解毒抗癌；侧柏叶、小蓟、白茅根凉血止血；生薏苡仁健脾利湿；甘草梢缓急止痛，解毒医疮，诸药合用则达到清热利湿、解毒抗癌之目的。

加减：会阴部疼痛加乌药 10g，荔枝核 15g，橘核 15g。

（2）气滞血瘀证

证候：小便点滴而下，或时而通畅，时而阻塞不通，少腹胀满疼痛，伴腰背、会阴疼痛，行动艰难，烦躁不安，舌质紫暗或有瘀点，脉涩或细数。

基本治法：活血化瘀，祛瘀散结。

方药运用：琥珀散（《医宗金鉴》）加减。

生黄芪 30g，菟丝子 30g，熟地 9g，赤芍 9g，当归 9g，川芎 6g，乌药 10g，延胡索 9g，三棱 6g，莪术 6g，刘寄奴 10g，丹皮 6g，桃仁 9g，红花 9g，穿山甲（先煎）10g。

方中菟丝子、熟地滋肾养阴，补血生津；三棱、莪术、延胡索、乌药行气止痛，乌药尚可温肾缩泉；赤芍、当归、川芎、桃仁、红花、刘寄奴、穿山甲活血化瘀，祛瘀散结止痛。诸药共用活血化瘀，祛瘀散结。

加减：胁痛者加柴胡 10g，郁金 12g；会阴部痛甚者加制马钱子 0.9g。

（3）肾阳亏虚证

证候：多见于中晚期患者，小便不通或点滴不爽，排尿乏力，神疲怯弱，腰膝冷痛，下肢酸软，畏寒肢冷，喜温喜按，大便溏泄，尿流渐细，舌淡，苔润，脉沉细。

基本治法：温补肾阳，渗利水湿，消癥散结。

方药运用：真武汤(《伤寒论》)、右归丸(《景岳全书》) 加减。

制附子（先煎）6g，白术 15g，茯苓 15g，白芍 10g，枸杞子 15g，杜仲 15g，菟丝子 30g，鹿茸 3g，龙葵 15g，白英 15g。

方中枸杞子、菟丝子滋补肾阴，制附子、鹿茸、杜仲温补肾阳，阴阳相济，以利白术、茯苓健脾利湿之功效；龙葵、白英清热解毒，消癥散结抗癌。诸药合用温补肾阳，渗利水湿消癥散结。

加减：血尿加黄芪 30g，血余炭 10g；夜尿多加鹿角霜 30g，桑螵蛸 15g。

（4）气阴两虚证

证候：本型多见于前列腺癌之终末期，尿流变细，排出无力或点滴不通，面色无华，贫血消瘦，倦怠乏力，心悸怔忡，动则气促，头晕眼花，饮食减退，身疼腰痛，潮热盗汗，舌红，苔少或无苔，脉细数。

基本治法：益气健脾，养阴滋肾，软坚散结。

方药运用：生脉散(《内外伤辨惑论》) 加味。

太子参 15g，麦冬 12g，五味子 10g，制首乌 15g，枸杞子 15g，生黄芪 30g，炙鳖甲（先煎）30g，炙龟板（先煎）30g，白英 10g，蛇莓 10g。

方中太子参、生黄芪益气升阳敛汗；麦冬、五味子、首乌、枸杞子滋补肾阴；鳖甲、龟板益肾健骨，软坚散结；白英、蛇莓清热解毒，消癥散结。诸药共用则益气健脾，养阴滋肾，软坚散结。

加减：眩晕，耳鸣者加杭菊 10g，女贞子 12g；伴津亏便结者加玄参 15g，决明子 15g，肉苁蓉 20g；血虚甚者加熟地 12g，阿胶 10g。

3. 外治疗法

因为前列腺位置特殊，既不在内，也不在外，周围正常组织较多，外治法难以直达病所，外治法主要能够缓解尿潴留。

（1）大葱白矾散：药用葱白 9cm，白矾 15g，两味共捣烂如膏状，贴肚脐上，每日换 1 次，贴至尿通为度。此方能软坚通尿，适用于前列腺癌小便不通，点滴难下。

（2）蚯蚓田螺散：白颈蚯蚓 5 条，小田螺 5 个，荜澄茄 15g，以上三味共捣烂，拌米饭为丸，敷脐上，此药能温肾散寒，行气利水，对前列腺癌癃闭、尿塞不通、少腹胀痛难忍者有效。

（3）甘遂：甘遂 2g，研为细末，用醋调膏，纱布包裹，外敷脐部，以通为度。

（4）取嚏：取皂角末 0.5g，吹鼻取嚏，具有开肺气，举中气而通下焦的功效，是一种简单有效的通利小便的方法。

4. 中成药

（1）爱迪注射液：含斑蝥、人参等，具有清热解毒抗癌，消瘀散结的功效，主要用于前列腺癌、肝癌的治疗，每日以本注射液 50～100ml 加入生理盐水或 5% 葡萄糖注射液中静滴，每日 1 次，每 15 天为 1 疗程，毒副反应主要为面红、荨麻疹、发热等。

（2）蟾酥注射液：含蟾酥水溶性提取物吲哚类总生物碱，具有解毒消炎抗癌的作用，可用于前列腺癌、胃肠癌的治疗，可用本品 10～20ml 加入 5% 葡萄糖注射液 500ml 中稀释后滴注，每日 1 次，30 日为 1 疗程。

5. 内分泌治疗

迄今为止，内分泌治疗是晚期前列腺癌的主要治疗方法。

（1）雌激素：最近报道的内分泌治疗结果表明，睾丸切除术后，加或不加雌激素治疗，对生存率无明显影响，但对骨转移患者内分泌治疗的姑息作用比较肯定。因此，有人认为对无症状的患者，可以延缓使用内分泌治疗。考虑到雌激素治疗的副反应，人们对雌激素的有效治疗剂量作了随机分组研究。结果表明，每天口服 1mg 与每天口服 5mg 的疗效相同，且能明显减少胃肠反应及心血管并发症。目前美国采用己烯雌酚每天 1mg 作为标准内分泌治疗模式，但也有人认为，己烯雌酚每天 1mg 虽然有效，但不能将睾酮降至去势水平，采用每天 3mg 较为合适。

由于雌激素治疗的副反应大，常常给治疗带来困难，为此寻找新药来阻断雄激素已成为人们感兴趣的课题。近年来采用 LHRH 促效剂及非激素类雄激素拮抗剂治疗同样达到去势的目的，称为化学性去势。这些药物使用方便、安全、副反应小，并且避免了睾丸切除术后患者的心理变态和雌激素治疗引起的副反应，提高了患者的生活质量。抗雄激素药物，如氟硝丁酰胺等，由于副反应小应用较为广泛，特别是与睾丸切除并用，疗效尤为突出。

（2）抗雄激素类药物：抗雄激素类药物可与内源性雄激素在靶器官上的受体竞争结合，在胞质内通过与双氢睾酮受体结合，抑制双氢睾酮进入细胞核，从而阻断雄激素对前列腺细胞的作用，达到治疗的目的。抗雄激素药物分类固醇与非类固醇两类，属于前者的有甲地孕酮和甲孕酮，其作用机制与天然孕激素相同。主要作用是抑制促黄体激素的释放及封闭雄激素受体，并阻断 5α - 还原酶而降低前列腺双氢睾酮浓度。常用剂量为甲地孕酮 40mg 口服，每日 2～4 次，或 160mg，每日 1 次，3 个月后改为维持量 40mg，每日 2 次；甲孕酮 0.5g，口服，每日 1～2 次，3 个月后改为维持量 0.5g，每日 1 次。然而这些药物有一个共同的问题，服药 6～12 个月后，血清睾酮水平又逐渐回升，但通过给予小剂量的己烯雌酚（0.1mg/d），可以防止这种现象的发生。

氟硝丁酰胺为一种非类固醇类抗雄激素药物，它通过封闭睾酮和二氢睾酮与其细胞内受体结合而起作用，还可以封闭睾酮对促性腺激素分泌的抑制作用。因此，用药后血清促黄体生成激素和睾酮浓度增加，使许多患者仍具有生殖能力，它主要适用于希望保持性能力的患者。用法为 250mg，每日 3 次。它通常与促性腺释放激素类似物联用，但也可以单独或与 finasteride（一种还原酶抑制剂）合用。本品较昂贵，不良反应小（包括腹泻，面部发热及男子乳房发育）。

（3）促性腺释放激素类似物促进剂（GnRH-a）：天然促性腺释放激素（GnRH）作用于垂体前叶，使之分泌促黄体生成素（LH）和促卵泡素（FSH）。LH 作用于睾丸间质，使之分泌睾酮；FSH 作用于睾丸支持细胞，产生雄激素结合蛋白。1971 年 Schally 等确立了 GnRH 的结构，以后人工合成了 2000 余种 GnRH-a。GnRH-a 与垂体亲和力强，LH 的释放量可比正常情况增加 15~20 倍，长期给予大剂量 GnRH-a 可造成垂体促性腺激素耗竭，使 GnRH 受体调节功能降低，致使血清睾酮降至去势水平（即药物去势），其作用持续较久。

现在临床上常用的药物有：①醋酸亮丙瑞林：应用本品后血清睾酮暂时上升，使少数患者病情在短期内恶化，四周后又恢复至原有水平，然后睾酮水平逐渐下降至去势水平。用法为皮下注射，1mg/d。②醋酸性瑞林：系一种长效制剂，每支含 3.6mg 药量，每 4 周在腹部皮下注射 1 次。这类药物在国外应用很广泛。主要不良反应有性欲减退、面部潮红及荨麻疹等，少数人局部注射后皮下有硬结。

（4）肾上腺酶合成抑制剂：氨鲁米特（AG）可抑制肾上腺皮质生成雄激素、糖皮质激素和醛固酮，类似于肾上腺切除作用，适用于治疗睾丸切除及雌激素治疗无效或复发的患者。用法为 250mg 口服，每日 3~4 次。由于垂体后叶分泌的 ACTH 能对抗 AG，抑制肾上腺皮质激素合成的作用，所以每天需同时服用氢化可的松 20~40mg 以阻滞 ACTH 的这种作用。与雌激素合用可提高疗效。本品的常见不良反应有嗜睡、困倦、头晕、皮疹、恶心及低血压。

（5）酮康唑：本品是一种抗真菌药物，1200mg/d（分 6 次服）。给药后 24 小时内，血中睾酮就会下降至去势水平。对于脊髓压迫征可取得迅速缓解，缺点是停药后激素水平又迅速恢复至治疗前，且肝毒性大，不宜长期使用。

6. 化学治疗

内分泌治疗失败后，可选用单药或联合化疗。许多随机分组研究认为单药或联合化疗之间并无明显差别。目前常用的联合化疗方案包括：

（1）ADM + DDP：ADM 50~60mg/m^2，第 1 天静脉滴注；DDP 50~60mg/m^2，第 3 天水化后静滴。每 3~4 周重复 1 次，共 3~4 个疗程。

（2）ADM + MMC + 5-FU：ADM 50mg/m^2，第 1 天静滴；MMC 10mg/m^2，第 1 天静脉滴注；5-FU 750mg/m^2，第 3、4 天静滴。每 3 周重复 1 次，共 3 疗程。

（3）PAT + EM：PAT 120mg/m^2，第 1~4 天静滴 96 小时；EM 600mg/m^2，第 1~21 天口服。每 3 周重复 1 次，共 3 个疗程。

（4）VLB + EM：VLB 4mg/m^2，静脉滴注，每周 1 次，共 6 周；EM 10mg/（kg·d），每日 3 次，口服，共 6 周。每 8 周重复 1 次，共 2 个疗程。

（5）MTT + PDN：MTT 12mg/m^2，第 1 天静滴；PDN 5mg，第 1、2 天口服，每日 2

次。每3周重复1次，共2个疗程。

（6）雌二醇氮芥（癌腺治）：本品具有明显的抗促性腺激素作用，雌二醇氮芥的主要代谢产物雌二醇和雌酮氮芥对前列腺具有特殊的亲和力，既能通过下丘脑抑制促黄体生成素，降低睾酮的分泌，又有直接细胞毒作用。用法：雌二醇氮芥每天 $600mg/m^2$，分2次服。如服药 3~4 周后无效，即应停止治疗。本品的主要毒副作用是胃肠道反应，少数患者有轻度骨髓抑制、肝损伤，减药或停药后可以完全恢复。极少数人还可出现过敏性皮疹。同常规雌二醇治疗一样，可能出现血栓栓塞性疾病，男性乳房增大及性欲减退。

【预防与调护】

1. 预防

（1）节欲养生，避免不洁性行为。

（2）积极开展防癌宣传，普及防癌知识，老年人应每年做例行性前列腺指检，早发现早治疗。

2. 调护

（1）静心素食防复发：前列腺癌患者多因过食五味，忧怒过度，致湿热、痰浊、热毒蕴结于下，虽经手术或放化疗、去势等治疗，但多出现过度悲观情绪或因放、化疗而出现恶心、厌食等症，故帮助患者树立战胜疾病的信心，进食高营养、易消化的素食能明显减少疾病的复发，如《内经》所谓"恬淡虚无，真气从之，精神内守，病安从来"。国内外调查亦显示，东方人前列腺癌发病率明显低于欧美国家，可能与多种因素有关，但与饮食结构差异关系密切，东方人食品中的豆类富含植物雌激素，有防癌作用，尤其豆腐中含量甚高的异黄酮类物质有抑制前列腺增生和控制前列腺癌细胞生长的作用。前面提到所谓之静心，是要保持良好的心态，还要正确面对疾病，医生在确诊后予以治疗及恢复期给予康复指导，在心理、营养、人际关系、职业需要、家庭护理等方面予以关怀。《素问·脏器法时论》："五谷为养，五果为助，五畜为益，五菜为充，气味合而服之，以补精益气。"《金匮要略》亦有："所食之味，有与病相宜，有与身为害，若得宜则补体，害则成疾。"所以饮食调理亦十分重要，如适当进食无花果、蔗汁、黄豆、番茄、甲鱼、鲍鱼、鲈鱼、槐花、冬瓜、洋葱等。

（2）综合治疗终末期：前列腺癌患者多年事已高，肾气亏虚天癸渐竭，正气不足，或因劳倦，或因思虑，或因过食五味致气血凝滞，湿浊下注，日久成癌，加之病久正气更伤，精气衰败，杂症重生，可表现为癃证、虚劳、痛证（尤其是成骨性骨质破坏）等，发现时多已处晚期，恶病质的处理尤其值得重视。中医多治以温肾健脾，方取肾气丸为主。现代研究亦证实，激素分泌的失调与前列腺癌、乳腺癌等的发生、发展有一定关系，而中医"肾"与机体的免疫监测功能，甲状腺、肾上腺等内分泌腺以及蛋白质的合成与代谢有着较为密切的关系，所以前列腺癌、乳腺癌等疾病晚期多见肾阳虚或脾肾阳虚表现，而温补肾阳药可改善机体的物质代谢，促进蛋白质、脂肪的合成，可使恶病质机体得到一定的改善，提高生存质量。另外，骨痛也是本病常见症状之一，可在前述辨证施治基础上，加用三骨汤（骨碎补，透骨草，补骨脂）常能取得比较好的效果，必要时配合西药三阶梯止痛药物。

（3）晚期肿瘤患者：可表现为恐惧、孤独、愤怒、焦虑、抑郁等多种心理状态，原因可能是患者及其家属对死亡的恐惧，也可是患者对痛苦的恐惧以及担心由于患病而失去职业、地位，减少或失去经济来源等。所以有效地控制疼痛和缓解症状是消除患者恐惧心理的一个重要内容，另外患者家属和医务人员以及社会工作者对患者的关心和帮助也是减轻其孤独、恐惧感的重要方法之一。首先应以心理治疗为主，或改变周围的环境，进行解释和说理等支持治疗。严重者以理气解郁、畅达神机为原则给予中药治疗，属肝郁气滞者可见时太息、胸胁胀闷、脉弦等，以柴胡疏肝散为主；属痰气郁结者可见喜怒无常、秽洁不分、不思饮食、舌苔白腻、脉弦滑等，以顺气导痰汤为主；属心脾两虚者多见善悲欲哭、心悸易惊、饮食锐减、脉沉细无力等，以养心汤送服越鞠丸。总而言之，要强调移情易性，这不仅是防病治病的需要，也是防止反复及发生意外不可忽视的措施。

【临证经验】

前列腺癌多为本虚标实之证，在久病或行双侧睾丸切除术后，虽病得以控制，但肾之精气骤减，天癸枯竭，冲任二脉空虚，气血失和，阴阳失调，临床上多以潮热、汗出为典型表现，归之为肾元亏虚。治疗从补肾入手，调整阴阳，平和气血，以补肾汤为基本方，药取生地 10g，熟地 10g，山萸肉 15g，女贞子 10g，黄精 15g，菟丝子 20g，枸杞子 15g，地骨皮 30g，茯苓 15g，白芍 15g，浮小麦 30g，泽泻 15g，甘草 10g，随证加减，在临床取得明显疗效。

前列腺癌为癌毒之邪蕴结于前列腺。病位在前列腺，主要涉及肾、脾、膀胱、肝。治疗中不仅要注意减轻放化疗的毒副反应，同时应注意防其复发与转移。辨证论治中常见基本证候为阴虚，气虚，湿热，血瘀，阳虚。阴虚者责之于肾，以六味地黄丸加减，常用药物为生地、山萸肉、山药、五味子、麦冬、沙参、桑椹子、枸杞子、泽泻。气虚在脾，以四君子汤加减，常用药物为太子参、炒白术、茯苓、炒扁豆。湿热者，加海金沙、土茯苓、生地、竹叶、车前草、白鲜皮、红藤、草薢。血瘀者，加当归、赤芍、川芎、炮山甲、地龙。血热者，加生地、丹皮。阳虚者，加仙灵脾、肉桂。毒邪未清者，加白花蛇舌草、半枝莲、金荞麦、蛇莓、龙葵、土茯苓、白英、草河车。肝转移者加凌霄花、藤梨根、干蟾皮。局部疼痛者，加小茴香、橘核、乌药、川楝子。便稀者，加芡实米、莲子肉。纳呆者，加鸡内金、焦三仙。小便不畅者，加桑螵蛸、海螵蛸。

验案举例

案一．朴某，男 78 岁，吉林人。

患者自 1987 年起小便时有不畅，尿后滴沥，未引起注意，大半年后小便不畅加重，尿色呈咖啡色 1 天，遂去当地医院就诊。肛诊：前列腺肿大，经病理诊断为高分化腺癌，在北京某医院手术治疗，术后经放疗，因肛门重坠，疼痛不已于 1988 年 12 月 13 日就诊。现症见：肛门重坠不适，会阴部胀痛，口苦口干，时有发热，舌质红，苔黄腻，脉滑数。

诊断为前列腺癌（癃闭）。

辨证：湿热蕴结。

治法：清热利湿，通淋散结。

处方：八正散加减。

萹蓄40g，滑石20g，瞿麦10g，生大黄6g，车前子10g，生薏苡仁30g，白茅根30g，生侧柏叶15g，栀子12g，小蓟15g，土茯苓20g，蒲公英30g，白英10g，龙葵15g，蛇莓10g，荔枝核15g，橘核15g，乌药10g，生甘草15g，浮萍15g。此方略有加减，共服90剂，在服药期间肛门重坠，疼痛逐渐好转，停药后大小便正常，纳眠可。

2001年3月19日二诊：自放疗后服90剂中药后未再经中医治疗，近年来，倦怠乏力，心悸怔忡，饮食减少，身疼腰痛，潮热盗汗，大便干结，舌红，苔少或无苔，脉细数。经原手术医院骨扫描诊断为多发骨转移。

辨证：气阴两虚。

治法：益气健脾，养阴滋肾。

处方：生脉散加味。

太子参15g，麦冬12g，五味子10g，制首乌15g，枸杞子15g，生黄芪30g，炙鳖甲（先煎）30g，炙龟板（先煎）30g，骨碎补10g，鹿衔草15g，透骨草15g，白英10g，蛇莓10g，玄参15g，决明子15g，肉苁蓉20g。服30剂后乏力盗汗减轻，微调后继续服用4个月，骨转移未再加重。

按语：该例患者明确诊断时，尚无转移，及时采用了手术、放疗加中药，取得明显疗效，首诊时主要表现为湿热内蕴，予以清热利湿，减轻放疗的副反应。在出现复发骨转移之后给予益气健脾，养阴滋肾以壮骨，治疗4月余骨转移未见加重，在此要提及的是浮萍在放疗中的应用是非常有效的，用量可在15～30g。如果该例患者能够坚持服用中药也许可以避免复发与骨转移。

案二．李某，男，83岁，河南人。

患者于2008年7月始感肝区不适，小便滴沥，遂去当地医院就诊，诊断为前列腺癌，肝转移。同年8月来京，在某医院进行双侧睾丸切除加内分泌治疗，同时就诊中医。该患者8～9年来一直小便不畅，近年来小便滴沥，以为就是前列腺肥大未引起重视，于2008年11月17日来诊。现症见：尿流渐细，点滴不爽，夜尿5～7次，尿色深，神疲乏力，腰膝酸软，大便塘泄，潮热，汗出，舌淡，苔润，脉沉细。

辨证：肾元亏虚。

治法：调整阴阳，平和气血，消癥散结。

处方：生地10g，熟地10g，山萸肉15g，女贞子10g，生黄芪30g，黄精15g，菟丝子20g，枸杞子15g，地骨皮30g，茯苓15g，白术15g，白芍15g，浮小麦30g，泽泻15g，甘草10g，鹿茸3g，龙葵15g，白英15g，桑螵蛸15g，鹿角霜20g，莲须30g。服药60剂后便溏好转，夜尿减少至2～4次，嗣后微调处方，嘱患者坚持服药。

按语：该例患者已是耄耋之年，又行双侧睾丸切除，虽肿瘤得以控制，但肾之精气骤减，天癸枯竭，冲任二脉空虚，气血失和，阴阳失调，肾元亏虚，所以治疗从补肾入手，调整阴阳，平和气血，以地黄、山萸肉、女贞子、黄精、枸杞子滋补肾阴，用菟丝子、鹿茸、鹿角霜温补肾阳，阴阳相济，同时芪、术、苓健脾利湿，龙葵、白英清热解毒、消癥散结抗癌。诸药合用温补肾阳，渗利水湿，消癥散结。

【各家经验】

1. 周岱翰诊治经验

周岱翰教授认为，前列腺位于膀胱颈部，肝经的经脉包络阴部（前列腺），肾与膀胱相表里，前列腺癌的辨证常着眼于膀胱、肝、肾。即病变表现在膀胱，病之根源在肝、肾。膀胱为州都之官，气化水始能出，若湿热毒邪客于膀胱，水道不利，则小便短涩难出；若肝气郁结，脉络瘀阻，气火郁于下焦，亦致膀胱气化不利，小便短涩瘀痛；中医认为肾主水液而司二便，若肾气亏损，肾精不足，可致膀胱气化无权，溺不得出遂成癃闭。辨证要点亦着重辨明邪正的盛衰，正虚侧重肝肾之阴虚；邪盛则在于火热、痰湿与瘀毒。他在临床上主要选用前列腺方（丹参、两头尖、王不留行、蒲公英、败酱草、泽泻）通络软坚、解毒通淋，并按不同分型加味论治。其辨证分型及治疗方法如下：①湿热蕴结：会阴不适、尿频尿短、余溺未清，朝轻暮重，大便滞下或干结，口苦不思饮，骨节酸重，纳食乏味，形体尚壮实，舌苔白厚或厚腻，舌胖，脉滑有力或滑数，肿瘤对尿道压迫不甚。辨证要点是湿热蕴结膀胱，治宜清热解毒、利水消癥，选用丹参、两头尖、王不留行、蒲公英、败酱草、泽泻、金银花、红花、土茯苓、山慈菇、白花蛇舌草、七叶一枝花。②湿毒瘀血：尿频短数，时有尿意，下腹或会阴胀痛，痛有定处，疲乏腰酸，烦躁眠差，口干口苦，胃纳欠佳，颜面晦暗，舌苔黄厚，质红绛，脉弦数或弦滑，肿瘤浸润，前列腺硬实，脉络阻滞，辨证要点是肝热血瘀、湿毒郁积，治宜清肝解毒，祛瘀消癥，选用丹参、两头尖、王不留行、蒲公英、败酱草、泽泻、柴胡、白芍、山栀、田七、土鳖虫、七叶一枝花。③气阴两虚：下腹、会阴胀痛不适，小便滴沥或尿闭，时有尿血，或阴茎阴囊水肿，大便干结，口干口苦，纳呆短气，消瘦眠差，或有咳嗽咳血，或有胁痛腹胀，或有骨痛如锥，舌干少苔，舌质红绛无津或舌质暗胖，脉弦细或细数无力。辨证要点是肾精亏损，脾气衰败，邪毒嚣张，治宜健脾补肾，解毒消癥，选用丹参、两头尖、王不留行、蒲公英、败酱草、泽泻、田七、杜仲、生地、党参、北芪、紫河车。由于前列腺癌病程较长，病变复杂，有时可出现不同的兼症，如尿少、癃闭用生大黄、荆芥等分研末，每次12g，每日2次，或用葱白500g、麝香少许敷脐部；如癃闭膀胱胀满难忍，必要时可导尿；尿血、尿痛可酌加生大黄、仙鹤草、小蓟；肺转移咳嗽、咯血宜用鱼腥草、葶苈子、山慈菇、守宫；肝转移胁痛、腹胀宜用半枝莲、徐长卿、槟榔、蜈蚣；骨转移疼痛如锥可酌用三棱、莪术、威灵仙。在辨病用药上，可选用鸦胆子、紫河车。

2. 方伯英诊治经验

方伯英先生曾治愈一例前列腺癌。俞某，男，70岁。1984年5月13日初诊。患者血尿 1 月余，伴淋漓不尽、尿频、尿痛。经某医院泌尿科肛检，发现前列腺肿大，质硬。经左髂窝深淋巴结穿刺活检，证实为前列腺癌伴左髂窝淋巴结转移，已无手术指征，乃求治于方老。病家刻下神疲乏力，形体消瘦，面色萎黄，胃纳不佳。肛门下坠感，不能久坐，更不能久立，小便不畅，淋漓不尽，尿频，尿痛，尿赤。苔黄腻、舌暗淡，脉沉弦细。证属肾气不足，膀胱气化失司，浊邪瘀血结成肿块，阻于尿道。治拟益气补肾，化浊行瘀散结，清利尿道。生黄芪 15g，潞党参 12g，仙灵脾 12g，甜苁蓉 6g，巴戟天 6g，枸杞子 12g，制首乌 12g，穿山甲 15g，牛膝 12g，制大黄 6g，炒黄柏 10g，知母 6g，土茯苓 15g，七叶一枝花 12g，白花蛇舌草 15g，杭白芍 12g，炙甘草 6g。水煎服，每日 1 剂。以上方为基本方，随证加减：血尿加重，加小蓟草、旱莲草、生地、阿胶等补虚止血；小便不畅，加沉香、郁金、金台乌药等；小便疼痛加重，加延胡索、王不留行、三棱、莪术等；小便黄浊、下焦湿热，加车前子、萹蓄、瞿麦、金钱草、滑石、萆薢等。经过 1 年多精心治疗，患者各项症状基本消失或减轻，精神良好，胃纳三两一餐，行动自如，自觉无特殊不适。1985 年 5 月到上海市瑞金医院复查，髂窝部肿块消失，两次前列腺液沉渣物检查，均未找到癌细胞。该患者为老年肾气不足，继而形成浊邪瘀血成块，阻塞于膀胱、尿道之间。病属中医癃闭范畴。治宜攻补兼施，以补益为主。方用黄芪、潞党参补气，仙灵脾、巴戟天、甜苁蓉益肾阳，并适当加入枸杞子，制首乌等养阴之品，以防纯补其阳而生燥热；同时用活血化瘀散结的穿山甲、牛膝、制大黄、土茯苓等药，加入清热解毒化浊的七叶一枝花、白花蛇舌草、黄柏、知母、萆薢、金钱草等攻邪，白芍、甘草缓急止痛。综观全方，十分严谨。并根据病情变化，适当加减药物，由于方老紧紧抓住了扶正祛邪这一总的治疗原则，从而取得满意效果。

【述评与体会】

近年来由于前列腺特异抗原的广泛应用，配合前列腺穿刺活检、经尿道前列腺电切手术的广泛开展，以及睾丸切除配合缓退瘤或抑那通等药物的采用使得欧美国家前列腺癌的死亡率首次出现了下降，但与此同时，上述雄激素撤除治疗并不能长久抑制肿瘤的现象越来越引起重视，人们将这种不依赖雄激素生长的前列腺癌称为"雄激素非依赖性前列腺癌"，西医多采用雌激素和抗雄激素药物，新一代抗雄激素药物及化疗等仍不能取得满意疗效。中医中药近来研究证实，采用补肾益气治疗前列腺癌及其去势术后诸症，可取得较为满意的疗效。西安医科大学第一附属医院采用中药鸦胆子乳静脉滴注配合前列腺腺体内局部注射加睾丸切除治疗 35 例中、晚期前列腺癌亦取得了良好的效果，3 年生存率达78.8%。上海中医药大学凌耀星教授曾治疗一 60 岁男性前列腺耻骨转移患者，采用中药治疗存活 6 年半，他先运用黄柏、薏苡仁、猪苓、茯苓、甘草、红藤、败酱草、生黄芪、白术、生地等为基本方，另酌加仙鹤草、大蓟、小蓟、蒲公英、蚤休清热解毒抗癌；后期予以健脾益肾、缩泉固摄、解毒抗癌，双管齐下，如黄芪、党参、白术、熟地、补骨脂、仙灵脾、巴戟天、山萸肉、芡实、金樱子、覆盆子、仙鹤草、半枝莲、土茯苓、白花蛇舌草、蜀羊泉、龙葵等均取得显著疗效。

□ 第十四章 □

骨 肿 瘤

　　骨肿瘤是指发生于骨及骨的附属组织的肿瘤。从中医治疗的角度考虑，其他骨肿瘤的治疗可参照骨肉瘤的治则，所以本章将骨肿瘤中发病率较高的骨肉瘤作为介绍重点。骨肉瘤约占骨恶性肿瘤的1/3。易通过血道转移至肺、肝等脏器。可发生于各年龄人群，男性略高，大约60%的骨肉瘤发生在25岁以下的青壮年。发生部位一般多为四肢长骨和干骺端，以股骨下端最多见。其次是胫骨上端、肱骨上端和股骨上端。其余骨骼均可发生，但为数很少。

　　该肿瘤早期通常以无痛性肿块形态出现，不影响肢体活动，容易被忽视，随着病情的发展，可逐渐出现肿胀、疼痛、功能障碍等。因此，一旦出现上述情况，千万不可麻痹大意，应立即进行X线、B超、CT等检查。骨肉瘤多发生在骨骼生长发育的旺盛时期，其恶性程度又较高，因此早期诊断及早期治疗具有特别重要的意义。

　　近20年来，骨肉瘤在诊断、治疗和预后判断方面取得了巨大的进步，5年生存率由过去的15%左右上升到现在的80%，但骨肉瘤仍是一种病死率及致残率极高的肿瘤。手术、化疗、免疫治疗及与中医中药的相互配合使用，可望最大程度地提高患者的生存期，改善患者的生活质量。

　　骨肿瘤属中医"骨瘤"、"骨疽"、"虚劳"等范畴。

【病因病机】

　　中医学将骨肿瘤的病因概括为内因、外因两种。外因指大自然中的一切致病因素，如外感六淫，饮食不节等。如《诸病源候论》："石疽者，亦是寒气客于肌肉，折于血气，结聚而成。"内因则主要指机体本身所具有的致病因素，如七情失调，脏腑功能紊乱等。正胜邪衰，则免于发病；反之正气亏损，邪气乘虚而入，留滞机体，阴阳失调，则导致脏腑功能紊乱、气血运行障碍，成为肿瘤发生、发展的诱因。

（1）气机不利：气指后天水谷化生之精气与先天之气，是构成人体的物质基础，有温养全身、激发脏腑功能、维持生命活动的作用。《灵枢·平人绝谷》曰："气得上下，五脏安定，血脉和利，精神乃居，故神者，水谷之精气也。"说明气对人的生命活动是极其重要的。但在某些因素的影响下，上述功能发生异常，出现运行障碍、气血逆乱、升降失调、经络受阻，导致气滞血瘀、痰湿凝聚而成肿瘤。

（2）瘀血阻滞：气为血帅，血为气母，气行则血行，气滞则血瘀。气滞血瘀，蕴结日久，凝结成块，则发为肿瘤。《素问·调经论》曰："血气不和，百病乃变化而生。"

（3）痰凝气滞：脾肺功能失调，水湿不化，津液不布，邪热蕴结，或七情郁结，气机阻滞，均可致痰浊凝结而成瘤。《丹溪心法·痰十三》曰："凡人身上中下有块者，多是痰。"

（4）正气虚弱：正气是指机体的正常生理功能及抗病能力。正气虚弱，是肿瘤发生的关键。如《素问·评热病论》曰："邪之所凑，其气必虚。"气血亏损，外邪即可乘虚而入。正邪之间的这种关系，不但决定肿瘤的发生发展，而且决定着疾病的转归。

【发病机制】

西医对本病的病因尚未完全弄清，有人指出放射性同位素镭和创伤刺激为诱发因素。另外与遗传、接触放射性物质、病毒感染等有一定关系。也可继发于畸形性骨炎、骨纤维异样增殖症，另有部分病例为其他良性肿瘤恶变而成。

其发生与下列因素有关：

（1）骨骼的活跃生长。

（2）放射线：实验证明，凡能在骨骼内积存的放射性物质均可诱发骨肉瘤；某些骨疾患如骨巨细胞瘤，动脉瘤性骨囊肿或骨外肿瘤如乳腺瘤、视网膜母细胞瘤等的局部放射线照射治疗，偶尔可引起继发性骨肉瘤。

（3）遗传：视网膜母细胞瘤基因（Rb基因，位于染色体13q14，目前已知它是一种抑癌基因）突变或缺失的遗传性视网膜母细胞瘤患者，发生骨肉瘤的危险性远远高于一般人。近年发现一些骨肉瘤患者也有Rb基因的突变。

（4）病毒：实验证明，动物的骨肉瘤与病毒感染有关，但对人类骨肉瘤尚未有确切的证据说明与病毒的关系。

（5）良性骨疾患的恶变：如多发性骨软骨瘤，Paget骨病，骨纤维结构不良等可恶变而发生骨肉瘤，亦称为继发性骨肉瘤。

【病理表现】

由于骨肉瘤的临床表现不一致，病理表现很复杂，因此不论从病理角度或临床角度，都有不少分类及分型，现简介如下。

1. 按发病原因分

（1）原发性骨肉瘤：又称典型骨肉瘤，一般找不到发病因素，也找不到任何原发骨病。

（2）继发性骨肉瘤：在原发性良性骨肿瘤或疾病基础上发生恶变，或因射线影响而产生的骨肉瘤。

2. 按病灶数量分

（1）单发性骨肉瘤：是指只有一个原发灶，或从这一病灶而发生的多处转移病灶。

（2）多发性骨肉瘤：是指在一个阶段或两个阶段，各自的原发性病灶相互没有联系。两个以上同时出现的原发病灶后又相继出现新的原发灶，称异时性多发性肉瘤，它们出现相隔的时间长短不一，短者可数月，长者可数年。

3. 按肿瘤细胞分化类型特点，Ross 将骨肉瘤分成 5 种

（1）骨母细胞型骨肉瘤：占44.5%，肿瘤成分以异型成骨细胞、肿瘤性骨样组织和骨组织为主。

（2）软骨母细胞型骨肉瘤：占26.6%，特点为大片软骨组织，但仍可见瘤细胞直接生成骨组织，软骨细胞区有向骨化移行的趋向。

（3）纤维母细胞型骨肉瘤：占8.6%，主要成分为类似成纤维细胞的梭形细胞，但仍可见它所产生的少量肿瘤性骨组织。

（4）混合型：占3.1%。

（5）再造变异型：占17.2%。一般分为纤维母细胞型、骨母细胞型、血管型。

尚有一些学者将骨肉瘤分为骨母细胞型、软骨母细胞型和纤维母细胞型三种。

4. 按肿瘤骨生成的情况分

（1）硬化性骨肉瘤：肿瘤性成骨细胞较成熟，肿瘤内含大量骨样组织和骨组织，有时又称为成骨型骨肉瘤。

（2）溶骨性骨肉瘤：瘤细胞分化原始，肿瘤骨较少，肿瘤内血管扩张，有时称血管扩张型骨肉瘤。

（3）混合型骨肉瘤：在同一肿瘤中兼有硬化性和溶骨性者。

【临床表现】

疼痛和肿胀为常见的临床表现。起初为间断性疼痛，渐转为持续性剧烈疼痛，尤以夜间为甚。局部触诊压痛明显，表面皮肤发热变红，伴有静脉怒张。患者全身症状明显：贫血、消瘦、乏力、食欲减退等，常伴有肺部转移。X 线片有特异性改变。实验室检查：贫血、血沉快、碱性磷酸酶增高。

1. 症状

（1）疼痛：是本病的主要症状，初起时呈间歇性隐痛，不久即转变为持续性剧痛，最后疼痛呈跳动性，夜间尤甚，影响患者睡眠，应用一般止痛药无效。

（2）功能障碍：由于肿瘤邻近关节，常可引起相邻关节的疼痛而活动受限。也可引起关节积液，或出现肌肉萎缩，肿胀明显，常伴有关节的活动困难，并发病理性骨折时功能障碍更加明显。若肿瘤压迫神经、血管，可出现相应症状。如颈椎受罹则可造成高位截瘫，甚至导致死亡。

（3）全身症状：全身情况在初期尚佳。在后期或肿瘤生长迅速时，由于消耗、中毒两方面的原因，患者很快出现消瘦、贫血、发热、乏力，眩晕也常见，全身不适，体重减轻与肿瘤消耗及恶病质有关。如并发胸痛、咯血、咳嗽，可能是肺转移的征象。

2. 体征

（1）肿块：一般在发病 2～3 个月后可见到肿块，常较大，随着肿瘤的增大和扩展，可形成偏心性纺锤状肿块，硬度不一，有的坚硬如石，如为溶骨性，质地如橡皮，有压痛，肿块表面皮肤常紧张、光亮、肤温较高，并可见静脉充盈曲张，偶尔可听到血管杂音。

（2）畸形：常在发生病理性骨折之后见到明显畸形。也可因疼痛废用及消耗而见肌萎缩。

（3）其他：另可见贫血征象、恶病质及血管神经受压迫征象等。约 10% 的患者可有肢体近端淋巴结转移性硬结形成。

【临床分期】

1. TNM 分期

T　原发肿瘤

　　Tx　原发肿瘤不明。

　　T0　无原发肿瘤的证据。

　　T1　肿瘤局限于骨皮质。

　　T2　肿瘤超过骨皮质。

N　区域淋巴结转移

　　Nx　区域淋巴结转移不明。

　　N0　无区域淋巴结转移。

　　N1　区域淋巴结转移。

M　远处转移

　　Mx　远处转移不明。

　　M0　无远处转移。

　　M1　远处转移。

G　病理分级

　　Gx　不能估计病理学分级。

　　G1　高分化。

　　G2　中度分化。

　　G3　低分化。

　　G4　未分化。

　　注：尤文肉瘤和恶性淋巴瘤均分入 G4。

2. 临床分期

Ⅰ A 期　G1 或 2，T1N0M0。

Ⅰ B 期　G1 或 2，T2N0M0。

Ⅱ A 期　G3 或 4，T1N0M0。

Ⅱ B 期　G3 或 4，T2N0M0。

Ⅲ 期　尚未定。

Ⅳ A 期　任何 G，任何 T，任何 N，M0。

Ⅳ B 期　任何 G，任何 T，任何 N，M1。

【诊断】

恶性骨肿瘤的正确诊断极为重要，早期诊断，及时治疗，可提高生存率。骨肉瘤的诊断强调临床、影像学（X 光片）和实验室检查的综合分析，最后还需同病理检查结合才能确定。要根据患者的年龄、肿瘤发生的解剖部位、肿瘤的 X 线片的典型表现和其他影像学的表现、必要的实验室检查，结合穿刺活检或手术活检获得的肿瘤组织的病理学检查，进行综合的分析。偏离这个原则就会导致误诊、漏诊。对于一些少见的骨肉瘤亚型如小圆细胞型骨肉瘤，巨细胞型骨肉瘤有时需借助于免疫组化和电镜观察进行鉴别。

1. X 线检查

骨肿瘤的 X 线检查在诊断中占重要地位，不仅能显示肿瘤的准确部位、大小、邻近骨骼和软组织的改变，对多数病例还能判断其为良性或恶性，原发性或转移性。这对确定治疗方案和估计预后很重要。

2. 放射性同位素骨扫描及 γ 闪烁照相

放射性同位素骨扫描及 γ 闪烁照相为临床所采用的检查骨肉瘤的重要方法。同位素骨扫描在骨肉瘤中的应用有两个功能，一是判断肿瘤在患骨髓内的边界，二是寻找跳跃灶。

3. 血管造影

血管造影可以提供骨外的肿瘤部位的轮廓以及肿瘤周围血管受压的情况。

4. CT 检查

CT 检查可提供身体横断面的影像，因而对骨肉瘤可以确定髓内及软组织病变的范围。如果髓腔内组织的 CT 值增加，一般指示为肿瘤的发展，或是"跳跃"转移。CT 提供图像有助于医生手术设计，特别是在切除肿瘤而保留肢体的病例中更为有用。

5. 核磁共振（MRI）

核磁共振对肿瘤在髓内及周围软组织中的范围所显示的图像更清楚，但在钙化灶中 CT 较核磁共振清楚。

6. 超声诊断技术

近年来超声诊断技术也开始应用于骨肉瘤的诊断，并取得了初步的结果。

7. 实验室检查

（1）血清碱性磷酸酶（AKP）：对骨肉瘤的诊断意义较大。一般都有升高，尤其在溶骨性骨肉瘤增高明显。当血清碱性磷酸酶正常时，它对骨肉瘤的诊断不起否定作用，但当它经常超过 6~7U（甘油磷酸钠法）时，结合其他征象，对骨肉瘤的诊断却起着一定的支持作用。手术截除肿瘤后常逐渐降低，肿瘤复发时再度增高。肿瘤经过彻底手术切除或放疗后，增高的碱性磷酸酶不见降低，或一度降低又再增高，应考虑有肿瘤复发或转移的可能。

（2）其他：血常规可见白细胞数升高，红细胞数降低，血红蛋白降低等。血沉常增快。还有血清微量元素分析，铜锌比等作为动态观察指标。骨髓瘤患者血清蛋白增高，尿中可查出 Bence - Jones 蛋白。

对骨肉瘤患者而言，最有价值的实验室检查为血清碱性磷酸酶（AKP）和乳酸脱氢酶（LDH）的测定。AKP 和 LDH 值是肿瘤活性的重要生物学标志，对判断患者的预后和治疗的有效性有一定的参考价值。骨肉瘤患者治疗前 LDH 越高，预后越差，此酶升高者 6 年生存率为 41%；此酶正常者 6 年生存率为 69%。发现 46% 的患者术前有正常的 AKP；2 年生存的患者中，85% 有正常的 AKP；10 年生存者中，93% 有正常的 AKP。

【治疗】

1. 治疗原则

目前，骨肉瘤均采用综合治疗。早期例可手术的一般作术前化疗或放疗，以后手术截肢或骨切除加人工骨植入，术后再作联合化疗几个疗程以巩固疗效，消灭可能残存的微小转移灶。转移例及不能手术的病例，一般先化疗，以后视情况加以手术或放疗，术后作巩固性化疗几个疗程。综合治疗特别是化疗与中医中药的运用使骨肉瘤患者的生存率显著提高。但外科手术仍是其他治疗的基础。

2. 中医辨证施治

（1）阴寒凝滞证

证候：骨瘤初起，酸楚疼痛，局部肿块，皮色不变，遇寒加重，压痛不著，病程较长。舌淡，脉细沉迟。

基本治法：温阳开凝，通络化滞。

方药运用：阳和汤（《外科全生集》）加减。

熟地 30g，麻黄 1.5g，白芥子 6g，鹿角胶 10g，炮姜 1.5g，肉桂 3g，生甘草 3g，补骨脂 20g，路路通 10g，威灵仙 20g，透骨草 15g，川乌 2g，草乌 2g。

阳和汤温经解凝、化痰祛瘀，加补骨脂以增强温肾壮阳之功效；路路通、威灵仙、透骨草、川乌、草乌均具有通利之性，行气通络止痛；与阳和汤同用则温阳开凝，通络化滞。

加减：疼痛明显者加延胡索 10g，川芎 15g，细辛 3g；刺痛甚者加水蛭 5g。

（2）湿毒留着证

证候：身困倦怠，四肢乏力，虚肿，病变局部肿胀，疼痛，或破溃流液，功能失常，大便溏薄或不爽利。舌体胖，有齿痕，舌质暗，苔白滑腻，脉滑。

基本治法：健脾利湿，解毒止痛。

方药运用：六君子汤（《医学正传》）加减。

太子参 15g，白术 15g，茯苓 15g，陈皮 10g，半夏 10g，白芥子 10g，炒薏苡仁 15g，制乳香 5g，制没药 5g，透骨草 30g，全蝎 10g，甘草 10g。

方中太子参、甘草补中益气；白术、茯苓、炒薏苡仁健脾渗湿；透骨草祛风除湿，舒筋活络；陈皮、半夏、白芥子化痰散结；制乳香、制没药、全蝎祛瘀通络，攻毒止痛。诸药合用健脾利湿，解毒止痛。

加减：湿重，症见全身酸痛明显，舌苔厚腻，脉滑甚，可用羌活胜湿汤加秦艽、威灵仙等。

（3）瘀血内阻证

证候：患部持续疼痛，肿块固定不移，质硬，表面色紫暗或血管曲张，面色晦暗，唇暗红（紫），舌质紫暗（或瘀斑点），脉涩或弦细。

基本治法：活血散瘀，行气止痛。

方药运用：身痛逐瘀汤（《医林改错》）加减。

桃仁 10g，红花 10g，当归 15g，川芎 10g，牛膝 10g，延胡索 15g，地龙 6g，制乳香 10g，制没药 10g，补骨脂 10g，赤芍 15g，土鳖虫 5g，蜈蚣 2 条，片姜黄 10g。

方中川芎、片姜黄活血化瘀，行气止痛；桃仁、红花、赤芍、地龙、土鳖虫、牛膝活血通络，祛瘀止痛；制乳香、制没药、蜈蚣祛瘀通络，攻毒止痛，解毒疗疮疡；补骨脂温肾壮阳，祛寒以利血行。诸药合用活血散瘀，行气止痛。

加减：伴肢体麻痹疼痛者加木瓜 30g，伸筋草 15g。

（4）脾肾气虚证

证候：面色苍白无华，疲倦无力，唇甲淡白，动则出汗，纳差，消瘦，贫血。舌质淡，苔薄白，脉沉细无力。

基本治法：健脾补肾，扶正消瘤。

方药运用：归脾汤（《济生方》）合右归丸（《景岳全书》）加减。

太子参 15g，生黄芪 30g，当归 10g，白术 15g，茯苓 15g，木香 10g，龙眼肉 10g，补骨脂 10g，骨碎补 10g，山萸肉 10g，杜仲 10g，菟丝子 30g，鹿茸 3g，熟地 10g，枸杞子 15g。

方中太子参、生黄芪、白术、茯苓甘温补脾益气升阳；木香理气醒脾，使补而不滞；山萸肉、枸杞子滋补肾阴；菟丝子、补骨脂、骨碎补、杜仲、鹿茸温肾壮阳，强筋壮骨；龙眼肉、当归、熟地、鹿茸温阳补肾，填精补血。诸药合用健脾补肾，扶正消瘤。

加减：伴腰膝酸软者，加寄生 15g，牛膝 10g，川断 15g；肾阳虚者，加肉桂 10g，仙茅 6g。

（5）阴虚火旺证

证候：局部肿块肿胀疼痛，皮色暗红，疼痛难忍，朝轻暮重，身热口干，咳嗽，贫血消瘦，全身衰弱，舌暗唇淡，苔少或干黑，脉沉细无力而数。

基本治法：滋补肾阴，解毒抗癌。

方药运用：知柏地黄丸(《医宗金鉴》) 加减。

知母10g，黄柏10g，生地20g，山萸肉15g，丹皮15g，女贞子30g，骨碎补15g，透骨草20g，川断15g，制乳香10g，制没药10g，土鳖虫5g，蜈蚣2条。

方中知母、黄柏滋阴退蒸，清热降火；丹皮活血通络祛瘀退蒸；生地、女贞子、山萸肉滋肾养阴，清热凉血，而山萸肉尚可以固表敛汗；骨碎补、透骨草、川断补肾接骨，舒筋强骨，活血止痛；土鳖虫祛瘀解毒止痛；制乳香、制没药、蜈蚣祛瘀通络，攻毒止痛，解毒抗癌。诸药合用滋补肾阴，解毒抗癌。

加减：湿重者，可用羌活胜湿汤加秦艽15g，威灵仙15g；热毒内结而发热甚者，加生地30g，丹皮30g，砂仁10g。

3. 中成药

(1) 化岩胶囊：由黄芪、白术、补骨脂、仙灵脾、当归、大黄、南星、莪术、郁金组成。具有补肾健脾，软坚散结，化痰破瘀作用，适用于脾肾两虚型肿瘤。

(2) 槐耳颗粒：是槐耳提取物，具有扶正固本，活血散癥作用，适用于多种肿瘤的治疗。

4. 外科治疗

手术仍是骨肉瘤的主要治疗手段，截肢术是传统的治疗方法，通过高位截肢或关节离断来切除原发部位的肿瘤。手术失败的主要原因在于术后很快出现肺转移，所以应在有效的化疗后给予手术和放疗。

5. 化学治疗

骨肉瘤的化疗进展很大，化疗方案日趋完善和成熟。从单一药物的化疗发展到多种药物的联合化疗，从小剂量到高剂量，从术后化疗发展到术前术后综合化疗，5年生存率从过去的5%～23%提高到迄今的70%～80%。

方案：无毒化疗3周期 + 核粒子植入 + 手术 + 无毒化疗 + 中药。

骨肉瘤是恶性程度极高的恶性肿瘤，传统的治疗方法主要是截肢术，但单纯的截肢并不能提高5年生存率，骨肉瘤的辅助化疗经过多年争论，已取得了比较一致的意见，大剂量应用MTX + VCR + CTX + ADM已经能使早期患者的生存率提高到70%～80%，强烈大剂量的化疗引起的毒副反应应用中药进行克服，可以保证化疗的顺利进行。核粒子植入或动脉介入化疗，可以缩小病灶，降低手术难度，争取保全肢体。

术前化疗的首要目的是消灭已存在于血中的亚临床微小转移灶，防止肿瘤的扩散和转移。其次，有效的术前化疗使软组织肿块缩小，原发肿瘤的广泛性切除成为可能，降低了保肢术的局部复发率。术前化疗的效果可通过切除的病理标本中的肿瘤细胞坏死率来评定，以监测抗瘤药物的敏感程度，为术后化疗方案的制订提供一个临床上可靠的依据。

术前化疗反应的分级系统现广泛地采用美国纪念医院Sloan – Ketter肿瘤中心提出的定

量评级法，根据肿瘤细胞坏死的多寡分为四级：Ⅰ级肿瘤细胞坏死率 <50%，Ⅱ级肿瘤细胞坏死率在 50% ~90% 之间，Ⅲ级肿瘤细胞坏死率为 91% ~99%，Ⅳ级肿瘤细胞全部坏死。Ⅰ、Ⅱ级者表明对术前化疗反应差，Ⅲ、Ⅳ级者表明对术前化疗反应好。大量的临床资料表明，术前化疗反应的好差对骨肉瘤患者的预后起着决定性的作用，反应好者无瘤生存率显着高于反应差者。为确保评级的准确性，主张对手术切除的病理标本进行多处取样切片观察，一般不少于 11 个。目前，治疗骨肉瘤常用大剂量甲氨蝶呤、阿霉素、顺铂、环磷酰胺、博莱霉素、放线菌素 D、异环磷酰胺和鬼臼乙叉苷。当代化疗方案的制订是要设法提高术前化疗导致肿瘤细胞的坏死率，经多年来世界各地骨肉瘤治疗中心的临床测试，一致推崇的最佳化疗方案是：术前用 HDMTX 和 ADM 治疗，选择截肢治疗者，每周 1 次 HDMTX，共 4 周，选择假体置换治疗者，用 16 周 HDMTX、BLM 和 ADM 治疗。术后化疗根据肿瘤对术前化疗的组织学反应的级别来决定，Ⅲ、Ⅳ级者，术后继续接受术前同样的药物治疗。

当代骨肉瘤的主要治疗方法是以化疗为主体，包括手术和免疫治疗的综合方法。实践证明采用综合治疗的方法，特别是化疗方案的完善和改进，骨肉瘤的生存率大幅度提高，保留肢体的手术日趋普遍，已成为骨肉瘤主要术式，欧美国家保肢手术率已达 85%。资料表明在坚持化疗的前提下，截肢术与保肢术比较，两者的无瘤生存率在统计学上无差异。

6. 放疗

放疗对骨肉瘤疗效不明显，但也有学者使用快速中子照射，取得较好疗效，剂量可达 1300 ~1500cGy。经照射后，有希望保存肢体。放疗对骨肉瘤转移病灶的效果尚不理想，但预防性肺部照射，可推迟肺部转移，对隐匿性微转移灶效果较好。有人用后装内照射治疗失去手术机会的骨肉瘤，也有一定效果。

7. 免疫治疗

对骨肉瘤的免疫治疗，有学者曾用过特异性自动免疫的方法。将截肢后的肿瘤细胞提取混悬液，用紫外线照射杀死肿瘤细胞后回输给患者，可推迟肺转移的时间。另有人用过致敏淋巴细胞进行免疫的方法。被动免疫的方法也有报道，目前正在制备对骨肉瘤有较强针对性和特异性的抗体方面进行大量研究，其中单克隆抗体的发现与制备是关键性技术，但其功效尚待进一步研究。

8. 热疗与化疗

热疗与化疗两种手段一起使用，能够起到双管齐下灭杀肿瘤的目的。热疗是治疗肿瘤的一种新手段，通过对肿瘤部位加热使肿瘤组织温度上升，并维持一定时间，使肿瘤细胞膜对药物通透力增强，这时趁热打铁，再进行埋入式化疗，让化疗药直接进入肿瘤细胞内，不给肿瘤喘息机会，从而最大限度地杀死肿瘤细胞。而这种埋入式化疗与普通化疗又有所不同，是把化疗器直接埋入肿瘤部位，并将给药导管导入为肿瘤组织供血的动脉内，肿瘤区域的药物浓度比通常的化疗提高 4~6 倍，而每提高 1 倍，可增加疗效 10~20 倍。再通过化疗器输注抑制肿瘤细胞修复的化疗增敏剂，不让肿瘤细胞修复，直至凋亡。

【预防与调护】

1. 预防

（1）及早治疗可能会恶变为骨肉瘤的良性肿瘤或低度恶性肿瘤，根据病情，及早根治。

（2）保护环境，减少生活环境污染，避免接触放射性物质。

（3）对有骨肿瘤家族史及肿瘤高发区的人群要定期检查，关键做到"三早"。

（4）实行肿瘤免疫预防，可能会有一定的价值和可行性。

2. 调护

（1）疼痛护理：痛觉是机体自我保护的一种反射机制。疼痛能影响机体局部或整体的功能，给患者带来痛苦，甚至危及生命。肿瘤患者的疼痛十分强烈，影响日常生活、休息。根据患者的情况，我们把减轻疼痛放在护理的首位，主要给予口服药物止痛。同时，与患者加强交流，准确判断患者的疼痛程度及疼痛规律，教给患者对疼痛的评估方法，用药注意事项等，提高患者的自控能力，缓解疼痛，使患者的休息得到保证。

（2）心理护理：患者对疾病感到恐惧，如何从肿瘤的"心理打击"中恢复过来，是肿瘤治疗的一个关键因素。要勇敢地面对现实，磨炼坚强的意志，身残志不残，正视"肿瘤"，重新认识"人生"、"生与死"的价值与意义。通过升华自己的思想境界等方式来自我调节心理状态，克服不良心理，如恐惧、忧虑、抑郁、烦躁等等，强调良好的心理状况对疾病治疗的积极作用，训练患者使用放松法，分散注意力法，减轻患者对疾病的关注程度，基本能够保持稳定的心态，配合治疗。在自己不能完全调节的情况下，必要时可以咨询职业心理医师。

（3）化疗的护理：预先向患者说明化疗时可能发生的症状，帮助患者克服对化疗的恐惧感，能主动配合。化疗过程中，加强对穿刺部位的局部护理，观察并发症的发生和护理，如患者主要表现为胃肠道反应，针对这一情况，我们常规给予止吐药物，调节患者的饮食，多进高蛋白、高热量、高维生素、无刺激易消化的食物。经常复查血常规，肝、肾功能等，观察患者的病情变化。

（4）食疗：运用中医中药预防转移复发十分重要。采用"补肾生髓"、"益气健脾"原则，以食疗或药疗方式预防复发。不同治疗阶段（如手术，放疗，化疗）采用特定的饮食方式及食物，总体上应该吃优质蛋白类食物，如牛奶、鸡蛋、豆制品，平衡饮食；多吃绿色蔬菜与水果，增加维生素。骨肉瘤常用食疗方：桑寄生 60g，煎汤取汤液，加薏苡仁 30～60g，银耳 10g，大枣 10 枚煮粥吃，隔天 1 次，常服能提高免疫功能，并有抗癌作用。适用于放疗、化疗期肿瘤患者的辅助食疗。

（5）体能锻炼：适度的体育运动，可促进新陈代谢，增强体质，有利于患者各种功能的尽快恢复。另外，也是控制焦虑、恐惧心理的有效手段。所以在康复期，患者的体能锻炼是必不可少的。

（6）定期复查：3 个月复查一次胸部 X 片，局部 X 骨片，复查血清碱性磷酸酶。

（7）行为干预：戒烟戒酒，不要暴饮暴食，不要过度疲劳，不要大喜大悲，改变既往的不良生活方式，养成良好的生活习惯。

（8）家庭社会：环境因素对肿瘤的康复有很大的影响，家庭社会应给予足够的情感支持，帮助患者适应正常的日常生活和社交活动。建议患者参加"癌友协会"之类的组织，走群体抗癌之路。正确引导、树立正确的人生价值观，支持患者康复。

【临证经验】

1. 常用药对

（1）骨碎补10g，透骨草10g　　二药合用舒筋强骨，活血止痛。

（2）鹿衔草15g，补骨脂10g　　补肾壮阳，强筋健骨，治筋骨疼痛。

2. 验案举例

杨某，男，15岁，吉林省人。2005年4月12日就诊。

患者就诊前2个月因右侧小腿间歇性疼痛、夜间尤甚，肿胀，于当地医院经X线诊断为胫骨骨肉瘤，血清碱性磷酸酶（AKP）20U，经X线、CT等检查未见肺转移，遂于当地行截肢手术，病理诊断为骨肉瘤，术后进行了化疗。术后5个月因咳嗽，经CT检查发现双肺多个结节，拟诊骨肉瘤肺转移遂来京治疗，同时就诊中医。现症见：骨肿瘤术后5个月，双肺转移，截肢残端间歇性疼痛，身困乏力，大便黏而不爽利，胸闷咳嗽，无痰。检查：右腿假肢，需挂双拐，CT见多个结节，大者1.5cm×1.8cm，小者1cm×0.9cm，舌体胖，质暗有齿痕，苔白腻，脉滑。

辨证：湿毒留着。

治则：健脾利湿，解毒止痛。

处方：六君子汤加减。

太子参15g，炒白术15g，茯苓15g，陈皮10g，半夏10g，南星10g，白芥子10g，川贝10g，杏仁10g，当归10g，薏苡仁30g，制乳香5g，制没药5g，忍冬藤30g，全蝎6g，补骨脂10g，骨碎补10g，七叶莲15g，秦艽15g，细辛3g，白花蛇舌草30g，生甘草10g。水煎服，每日1剂，早晚分服，并建议接受放化疗。服药90天后，于2007年7月12日再次就诊。身困乏力、疼痛消失，纳眠佳，二便调，轻微咳嗽，无痰，舌质淡，苔薄白。处方：太子参15g，生黄芪30g，熟地10g，山萸肉15g，山药20g，丹皮15g，茯苓15g，菟丝子20g，皂角刺10g，补骨脂10g，骨碎补10g，七叶莲15g，秦艽15g，细辛3g，杏仁10g，白花蛇舌草30g，生甘草10g。回家继续服用，一年后复查CT检查双肺转移灶明显缩小，病情稳定，健康状况好。

按语：既往的研究显示：骨肉瘤从诊断到发生肺转移的平均时间为10个月，从发现肺转移到死亡平均时间为6个月，大部分诊断后1~2年内死亡，术后5~6个月是转移高峰，术后30个月复发和死亡的危险明显减少。而该例患者发现时还算比较早，经过手术和化疗治疗，未再采取其他的辅助治疗，结果术后5个月出现双肺转移，再次进行了放化疗、中医中药的治疗，已经历时近40个月，病情一直稳定。由此得出一个有益的提示：

只要发挥中西医各自的特长，根据患者的具体情况制订出完整的中西医结合方案，进一步提高骨肉瘤的疗效水平是大有希望的。

【述评与体会】

骨肿瘤的发病率虽然没有肺癌和消化系统肿瘤的发病率高，但临床治疗上有很大难度，肿瘤的类型较多，发生部位又各不相同，多发生于人生最美好的青壮年时期，而且就诊中医的患者，多数认为"中医药只是调理作用，没有抗肿瘤作用"。其实并非如此，在治疗方面，中医中药的缩瘤效果虽然比不上西药化疗药物，但中医具有调理与抗癌双重作用，在国内外已经得到公认，特别是以"零毒抑瘤"为代表的中医药肿瘤特色疗法，已经取得良好的临床疗效。

零毒抑瘤是中医药治疗肿瘤的新模式，它的优势在于能最大限度地诱导癌细胞自我凋亡与诱导其分化，促使癌细胞在无毒状态下自我凋亡或癌肿的逐步萎缩。这是目前较为理想的治疗方法，在肝癌、胰腺癌等难治性恶性肿瘤的治疗中取得了很好的疗效。在骨肉瘤的治疗中，中医零毒抑瘤参与手术、化疗、放疗等传统治疗的全过程，术前运用零毒抑瘤可控制肿瘤的进一步发展，为手术提供机会和提高手术的切除率；对个别失去手术可能的患者，可起到姑息性治疗，甚至为手术切除创造条件的作用；术后能增强体质，加速创伤的愈合，以利术后综合治疗的进行；在化疗期间以及化疗间歇期，零毒抑瘤可以明显地减轻化疗的毒副反应，增强化疗的敏感性，同时填补了间歇期的治疗真空，减少骨肉瘤的转移与复发。此外，对晚期患者，运用此法可使其生活质量得到改善，延长带瘤生存期，并有部分患者出现肿瘤消失的奇迹。

我们在治疗骨肉瘤的过程中，注意到就诊的患者虽然经过手术、放化疗等治疗，但就诊时常常有难以名状的持续性疼痛或已经出现转移，对此，我们认为：顽症必兼痰与瘀，其本则为肾虚不能养骨生髓，在辨证的基础上，常用熟地15g，山萸肉12g，山药20g，菟丝子30g，茯苓15g，丹皮15g，生黄芪30g，皂角刺10g，补骨脂10g，骨碎补10g，七叶莲15g，秦艽15g，细辛3g，生甘草10g加减治疗。

恶性黑色素瘤

　　恶性黑色素瘤是来源于表皮黑色素或色素痣的高度恶性肿瘤。全世界各地区发病率年均（1~2）/10 万，只有澳大利亚高达 16/10 万，黑种人和亚洲人很少患此病。恶性黑色素瘤占恶性肿瘤的 1%~3%。恶性黑色素瘤多发于皮肤，也可见于接近皮肤的黏膜（如结膜、口腔、鼻腔、肛管、直肠、子宫颈、阴道、阴茎、龟头等），还可发生于眼脉络膜和软脑膜等处。皮肤恶性黑色素瘤在皮肤恶性肿瘤中居第 3 位。有恶性黑色素瘤家族史者患此病的几率高 2~8 倍。

　　恶性黑色素瘤好发于白色人种。澳大利亚的昆士兰是世界上著名的恶性黑色素瘤高发地区。我国恶性黑色素瘤的发病率不高，但由于医生及患者对其严重性认识不足，一般在就诊时往往已为时太晚，治疗效果极不理想。本病好发于 30~60 岁。在发病性别上几乎无差别，唯病灶部位与性别有关，发生在躯干者以男性居多，发生在肢体者女多于男，尤以面部雀斑型黑色素瘤多见于老年妇女。

　　恶性黑色素瘤，它一部分是从黑痣（特别是交界痣和复合痣）演变而来；另一部分则发源于皮肤或雀斑。患者各种年龄都有，但以老年人为多。此病女性患者较男性患者的预后为佳，但怀孕期黑色素瘤的恶性程度可加重。黑痣演变为黑色素瘤的真正原因仍然不详，外伤或各种外在刺激常被视为诱因。恶性黑色素瘤是一个发展迅速，容易广泛转移的高度恶性肿瘤。其生物行为也有很大变异性，病变可以静止多年，或仅缓慢增大；也可以很快增大，并在短期内转移。

　　恶性黑色素瘤是一种恶性程度相当高的恶性肿瘤，又称恶性黑瘤，大多原发于皮肤，也可起源于眼、鼻腔等处，早期可发生转移，转移部位多为肺、脑。一旦诊断，应尽早作广泛肿瘤切除，并辅助免疫治疗等综合措施。

恶性黑色素瘤属中医"黑痣"、"恶疮"范畴。

【病因病机】

中医认为内因为脏腑虚损，忧思恼怒，情志不遂或饮食不节，致肝失疏泄，胃失和降，或久病损伤脾胃，导致运化失职，痰凝气滞，热毒血瘀交阻而发病。同时，外邪侵袭对该病的发生也是至关重要的，外来邪毒循经络入里，瘀毒内聚则成恶疮之患。

【发病机制】

恶性黑色素瘤的确切病因尚不清楚。

（1）日光：最近有人指出二级日光灼伤（有水泡形成）较之一般性日晒在本病的致病因素中作用更大。

（2）白发、蓝眼、苍白皮肤，白人易患。

（3）黑人或肤色暗深的人鲜患此病，若发生亦以足、手掌发白处皮肤为主。

（4）多数学者认为恶性黑色素瘤近一半发生在已有的黑痣基础上。

（5）痣发育不良综合征，这是一种常染色体遗传病，患此症者周身布满大、扁、平、外形不整、菲薄、颜色不一的痣，其中的一个或几个在多数患者衍生为恶性黑色素瘤。有些人有此综合征，但无遗传倾向者，亦应密切观察，警惕恶性黑色素瘤的出现。

（6）大型先天性痣，超过2cm者恶变危险性增高。

【病理表现】

Clark等（1969年）根据恶性黑色素瘤的不同形态、部位及生物行为等将其分为11型：雀斑型、表浅蔓延型、结节型、肢端色斑型、肢端生长的未分型恶性黑色素瘤、巨大毛痣恶变的恶性黑色素瘤、口腔阴道肛门黏膜来源的恶性黑色素瘤、原发部位不明的恶性黑色素瘤、起源于蓝痣的恶性黑色素瘤、内脏恶性黑色素瘤、起源于皮内痣的儿童恶性黑色素瘤。最常见的有四型：雀斑型、表浅蔓延型、结节型、肢端色斑型。

【临床表现】

恶性黑色素瘤有原发和从交界黑色素痣恶变为恶性黑色素瘤之分。发病部位以头面部、四肢多见。从黑色素痣恶变为恶性黑色素瘤的过程几个月到数十年不等。色痣分为雀斑、胎斑、蓝痣和幼年痣，均属于色素细胞的良性改变，很少有恶性变化。见到局部黑色素痣长大，色素加深，隆起呈丘状或结节状，色调不匀，周围出现炎性反应或散在深黑色斑点，易结痂或溃破出血，均要考虑恶变的可能性。摩擦和损伤后恶性黑色素瘤可形成溃疡，溃烂处可流出略带黑色的血性渗出物，四周皮肤可有色素沉着。随着病情的发展，周围淋巴结可有区域性肿大，个别病例可出现早期肺转移或其他器官转移。

恶性黑色素瘤不同的分型各有相应的表现：

（1）结节型：此型临床最为多见。其特征为肿瘤呈结节状突出皮肤表面，颜色较为一致，为黑褐色或灰红色，亦偶见无色。肿块表面多规则，或菜花状，或息肉状，或菌状。其表面常发生溃疡，肿块于短期内迅速增大至数厘米。

（2）蔓延型：呈表浅湿疹样外观，多由原位黑色素瘤浸润发展而来，肿瘤周围皮肤具有湿疹样变化。蔓延型湿疹样恶性黑色素瘤的边缘不规则，表面凹凸不平，呈灰黑色、灰白色或淡红色等杂色。

（3）雀斑型：此型我国少见。常是在老年面部雀斑病变的基础上发展而来，肿块附近皮肤具有雀斑样特征，其边缘极不规则，表面呈扁平状，颜色多呈不同程度的棕色，亦可与蔓延型相似。

（4）特殊型：肿瘤位于真皮深部或皮下组织，呈小结节状，边缘清楚，无包膜，呈灰白色或灰蓝色，质硬，常伴有局部淋巴结转移。

【临床分期】

1. TNM 分期（UICC，1992 年）

T 原发肿瘤

T_X 对原发肿瘤不能作出估计。

T0 黑色素瘤不典型增生，尚无恶性证据。

T1 瘤细胞浸润至真皮乳头层，或肿瘤厚度≤0.75mm。

T2 瘤细胞浸润至真皮乳头层和网状层交界处，或肿瘤厚度0.75~1.5mm。

T3 瘤细胞浸润至网状层，或肿瘤厚度1.5~4mm。

T4 瘤细胞浸润至皮下组织，或肿瘤厚度≥4mm。

N 区域淋巴结转移

N0 无区域淋巴结转移。

N1 区域淋巴结转移。

M 远处转移

M0 无明显远处转移。

M1 有明显远处转移。

2. TNM 临床分期

0 期 T0N0M0。

Ⅰ期 T2N0M0。

Ⅰ A 期 T2N0M0，T3N0M0。

Ⅰ B 期 T1N1M0，T2N1M0。

Ⅱ期 T3N1M0。

Ⅲ期 T4N0M0。

【诊断】

对可疑病例，应尽早对病变组织及区域肿大淋巴结进行切除活检，作为诊断该病的确诊依据。另外，血清学检测黑色素瘤抗体、免疫酶标（S-100蛋白）等可协助诊断。

【治疗】

1. 治疗原则

应根据临床分期决定采用手术、放疗、化疗、免疫、内分泌、中医中药综合治疗方案。早期手术切除为最佳方案。

2. 中医辨证施治

（1）阴寒凝滞证

证候：恶瘤初起，酸楚疼痛，局部肿块，皮色不变，遇寒加重，压痛不著，舌淡，苔薄白，脉细沉迟。

基本治法：温阳开凝，通络化滞。

方药运用：阳和汤（《外科全生集》）加减。

熟地30g，麻黄1.5g，白芥子6g，鹿茸3g，炮姜6g，肉桂6g，生甘草10g，补骨脂15g，路路通10g，威灵仙15g，透骨草10g，焦曲楂各15g。

方中熟地、鹿茸、炮姜、肉桂、麻黄、补骨脂温阳驱寒，升阳开凝；路路通、威灵仙、透骨草活血化瘀，通络化滞，行气止痛。

加减：瘀肿甚者加地龙10g。

（2）热毒蕴结证

证候：恶疮迅速增大，疼痛加重，刺痛灼痛，皮色变紫暗红，有时伴有发热，大便干，舌红，苔薄黄，脉数或弦数。

基本治法：清热解毒，散结抗癌。

方药运用：五味消毒饮（《医宗金鉴》）加减。

金银花15g，蒲公英15g，紫花地丁15g，菊花15g，天葵子15g，连翘15g，生黄芪30g，太子参15g，鳖甲（先煎）30g，川芎10g。

方中金银花、连翘、蒲公英、紫花地丁、菊花、天葵子清热解毒，散诸疮疡，攻痈疽，排脓定痛；因久热伤及津液，所以加生黄芪、太子参益气生津，加强清热解毒药托毒排脓的功效；鳖甲软坚散结；川芎化瘀止痛。诸药合用清热解毒，散结抗癌。

加减：虚火旺加知母10g，黄柏10g。

（3）湿毒留着证

证候：身困倦怠，四肢乏力，虚肿，病变局部肿胀，疼痛，或破溃流液，功能失常，大便溏薄或不爽利。舌体胖，有齿痕，舌质暗，苔白滑腻，脉滑。

基本治法：健脾利湿，消瘤止痛。

方药运用：六君子汤（《太平惠民和剂局方》）加减。

太子参15g，白术15g，茯苓15g，陈皮15g，半夏10g，薏苡仁15g，金银花20g，全蝎6g，炮山甲（先煎）10g，龟板（先煎）10g，山慈菇15g，石见穿10g，生甘草10g。

方中太子参补中益气；白术健脾燥湿、扶助运化，与茯苓、薏苡仁、陈皮合用则健脾渗湿、理气和中、祛痰消瘤、扶脾止泻；金银花、全蝎、炮山甲、龟板、山慈菇、石见穿化瘀解毒、消瘤止痛；甘草调和诸药。全方共奏健脾利湿，消瘤止痛之效。

加减：病变破溃流液，难以收口者，加生黄芪30～60g。

（4）瘀血内阻证

证候：患部持续疼痛，肿块固定不移，质硬，表面色紫暗或血管曲张，面色晦暗，口唇青紫，舌质紫暗，有瘀斑、瘀点，苔薄白，脉涩或弦细。

基本治法：活血散瘀，行气止痛。

方药运用：身痛逐瘀汤（《医林改错》）加减。

桃仁10g，红花10g，当归15g，川芎10g，牛膝10g，延胡索15g，地龙6g，制乳香10g，制没药10g，补骨脂10g，赤芍15g，土鳖虫5g，蜈蚣2条，片姜黄10g。

方中川芎、片姜黄活血化瘀，行气止痛；桃仁、红花、赤芍、地龙、土鳖虫、牛膝活血通络，祛瘀止痛；制乳香、制没药、蜈蚣祛瘀通络，攻毒止痛，解毒疗疮疡；补骨脂温肾壮阳，祛寒以利血行。诸药合用活血散瘀，行气止痛。

加减：伴肢体麻痹疼痛者加木瓜30g，伸筋草15g。

（5）脾肾两虚证

证候：疮面平塌，流血水清淡，面色苍白无华，疲倦无力，唇甲淡白，动则汗出，纳差，消瘦，贫血。舌质淡，苔薄白，脉沉弱无力。

基本治法：健脾补肾，扶正消瘤。

方药运用：归脾汤（《济生方》）合右归饮（《景岳全书》）加减。

太子参15g，黄芪30g，当归10g，白术15g，茯苓15g，杜仲10g，山萸肉10g，山药15g，熟地10g，枸杞子15g，制附子5g，肉桂6g，菟丝子30g，炮山甲（先煎）10g，龟板（先煎）10g，山慈菇15g，石见穿10g，甘草10g。

方中太子参、白术、黄芪、茯苓、甘草甘温扶脾益气；当归养血安神；熟地、山药、山萸肉、枸杞子培补肾阴，意在益火之源，以培肾之元阳，加强制附子、肉桂温补肾阳的作用；炮山甲、龟板、山慈菇、石见穿解毒活血，散结消瘤。

加减：腰膝酸软者，加桑寄生15g，牛膝10g，川断15g；心悸气短甚加麦冬15g，五味子10g。

3. 中成药

（1）土鳖虫丸：由土鳖虫、银花各100g，猪苦胆75ml，马钱子、桃仁、红枣各50g，冰片18g组成。诸药炼蜜为丸。每丸6g，早晚各服1丸。具有清热解毒抗癌，软坚祛瘀作用。

（2）菊藻加味丸：由菊花、海藻、三棱、莪术、党参、黄花、金银花、山豆根、山慈菇、漏芦、黄连各100g，马蔺子75g，制马钱子、制蜈蚣各50g，紫草25g，熟大黄、蚤休各15g组成。水泛为桐子大小水丸，早晚各20～30粒，温水送服。具有清热解毒抗癌，软坚散结，祛风止痛作用。

4. 单验方

（1）鸦胆子研粉，外敷病灶上，每日 1～2 次。

（2）三品一条枪：白砒、明矾煅制成白色块状物，加雄黄、没药共研细末直接撒敷患处，用凡士林纱布覆盖。每日换药 1 次。

（3）农吉利（野百合）研粉，外敷病灶上，每日 1～2 次。

5. 手术治疗

本病以外科手术切除为主，广泛转移和局部复发是本病死亡的主要原因。为了提高 5 年生存率，延长生存时间，对术前、术中明确的孤立性远处转移灶者，如患者条件允许也应力争手术姑息切除。

（1）活检手术

对疑为恶性黑色素瘤者，应将病灶连同周围 0.5～1cm 的正常皮肤及皮下脂肪整块切除后作病理检查，如证实为恶性黑色素瘤，则根据其浸润深度，再决定是否需行补充广泛切除。一般不作切取或钳取活检，除非病灶已有溃疡形成者，或因病灶过大，每次切除要引起毁容或致残而必须先经病理证实者，但切取活检与根治性手术衔接得越近越好。世界卫生组织恶性黑色素瘤诊疗评价协作中心在一组前瞻性分析中认为，切除活检非但对预后没有不良影响，而且通过活检可了解病灶的浸润深度及范围，有利于制订更合理、更恰当的手术方案。

（2）原发病灶切除范围

主张切除病变时一定包括 5cm 的正常皮肤的观点已被摒弃。大多数肿瘤外科学家对薄病变，厚度≤1mm 者，仅切除瘤缘外正常皮肤 1cm，对病灶厚度超过 1mm 者应距肿瘤边缘 3～5cm 处作广泛切除术。位于肢端的恶性黑色素瘤，常需行截指（趾）术。

（3）区域淋巴结清除术

①适应证：在美国大多数肿瘤外科医生持如下治疗态度：a. 病变厚度≤1mm 者，转移率甚低，预防性淋巴结清扫术不能指望其能改变远期预后。b. 病变厚度 >3.5mm 者隐匿性远处转移的可能性高，远期存活率也相对的低（20%～30%），即使作了预防性淋巴结清除术亦难在存活率上出现有意义的提高。尽管如此，主张只要尚无远处转移灶可查，便应作预防性淋巴结清除术者大有人在。c. 厚度介于上述二类之间的病变，隐匿性淋巴转移率相当高，是作预防性淋巴结清除术可望提高生存期的最佳对象。

②区域淋巴结清除的范围：头颈部恶性黑色素瘤作颈淋巴结清除时，原发灶位于面部者应着重清除腮腺区、颏下及颌下三角的淋巴结；如病灶位于枕部，重点清除颈后三角的淋巴结。发生于上肢的恶性黑色素瘤需行腋窝淋巴结清除，发生在下肢者应做腹股沟或髂腹股沟淋巴结清除术。发生于胸腹部的恶性黑色素瘤则分别做同侧腋窝或腹股沟淋巴结清除术。

（4）姑息性切除术

对病灶范围大而伴有远处转移等不适于根治性手术者，为了解除溃疡出血或疼痛，只要解剖条件许可，可考虑行减积术或姑息性切除。

（5）其他疗法

黑色素瘤除手术治疗外，还可配合应用光动力疗法。

6. 化疗

对肿瘤广泛转移，不能接受任何形式手术治疗的患者，可选用化学或其他治疗。同时，对手术治疗者，也应酌情给予保驾化疗，常用的化疗药物有 DTIC、VCR、Me – CC-NU、BCNU、DACT、H. U 等。

（1）单药治疗

①亚硝脲类药物：对黑色素瘤有一定疗效。据报道，BCNU 治疗 122 例黑色素瘤，有效率为 18%，Me – CCNU 治疗 108 例，有效率 17%，CCNU 治疗 133 例，有效率为 13%。

②氮烯咪胺（DTIC）：由于 DTIC 的出现，使黑色素瘤的治疗向前推进了一步，成为应用最广泛的药物。其常用剂量为 $350mg/m^2$，连用 6 天，28 天为 1 疗程，有效率为 35%。

（2）常用的联合化疗方案

①BOLD 方案：DTIC 200mg，第 1~5 天静脉滴注；CCNU $800mg/m^2$，第 1 天口服；VCR $1mg/m^2$，第 1~5 天静脉滴注；BLM 7.5mg，第 1、4 天静脉滴注，每 6 周重复 1 次，以后各疗程用 15mg。

②BELD 方案：上述方案将 VCR 改为 VDS $3mg/m^2$，第 1~5 天静脉滴注，即为 BELD 方案。

③CDV 和 BDV 方案（CCNU 或 BCNU + DTIC + VCR）：CCNU 80~120mg，每 6 周口服 1 次，或 BCNU 25mg 静脉滴注，每 3 周 1 次；DTIC 200mg 静脉滴注，每 3 周连用 5 天，每 6 周重复 1 次，有效率 55%。

【预防与调护】

1. 预防

加强对一般群众和专业人员的教育，特别是对那些高危人群的防癌宣教，是提高三早，即早发现、早诊断、早治疗的关键，对于提高恶性黑色素瘤的治愈率和降低死亡率至关重要。

（1）避免过度日光暴晒和紫外线、X 线等各种射线照射，加强对职业性毒害的高风险人群的普查。

（2）避免长期接触煤焦油物质和化学致癌物。

（3）提高医患对恶性黑色素瘤的警惕性，特别是对早期恶性黑色素瘤及癌前病变的识别能力。

（4）平时多食新鲜蔬菜、水果，节制烟酒，控制情绪，加强体育锻炼。

在护理方面，注意生活、饮食等方面的调摄，对于提高恶性黑色素瘤的疗效有非常积极的意义。

2. 护理

（1）生活护理：对于明确诊断的恶性黑色素瘤的患者，要做好身体和心理护理，要求患者适当运动，不可过劳，保持局部皮肤清洁。生活环境舒适，生活习惯要改善，杜绝不良嗜好。

（2）饮食调理：提倡多吃一些香菇、黑木耳、蘑菇等具有防癌作用的食物，做到荤素搭配。

①手术后饮食：恶性黑色素瘤手术后，耗气伤血，宜多食补气养血之品，选用粳米、扁豆、大枣、龙眼、胡萝卜、山药、豆类等。

②化疗中饮食：化疗药物多伤及脾胃，饮食应以清淡、易消化为宜，可选用新鲜蔬菜，如白菜、菠菜等，适当进食一些高蛋白的食物，如鲫鱼、鲤鱼、母鸡肉、豆制品等，以增强营养。

③在肿瘤的非常时期，即手术后的1年内，或肿瘤的进展期，应注意忌口。忌口食物如大虾、螃蟹及无鳞鱼（如鳝鱼、鲶鱼）等。对于应该忌口的食物，应该尽量少吃或不吃，以减少肿瘤的复发和转移的机会。

【临证经验】

1. 常用药对

（1）皂角刺10g，生黄芪30g 《本草汇言》曰："皂荚刺，拔毒祛风。凡痈疽未成者，能引之以消散，将破者，能引之以出头，已溃者能引之以行脓。于疮毒药中为第一要剂。又泄血中风热风毒，故厉风药中亦推此药为开导前锋也。"与生黄芪同用则可达化痰散结之功。

（2）浙贝母10g，白芥子10g 二药合用清热化痰，散结解毒，通络止痛。

2. 验案举例

案一. 陈某，女，28岁，北京市人，干部。

患者于2003年2月发现左足跟部黑痣疼痛，伴出血，就诊于中国医学科学院肿瘤医院，活检病理为恶性黑色素瘤，行手术切除。于2003年4月来我院门诊治疗。现症见：左足跟部疼痛，疲乏无力，纳少，夜寐欠安，舌淡，苔薄白，脉沉细。

辨证：气虚血瘀，正虚邪实。

治则：补气健脾，活血化瘀，佐以抗癌。

处方：香砂六君子汤加味。

太子参15g，白术10g，茯苓15g，生黄芪30g，皂角刺6g，木香6g，砂仁（后下）6g，陈皮9g，牛膝15g，炮山甲（先煎）10g，鳖甲（先煎）10g，龟板（先煎）10g，威灵仙15g，石见穿10g，仙鹤草15g，败酱草12g，白英15g，白鲜皮10g，大枣5枚。每日1剂，水煎分3次服，连服7天。

二诊：左足跟部疼痛减轻，纳食增加，原方加郁金10g，白屈菜15g，继续服用。给予西黄解毒胶囊，每次0.5g，每日2次。

2006 年 10 月 10 日三诊：患者无特殊不适，体重增加 4kg，纳眠可，复查未见异常，配合中药健脾补肾方。

处方：太子参 15g，白术 10g，茯苓 15g，女贞子 15g，旱莲草 15g，阿胶珠 15g，龙眼肉 15g，炮山甲（先煎）10g，鳖甲（先煎）10g，龟板（先煎）10g，威灵仙 15g，石见穿 10g，仙鹤草 15g，败酱草 12g，白英 15g，白鲜皮 10g，大枣 5 枚。每日 1 剂，水煎分次服。

给予扶正解毒口服液，每次 20ml，每日 3 次；西黄解毒胶囊，每次 0.5g，每日 2 次。可从事正常工作。

案二．张某，女，41 岁，河北人，教师。

患者于 2005 年 10 月发现左膝部黑痣疼痛，伴出血，就诊于河北省肿瘤医院，活检病理为恶性黑色素瘤，并行手术切除。2005 年 12 月发现左腹股沟淋巴结肿大，2006 年 1 月到我院门诊治疗。现症见：左腹股沟淋巴结肿大，大小为 2cm × 3cm，质硬，固定，有触痛，面色苍白，疲乏无力，畏寒肢冷，纳差，夜寐不安，舌淡，苔薄白，脉弱。

辨证：脾肾两虚，正虚邪实。

治则：补气健脾，补肾温阳，佐以抗癌。

处方：四君子汤合金匮肾气丸加味。

太子参 15g，白术 10g，茯苓 15g，生地 15g，桑寄生 15g，肉桂 9g，生黄芪 15g，皂角刺 6g，浙贝母 10g，白芥子 10g，炮山甲（先煎）10g，鳖甲（先煎）10g，龟板（先煎）10g，石见穿 10g，败酱草 12g，白英 15g，白鲜皮 10g，焦山楂、焦槟榔各 15g。每日 1 剂，水煎分 3 次服，连服 14 天。给予软坚消瘤片，每次 0.75g，每日 3 次。

二诊症状：左腹股沟肿大淋巴结略缩小，质软，略活动，畏寒肢冷症减，纳食增加，原方加郁金 10g、白屈菜 15g，继续服用，给予西黄解毒胶囊，每次 0.5g，每日 2 次。

2006 年 10 月 10 日三诊：左腹股沟肿大淋巴结缩小至 2cm × 1cm，质软，活动可，纳眠可，配合中药健脾化痰散结方：太子参 15g，白术 10g，土茯苓 15g，瓜蒌 10g，清半夏 10g，青陈皮各 9g，赤白芍各 10g，炮山甲（先煎）10g，浙贝母 10g，白芥子 10g，威灵仙 15g，石见穿 10g，白鲜皮 15g，败酱草 12g，牛膝 10g，白英 15g，夏枯草 15g，鸡内金 15g，生甘草 6g。每日 1 剂，水煎分次服。给予西黄解毒胶囊，每次 0.5g，每日 2 次；软坚消瘤片，每次 0.75g，每日 3 次。可从事一般家务劳动。

【各家经验】

尤建良诊治经验

尤建良认为，治疗恶性黑色素瘤需要抓阴寒之关键，予温肾重剂，同时注意以补肾阴药之濡以制温药之燥，达到"善补阳者当以阴中求阳，善补阴者当于阳中求阴"之妙。同时兼以化瘀解毒，利湿散结。阳和汤乃治疗恶性黑色素瘤之首选，并常获奇效。阳和汤具有温通和阳的作用，在原方的基础上增附子益温肾之力，重用熟地黄制附子之燥，又温补营血；鹿角胶性温，为血肉有情之品，生精补髓，养血助阳；姜炭、肉桂破阴和阳，温经通脉；麻黄、白芥子通阳散滞而消痰结，合用能使血气宣通，且又使熟地黄、鹿角胶补而不腻，于是补养之中，寓有温通之义；甘草生用，解毒而调诸药。此外，还提出黑色素瘤属于正虚阴寒于内，即使恶疮在外已化脓感染有典型热毒之象，也不能用大苦之品内服，否则必伤后天之本，尤其伤及中焦脾胃，从而错失以自身免疫力抵御黑疗侵淫之良机。而若能以内服健脾温肾之剂治病求本，以生大黄、龙胆草外用苦寒杀毒，苦参、苍术燥湿，五倍子、枯矾收敛溃疡，蛇床子、白鲜皮止痒，就能内外相得益彰。

【述评与体会】

目前恶性黑色素瘤的治疗不够理想，早期手术切除为最佳方案。术后容易出现局部复发或远处转移，而血行转移是恶性黑色素瘤常见的转移方式，多发生肺转移，有的甚至在未发现原发灶，或原发灶非常小的时候，就有了转移灶。因而防止或阻断复发和转移，是治疗该病的关键。中医药在控制复发及转移的研究方面大有可为。主要是中医药具有扶正与祛邪两大功效。中医药抗癌效应还没有达到放化疗所具有的杀伤力，但是，羟基喜树碱、三氧化二砷等药物的出现，预示着中医药在控制肿瘤方面的巨大潜力。如对肺转移有效的中药有：川贝母、浙贝母、桔梗、杏仁、鱼腥草、金荞麦等，已起到"先安未受邪之地"的作用。我们针对恶性黑色素瘤易复发和转移的生物学特性，根据"见肝之病，知肝传脾，当先实脾"的古训，在肿瘤尚未转移，或在临床上已考虑有该脏器转移征象时，在治疗上，选用对该脏器转移治疗有效的抗癌中药加以治疗。在临床上常选用黄芪、枸杞子、太子参、何首乌、藤梨根、草河车、金荞麦、桔梗、百合等补益肺肾、解毒抗癌中药。临床观察证实以上诸药具有增加化疗药物抗癌活力和提高免疫功能的作用，并且明显提高患者的生存质量。实验研究发现，以上诸药具有较好的抗氧化作用，能提高或激活体内某些氧化酶及氧化还原酶等的活性，调节血清内微量元素的不平衡状态。

□ 第十六章 □

淋 巴 瘤

　　恶性淋巴瘤（ML）简称淋巴瘤。是原发于淋巴结或淋巴结外组织或器官的一种恶性肿瘤。按病理和临床特点可将恶性淋巴瘤分为两大类：霍奇金淋巴瘤（HL）和非霍奇金淋巴瘤（NHL）。该病在世界各地均不少见，在我国发病率相对低一些，但仍属于常见恶性肿瘤，且新发例数量有上升趋势，在我国大中城市发病率高于农村。我国因肿瘤死亡的回顾调查中，恶性淋巴瘤在男性和女性分别居恶性肿瘤的第9和11位。与欧美国家相比，恶性淋巴瘤在我国具有一些特点：①发病和死亡率较高的是中部和沿海地区，较发达地区高于不发达地区。②发病年龄曲线高峰在40岁左右，没有欧美国家的双峰曲线，而与日本相似呈单峰。③霍奇金淋巴瘤所占的比例低于欧美国家，只占ML的10%～15%。④在非霍奇金淋巴瘤中滤泡型所占比例很低，弥漫型占绝大多数。⑤近十年的资料表明我国的T细胞淋巴瘤占34%，与日本相近，远多于欧美国家。

　　中医文献中无恶性淋巴瘤的病名，但类似淋巴结肿大的记载很多，有的描述与恶性淋巴瘤的临床表现极其相似。如《证治准绳》曰："石痈石疽，谓痈疽肿硬如石，久不作脓者是也。"《医宗金鉴》曰："石疽生于颈项旁，坚硬如石色照常，肝郁凝结于经络，溃后法依瘰疬疮"。《圣济总录》曰："石疽与石痈之证同，比石痈为深。此寒客于经络，气血结聚不得散，隐于皮肤之内，重按如石，故谓之石疽。"《外科正宗》谓："失荣者……其患多生于肩之上，初起微肿，皮色不变，日久渐大，坚硬如石，推之不移，按之不动，半载一年，方生隐痛，气血渐衰，形容瘦削，破烂紫斑，渗流血水，或肿泛如莲，秽气熏蒸，昼夜不歇……犯此俱为不治。"《外科全生集》曰："阴疽之症，皮色皆同，然有肿与不肿，有痛与不痛，有坚硬难移，有柔软如棉，不可不为之辨……不痛而坚，形如拳者，恶核失荣也……不痛而坚如金石，形如升斗，石疽也。此等症候，尽属阴虚，无论平塌大小，毒发五脏，皆曰阴疽。重按不痛而坚者，毒根深固，消之难速。"从以上论述可见，西医的恶性淋巴瘤属于中医石痈、石疽、上石疽、失荣、恶核、阴疽等的范畴。

【病因病机】

（1）风寒痰毒：古代中医认为，发生在头面部及体表部的肿块均为痰凝所致。本病多因风寒邪毒首先犯肺，肺失治节或脾胃素虚，寒凝阳遏或肾阳虚衰，气化失司，以致水液失于输布。由肺脾肾三脏功能失调，水湿停聚化痰，痰可以流注全身，无处不到，痰凝成核成块，结于一体，则形成皮肤或皮下肿块。许多无名肿块，不痛不痒，长时难消，逐渐增大增多，中医认为均由寒凝邪毒结滞为痰核。临床上常用化痰散结之方法治疗，但化痰散结法常与其他方法并用。如温化痰结、清化痰毒、理气化痰散结法等，用于本病早期驱逐痰毒，有一定的疗效。本病中、晚期多见本虚标实，故常结合补虚扶正，或配合温补之剂治疗，使难以耐受化疗或放疗的病例可获得缓解，甚至生存期明显延长。

（2）气机郁滞：人的情志变化过度会导致人体生理发生变化而致病。七情致病，主要表现在气机方面的变化。如忧思过度则气机不畅，气滞气结。中医认为"郁结伤脾，肌肉消薄与外邪相搏，而成肉瘤"，比较形象地阐述了包括恶性淋巴瘤在内的肿瘤病因病机学说。在气机郁滞学说方面，本病与肝气郁滞关系最为密切。临床上常见嗳气、胁痛、脘腹作胀等气机不畅的症状。气机郁滞也与痰凝内结有着密切的关联。我们常称之为痰气交阻。治疗时化痰散结，理气散结并用较多。

（3）血瘀：多因瘀毒寒凝阻滞血脉，气滞血瘀，故见痰瘀互结为痰核、石疽，或为腹中癥积。治疗用活血化瘀法为主，配合化疗，或予以治痰、理气、攻毒、补虚相结合的治法。其治疗结果优于单用化疗。

（4）肝肾气血虚损：中医认为"邪之所凑，其气必虚"，患恶性淋巴瘤的患者，或由于内伤七情，痰毒内结，耗损肝肾之阴，损伤脾胃运化功能。所以治疗本病，在治标的同时，总不忘治本；在理气化痰散结的同时，注重滋养肝肾、益气健脾、养血和营的固本方法。在这方面，近年来国内研究颇多。根据西医理论，认为治疗多与调整细胞免疫功能、平衡内环境、调整水盐代谢等有关。

【发病机制】

恶性淋巴瘤起源于人类免疫系统细胞及其前体细胞，本质上是一类在体外多种有害因素作用下，不同阶段免疫细胞被转化或机体正常调控机制紊乱而发生的异常分化和异常增殖性疾病。恶性淋巴瘤与EB病毒感染、免疫缺陷、电离辐射、遗传等因素有关。

【病理表现】

恶性淋巴瘤根据瘤细胞大小、形态和分布方式、免疫组织化学、分子生物学分成霍奇金淋巴瘤（HL）和非霍奇金淋巴瘤（NHL）两大类。

1. 霍奇金淋巴瘤分类（2001年）

（1）结节性淋巴细胞为主型霍奇金淋巴瘤。

（2）经典型霍奇金淋巴瘤：又可分为淋巴细胞为主型、结节硬化型、混合细胞型和淋巴细胞消减型。

2. 非霍奇金淋巴瘤分类（2001 年）

（1）B 细胞淋巴瘤

　　前驱 B 淋巴母细胞白血病/淋巴瘤

　　B - 慢性淋巴细胞白血病/小淋巴细胞性淋巴瘤

　　B - 前淋巴细胞白血病（B - PLL）

　　淋巴浆细胞淋巴瘤

　　脾边缘区 B 细胞淋巴瘤

　　毛细胞白血病

　　浆细胞骨髓瘤/浆细胞瘤

　　MALT 型节外边缘区 B 细胞淋巴瘤

　　淋巴结边缘区 B 细胞淋巴瘤

　　滤泡淋巴瘤

　　套细胞淋巴瘤

　　弥漫性大细胞淋巴瘤

　　伯基特淋巴瘤

　　血管免疫母细胞 T 细胞淋巴瘤

　　间变性大细胞淋巴瘤（ALCL），T 和非 T 非 B 细胞，原发性全身型

（2）T/NK 细胞淋巴瘤

　　前驱 T 淋巴母细胞白血病/淋巴瘤

　　母细胞性 NK 细胞淋巴瘤

　　慢性前淋巴细胞白血病/淋巴瘤

　　颗粒淋巴细胞白血病

　　侵袭性 NK 细胞白血病

　　成人 T 细胞淋巴瘤/白血病

　　结外 NK/T 细胞淋巴瘤，鼻型

　　肠病型 T 细胞淋巴瘤

　　肝脾 T 细胞淋巴瘤

　　皮下脂膜炎样 T 细胞淋巴瘤

　　蕈样真菌病/赛塞里综合征

　　间变性大细胞淋巴瘤，T 和非 T 非 B 细胞，原发性皮肤型

　　周围 T 细胞淋巴瘤

3. 对淋巴瘤分类的新认识

（1）目前，人们已认识到淋巴瘤至少包括了 30 种独立的疾病。霍奇金淋巴瘤有 2 种，

非霍奇金淋巴瘤中的 T/NK 细胞淋巴瘤有 15 种，B 细胞淋巴瘤至少有 13 种。每一种淋巴瘤在形态学、免疫表型、遗传学和临床方面都有自己的特点，因此，从客观上或实际中能够将不同类型的淋巴瘤区分开来。

（2）过去对 NK 细胞认识很少，现在知道 NK 细胞在免疫表型和功能上与 T 细胞有不少相似之处，比如 NK 细胞表达部分 T 细胞标记和细胞毒性分子标记，并且具有细胞毒性功能。因此，WHO 分类将 NK 细胞肿瘤与 T 细胞肿瘤放在了一起。

（3）过去一直认为淋巴瘤与淋巴细胞白血病是两个完全不同的疾病，而现在研究发现两者的本质是相同的，不同的只是他们的表现形式，例如淋巴母细胞淋巴瘤与急性淋巴细胞性白血病，患者常常为儿童，恶性度都很高，形态学都表现为中等大小的母细胞，免疫表型都表达 TdT，细胞遗传学上都有多种类型染色体异位。

（4）很多年来一直不清楚霍奇金病的性质和肿瘤细胞的起源，近年来采用免疫组化、单个细胞微切技术结合 IgH 和 TCR 分析技术证明了霍奇金病中的肿瘤细胞来源于淋巴细胞，并且绝大多数来源于 B 细胞，同时还证明了肿瘤细胞具有单克隆性。因此，也改名为霍奇金淋巴瘤。霍奇金淋巴瘤目前包括了结节性淋巴细胞为主型霍奇金淋巴瘤和经典霍奇金淋巴瘤两个类型，后者还包括 4 个亚型（富于淋巴细胞型、结节硬化型、混合细胞型、淋巴细胞消减型）。

（5）以往常用细胞的大小来判断淋巴瘤的侵袭性，即小细胞侵袭性弱，大细胞侵袭性强。近年来通过染色体异位分析方法从过去的小淋巴细胞瘤中发现了一个新品种 —— 套细胞淋巴瘤。套细胞淋巴瘤虽然细胞体积小，但侵袭性很强。相反，细胞体积很大的间变性大细胞淋巴瘤，特别是皮肤原发性间变性大细胞淋巴瘤的侵袭性很弱，预后很好。

（6）弥漫大 B 细胞淋巴瘤是一组细胞和组织形态不同的大 B 细胞淋巴瘤，由于免疫表型、遗传学特征和临床特点没有显著差别，因此将其暂时视为同一种淋巴瘤。但是新近采用的基因芯片方法研究发现，弥漫大 B 细胞淋巴瘤至少有两种不同细胞起源的淋巴瘤，一种起源于生发中心细胞，另一种起源于生发中心以外的活化 B 细胞。两者的预后有显著性差异。

（7）近来还发现，纵隔原发性大 B 细胞淋巴瘤具有不同于普通弥漫大 B 细胞淋巴瘤的独特分子谱系，提示可能是一种独立的淋巴瘤类型，它的分子谱系类似于经典霍奇金淋巴瘤结节硬化型的分子谱系，表明这两种类型的淋巴瘤可能是同一疾病两极的表现形式，在它们中间存在着一些形态和免疫表型都介于两者之间的中间型淋巴瘤（即灰色淋巴瘤）。这些进展显现出分子谱系或基因表达谱系的研究在未来淋巴瘤的分类中，甚至在淋巴瘤预后的预测和治疗方法的选择中会起到越来越重要的作用。

（8）近年的免疫组化和分子生物学研究发现，部分淋巴瘤与某些病原体有密切关系。比如地方性 Burkitt 淋巴瘤、经典霍奇金淋巴瘤、鼻型 NK/T 细胞淋巴瘤、血管免疫母细胞性 T 细胞淋巴瘤、肠病性 T 细胞淋巴瘤、皮下脂膜炎性 T 细胞淋巴瘤与 EB 病毒有密切关系。胃黏膜相关组织边缘带 B 细胞淋巴瘤与幽门螺旋杆菌有密切关系。原发渗漏性淋巴瘤与疱疹病毒Ⅷ有关。成人 T 细胞淋巴瘤/白血病与人类 T 细胞淋巴瘤病毒（HTLV－1）有关。同时还发现部分淋巴瘤的分子遗传学相关因素，比如，套细胞淋巴瘤与 t（11；14）、滤泡性淋巴瘤与 t（14；18）、间变性大细胞淋巴瘤与 t（2；5）等。

（9）随着研究的深入，人们认识到原发性皮肤淋巴瘤与结内淋巴瘤并不完全相同，如有的淋巴瘤只发生在皮肤，而不发生在皮肤以外的部位（如蕈样真菌病）；有些皮肤淋巴瘤与淋巴结淋巴瘤相似，但免疫表型、遗传特征、临床特点不同（如滤泡性淋巴瘤）；虽然有的皮肤淋巴瘤与结内淋巴瘤在免疫表型和遗传特征上相似，但临床特点不同（如原发性皮肤滤泡中心细胞淋巴瘤）。因此，有必要对原发性皮肤淋巴瘤进行分类。虽然 1997 年 EORTC 提出了原发性皮肤淋巴瘤的分类，2001 年 WHO 淋巴瘤分类中也包含了皮肤淋巴瘤，但两种皮肤淋巴瘤的分类都存在一些不足。由于这两种分类系统在部分 T 细胞淋巴瘤和 B 细胞淋巴瘤的分类以及所用术语方面存在差异，近年来引起了不小的争议和混乱。最近 WHO 和 EORTC 两方面的病理和临床专家多次开会协调，达成了共识，2005 年将新的分类称为"WHO－EORTC 皮肤淋巴瘤分类"。

非特殊类型外周 T 细胞淋巴瘤（u－PTL），在 WHO 分类中被当作一个独立疾病。但新近认识到原发皮肤的 u－PTL 具有异源性，其中 T 细胞淋巴瘤中，CD4$^+$多形性小/中 T 细胞淋巴瘤预后较好，而 CD8$^+$的 T 细胞淋巴瘤则与此相反。最近的研究显示，13 型皮下脂膜炎样 T 细胞淋巴瘤（SPTL）与 8 型 SPTL 在临床、组织学和免疫表型方面存在差异，提示它们可能是不同的独立疾病。

4. WHO－EORTC 皮肤淋巴瘤分类

皮肤 T 和 NK 细胞淋巴瘤

皮肤 B 细胞淋巴瘤蕈样真菌病

蕈样真菌病的变异型和亚型

嗜毛囊蕈样真菌病

派杰特样网状细胞增生症

肉芽肿性皮肤松弛症

原发性皮肤边缘区 B 细胞淋巴瘤

原发性皮肤滤泡中心淋巴瘤

原发性皮肤弥漫大 B 细胞淋巴瘤，腿型

原发性皮肤弥漫大 B 细胞淋巴瘤，其他类型

赛塞里（Sezary）综合征血管内大 B 细胞淋巴瘤

成人 T 细胞白血病/淋巴瘤

原发性皮肤 CD30$^+$淋巴增生性疾病

原发性皮肤间变性大细胞淋巴瘤

淋巴瘤样丘疹病

皮下脂膜炎样 T 细胞淋巴瘤

结外 NK/T 细胞淋巴瘤，鼻型

原发性皮肤外周 T 细胞淋巴瘤，非特殊类型

原发性皮肤侵袭性嗜表皮 CD8$^+$T 细胞淋巴瘤（暂定）

皮肤 T 细胞淋巴瘤（暂定）

原发性皮肤 CD4$^+$多形性小/中 T 细胞淋巴瘤（暂定）

前驱血源性肿瘤 CD4$^+$/CD56$^+$血源皮肤肿瘤（母细胞性 NK 细胞淋巴瘤）

注：①限定于 B 型 T 细胞源性淋巴瘤。

②根据新近的资料提示，由于起源于浆细胞样树突细胞前体，本病也称为早期浆细胞样树突细胞白血病/淋巴瘤。近年来，EORTC 分类中的皮肤原发性滤泡中心细胞淋巴瘤（PCFCCL）与腿部皮肤原发性大 B 细胞淋巴瘤（PCLBCL－leg）是争论焦点。EORTC 分类认为 PCLBCL－1eg 是 PCFCCL 的亚型。但 PCFCCL 一般不表达 bc1－2，与 t（14；18）染色体异位也无特殊关系。在临床上，大多数患者表现为头和躯干皮肤局限性病变，无论组织学生长方式如何或母细胞数量多少，对放疗都很敏感，预后非常好。而 PCLBCL－1eg 特别好发于老年人，复发率较高，预后更差。形态学上它以中心母细胞或免疫母细胞为主而不是以大中心细胞为主，并且总是表达 bc1－2。近来的临床病理和遗传学研究进一步支持 PCFCCL 和 PCLBCL－1eg 是两组不同的皮肤 B 细胞淋巴瘤。

【临床表现】

1. 淋巴结肿大

HL 有 90% 患者以体表淋巴结肿大为首发症状，其中 60% ~70% 发生于锁骨上、颈部淋巴结，腋窝和腹股沟淋巴结占 30% ~40%。NHL 约 50% ~70% 的患者以体表肿大为首发症状，约 40% ~50% 原发于节外淋巴结组织和器官。

2. 咽淋巴结环

口咽、舌根、扁桃体和鼻咽部组成咽淋巴结环，又称韦氏环。韦氏环淋巴瘤约占 NHL 的 1/3。

3. 鼻腔病变

原发鼻腔淋巴瘤绝大多数为 NHL。

4. 胸部病变

纵隔淋巴结是恶性淋巴瘤的好发部位，多见于 HL 和 NHL 中的淋巴母细胞型淋巴瘤。

5. 腹部病变

脾是 HL 最常见的膈下受侵部位。胃肠道则是 NHL 最常见的节外病变部位。

胃肠道：胃肠道以胃原发淋巴瘤较多，绝大多数为 NHL。

肝脾：肝脾原发恶性淋巴瘤少见，在病情进展中，肝脾受侵多见。

6. 皮肤病变

恶性淋巴瘤可原发或继发皮肤侵犯，多见于 NHL。

7. 骨髓病变

恶性淋巴瘤的骨髓病变为骨髓受侵或合并白血病，多属疾病晚期表现之一。

8. 其他病变

淋巴瘤还可原发或继发于脑、硬脊膜外、睾丸、卵巢、阴道等，均以 NHL 多见。

9. 全身症状

恶性淋巴瘤的全身症状有发热、盗汗、体重减轻及皮肤瘙痒、乏力等。

10. 全身性非特异性表现

恶性淋巴瘤可伴有一系列的皮肤、神经系统非特异性表现。

11. 免疫、血液系统表现

恶性淋巴瘤诊断时 10% ~20% 可有贫血，部分患者可有白细胞、血小板增多，血沉增快，个别患者可有类白血病反应。

【分期】

目前国内外公认的恶性淋巴瘤分期标准系由 1970 年举行的 Ann Arbor 会议所建议。

Ⅰ期　病变仅累及单一的区域淋巴结。

ⅠE 期　病变仅侵犯淋巴结以外的单一器官。

Ⅱ期　病变累及横膈膜同侧 2 个以上的区域淋巴结。

ⅡE 期　病变局限侵犯淋巴结以外器官及横膈膜同侧 1 个以上的区域淋巴结。

Ⅲ期　横膈膜两侧淋巴结受侵犯。

ⅢE 期　淋巴结以外某一器官受累，加上横膈膜两侧淋巴结受累。

Ⅳ期　病变已侵犯多处淋巴结及淋巴结以外的部位，如累及肺、肝及骨髓。

此外，恶性淋巴瘤分期还可按症状分为 A、B 两类：

A 类：无症状。

B 类：发热、盗汗，半年内体重减轻超过 10%。

Ann Arbor 分期对过去分期有两点修改：①根据以往的治疗材料，如病变由临近淋巴结播散至临近器官，因常属直接蔓延，故一般不诊断为Ⅳ期，而定为ⅢE 期。②脾侵犯改定为"S"。B 类为发热达 38℃连续 3 天、盗汗、半年内体重减轻超过 10%，仅有皮肤瘙痒现不再考虑为全身症状。

【诊断】

恶性淋巴瘤的诊断主要依靠病史、临床表现、影像学诊断及病理学诊断。

1. 临床特点

恶性淋巴瘤好发于淋巴结，尤其是颈部及锁骨上淋巴结肿大，因此，凡无明显原因的淋巴结肿大，且淋巴结具有饱满、质韧、无痛性增大等方面的特点时，最好及早作病理检查。

2. 病理学诊断

绝大多数病例可以确诊，结合电镜、免疫组织化学及分子生物学技术，对确定细胞来源及疑难病例的诊断有相当重要的参考价值。

3. 影像学诊断

影像学检查有助于了解肿瘤的侵犯部位、程度，对临床分期、制订治疗计划、判断预后和观察治疗效果，以及对随访患者及时地发现其复发的部位有重要的临床意义。是恶性淋巴瘤诊断不可缺少的方法。

4. 实验室检查

血沉、血常规、乳酸脱氢酶、β-2 微球蛋白、γ-谷氨酰转肽酶、碱性磷酸酶、尿酸、尿素氮、肌酐等常规实验室检查，不仅可以了解病情，而且乳酸脱氢酶、β-2 微球蛋白、白蛋白对预后判断有价值。

恶性淋巴瘤在临床上易被误诊，以体表浅表淋巴结肿大为首发症状者常易被误诊为淋巴结炎或淋巴结结核，因此，对恶性淋巴瘤诊断时，要与以下疾病鉴别：

①慢性淋巴结炎：慢性淋巴结炎一般有感染灶存在，常见的有扁桃体炎、足癣感染。

②淋巴结结核：以颈部淋巴结结核多见，可伴有肺结核，以及全身中毒症状，如低热、盗汗、消瘦、乏力等。很少侵犯扁桃体，OT 试验有助于鉴别诊断。

③结节病：是一种病因不明，以多个系统的非干酪性肉芽肿为主要病理改变的疾病，病变最常侵犯纵隔和体表淋巴结、肺、肝、脾、皮肤等，鉴别有赖于病理学检查。

此外对该病的诊断还需要注意以下两点：

①恶性淋巴瘤患者往往在应用化疗药物、激素、放疗后，机体的免疫力有所下降，可发生肺部感染。

②HL 与 NHL：两者的病理和临床表现各有不同特点，但这些特点是相对的，只供临床参考。

【治疗】

1. 治疗原则

恶性淋巴瘤应遵循综合治疗的方案，包括化疗、放疗和中医中药治疗。在放化疗的开始、之中、之后均可采用中医中药治疗。外科手术仅参与最初的淋巴结活检，以及原发于胃肠道、泌尿系、肝脾的恶性淋巴瘤。

（1）霍奇金淋巴瘤（HL）的治疗原则

①ⅠA 和ⅡA 期首选放疗（次全淋巴结照射），加中药。

②ⅠB，ⅡB 和ⅢA 期首选全淋巴结照射，也可单用联合化疗，或配合中医中药。

③ⅢB 和 LD 亚型首选化疗，以后可酌情进行放疗，或配合中医药。

④Ⅳ期患者以化疗为主，同时结合中医中药。

⑤对于结节性淋巴细胞为主型霍奇金淋巴瘤（NLPHL），多数研究报道主要采用局部放疗的方法，少数配合化疗。中医中药在各种疗法中均应积极配合应用。

（2）非霍奇金淋巴瘤（NHL）的治疗原则

①低度恶性淋巴瘤：Ⅰ、Ⅱ期患者化疗合放疗均可收到比较好的疗效。但对于Ⅳ期患

者，很多学者主张观察等待，待病情进展时再开始治疗。干扰素和白细胞介素 -2 对低度恶性 NHL 有效，可以首选或在化疗失败时选用。

②中度恶性淋巴瘤：其治疗主要有以下几方面。

放疗：根治性放疗在Ⅰ期患者治疗中占有重要地位。Ⅱ、Ⅲ期患者则应在化疗之后将其作为巩固治疗，或在化疗失败后作为解救治疗。

化疗：很多化疗方案均可取得较好的疗效，可选用的方案如 CHOP、BACOP 等，完全缓解率在 50% ~ 80%，与患者的病期、既往治疗及各亚型有关。

手术治疗：对于消化道和泌尿系统的中度恶性淋巴瘤仍主张采取手术治疗。

自体骨髓移植及造血干细胞移植：对于中度恶性淋巴瘤的治疗有一定的适应证。一般在首次诱导达到完全缓解后开始治疗效果最好，患者可得到高剂量强度化疗和全淋巴结照射后全身照射，提高治愈率。

生物治疗：干扰素和白细胞介素 -2 对中度恶性淋巴瘤目前尚无良好疗效。

③高度恶性淋巴瘤：由于该型淋巴瘤进展迅速，应以积极的全身化疗为主，必要时给予局部放疗。用骨髓移植（BMT），或自体造血干细胞移植（AHSCT）及在集落刺激因子（CSF）支持下的强烈化疗，根据病情加或不加放疗。中医中药在其治疗过程中具有重要作用。

④复发难治弥漫大 B 细胞淋巴瘤：高剂量化疗联合自体造血干细胞移植。

⑤滤泡性淋巴瘤：滤泡性淋巴瘤（FL）占 NHL 的 15% ~ 30%，近年来的研究表明，自体干细胞移植、单克隆抗体（包括携带放射性同位素者）有望延长 FL 患者的生存期。异基因造血干细胞移植是唯一可能治愈晚期 FL 的手段。目前认为自体 AHSCT 治疗失败者应用异基因造血干细胞移植可能有效。

2. 中医辨证施治

恶性淋巴瘤属于阴疽、石疽、恶核、失荣等范围，纵隔胸腔淋巴瘤多归肺积诸症，腹腔淋巴瘤则又属于积聚的范畴。恶性淋巴瘤早期多属实证，以驱邪为主，中期多虚实夹杂，需扶正祛邪相结合，晚期以扶正为主，佐以祛邪。

（1）气郁痰结证

证候：胸闷不舒，两胁作胀，脘腹结瘤，腋及腹股沟等处肿核累累，皮下硬结，消瘦乏力。舌质淡红，或有瘀点，白苔，脉沉弦或弦滑。

基本治法：疏肝解郁，化痰散结。

方药运用：柴胡疏肝散（《景岳全书》）加减。

柴胡 6g，白芍 15g，枳壳 10g，青皮 6g，香附 9g，夏枯草 12g，僵蚕 12g，石决明 9g，当归 6g，川芎 6g，红花 3g，生黄芪 30g，姜黄 3g，穿山甲（先煎）6g，生甘草 10g。

（2）寒痰凝结证

证候：表浅淋巴结肿大，多在颈项部、腋下或腹股沟，质韧可活动，可粘连形如桃李，难消难溃，皮下硬结，形寒肢冷，胃纳欠佳，舌淡红苔白厚，脉沉细或弦细。

基本治法：温化寒痰，补肾益精，软坚散结。

方药运用：阳和汤（《外科全生集》）合右归饮（《景岳全书》）加减。

熟地15g，肉桂6g，白芥子6g，麻黄5g，山药20g，山萸肉15g，枸杞子15g，杜仲10g，菟丝子20g，当归10g，生牡蛎（先煎）15g，浙贝母15g，皂角刺6g，土鳖虫5g，夏枯草12g。

（3）阴虚痰热证

证候：恶核失荣，淋巴结肿大，坚硬如石，推之不移，潮热盗汗，形瘦乏力，五心烦热，纳少口干，溲黄赤，便秘，舌红苔黄，脉滑数。

基本治法：滋补肝肾，化痰清热，解毒散结。

方药运用：杞菊地黄汤（《医级》）合内消瘰疬丸（《疡医大全》）加减。

枸杞子15g，生地15g，熟地15g，山药20g，茯苓15g，丹皮10g，生牡蛎（先煎）15g，玄参15g，浙贝母15g，夏枯草15g，山慈菇10g，海藻10g，鳖甲（先煎）15g。

（4）痰毒虚损证

证候：阴疽不化，多处淋巴结肿大，坚硬如石，时有疼痛，低热盗汗，胸闷气短，腰酸腿痛，消瘦神疲，面色苍白，口干纳呆，舌质晦暗，脉细数。

基本治法：扶正补虚，解毒涤痰。

方药运用：人参养荣汤（《太平惠民和剂局方》）合左归饮（《景岳全书》）加减。

人参10g，当归10g，白芍12g，生地12g，大枣10g，白术15g，生黄芪30g，茯苓12g，远志6g，菟丝子15g，枸杞子15g，露蜂房6g，僵蚕15g，䗪虫10g，夏枯草25g，浙贝母15g，甘草10g。

（5）血瘀瘰结证

证候：多处结核，形体消瘦，腹内结块，舌暗或有瘀斑，苔薄，脉细涩。

基本治法：活血化瘀，健脾补肾，软坚散结。

方药运用：鳖甲煎丸（《金匮要略》）合四君子汤（《太平惠民和剂局方》）、左归饮（《景岳全书》）加减。

鳖甲（先煎）15g，玄参15g，三棱10g，莪术10g，苏木6g，穿山甲（先煎）10g，蜈蚣2条，土鳖虫6g，太子参15g，土茯苓30g，炒白术10g，熟地12g，菟丝子15g，枸杞子15g，露蜂房6g，僵蚕10g，生甘草10g。

3. 中成药

（1）牛黄醒消丸：由牛黄、麝香、制乳香、制没药、雄黄等组成。功能：消肿止痛，解毒散结。用于肿瘤溃疡疼痛。

（2）小金丹：由木鳖子、五灵脂、乳香、没药、麝香、地龙、制草乌等组成。用于治疗各种肿瘤。用法：每次0.6g，每日2次。

（3）片仔癀胶囊：由蛇胆、牛黄、三七等组成。功能：消炎止痛，用于无名肿毒。用法：每次4粒，每日3次。

（4）西黄解毒胶囊：由麝香、制乳香、制没药、山慈菇等组成。功能：化瘀解毒，消痰散结，用于治疗各种肿瘤。用法：每次 0.5g，口服，每日 2 次。

（5）加味消瘰丸：由川贝母、生牡蛎、玄参、僵蚕、海蛤壳、海浮石等组成。功能：消痰散结，用于治疗瘰疬痰核。用法：每次 3g，每日 2 次。

4. 放疗

放疗是治疗恶性淋巴瘤的主要手段，特别是早期病例放疗效果更佳。放疗原则除根据分期而定外，还应根据病变的部位、年龄、病理等因素，选择具体剂量方法。

（1）霍奇金淋巴瘤：Ⅰ A 和Ⅱ A 期首选放疗，Ⅰ B、Ⅱ B 和Ⅲ A 期首选全淋巴结照射。多数研究报道，结节性淋巴细胞为主型霍奇金淋巴瘤（NLPHL）主要采用局部放疗的方法。

（2）非霍奇金淋巴瘤：低度恶性淋巴瘤Ⅱ期患者化疗合放疗可收到比较好的疗效；中度恶性淋巴瘤根治性放疗在Ⅰ期患者治疗中占有重要地位。

5. 化疗

（1）化疗的适应证

①霍奇金淋巴瘤：Ⅰ B、Ⅱ B 和Ⅲ A 可单用联合化疗，Ⅲ B 和 LD 亚型首选化疗，Ⅳ期患者以化疗为主。

②非霍奇金淋巴瘤：Ⅱ期患者化疗合放疗可收到比较好的疗效；中度恶性淋巴瘤Ⅱ、Ⅲ期；高度恶性淋巴瘤由于该型淋巴瘤进展迅速，以积极的全身化疗为主，必要时给予局部放疗；复发难治弥漫大 B 细胞淋巴瘤的治疗主要采用高剂量化疗联合自体造血干细胞移植。

（2）常用化疗方案

①霍奇金淋巴瘤：常用化疗方案包括下面 4 种。

A. MOPP 方案

氮芥（HN）6mg/m²，第 1 和第 8 天静脉滴注；长春新碱（VCR）1.4mg/m²，第 1 和第 8 天静脉滴注；泼尼松（PDN）40mg/m²，第 1~14 天（仅在 1、3、5 疗程用）口服；丙卡巴肼（PCB）100mg/m²，第 1~14 天口服。每 28 天为 1 疗程，连用 6~8 个周期。

B. ABVD 方案

阿霉素（ADM）25mg/m²，第 1 和第 15 天静脉滴注；博莱霉素（BLM）10mg/m²，第 1 和第 15 天静脉滴注；长春花碱（VLB）6mg/m²，第 1 和第 15 天静脉滴注；达卡巴嗪（DTIC）375mg/m²，第 1 和第 15 天静脉滴注。每 28 天为 1 疗程，一直用到 CR 后再加 2 个周期，总共至少 6 个周期，最多 8 个周期。

C. MOPP/AVB 方案

氮芥（HN）6mg/m²，第 1 天静脉滴注；长春新碱（VCR）1.4mg/m²，第 1 天静脉滴注；丙卡巴肼（PCB）100mg/m²，第 1~7 天口服；泼尼松（PDN）40mg/m²，第 1~14 天口服；阿霉素（ADM）35mg/m²，第 8 天静脉滴注；长春花碱（VLB）6mg/m²，第 8 天

静脉滴注；博莱霉素（BLM）10mg/m²，第8天静脉滴注。每28天为1周期，一般连用6个周期，完全缓解后加2个周期，部分缓解后改为受侵部位放疗，以后加1个周期。

D. B – CV$_E$方案

博莱霉素（BLM）5mg/m²，第1、29、36天静脉滴注；环己亚硝脲（CCNU）100mg/m²，第1天口服；阿霉素（ADM）60mg/m²，第1天静脉滴注；长春花碱（VLB）5mg/m²，第1天静脉滴注。每6周为1疗程，共9个周期。

②非霍奇金淋巴瘤

A. 低度恶性非霍奇金淋巴瘤

a. COPP方案

环磷酰胺（CTX）650mg/m²，第1和第8天静脉滴注；长春新碱（VCR）1.4mg/m²，第1和第8天静脉滴注；丙卡巴肼（PCB）100mg/m²，第1～14天口服；泼尼松（PDN）40mg/m²，第1～14天（仅在第1和第4疗程用）口服。每28天为1周期，2～3个周期为1疗程。

b. CVP方案

环磷酰胺（CTX）400mg/m²，第1和第5天静脉滴注；长春新碱（VCR）1.4mg/m²，第1天静脉滴注；泼尼松（PDN）40mg/m²，第1～5天口服。每21天为1周期，2～3周期为1疗程。

c. COP方案

环磷酰胺（CTX）800mg/m²，第1天静脉滴注；长春新碱（VCR）1.4mg/m²，第1天静脉滴注；泼尼松（PDN）40mg/m²，第1～5天口服。每21天为1周期，2～3个周期为1疗程。

B. 中度恶性非霍奇金淋巴瘤

a. CHOP方案

环磷酰胺（CTX）750mg/m²，第1天静脉滴注；阿霉素（ADM）50mg/m²，第1天静脉滴注；长春新碱（VCR）1.4mg/m²，第1天静脉滴注；泼尼松（PDN）100mg/m²，第1～5天口服。每21天为1周期，2～3个周期为1疗程。

b. BEOP方案

环磷酰胺（CTX）600mg/m²，第1和第8天静脉滴注；表阿霉素（E – ADM）30mg/m²，第1和第8天静脉滴注；长春新碱（VCR）1mg/m²，第1和第8天静脉滴注；泼尼松（PDN）100mg/m²，第1～5天口服。每21天为1周期，2～3个周期为1疗程。

c. BACOP方案

博莱霉素（BLM）5mg/m²，第15和第22天静脉滴注；阿霉素（ADM）25mg/m²，第1和第8天静脉滴注；环磷酰胺（CTX）650mg/m²，第1和第8天静脉滴注；泼尼松（PDN）60mg/m²，第1～28天口服。每28天为1周期，2～3个周期为1疗程。

d. CHOP－E（CAOPE）方案

环磷酰胺（CTX）1000mg/m²，第 1 和第 8 天静脉滴注；阿霉素（ADM）45mg/m²，第 1 天静脉滴注；长春新碱（VCR）1.4mg/m²，第 1 天静脉滴注；泼尼松（PDN）100mg/m²，第 1～5 天口服；依托泊苷（VP－16）100mg/m²，第 1、3、5 天静脉滴注。每 21 天为 1 周期。

C. 中高度恶性非霍奇金淋巴瘤

a. COMLA 方案

环磷酰胺（CTX）1500mg/m²，第 1 天静脉滴注；长春新碱（VCR）1.4mg/m²，第 1、8、15 天静脉滴注；甲氨蝶呤（MTX）120mg/m²，第 22、29、36、43、50、57、64、71 天静脉滴注；四氢叶酸（CF）25mg/m²，用 MTX 后 24 小时起口服，每 6 小时 1 次，共 4 次；阿糖胞苷（Ara－c）300mg/m²，第 22、29、36、43、50、57、64、71 天静脉滴注。每 91 天为 1 个疗程。

b. ProMACE/MOPP 方案

泼尼松（PDN）60mg/m²，第 1～5 天口服；甲氨蝶呤（MTX）120mg/m²，第 14 天静脉滴注；四氢叶酸（CF）505mg/m²，静脉滴注，MTX 静脉滴注后 24 小时起，每 6 小时 1 次，共 5 次；阿霉素（ADM）25mg/m²，第 1 和第 8 天静脉滴注；环磷酰胺（CTX）650mg/m²，第 1 和第 8 天静脉滴注；依托泊苷（VP－16）120mg/m²，第 1 和第 8 天静脉滴注。每 28 天为 1 个周期，直至肿瘤明显缩小，然后接着用 MOPP 方案。

c. MACOP－B 方案

甲氨蝶呤（MTX）120mg/m²，第 8、36、64 天静脉滴注；四氢叶酸（CF）15mg/m²，口服，MTX 静脉滴注后 24 小时起，每 6 小时 1 次，共 6 次；环磷酰胺（CTX）350mg/m²，第 1、15、29、43、57、71 天静脉滴注；长春新碱（VCR）1.4mg/m²，第 8、22、36、50、64、78 天静脉滴注；泼尼松（PDN）75mg/m²，口服，连服 10 周，从第 11、12 周起减量；博莱霉素（BLM）10mg/m²，第 22、50、78 天静脉滴注。连续应用 12 周，不再重复。

D. 治疗后复发或化疗失败的解救方案

a. DICE 方案

地塞米松（DXM）10mg，第 1～4 天静脉滴注，每 6 小时 1 次，共 4 次；异环磷酰胺（IFO）1g/m²，第 1～4 天静脉滴注；美斯钠（mesna）400mg，第 1～4 天静脉滴注，与 IFO 同时用，每 4 小时 1 次，共 3 次；顺铂（DDP）25mg/m²，第 1～4 天静脉滴注；依托泊苷（VP－16）100mg/m²，第 1～4 天静脉滴注。每 21～28 天为 1 周期。

b. VIP 方案

长春地辛（VDS）3mg/m²，第 1 天静脉滴注；异环磷酰胺（IFO）1.2g/m²，第 1～5 天静脉滴注；美斯钠（mesna）400mg，第 1～5 天静脉滴注，与 IFO 同时用，每 4 小时 1 次，共 3 次；泼尼松（PDN）60mg/m²，第 1～5 天口服。每 21 天为 1 周期。

c. MEPD 方案

米托蒽醌（MTH）10mg/m^2，第 1 天静脉滴注；依托泊苷（VP – 16）60mg/m^2，第 1 ~ 3 天静脉滴注；顺铂（DDP）60mg/m^2，第 1 天静脉滴注；地塞米松（DXM）8mg，第 1 ~ 5 天静脉滴注。每 21 天为 1 个周期。

6. 干细胞移植

（1）适应证

①对一线化疗药物治疗不敏感，复发扩散至全身者。

②50 岁以下，能耐受大剂量放化疗结合异基因或自体骨髓移植可获得较长缓解期和无病存活期者。

（2）各型淋巴瘤干细胞移植治疗进展

①复发难治弥漫大 B 细胞淋巴瘤：高剂量化疗（HDT）联合自体造血干细胞移植（AHSCT）对解救化疗敏感的复发弥漫大 B 细胞淋巴瘤具有治疗价值，当时采用的是自体骨髓移植，近年来外周血干细胞移植的应用使得适应证扩大到骨髓受侵的患者。目前还不明确 AHSCT 对含有利妥昔单抗或增加强度的诱导化疗失败者的治疗是否有优势。

自体干细胞移植前的二线治疗方案包括 DHAP、ESHAP、mini – BEAM、ICE 等，完全缓解率在 20% ~ 25% 之间。近期临床研究所评价的二线治疗方案多数含有利妥昔单抗：ICE 方案 CR 率提高到 53%，移植后 2 年 PFS 较 ICE 方案化疗者轻微延长（54% 和 43%），未达到统计学显著性差异，生存未显示出优势。相对自体移植，虽然异基因移植者复发率低，但是常为高的治疗相关死亡率所抵消。近年来自体移植失败后进行异基因移植的研究增加，目前认为异基因移植也不能治愈 DLBCL。

②滤泡性淋巴瘤：滤泡性淋巴瘤（FL）占 NHL 的 15% ~ 30%，临床过程为慢性进展和反复复发，Ⅲ、Ⅳ期患者应用传统治疗不能治愈，中位生存期为 8 ~ 10 年。近年来的研究表明自体干细胞移植、单克隆抗体（包括携带放射性同位素者）有望延长 FL 患者的生存期。多项大规模临床试验对第 1 次 CR 后的自体造血干细胞移植（AHSCT）进行了研究，多数研究证实了高剂量化疗巩固治疗 FL 的 PFS 显著延长，但对 OS 的影响还不确定。GLSG 进行的多中心Ⅲ期研究，在 CHOP 方案化疗后随机应用清髓性化疗联合 AHSCT 或干扰素维持治疗，预处理方案为全身照射（TBI）联合 CTX，结果移植巩固治疗组的 PFS 明显延长（5 年 PFS 为 64.7% 和 33.35%，P < 0.000 1），5 年 OS 为 84%，因中位观察时间太短，还不能证明 OS 延长。

异基因造血干细胞移植是唯一可能治愈晚期 FL 的手段。目前认为自体 AHSCT 治疗失败者应用异基因造血干细胞移植可能有效。

③套细胞淋巴瘤（MCL）：占全部成人非霍奇金淋巴瘤（NHL）的 4% ~ 6%，常见于老年人，男性多于女性，诊断时平均年龄为 54 ~ 68 岁，60% ~ 70% 的患者确诊时已为 Ann Arbor Ⅳ期。MCL 虽对诱导化疗敏感，但多在短时间内出现疾病进展，中位存活时间仅 3 年左右，尚无有效的治愈方法。因此，MCL 在各类型淋巴瘤中预后最差，迫切需要探

索新的方法来提高其疗效。

利妥昔单抗联合 ASCT：对于自体造血干细胞支持下的大剂量化疗（HDT/ASCT）治疗 MCL 已有许多临床研究，并且取得了令人振奋的结果。研究中发现，在 CR 期尽早行 HDT/ASCT，疗效明显优于在治疗后期才应用或作为挽救治疗应用的疗效。异基因造血干细胞移植由于移植物中无肿瘤细胞污染和存在移植物抗淋巴瘤效应，移植后的复发率虽然显著低于自体造血干细胞移植，但移植相关死亡率明显增高，抵消了前者的作用。即使如此，自体造血干细胞移植可以替代 2 年的维持治疗和强化治疗，从而显著减少患者的治疗时间。

7. 免疫治疗

免疫治疗已广泛应用于低度恶性淋巴瘤的治疗，并有较好的疗效。重组人干扰素对低度恶性淋巴瘤的疗效达 50%，对高度恶性淋巴瘤疗效较差，对皮肤 T 细胞淋巴瘤有效率可达 45% ~ 90%，可与化疗联合应用于诱导治疗，或缓解期维持治疗。

8. 放射免疫治疗

单克隆抗体可以携带高能量的射线，这样既能直接攻击淋巴瘤细胞，又可通过交叉火力的旁观者效应杀灭周围肿瘤细胞。这种治疗方式称为放射免疫治疗。国外应用最多的是与 CD20 单抗结合的 ^{131}I tositumomab 和 [90]Y – ibritumomab tiuxetan。两药治疗的 RR 为 60% ~ 80%，CR/CRu 为 l5% ~ 44%。随机研究表明单次 [90]Y – ibritumomab 优于 4 周利妥昔单抗，RR 分别为 80% 和 56%，CR 分别为 30% 和 16%，中位 PFS 相似，[90]Y – ibritumomab 治疗达 CR 者有更长的获益。同位素标记的单抗还用于化疗后的巩固治疗，联合高剂量化疗和干细胞支持已成功用于复发、难治的 FL 治疗。[90]Y – ibritumomab tiuxetan 携带纯 β 射线，半衰期是 64 小时，适合门诊治疗；[131]I tositumomab 携带 β 和 γ 射线，半衰期是 8 天，应对患者进行防护。两药均有延迟性骨髓抑制效应，多发生在治疗后的 6 ~ 10 周，对于血小板偏低者（100 ~ 150）× 10^{12}/L 推荐减量使用，淋巴瘤细胞骨髓浸润超过 25% 者也不推荐应用。

放射性同位素标记的单克隆抗体 ^{131}I tositumomab（Bexxar）和 [90]Y – ibritumomab tiuxetan（Zevalin）对惰性和转化的 CD20 阳性 B 细胞淋巴瘤有一定的效果。最近欧洲一项多中心 II 期研究应用 Zevalin 治疗 104 例复发和难治弥漫大 B 细胞淋巴瘤，RR 为 44%，且在未应用过利妥昔单抗治疗者效果较佳。放射性核素标记的单抗还应用于高剂量化疗，研究发现未有明显的毒性增加或植入的延迟。

9. 手术治疗

手术治疗仅适用于胃肠道、泌尿生殖系统及原发于脾脏、骨髓、脑、脊髓的恶性淋巴瘤。

【预防与调护】

1. 预防

由于目前认为 EB 病毒感染、免疫缺陷、电离辐射等因素与该病的发生有关，因此在日常生活和环境中应注意远离这些可能的致病因素，采取有效的措施消除环境中电离辐射污染，积极治疗慢性感染，提高和改善机体的免疫功能。

2. 护理

患者及亲属一方面对治疗结果期望值过高，一方面又害怕治疗失败或担心副反应，易过度紧张，影响治疗效果。因此，在治疗前，对患者的病情及健康状况进行全面评估，写出预见性护理计划，并制订护理措施，消除患者和家属的疑虑，以平和的心态积极配合治疗和护理，以期达到最佳效果。

【临证经验】

1. 常用药对

（1）土贝母，连翘　土贝母散结毒，消痈肿，与连翘伍用，清火散结。

（2）玄参，僵蚕　玄参滋阴降火，除烦解毒，与僵蚕化痰散结之功伍用治疗瘰疬痰核。

（3）浮萍，苏木　浮萍专得寒水清阴之气以生，夏天清阳之气以长，其体轻性燥，善去皮肤之湿热，苏木辛咸入血行血，活血化瘀，消肿止痛，二味配伍用，内外兼顾，用于放疗引起的皮肤损害。我们的研究表明，苏木具有诱导肿瘤细胞凋亡的抗癌作用。

（4）地龙，桃仁　地龙味咸寒，息风通络，止痉平喘，体内含有多种溶栓酶，可改善大鼠试验性 DIC 的严重程度，有良好的消栓作用，与桃仁为药对，用于放疗引起的肺纤维化。

（5）鼠妇，水红花子　鼠妇破瘀散结，解毒止痛，善通经脉，化癥瘕消痈肿，与水红花子活血消积之功同用，消积祛瘀作用尤佳。治疗肺纤维化。

2. 验案举例

案一．李某，男，45 岁，1992 年 3 月 3 日初诊。

该患者为非霍奇金淋巴瘤综合治疗后 3 年复发，病理为弥漫大 B 细胞淋巴瘤，此次发病已进行 1 次化疗，但效果不显，慕名求治中医。来诊时见双侧颈部可触及多个肿大淋巴结伴疼痛，纳差，舌淡暗，苔白，脉弦细。

辨证：肝郁脾虚。

治则：舒肝健脾，化痰散结。

处方：夏枯草 12g，僵蚕 12g，香附 10g，石决明 9g，当归 6g，白芍 6g，青皮 6g，柴胡 6g，川芎 6g，红花 3g，姜黄 3g，穿山甲（先煎）6g，生甘草 5g。服上方 30 剂后，症状好转，服 60 剂，肿块减小、减少，后在原方基础上加牡蛎、玄参、土贝母化痰散结，肿块基本消失，嘱其长期服用我科自制制剂加味西黄胶囊，至今未再复发。

按语：非霍奇金淋巴瘤，弥漫大 B 细胞淋巴瘤的治疗采用高剂量化疗联合自体造血干细胞移植并没有提高其疗效。近年来自体移植失败后进行异基因移植，但异基因移植也不能治愈 DLBCL，而且大剂量的化疗、放疗造成患者正气的损伤，抵抗力进一步下降。此例患者在化疗、放疗、自体造血干细胞移植等西医综合治疗疗效不明显的情况下就诊于中医，经疏肝健脾、化痰散结，长时间的治疗使病情稳定，由此提示中医中药在恶性淋巴瘤的综合治疗中是不可忽视的、行之有效的疗法。

案二．肖某，女，40岁，2000年1月8日来诊。

患者右侧腹股沟发现肿大淋巴结5个月，活检示套细胞淋巴瘤，同时全身检查发现腹腔淋巴结、纵隔淋巴结肿大，在外院以CHOP方案化疗，白细胞下降，骨髓Ⅲ度抑制而终止化疗，来我院诊治。症见面微浮肿，色泽灰暗，腹胀，腹痛，不思饮食。查体：右侧腹股沟淋巴结肿大，质硬，不活动，颈部、腋窝均可触及淋巴结。舌质有瘀斑，苔白厚腻，脉细。

辨证：寒痰凝滞，毒结肿核。

治则：温化寒痰，软坚散结。

处方：阳和汤加减。

处方一：熟地15g，陈皮6g，白芥子6g，党参15g，牡蛎（先煎）15g，土贝母15g，白芷10g，川芎10g，赤芍15g，当归10g，黄芪40g，桂枝6g，木鳖子6g，海藻20g，麻黄6g，半夏10g，莪术9g，白术10g，炒扁豆15g。送服小金丹。

处方二：银花15g，赤芍15g，公英15g，玄参10g，生牡蛎（先煎）15g，海藻15g，昆布10g，丹皮10g，丹参15g，浙贝10g，连翘10g，夏枯草10g，天葵子12g，草河车12g，山慈菇12g，郁金12g。送服加味西黄胶囊。

服方一30剂后，患者体力精神明显好转，食欲转佳，面肿消失。改用方二坚持服用2个月，腹股沟淋巴结明显缩小，后又以六君子汤加生牡蛎、大贝母、山慈菇、草河车等健脾益气、化痰散结，以善其后。

按语：对已进行放化疗尚未达到完全缓解的患者，或因放化疗副反应无法进行治疗的患者，及时采用中医中药治疗对缓解病情十分有利。此例患者是在化疗无法进行的情况下就诊于中医的，采用了补肾健脾、祛痰散结法，取得明显疗效。

【各家经验】

1. 周岱翰诊治经验

周岱翰认为恶性淋巴瘤主要责于痰结与内虚，故祛痰与补虚为治疗关键。脾虚痰凝者，治以健脾祛湿、除痰散结方，用四君子汤加夏枯草、薏苡仁、川贝母、连翘、海藻、昆布、守宫、僵蚕、蜂房等。痰瘀互结者，治以消痰散结、解毒祛瘀方，用海藻玉壶汤、犀黄丸加大黄、生天南星、生半夏、守宫、僵蚕、露蜂房等。痰毒虚损者，治以解毒涤痰、扶正补虚方，用人参养营汤、犀黄丸加女贞子、桑椹子、枸杞子、菟丝子、守宫、僵蚕、露蜂房、土鳖虫等。此外，周老认为人体脏腑虚损及阴阳气血失调可致肿瘤产生，恶性淋巴瘤虚在脾肾，虚证中补脾常用四君子汤加鸡内金、黄芪；补肾常用左归丸加女贞子、桑椹子、黑大豆。攻邪不忘扶正，扶正不忘补益脾肾。

2. 陈玉琨诊治经验

陈玉琨喜用消瘰丸为基础方进行加减。消瘰丸源自于清·程钟龄的《医学心悟》，由玄参、贝母、牡蛎三味药组成，一般再加上海藻、昆布、猫爪草等以加强软坚散结之力。血凝气滞、痰凝日久往往容易郁而化热，因此，往往再加上生地、夏枯草、白花蛇舌草、半枝莲、天花粉、徐长卿等清解生津之品。若放疗或化疗后伤津耗气，郁热表现更加明显，如口干、咽干、舌质暗红等，则以基本方与五味消毒饮合用以加强清热解毒效果。

3. 陈锐深诊治经验

陈锐深认为，恶性淋巴瘤的综合治疗方案应该是包括中医药在内的综合治疗方案，只有这样才能更好地达到延长生存期，提高生活质量的目的。脾虚在恶性淋巴瘤的发病中尤显重要。临床上常分为寒痰凝滞、痰热蕴结、痰毒瘀阻、气血两虚4型，采用的治法分别为健脾温阳化痰，软坚散结；健脾清热化痰，软坚散结；健脾化痰祛瘀，软坚散结；健脾益气养血，辅以软坚散结。临床常用的健脾化痰药有党参、白术、薏苡仁、茯苓、猫爪草、半夏、南星、浙贝等，理气活血药物有青皮、枳实、田七、乳香、没药、丹参、三棱、莪术等。

4. 黄振翘诊治经验

黄振翘认为，恶性淋巴瘤（霍奇金淋巴瘤）颈部淋巴结肿大，皮色不变，由于风寒入侵，寒邪直中肾脏，肾虚水泛为痰，阻于经络而成瘰疬。

5. 刘嘉湘诊治经验

刘嘉湘认为，淋巴瘤发病的主要原因在于人体正气虚弱，体内阴阳失衡，脏腑、经络功能失调，其中脾肾亏虚又是最关键的病理基础。脾主运化水湿，为生痰之源；肾者水脏，主津液。脾虚运化乏权，肾虚气化失常，体内水液代谢异常，水湿内停，聚而成痰。痰阻经络，血行不畅，停而成瘀；或因痰阻气机，气滞血瘀，久而成积。正虚无力抵御外邪，而致邪毒内侵。痰、瘀、毒相互胶结，遂成恶核。临床表现为颈、腋、腹股沟处痰核累累，推之不移，经久不消，舌黯红等。故本病乃本虚标实之证，本虚在脾肾，标实乃痰、瘀、毒互结。治疗宜标本兼顾，健脾益肾以治本虚之源，化痰祛瘀解毒以消标实之变。同时根据患者具体情况，加强理气活血药的应用。方中重用生黄芪益气托毒，合生白术、茯苓、山药益气健脾；予炙鳖甲、生地黄、熟地黄、玄参滋补肾阴；淫羊藿、肉苁蓉温补肾阳，既可充先天以助脾气，又能阳中求阴以滋肾阴；夏枯草、海藻、生牡蛎、炮山甲软坚散结；蜂房化瘀解毒；橘叶、橘皮、丹参理气活血；苦参清热，甘草解毒、调和诸药。全方标本兼顾，脾肾同治，阴阳互补，气血并重，故疗效显著。

【述评与体会】

恶性淋巴瘤患者在经过多程化疗之后，肿瘤细胞往往对已用过的化疗药物，甚至对其他的一些化疗药物不再敏感，即所谓的多药耐药。这是临床上影响恶性淋巴瘤长期疗效的重要因素。其结果是肿瘤患者对药物治疗的不敏感，并易导致复发。合理的化疗方案虽可最大程度地发挥各种药物的细胞毒作用，但多终因耐药而告失败。多药耐药比较常见，它可以在治疗一开始就出现（天然耐药性），也可以在治疗过程中由一种药物诱导而产生（获得性耐药），为防止与减少耐药性的产生，及时检测多药耐药基因表达水平对指导临床药物治疗尤为重要。中医药在此方面有较好的切入点，即对放化疗开始和已取得放化疗缓解但肿瘤未达到完全缓解的病人伍用中药，不仅可以中药维持疗效和预防复发，而且可防止较早出现多药耐药。对于因大剂量放化疗造成机体极度衰竭无法继续进行治疗的患者，在经中医中药治疗获得较好整体疗效，或肿瘤进展到必须及时使用放化疗时，可考虑有针对性地进行放化疗。

我们认为，恶性淋巴瘤患者，由于内伤七情，痰毒内结，耗损肝肾之阴，损伤脾胃运化功能。所以，治疗本病扶正培本在先，兼以祛邪，在滋补肝肾、益气健脾、养血和营的同时，注意理气化痰散结。治疗时扶正培本、化痰散结、理气消癥、活血化瘀、清热解毒并用，并善用药对。常用方：生熟地各 10g，枸杞子 15g，女贞子 10g，生黄芪 30g，当归 10g，补骨脂 10g，苏木 6g，玄参 15g，僵蚕 10g，地龙 6g，桃仁 6g，鼠妇 5g，水红花子 6g，半枝莲 15g，重楼 15g，生甘草 10g。

□ 第十七章 □

放化疗毒副反应的中医治疗

放化疗用于恶性肿瘤治疗已有半个多世纪的历史，虽然不同程度地提高了各种恶性肿瘤患者的生存期和生存质量，但是由于毒副反应等因素的存在，也影响了疗效的提高。抗肿瘤药杀伤癌细胞的同时，对于人体的某些正常组织器官细胞亦有一定损害。主要表现在胃肠道、骨髓造血组织和生殖细胞。此外，有的药物对某个特定的组织器官有损害。放化疗的毒副反应是影响疗效的主要因素。许多患者因放化疗的毒副反应严重而放弃治疗。中医中药在放化疗中的应用近年来取得显著进展。

一、化疗药毒副反应的中医治疗

（一）骨髓抑制

骨髓抑制是化疗主要毒副反应之一，现代医学针对其毒副反应，目前主要采用骨髓移植及集落刺激因子等来进行防治。但由于价格贵，其使用范围受到一定的限制。骨髓抑制主要指白细胞下降，血小板减少及贫血等，临床主要表现为面色萎黄或苍白，唇甲色淡，疲乏无力，头晕眼花，心悸失眠，手足麻木等症，在中医学属于血虚证的范畴。

中医学认为，血是构成人体和维持人体生命活动的基本物质之一，主要由营气和津液组成，具有营养和滋润全身的生理功能。血是由人体摄入的饮食物经脾胃消化吸收后的水谷精微所化生。《灵枢·决气》曰："中焦受气取汁，变化而赤，是为血。"说明了脾胃在血化生中的地位和作用，有脾胃为气血生化之源的说法。

气在血的生成过程中起着重要作用，表现为营气为血液的重要组成部分，在机体将摄入的饮食物质转化成水谷精气，进而化成营气和津液，最后转化成血的复杂过程中均离不开气的运动变化。血和津液的生成都来源于水谷精气，故有"精血同源"之说。津液渗注于脉中，即成为血液的组成部分，《灵枢·痈疽》曰："中焦出气如雾，上注溪谷，而渗孙脉，津液和调，变化而赤为血。"

精和血之间亦存在着相互资生和相互转化的关系，精藏于肾，血藏于肝，肝肾之间关系极为密切，有肝肾同源之说。血的化生有赖于肾中精气的气化，肾中精气的充盈，亦有赖于血液的滋养，所以说精能生血，血能生精，称之为"精血同源"。

在病理情况下，血虚多由于脾胃亏虚，水谷精微不足以生血，气虚而生血不足，精气不足以滋血，津液不足以濡血等所致。此外，血瘀亦为血虚的重要原因，瘀血形成以后，不仅失去正常血液的濡养功能，而且反过来会阻碍新血的生成而致血虚。

化疗药物进入机体后，在杀伤癌细胞的同时，亦会损害正常组织，伤及脾胃，致脾胃运化功能失司、生化不足而致血虚。化疗药物致胃肠功能失司，胃失和降而引起呕吐，大肠传导功能失司而致腹泻，吐泻伤津，津不生血而致血虚。化疗药物致脾胃运化失司，水谷精微不足，致精气亏虚，精不化血而致血虚，化疗药物进入机体后，致脾胃气虚，气虚运血无力，血行不畅，血瘀内结，新血生成障碍而致血虚。

治疗上，本病以血虚证为主，治疗以补血为要。同时针对脾胃亏虚，予以健脾和胃。针对精、气、津的不足给予填精、补气、生津为治。针对血瘀内停、新血不生，予以活血化瘀以生血。

在临床上，针对骨髓抑制可采用如下法则：健脾养胃补血，益气养血，补肾填精生血，生津补血，活血化瘀养血等。

1. 脾虚血亏证

证候：面色萎黄，精神倦怠，短气懒言，心悸，不思饮食，食后脘腹痞满，嗳气不舒，或时吐清水痰涎，肠鸣便溏，肌肉瘦削，舌淡胖，舌边有齿痕，苔薄白，脉缓弱。

基本治法：健脾养胃，补血。

方药运用：四君子汤（《太平惠民和剂局方》）加减。

党参15g，炒白术15g，茯苓15g，薏苡仁15g，陈皮10g，鸡血藤30g，当归6g，炙黄芪30g，阿胶珠20g，炙甘草10g。

2. 气血双亏证

证候：面色少华，头晕目眩，倦怠乏力，口淡乏味，胃纳不佳，舌淡，脉虚大或细。

基本治法：益气养血。

方药运用：八珍汤（《正体类要》）加减。

党参15g，炒白术10g，生地12g，当归10g，白芍15g，炙黄芪30g，生甘草10g。

3. 精亏血少证

证候：形体虚弱，眩晕，耳鸣，眼花，精神萎靡，腰膝酸软，发落齿摇，手足麻木，舌嫩红，少苔或无苔，脉细。

基本治法：补肾填精生血。

方药运用：河车大造丸（《扶寿精方》）加减。

紫河车5g，生地10g，人参5g，龟板（先煎）15g，杜仲10g，牛膝6g，麦冬15g，黄柏10g。

4. 津枯血亏证

证候：口燥咽干，肌肤干燥，尿少，大便秘结，舌红干，苔少或无苔，脉细。

基本治法：生津润燥。

方药运用：生脉散（《内外伤辨惑论》）加减。

党参15g，麦冬15g，五味子10g，黄精15g，生地12g，石斛15g。

5. 瘀阻血亏证

证候：面色晦暗，疼痛如刺，痛处不移，入夜更甚，爪甲有瘀点或瘀斑，舌质紫暗，脉涩。

基本治法：活血生血。

方药运用：桃红四物汤（《医垒元戎》）加减。

桃仁5g，红花5g，当归10g，生地12g，赤芍10g，川芎6g。

（二）消化道反应

大部分化疗药物都能引起不同程度的恶心、呕吐，其中呕吐程度最重的药物为DDP，其次为 NH_2、CTX、ADM、EPI、DTIC、CBP、BCNU、VP-16、MTX、5-FU、VCR、VLB 等。化疗药除可直接刺激胃肠道引起呕吐外，还可通过血液作用于延髓呕吐中枢引起呕吐，也可以刺激第四脑室的化学感受器触发带而引起呕吐。5-羟色胺与多巴胺均为化学感受器触发带受体的传导介质。中医学认为呕吐乃胃气不降，气逆于上所致。不外乎与情志失调、痰浊、瘀血、脾胃虚弱有关，治疗多以疏肝理气、温化痰饮、健脾和胃、养阴润燥为主。

1. 肝气犯胃证

证候：呕吐吞酸，嗳气频作，胸胁满痛，烦闷不舒，每遇情志刺激则呕吐吞酸更甚，舌边红，苔白腻，脉弦。

基本治法：疏肝理气，和胃降逆。

方药运用：半夏厚朴汤（《金匮要略》）。

苏叶6g，半夏10g，茯苓15g，厚朴10g，生姜3片。

2. 痰饮内阻证

证候：呕吐清水痰涎，胸脘痞闷，不思饮食，头眩心悸，或呕而肠鸣有声，苔白腻，脉滑。

基本治法：温化痰饮，降逆止呕。

方药运用：二陈汤（《太平惠民和剂局方》）合苓桂术甘汤（《伤寒论》）。

半夏10g，陈皮10g，白术10g，茯苓15g，桂枝5g，甘草6g。

3. 脾胃虚弱证

证候：饮食稍多即欲呕吐，时作时止，胃纳不佳，食入难化，胸脘痞闷，面色少华，倦怠乏力，大便溏，舌质淡，苔薄白，脉细弱。

基本治法：健脾和胃降逆。

方药运用：六君子汤（《太平惠民和剂局方》）。

党参15g，白术10g，茯苓15g，甘草10g，陈皮10g，清半夏10g，砂仁（后下）6g。

4. 胃阴不足证

证候：呕吐反复发作而量不多，或时作干呕，恶心，口干咽燥，饥不思食，胃脘部有嘈杂感，舌红，苔少或无苔，脉细。

基本治法：养阴润燥，降逆止呕。

方药运用：麦门冬汤（《金匮要略》）。

麦门冬15g，人参3g，甘草10g，大枣5个，玉竹15g，花粉10g。

（三）心脏毒性

有心脏毒性的化疗药物有：DNR、ADM、THP、EPI、ACM、IDA、MIT、CMM、PTX等。心脏毒性属于中医学心悸、怔忡的范畴，其病机包括心虚胆怯、心血亏虚、心气不足、肝肾阴虚、痰饮内停、血脉瘀阻等，治疗以益气养心、滋养肝肾、理气化痰为主。

1. 心虚胆怯证

证候：心悸，善惊易恐，坐卧不安，多梦易醒，食少纳呆，恶闻声响，舌淡，苔薄白，脉细。

基本治法：益气养心，镇静安神。

方药运用：琥珀养心丹（《证治准绳》）。

琥珀3g，石菖蒲10g，远志6g，甘草10g，酸枣仁15g，茯神15g，人参3g，当归6g，生地12g，黄连6g，柏子仁15g。

2. 心血亏虚证

证候：心悸易惊，面色少华，舌淡，少苔，脉结代。

其本治法：益气养血，滋阴复脉。

方药运用：炙甘草汤（《伤寒论》）。

炙甘草10g，人参3g，大枣5个，生地12g，阿胶（烊化）6g，麦冬15g，麻仁10g，桂枝6g，生姜3片。

3. 心气不足证

证候：心悸气短，头晕乏力，自汗，动则悸发，静则悸缓，苔薄白，脉细弱。

基本治法：补益心气。

方药运用：五味子汤（《证治准绳》）。

五味子10g，人参3g，杏仁10g，炙黄芪15g，麦冬15g。

4. 肝肾阴虚证

证候：心悸失眠，五心烦热，眩晕耳鸣，急躁易怒，腰痛，遗精，舌红，少苔或无苔，脉细数。

基本治法：滋养肝肾，养心安神。

方药运用：一贯煎（《柳州医话》）。

沙参 15g，麦冬 15g，当归 10g，生地 15g，枸杞子 15g，川楝子 10g。

5. 痰饮内停证

证候：心悸短气，胸脘满闷，痰多，恶心欲吐，苔白腻，脉滑。

基本治法：理气化痰，宁心安神。

方药运用：导痰汤（《济生方》）。

半夏 10g，陈皮 10g，茯苓 15g，甘草 10g，枳实 6g，制南星 6g。

6. 血脉瘀阻证

证候：心悸怔忡，短气喘息，胸闷不舒，心痛时作，舌有瘀点、瘀斑，脉涩。

基本治法：活血化瘀通脉。

方药运用：血府逐瘀汤（《医林改错》）。

当归 10g，生地 12g，桃仁 5g，红花 3g，川芎 5g，赤芍 5g，牛膝 6g，枳壳 6g，甘草 10g，柴胡 3g，桔梗 3g。

（四）肝功能损害

能引起肝功能损害的化疗药物有 MTX、5-FU、6-TG、FT-207、Ara-C、PTX、TXT、CBP、ADM、ACM、IDA、DNR、ACTD、MTH、STZ、CTX、VP-16、VM-26、CB-1348、PCZ、DTIC、DDP 等。肝功能损害属于中医学胁痛、黄疸等范畴，治疗多以疏肝理气、祛瘀通络、清热利湿、养阴柔肝为法。

1. 肝气郁结证

证候：胁痛，走窜不定，每因情志之变动而增减，饮食减少，嗳气，反酸，苔薄，脉弦。

基本治法：疏肝理气。

方药运用：柴胡疏肝散（《景岳全书》）。

柴胡 10g，枳壳 10g，川芎 6g，香附 10g，芍药 15g，甘草 10g。

2. 瘀血停着证

证候：胁痛如刺，痛处不移，入夜更甚，舌质紫暗，有瘀点或瘀斑，脉沉涩。

基本治法：祛瘀通络。

方药运用：复元活血汤（《伤科汇纂》）。

焦大黄 10g，桃仁 5g，红花 3g，山甲（先煎）6g，当归 10g，柴胡 6g，花粉 10g。

3. 肝胆湿热证

证候：发热，胁痛口苦，胸闷纳呆，恶心呕吐，目赤或目黄身黄，小便黄赤，舌质红，苔黄腻，脉滑数。

基本治法：清热利湿。

方药运用：龙胆泻肝汤（《医宗金鉴》）。

龙胆草 10g，柴胡 10g，黄芩 10g，栀子 10g，泽泻 15g，车前草 15g，柴胡 10g，白芍 15g。

4. 肝阴不足证

证候：口干咽燥心中烦热，胁肋隐痛绵绵不休，头晕目眩，舌红少苔，脉细。

基本治法：养阴柔肝。

方药运用：一贯煎(《柳州医话》)。

生地 15g，枸杞子 15g，沙参 15g，麦冬 15g，当归 10g，川楝子 10g。

（五）肾毒性

常用的化疗药中，DDP 可引起一过性肾损害，尤其在用药剂量较大，又未予利尿时可以引起严重肾损害。此外，CBP、SHP、TZ、NR、MID、TH、MC、CNU、e - CCNU、MTX、6 - TG、5 - DFUR、IFO、CTX、L - ASP、DTIC 等也有不同程度的肾毒性。肾毒性多属于膀胱湿热、肝郁气滞、中气不足、肾阴阳两虚等。

1. 膀胱湿热证

证候：小便点滴不通，或量极少，或短赤灼热，小腹胀满，口苦口黏，或口渴欲饮，或大便不爽，舌红，苔黄腻，脉滑数。

基本治法：清热利湿。

方药运用：八正散。

车前草 15g，萹蓄 15g，瞿麦 10g，栀子 10g，滑石 15g，甘草 10g，生大黄 3g。

2. 肝郁气滞证

证候：情志抑郁，或多烦善怒，小便不通，或通而不畅，胁腹胀满，舌红，苔黄，脉弦。

基本治法：疏利气机，通利小便。

方药运用：沉香散(《金匮翼》) 加减。

沉香 5g，白芍 15g，当归 10g，陈皮 10g，王不留行 10g，石韦 20g，冬葵子 12g。

3. 中气下陷证

证候：小腹坠胀，时欲小便而不得出，或量少而不畅，精神疲乏，食欲不振，气短，言语低怯，舌淡，苔薄，脉细弱。

基本治法：益气健脾。

方药运用：补中益气汤(《脾胃论》)。

党参 15g，白术 10g，陈皮 10g，黄芪 30g，升麻 6g，柴胡 10g，当归 10g。

4. 肾阳不足证

证候：小便不通或点滴不爽，排出无力，面色苍白，畏寒肢冷，腰膝酸软，舌淡，苔白，脉沉弱。

基本治法：益气温阳。

方药运用：肾气丸(《金匮要略》) 加减。

附子（先煎）6g，肉桂5g，熟地黄15g，山药10g，山萸肉15g，茯苓15g，泽泻15g，丹皮10g，菟丝子30g。

5. 肾阴亏虚证

证候：时欲小便而不得出，咽干，五心烦热，舌质红，少苔或无苔，脉细数。

基本治法：滋阴补肾。

方药运用：六味地黄丸（《小儿药证直诀》）。

熟地15g，山药15g，山茱萸15g，茯苓15g，泽泻15g，丹皮10g。

（六）神经毒性

常用的化疗药中，长春花碱类和鬼臼碱类药物常导致周围神经炎，表现为指（趾）端麻木，腱反射减弱或消失，感觉异常，少数可发生感觉消失，垂足，肌肉萎缩或麻木，体位性低血压，膀胱张力减弱，便秘或麻痹性肠梗阻。一般指（趾）端麻木可以不停药，如果出现末梢感觉消失则为停药指征，以避免发生运动性神经病。停药后感觉异常多可自行恢复，一般需要1~2个月或更长。化疗药神经毒性的中医治疗以益气养血，活血化瘀为法。

1. 气虚失运证

证候：手足麻木，犹如虫行，面色苍白，自汗，气短乏力，嗜卧懒言，易感冒，大便稀溏，舌淡，舌体胖大，苔薄白，脉弱。

基本治法：益气健脾。

方药运用：补中益气汤（《脾胃论》）加减。

人参5g，白术10g，黄芪30g，当归10g，甘草10g，升麻5g，柴胡10g，熟地12g。

2. 血虚不荣证

证候：手足麻木，面色无华，眩晕，心悸，失眠。爪甲不荣，舌质淡，脉细。

基本治法：养血和营。

方药运用：四物汤（《太平惠民和剂局方》）加减。

当归10g，川芎6g，熟地12g，赤芍10g，炙黄芪30g。

3. 痰瘀阻滞证

证候：四肢麻木日久，或固定一处，或全然不知痛痒，舌有瘀点或瘀斑，舌苔腻，脉沉涩。

基本治法：化痰活血。

方药运用：桃红四物汤（《医垒元戎》）合二陈汤（《太平惠民和剂局方》）加减。

桃仁5g，红花3g，当归6g，川芎5g，熟地12g，赤芍6g，半夏10g，陈皮10g，茯苓15g，甘草10g，生姜3片。

（7）脱发

部分化疗药，尤其蒽环类药物常引起脱发，严重者甚至全秃。化疗药作用于毛囊，引起暂时性脱发。表现为头发减少，稀疏，部分脱发或全秃，体毛脱落。停药后 1～2 个月均可恢复再生，并恢复至原来头发的质地、密度和颜色，再生的头发可更黑、更好。中医治疗化疗引起的脱发以益气健脾、养血生发、滋养肝肾为主。

1. 中气不足证

证候：脱发，面色黄白，倦怠乏力，神疲纳少，大便溏，脉细弱或大而无力，舌质淡，边有齿痕，苔薄，脉弱。

基本治法：益气健脾。

方药运用：补中益气汤(《脾胃论》)。

人参 5g，白术 10g，黄芪 30g，当归 6g，甘草 10g，升麻 5g，柴胡 10g，熟地 15g。

2. 血虚不荣证

证候：脱发，手足麻木，形瘦色苍，面唇淡白无华，眩晕，心悸，失眠，爪甲不荣，舌淡，脉细。

基本治法：养血生发。

方药运用：四物汤(《太平惠民和剂局方》)。

当归 10g，川芎 6g，熟地 15g，赤芍 6g。

3. 肝肾阴虚证

证候：脱发，失眠，五心烦热，眩晕耳鸣，急躁易怒，腰痛遗精，舌红少津，少苔或无苔，脉细数。

基本治法：滋养肝肾。

方药运用：六味地黄丸(《小儿药证直诀》)。

熟地 15g，山药 20g，山茱萸 15g，茯苓 15g，泽泻 15g，丹皮 10g。

(八) 肺毒性

BLM、PYM、PEP、BCN、CTX、MTX、PCZ、MMC、CCNU、Me - CCNU、HN_2、MEL、NVB、Cyclo - C、6 - MP、Ara - C、VM - 26、BUS、CB - 1348 等有时可出现肺毒性，主要症状包括胸闷、气短等，并发感染可出现咳嗽、咳痰。中医治疗宜健脾益气，祛痰降逆，养阴润肺，温补脾肾。

1. 肺脾气虚证

证候：咳嗽，喘促，气短乏力，自汗畏风，食少，大便稀溏，舌淡，苔薄白，脉弱。

基本治法：健脾益气，补土生金。

方药运用：补中益气汤(《脾胃论》)。

党参 15g，炙黄芪 30g，甘草 10g，升麻 5g，柴胡 10g，白术 15g，陈皮 10g。

2. 痰湿壅肺证

证候：咳嗽，喘促，痰多而黏，咯吐不利，胸中满闷，恶心欲吐，苔白腻，脉滑。

基本治法：祛痰降逆，宣肺平喘。

方药运用：三子养亲汤(《韩氏医通》) 合二陈汤(《太平惠民和剂局方》)。

半夏 10g，陈皮 10g，茯苓 15g，甘草 10g，生姜 3 片，白芥子 10g，莱菔子 15g，苏子 10g。

3. 肺阴虚证

证候：干咳无痰，或痰少，气短，口干咽燥，或咳痰带血，舌红少津，少苔或无苔，脉细数。

基本治法：养阴润肺。

方药运用：百合固金汤（《医方集解》引赵蕺庵方）。

百合 30g，生地 12g，熟地 12g，玄参 15g，贝母 10g，桔梗 10g，甘草 10g。

4. 肺肾两虚证

证候：胸满气短，言语低怯，动则气喘，或见面目浮肿，舌淡，苔薄，脉弱。

基本治法：补益肺肾，止咳平喘。

方药运用：人参蛤蚧散（《卫生宝鉴》）。

人参 5g，蛤蚧 1 对，茯苓 15g，甘草 10g，贝母 10g，知母 10g，桑白皮 15g。

5. 脾肾阳虚证

证候：胸闷气短，呼多吸少，动则气喘，面色㿠白，畏寒肢冷，腰膝酸软，小便清长或失禁，舌淡，脉微细。

基本治法：温补脾肾。

方药运用：金匮肾气丸（《金匮要略》）。

附子（先煎）5g，桂枝 5g，熟地 15g，山药 20g，山茱萸 15g，茯苓 15g，泽泻 15g，丹皮 10g。

（九）局部反应

有些刺激性强的抗癌药，如长春花碱类、蒽环类药物等，使用不当可引起栓塞性静脉炎。其主要表现为化疗药使用静脉部位疼痛，皮肤发红，以后沿静脉皮肤色素沉着，脉管呈索条状变硬或导致静脉栓塞。当化疗药物漏入皮下即可引起局部皮下组织的化学性炎症，表现为漏药部位红肿、疼痛严重，如漏药当时未作处理可引起局部皮肤坏死，形成溃疡。

1. 热毒蕴结证

证候：化疗药使用静脉部位疼痛，皮肤发红。

基本治法：清热解毒抗癌。

方药运用：二黄二香散（《温病条辨》）。

黄连 10g，黄柏 10g，大黄 10g，乳香、没药各 5g，用细茶汁调制，外敷。

2. 脉络阻滞证

证候：化疗药使用静脉部位疼痛，脉管呈索条状变硬。

基本治法：活血化瘀。

方药运用：七厘散（《良方集腋》）。

朱砂5g，乳香5g，没药5g，红花3g，冰片3g，麝香1g，儿茶5g，血竭5g等。研面温水调成糊状，适量涂于患部。

3. 瘀血阻络证

证候：局部皮肤坏死，形成溃疡。

基本治法：生肌长肉，去腐生新。

方药运用：生肌玉红膏（《外科正宗》）。

当归20g，白芷5g，甘草12g，紫草2g，血竭4g，轻粉4g，白蜡20g，麻油500g。先将前四味入油内浸3日，入锅内慢火熬微枯，去渣，复入锅内煎滚，入血竭化尽，次入白蜡，微火化开。候片刻，再加轻粉搅匀，将膏涂于纱布上敷于患处。

二、放疗副反应的中医治疗

X射线、γ射线都属于电磁辐射，又称光子，X线来自X线机直线加速器，而γ线来自人工的核素。X线是目前放疗中应用最广泛的一种射线。能量低于1MeV的X线因骨吸收多，皮肤表面剂量高，临床已极少使用，广泛应用的是4~25MeV的X线。快中子的放疗及伽马刀属于一门崭新的学科——立体定向放射外科。全身伽马刀于1997年问世，将伽马刀的适应证扩展到全身。

不管采用哪种放疗，都会对机体造成一定的损伤，因此，早在20世纪70年代就已开始应用中医药配合放疗的增效减毒研究，经过30余年的临床及实验研究，已取得令人满意的疗效，得到了医学界的认同。放疗已经成为恶性肿瘤治疗中的主要手段之一。

（一）不同部位放疗过程中中医药预防毒副反应

1. 脑部放疗

（1）肝阳上亢证

证候：眩晕耳鸣，头胀痛，易怒，失眠多梦，脉弦。

基本治法：平肝潜阳。

方药运用：天麻钩藤饮（《杂病证治新义》）加减。

天麻10g，钩藤15g，石决明10g，益母草15g，杜仲10g，桑寄生15g，牛膝6g，夜交藤20g，茯神15g，黄芩10g，浮萍15g，苏木6g。

（2）痰浊内蕴证

证候：眩晕，四肢倦怠，头重如蒙，胸闷，时吐痰涎，少食多寐，舌体胖大，苔白厚而润，脉滑。

基本治法：燥湿化痰。

方药运用：半夏白术天麻汤（《医学心悟》）。

半夏10g，白术10g，天麻10g，茯苓15g，陈皮10g，甘草10g，生姜3片，大枣3个。

（3）瘀血阻络证

证候：眩晕，头痛，健忘，失眠，心悸，精神不振，面或唇紫暗，舌有瘀点或紫斑，舌下脉络迂曲，脉涩。

基本治法：活血化瘀。

方药运用：血府逐瘀汤(《医林改错》)。

当归10g，熟地15g，桃仁6g，红花3g，赤芍5g，枳壳5g，甘草10g，柴胡6g，川芎6g，桔梗6g，牛膝10g。

(4) 肾精不足证

证候：眩晕，精神萎靡，腰膝酸软，或遗精，滑泄，耳鸣，发落齿摇，舌嫩红，少苔或无苔，脉细。

基本治法：补肾填精。

方药运用：河车大造丸(《扶寿精方》)。

党参15g，茯苓15g，熟地15g，麦门冬15g，天冬15g，紫河车10g，龟板（先煎）15g，杜仲10g，牛膝10g，黄柏10g。

2. 胸部放疗

(1) 痰湿内蕴证

证候：咳嗽多痰，倦怠乏力，头重如蒙，少食，多寐，舌胖，苔白厚而润，脉弦滑。

基本治法：燥湿化痰。

方药运用：二陈汤(《太平惠民和剂局方》) 加味。

半夏10g，陈皮10g，茯苓15g，甘草10g，川贝母10g，苍术10g。

(2) 肺脾气虚证

证候：咳嗽，声低无力，痰多清稀，气短，神疲乏力，畏风，自汗，易于感冒，舌淡，苔白，脉弱。

基本治法：健脾补肺。

方药运用：补肺汤(《永类钤方》)。

人参3g，黄芪30g，熟地12g，五味子10g，桑白皮15g，紫菀10g。

(3) 瘀血阻络证

证候：胸部刺痛，痛有定处，面或唇紫暗，舌有瘀点或瘀斑，舌下脉络迂曲，脉细涩。

基本治法：活血化瘀。

方药运用：血府逐瘀汤(《医林改错》)。

当归10g，生地12g，桃仁6g，红花3g，赤芍5g，枳壳6g，甘草10g，柴胡6g，川芎6g，桔梗6g，牛膝10g。

(4) 胸阳不振证

证候：胸痛，胸闷，畏寒，四肢欠温，舌淡，苔白，脉弱。

基本治法：补益阳气。

方药运用：瓜蒌薤白桂枝汤(《金匮要略》)。

瓜蒌 15g，薤白 10g，桂枝 6g，枳壳 6g，厚朴 10g。

3. 腹部放疗

（1）瘀阻肠络证

证候：面色晦暗，针刺样痛，痛处不移，入夜更甚，爪甲有瘀点，舌质紫暗，有瘀点或瘀斑，脉涩。

基本治法：化瘀通络。

方药运用：少腹逐瘀汤（《医林改错》）。

蒲黄炭 10g，五灵脂 3g，当归 10g，川芎 5g，延胡索 10g，没药 3g，桂心 5g，小茴香 6g，干姜 6g。

（2）湿热内蕴证

证候：腹胀痛，口渴不欲饮，口黏腻，小便短赤，腹泻，苔黄腻，脉滑数。

基本治法：清热利湿。

方药运用：葛根芩连汤（《伤寒论》）。

葛根 15g，黄芩 10g，黄连 10g，甘草 6g。

（3）脾胃虚弱证

证候：面色萎黄，饮食减少，食后脘闷不舒，神疲乏力，大便溏泄，或完谷不化，舌淡，苔白，脉弱。

基本治法：健脾益气。

方药运用：参苓白术散（《太平惠民和剂局方》）。

人参 6g，白术 10g，茯苓 15g，甘草 6g，砂仁（后下）5g，陈皮 10g，桔梗 10g，扁豆 10g，山药 15g，莲子肉 10g，薏苡仁 15g。

（4）肾气不足证

证候：形寒肢冷，腰膝酸软，五更泄泻，舌淡，苔白，脉沉细。

基本治法：补肾固涩。

方药运用：四神丸（《内科摘要》）。

补骨脂 10g，肉豆蔻 10g，吴茱萸 6g，五味子 10g。

（二）不同部位放疗后的中医治疗

常见的放疗后的表现有骨髓抑制、放射性肺炎、皮肤损伤、脑部损伤、膀胱损伤、脊髓损伤。中医认为，放射线的杀伤作用是一种热毒邪气，表现为热毒伤阴、气虚血瘀、瘀毒化热等证。

1. 骨髓抑制

（1）脾胃虚弱证

证候：面色萎黄，精神倦怠，短气懒言，心悸，不思饮食，食后脘腹痞满，嗳气不舒，或时吐清水痰涎，肠鸣便溏，肌肉瘦削，舌淡胖或有齿痕，苔薄白，脉缓弱。

基本治法：健脾养胃补血。

方药运用：四君子汤(《太平惠民和剂局方》) 加减。

党参 15g，白术 15g，茯苓 15g，薏苡仁 15g，陈皮 10g，鸡血藤 30g。

（2）气血双亏证

证候：面色少华，头晕目眩，倦怠乏力，口淡乏味，胃纳不佳，舌淡，苔白，脉虚大或细。

基本治法：益气养血。

方药运用：八珍汤(《正体类要》) 加减。

党参 12g，白术 10g，熟地 12g，当归 10g，茯苓 15g，白芍 15g，黄芪 30g，苏木 6g，补骨脂 10g，生甘草 10g，鸡血藤 30g，阿胶珠 20g。

（3）精亏血少证

证候：形体虚弱，眩晕耳鸣，眼花，精神萎靡，腰膝酸软，发落齿摇，手足麻木，舌嫩红，少苔或无苔，脉细或弱或细数。

基本治法：补肾填精生血。

方药运用：河车大造丸(《扶寿精方》)。

紫河车 10g，生地 15g，人参 3g，龟板（先煎）15g，杜仲 10g，牛膝 6g，麦冬 15g，黄柏 10g。

（4）津枯血亏证

证候：口燥咽干，肌肤干燥，尿少，大便秘结，舌红干，苔少，脉细。

基本治法：生津润燥。

方药运用：生脉散(《内外伤辨惑论》) 加减。

党参 10g，麦冬 10g，五味子 6g，黄精 12g，生地 15g，石斛 6g 等。

（5）瘀阻血亏证

证候：面色或唇色紫暗，舌有紫斑或瘀点，舌下脉络迂曲，脉涩。

基本治法：活血生血。

方药运用：桃红四物汤(《医垒元戎》)。

桃仁 6g，红花 3g，当归 10g，熟地 15g，赤芍 6g，川芎 5g。

2. 放射性肺炎

主要表现为早期的急性放射性肺炎和后期的放射性纤维化。辨证分型常见有：

（1）痰湿蕴肺证

证候：咳嗽多痰，倦怠乏力，头重如蒙，少食多寐，舌胖，苔白厚而润，脉滑。

基本治法：宣肺化痰。

方药运用：二陈汤(《太平惠民和剂局方》) 加减。

半夏 10g，陈皮 10g，茯苓 15g，甘草 10g，乌梅 1 个，杏仁 10g，水红花子 10g。

（2）瘀血阻肺证

证候：咳嗽，胸部刺痛，痛有定处，唇色紫暗，舌有瘀点或瘀斑，舌下脉络迂曲，脉涩。

基本治法：活血化瘀。

方药运用：血府逐瘀汤（《医林改错》）加减。

当归10g，熟地12g，桃仁6g，红花3g，赤芍5g，枳壳5g，甘草10g，柴胡10g，川芎6g，桔梗10g，牛膝6g，水红花子10g。

（3）肺脾气虚证

证候：咳嗽，声低无力，痰多清稀，气短，神疲乏力，畏风，自汗，易于感冒，舌淡，苔白，脉弱。

基本治法：健脾补肺。

方药运用：补肺汤（《永类钤方》）加减。

人参3g，炙黄芪30g，熟地15g，五味子10g，桑白皮15g，鼠妇10g，紫菀10g。

（4）肺阴虚证

证候：干咳无痰，或痰少不爽，口干舌燥，或见咯血，舌红，少苔或无苔，脉细。

基本治法：养阴润肺。

方药运用：百合固金丸（《医方集解》引赵蕺庵方）加减。

百合30g，生地15g，熟地15g，玄参15g，贝母10g，桔梗10g，甘草10g，麦门冬15g，山药15g，当归10g。

（5）肺肾气虚证

证候：咳嗽，喘憋，形寒肢冷，腰膝酸软，泄泻，舌淡，苔白，脉沉细。

基本治法：补肾纳气。

方药运用：肾气丸（《金匮要略》）。

熟地15g，牡丹皮10g，山药15g，山茱萸15g，泽泻15g，茯苓15g，附子（先煎）6g，肉桂6g。

3. 皮肤损伤

（1）热毒蕴结证

证候：放疗部位疼痛，皮肤发红。

基本治法：清热解毒。

方药运用：黄连膏（《医宗金鉴》）。

黄连3g，当归6g，黄柏3g，生地10g，姜黄3g，麻油120g。将前五味药浸入麻油内，一天后，用文火熬煎至药枯，去渣沥清，再加入黄蜡40g，文火徐徐收膏，用时，将膏涂在纱布上，敷于患处。

（2）阴津亏耗证

证候：口燥咽干，肌肤干燥，尿少，大便秘结，舌红干，苔少，脉细。

基本治法：养阴生津。

方药运用：四阴煎（《景岳全书》）。

沙参15g，麦门冬15g，百合30g，白芍15g，茯苓15g，生地15g，生甘草15g。

（3）瘀血阻络证

证候：局部皮肤坏死，形成溃疡。

基本治法：生肌长肉，去腐生新。

方药运用：生肌玉红膏（《外科正宗》）。

当归20g，白芷5g，甘草12g，紫草2g，血竭4g，轻粉4g，白蜡20g，麻油500g。先将前四味入油内浸3日，入锅内慢火熬微枯，去渣，复入锅内煎滚，入血竭化尽，次入白蜡，微火化开。候片刻，再加轻粉搅匀，将膏涂于纱布上敷于患处。

4. 脑部损伤

（1）肝阳上亢证

证候：眩晕耳鸣，头胀痛，易怒，失眠多梦，脉弦。

基本治法：平肝潜阳。

方药运用：天麻钩藤饮（《杂病证治新义》）。

天麻10g，钩藤15g，石决明15g，杜仲10g，桑寄生15g，牛膝10g，夜交藤20g，茯苓15g，益母草15g。

（2）痰浊内蕴证

证候：眩晕，倦怠乏力，头重如蒙，胸闷，时吐痰涎，少食，多寐，舌体胖大，苔白厚而润，脉滑。

基本治法：燥湿化痰。

方药运用：半夏白术天麻汤（《脾胃论》）。

半夏10g，白术12g，天麻10g，茯苓15g，苍术10g，黄柏10g，太子参15g，生黄芪30g，麦芽30g，神曲20g。

（3）瘀血阻络证

证候：眩晕，头痛，或兼见健忘，失眠，精神不振，面色或唇色紫暗，舌有瘀点或瘀斑，舌下脉络迂曲，脉涩。

基本治法：活血化瘀。

方药运用：血府逐瘀汤（《医林改错》）。

当归10g，熟地12g，桃仁6g，红花3g，赤芍6g，枳壳6g，甘草10g，柴胡10g，川芎6g，桔梗6g，牛膝10g等。

（4）肾精不足证

证候：眩晕，精神萎靡，腰膝酸软，或遗精，滑泄，耳鸣，发落齿摇，舌嫩红，少苔或无苔，脉细。

基本治法：补肾填精。

方药运用：河车大造丸（《扶寿精方》）。

党参15g，茯苓15g，熟地15g，麦门冬15g，天冬15g，紫河车10g，龟板（先煎）

15g，杜仲 10g，牛膝 6g，黄柏 10g。

5. 膀胱损伤

（1）膀胱湿热证

证候：小便点滴不通，或量极少而短赤灼热，小腹胀满，口苦口黏，或口渴欲饮，或大便不爽，舌质红，苔黄腻，脉滑数。

基本治法：清热利湿。

方药运用：八正散（《太平惠民和剂局方》）。

车前草 15g，萹蓄 20g，瞿麦 10g，栀子 6g，滑石 15g，甘草 10g，大黄 6g。

（2）中气下陷证

证候：小腹坠胀，时欲小便而不得出，或量少而不畅，疲乏，食欲不振，气短，言语低怯，舌淡，苔薄，脉弱。

基本治法：益气健脾。

方药运用：补中益气汤（《脾胃论》）。

党参 15g，白术 15g，陈皮 10g，黄芪 30g，升麻 10g，柴胡 10g，当归 10g，熟地 15g。

（3）肾阴亏虚证

证候：时欲小便而不得出，咽干，五心烦热，舌红，少苔或无苔，脉细数。

基本治法：滋阴补肾。

方药运用：六味地黄丸（《小儿药证直诀》）。

熟地 15g，山药 15g，山茱萸 15g，茯苓 15g，泽泻 15g，丹皮 10g。

6. 脊髓损伤

（1）脾胃虚弱证

证候：四肢无力，胃纳不佳，食入难化，胸脘痞闷，面色少华，倦怠乏力，大便溏泄，舌质淡，苔薄白，脉弱。

基本治法：健脾和胃降逆。

方药运用：六君子汤（《太平惠民和剂局方》）。

党参 15g，白术 15g，茯苓 15g，甘草 10g，木香 10g，砂仁（后下）6g。

（2）精亏血少证

证候：四肢麻木，形体虚弱，眩晕耳鸣，眼花，精神萎靡，腰膝酸软，发落齿摇，手足麻木，舌嫩红，少苔或无苔，脉细。

基本治法：补肾填精。

方药运用：河车大造丸（《扶寿精方》）。

紫河车 10g，熟地 15g，人参 3g，龟板（先煎）15g，杜仲 10g，牛膝 6g，麦冬 15g，黄柏 10g。

（3）痰瘀阻滞证

证候：四肢麻木日久，或固定一处，或全然不知痛痒，舌有瘀点或瘀斑，苔腻，脉沉涩。

基本治法：化痰活血。

方药运用：桃红四物汤(《医垒元戎》）和二陈汤(《太平惠民和剂局方》）加减。

桃仁 6g，红花 3g，当归 10g，川芎 5g，熟地 15g，赤芍 5g，半夏 10g，陈皮 10g，茯苓 15g，甘草 10g。

三、各家经验

1. 李连华诊治经验

李连华等用益气养阴汤治疗鼻咽癌，具体药物为太子参 30g，玄参、麦门冬、生地、女贞子各 15g，石斛、天花粉各 20g，白花蛇舌草、半枝莲各 30g，甘草 6g。鼻塞者加苍耳子、辛夷各 10g；涕中带血者加仙鹤草、旱莲草、侧柏叶各 15g；头痛者加白芷、羌活各 10g、面麻、舌歪、复视者加蜈蚣 5 条、僵蚕 6g、钩藤 15g，颈淋巴结肿大者加南星 20g，夏枯草 20g，生牡蛎 30～60g；咽喉肿痛者加射干、牛蒡子、山豆根各 10g，胖大海 5 枚；咳嗽无痰者加北沙参 30g，百合 20g，川贝母 10g，桔梗 10g，舌质红绛或青紫，舌尖边瘀点或瘀斑者加丹参、赤芍各 10g，红花 6g；气血虚者加何首乌、黄精各 20g，补骨脂 15g，鸡血藤、黄芪各 30g。治疗结果：138 例中存活 3 年以上 120 例，存活 5 年以上 93 例。

2. 潘明继诊治经验

潘明继运用扶正生津汤治疗鼻咽癌，具体药物为白花蛇舌草、白毛藤各 25g，生地、丹参、党参、生黄芪各 15g，麦门冬、天冬、白茅根、茯苓、女贞子各 12g，沙参、白术各 10g。脾胃虚寒酌减麦门冬、白茅根、茯苓、生地、玄参、天冬，加大枣、砂仁、丁香；气血两虚，白细胞降低酌减麦门冬、白茅根、玄参、天冬，加枸杞子、紫河车、熟地、鸡血藤，重用黄芪；头痛者酌减白花蛇舌草、白茅根、玄参，加川芎、独活、防风、藁本、菊花；发烧加黄芩、青蒿、连翘、石膏；食欲不振加麦芽、山楂、建曲、鸡内金、芡实；便秘加瓜蒌、麻仁、大黄；失眠、烦躁加五味子、杏仁、珍珠母。治疗结果：400 例 5 年生存率为 57%，10 年生存率 32%，且比单纯组的副反应发生例数少，程度亦轻，并能减轻、减少远期后遗症。

3. 陈成钦诊治经验

陈成钦对 314 例鼻咽癌放疗加中药治疗，每天放疗前 1 小时肌注地龙注射液 2ml，每周 5 次，复方丹参片每次 3 片，每日 3 次，野木瓜注射液 1ml 加生理盐水稀释 10 倍后滴鼻，每次 2～3 滴，每日 3 次。其中原发灶全消率 92.04%，与对照组相比有显著性差异。

4. 凌昌全诊治经验

凌昌全等应用四生汤预防鼻咽癌放疗的副反应。四生汤（生黄芪、生薏苡仁、生白术、生地），口干加麦门冬、天冬，乏力加党参、茯苓、甘草，咽痛加薄荷、射干、牛蒡子，纳呆加山药、鸡内金、焦三仙。对照组用不含四生汤的随证加减方。治疗组放疗完成率 97.4%，体重下降指数为 0.08，而对照组为 0.159，差异明显。

5. 于尔辛诊治经验

于尔辛对228例肝癌患者采用移动放射法进行放疗，同时常规应用中药，1、3、5年生存率分别为59.64%、34.85%和25.41%。放疗结合健脾理气中药者，5年生存率为42.97%，而放疗结合非健脾理气中药者，5年生存率仅为14.48%。中位生存期差异明显，前者为53.4个月，而后者仅为14.48个月。

6. 中山医科大学肿瘤医院中医科诊治经验

中山医科大学肿瘤医院中医科用放疗合并活血化瘀中药治疗182例鼻咽癌患者，其中放疗后出现青紫舌者87例，非青紫舌者95例。两组的病期分布基本一致。青紫舌者用活血化瘀中药丹参、赤芍、桃仁治疗，1年内青紫舌全部消退者43例（49.4%），其5年生存率79.1%，10年生存率69.8%。1年后青紫舌部分消退或不退者44例（49%），其5年生存率36.4%，10年生存率20.5%。经统计学处理后差异明显（P<0.01）。鼻咽癌患者放疗后出现青紫舌者，复发率明显高于非青紫舌者，5年生存率也明显低于非青紫舌者，且肺、肝转移较多。采用活血化瘀中药治疗后，青紫舌1年内消退者5、10年生存率明显高于青紫舌不退或1年后青紫舌才退者。因此，对放疗期间或放疗后出现青紫舌者，用活血化瘀法进行治疗，对预后有重大意义。

7. 廖遇平诊治经验

廖遇平用通窍活血汤配合放疗治疗鼻咽癌，观察活血中药的增敏作用。处方：当归、川芎、桃仁、红花、赤芍、莪术、白芷各5g，蚤休、山豆根各10g，生姜3片，大枣5枚。每日1剂，早晚分服。中药加放疗组（中放组）31例，对照组（单纯放疗组）26例。^{60}Co剂量达到45Gy后，中放组肿瘤消失明显优于对照组（P<0.01）。证明活血化瘀中药对放疗有增敏作用。

附 录

中药新药治疗原发性支气管肺癌的临床研究指导原则

原发性支气管肺癌，又称肺癌，是最常见的恶性肺肿瘤。本病相当于中医的肺积、息贲等病症。

基本原则

一、案例选择标准

（一）诊断标准

1. 西医诊断标准

（1）临床诊断

符合下列各项之一者，可以确立临床诊断。

①有或无症状及体征，X线胸片见肺部有孤立性结节或肿块阴影，其边缘呈脑回状、分叶和细毛刺状，并在短期内（2~3个月）逐渐增大者，尤以经过短期积极药物治疗后可排除结核或其他炎性病变者。

②节段性肺炎在短期内（一般为2~3个月）发展为肺叶不张；或肺叶不张在短期内发展为全肺叶不张者；或在其相应部位的肺根部出现肿块，特别是生长性肿块者。

③上述肺部病灶伴有远处转移，邻近器官受侵或压迫症状表现者，如邻近骨破坏，肺

门或/和纵隔淋巴结明显增大，短期内发展的上腔静脉压迫综合征、同侧喉返神经麻痹（排除结核和主动脉病变后）以及颈部交感神经节（排除手术创伤后）、臂丛神经、膈神经侵犯症等。

（2）细胞学诊断

痰液、纤维支气管镜毛刷、抽吸、冲洗等获得细胞学标本，镜下所见符合肺癌细胞学标准者，诊断可以确立。须注意除外上呼吸道甚至食管癌肿。

（3）病理学诊断

无明显可确认之肺外原发癌灶，必须符合下列各项之一者，方能确立病理学诊断。

①肺手术标本经病理、组织学证实者。

②行开胸探查、肺针穿刺或经纤维支气管镜检采得肺或支气管活检组织标本，经组织学诊断为原发性支气管肺癌者。

③颈和腋下淋巴结、胸壁、胸膜或皮下结节等转移灶活检，组织学表现符合原发性支气管肺癌，且肺或支气管壁内疑有肺癌存在，临床上又能排除其他器官原发癌者。

④经尸检发现肺有癌灶，组织学诊断符合原发性支气管肺癌者。

2. 中医辨证

（1）气虚痰湿证

咳嗽痰多，胸闷纳呆，神疲乏力，面色㿠白，大便溏薄，舌质淡胖，舌苔白腻，脉濡缓或濡滑。

（2）阴虚内热证

咳嗽无痰，或少痰，痰黄难咳，痰中带血，胸闷气促，心烦失眠，口干便秘，发热，舌质红，舌苔花剥，或光绛无苔，脉细数。

（3）气阴两虚证

咳嗽少痰，咳声低微，痰中带血，气促，神疲乏力，面色㿠白，恶风，自汗，或盗汗，口干不多饮，舌质红，苔薄，脉细弱。

（4）气滞血瘀证

咳嗽，痰中带血，气促，胸胁胀满或刺痛，大便干结，舌质有瘀斑或紫暗，舌苔薄白，脉弦或涩。

（5）热毒炽盛证

高热，气促，咳嗽，痰黄稠或血痰，胸痛，口苦，口渴欲饮，便秘，尿短赤，舌质红，脉大而数。

3. 肺癌 TNM 分期标准（UICC，1985 年）

（1）肺癌国际分期 TNM 定义

T　代表原发肺部病灶，根据肿瘤的大小，对周围组织器官的直接侵犯与否及范围又可分为以下 7 类。

Tx　从支气管肺分泌物中找到恶性细胞，但 X 线胸片和支气管镜中不能发现病灶。

T0　根据转移性淋巴结或远处转移能肯定来自肺，但肺内未能找到原发病灶。

Tis　原位癌的病变局限于黏膜，未及黏膜下层者。

T1　肿瘤最大直径 <3cm，四周围以肺脏或脏层胸膜；在纤维支气管镜镜检时，病变范围的远端未侵犯到叶支气管。

T2　肿瘤最大直径 >3cm，或不论肿瘤大小但侵及脏层胸膜，或累及肺门区伴肺不张或阻塞性肺炎。支气管镜中显示肿瘤的近端在叶支气管以内或距离隆突至少 2cm。如有肺不张或阻塞性肺炎其范围应小于一侧全肺。

T3　不论肿瘤大小，有较局限的肺外侵犯，如胸壁（包括未侵及椎体的肺上沟癌）、横膈、纵隔胸膜、心包，而不侵及心脏、大血管、气管、食道和椎体，或肿瘤在主支气管内，距隆突 <2cm，但未侵及隆突者。T3 属手术切除之类。

T4　不论肿瘤大小，但有广泛的肺外侵犯，包括纵隔、心脏、大血管、气管、食道、椎体（包括肺上沟癌）、隆突和恶性胸腔积液。凡胸腔积液反复几次不能找到癌细胞，液体既非血性也非渗出液者，不能列为 T4。

N　代表区域性（即胸内）淋巴结的转移，根据受累淋巴结部位可分为以下 4 类。

N0　胸内无淋巴结转移。

N1　转移到或直接侵犯支气管旁或/和同侧肺门淋巴结。

N2　转移到同侧纵隔淋巴结和隆突下淋巴结。

N3　转移到对侧纵隔淋巴结或对侧肺门淋巴结，以及对侧或同侧的前斜角肌或锁骨上窝淋巴结。

M　代表远处转移。

M0　无远处转移。

M1　有远处转移，要标明转移部位。

（2）TNM 临床分期

隐匿癌　TxN0M0

0 期　TisN0M0

Ⅰ期　T1N0M0

　　　T2N0M0

Ⅱ期　T1N1M0

　　　T2N1M0

Ⅲa 期　T3N0M0

　　　　T3N1M0

　　　　T1～3N2M0

Ⅲb 期　任何 T，N3，M0

　　　　T4，任何 N，M0

Ⅳ期　任何 T，任何 N，M1

（二）试验案例标准

1. 案例纳入标准

（1）经病理学或细胞学证实为肺鳞癌、腺癌或大细胞癌、小细胞肺癌，已符合中医辨证的患者。

（2）不能手术的Ⅱ～Ⅳ期患者（包括经手术探查，未切除癌肿患者）。

（3）未经其他治疗，或经放化疗结束 2 个月以上者，或手术后复发者。

（4）体力状况（KNS）评分在 60 分以上者。

附：卡劳夫斯基（Karnofsky，KNS）评分法

一切正常，无不适或病征	100
能进行正常活动，有轻微病征	90
勉强可进行正常活动，有一些症状或体征	80
生活自理，但不能维持正常活动或积极工作	70
生活偶需帮助，但能照顾大部分私人的需求	60
需要颇多的帮助和经常的医疗护理	50
失去活动能力，需要特别照顾和帮助	40
严重失去活动能力，要住医院，但暂未有死亡威胁	30
病重，需住院及积极支持治疗	20
垂危	10
死亡	0

（5）估计能存活 3 个月以上者。

2. 案例排除标准（包括不适应证或剔除标准）

（1）有心、肝、肾等严重疾病患者，及其功能严重障碍者，精神病患者。

（2）行手术切除、放疗的肺癌患者，正进行化疗或放化疗结束不足 2 个月者。

（3）对本药过敏者，年龄在 18 周岁以下或 65 岁以上者。

（4）不符合纳入标准，未按规定用药，无法判断疗效或资料不全等影响疗效或安全性判断者。

二、观测指标

1. 安全性观测

（1）一般体检项目。

（2）血、尿、便常规化验。

（3）心、肝、肾功能检查。

2. 疗效性观测

（1）有关症状及体征、中医证候、体重、体力状况等。

（2）胸部 X 线或 CT 检查。

（3）血常规，肝肾功能及免疫功能检查。

（4）痰液中脱落细胞检查。

（5）纤维支气管镜检查。

（6）肺活组织检查。

（7）放射性核素肺扫描检查。

（8）其他如血清中生物活性物检查等。

以上（1）～（3）必做，其他可根据病证的需要及各医疗、科研单位条件选做。

三、疗效判定标准

1. 缓解率 X 线片中肿瘤最大直径乘以其垂直直径较治疗前缩小 50% 以上为有效，50% 以下为无效。根据吸收程度又可分为完全缓解（CR）：经 X 线片或/和支气管镜检查，病灶全部吸收者；部分缓解（PR）：病灶缩小≥50%；稳定（NR）：病灶缩小不到 50% 或扩大不足 25%；进展（PD）：病灶较治疗前扩大 25% 以上。

2. 生存时间（MST） 指治疗至死亡或末次随访的时间，常用中位数表示。

3. 带癌或无癌生存（NED） 应在治疗记录上注明，如死亡应写明死亡原因。

4. 显效时间 指治疗开始到肿瘤出现客观缩小（一般指 X 线胸片）的时间。

5. 复发时间（MRT） 指病灶经治疗显效至复发、长大的时间，常用中位数表示，如统计时仍未增大则用"＋"号表示（如"3＋月"）。

6. 健康状况的变化 以 Karnofsky 评分为指标，在治疗前及每个疗程治疗后均打分，描述治疗前后的变化。

7. 生存率 常用于小细胞肺癌化疗中的疗效评价，以 1、2 甚至 5 年生存率表示疗效，应采用生命表法计算，最好用 Kaplan - Meier 曲线表示，并经时序检验平衡其他可能影响因素。

对小细胞肺癌评价疗效时，最好做纤维支气管镜检查，证明是否为病理阴性，这是常用的评价 CR 方法之一。

四、观察、记录和总结的有关要求

按设计要求，统一表格，作出详细记录，认真写好病历。应注意观察不良反应或未预料到的毒副反应，并追踪观察。试验结束后，不能任意涂改病历，各种数据必须作统计学处理。

临床试验

一、Ⅰ期临床试验

其目的在于观察人体对新药的反应和耐受性，探索安全有效的剂量，提出合理的给药方案和注意事项。有关试验设计（包括受试对象，初试剂量确定），结果的观察与记录，不良反应的判断与处理，试验总结等具体事项，按《新药审批办法》的有关规定执行。

二、Ⅱ期临床试验

本期的两个阶段，即对照治疗试验阶段与扩大对照治疗试验阶段，可以同时进行。试验设计的要求按《新药审批办法》执行。

1. 试验单位应为 3~5 个，每个单位案例不少于 30 例。

2. 治疗组案例不少于 200 例，其中主要证候不少于 100 例。对照组另设。

3. 试验案例选择，全部采用住院案例。

4. 对照组的设立要有科学性。对照组与治疗组案例之比不低于 1：3，设立对照组的观察单位，对照组案例不少于 30 例。对照药物应择优选用公认治疗同类病证的有效药物。尽量采用双盲法。不合并放化疗时亦可自身对照。

5. 药物剂量可根据Ⅰ期临床试验结果或根据中医药理论和临床经验而定。以 2 个月为 1 疗程。治疗结束，再观察 1 个月，以判定近期疗效的肿瘤缓解情况。远期疗效与生存期应长期随访。

6. 若研制的新药既有抗癌作用，又可与放疗、化疗药物配合，有增加放、化疗的抗癌作用，则合并放化疗的例数均不得少于 100 例，并必须另设 100 例观察该药的抗癌作用。观察其增效作用的案例应以化疗药物或放疗作为对照组。

7. 试验的全部结果由临床研究负责医院汇总，进行统计学处理和评价，并写出正式的新药临床试验总结。

三、Ⅲ期临床试验

新药得到卫生部批准试生产或上市后一段时间应进行Ⅲ期临床试验，目的是对新药进行社会性考察和评价。观察项目同Ⅱ期临床试验，重点考察新药疗效的可靠性及使用后的不良反应。有关要求均按《新药审批办法》执行。

临 床 验 证

第四和第五类新药须进行临床验证，主要观察其疗效、不良反应、禁忌和注意事项等。

一、观察方法应采取分组对照的方法。改变剂型的新药，其对照品应采用原剂型药物；增加适应证的新药，应选择公认的治疗同类病证的有效药物进行对照。

二、观察例数不少于 100 例，其中主要证候不少于 50 例。对照组例数根据统计学需要而定。

三、临床验证设计与总结的要求与Ⅱ期临床试验相同。

承担中药新药临床研究医院的条件

一、临床试验、临床验证的负责医院应是卫生部临床药理基地；参加单位应以二甲以上医院为主。

二、临床研究的负责人应具备副主任医师（包括相当职称）以上职称，并对本病的研究有一定造诣。

中药新药治疗原发性肝癌的临床研究指导原则

原发性肝癌是指发生于肝细胞或肝内胆管细胞的恶性肿瘤。为我国常见的恶性肿瘤之一。本病相当于中医的肝积，积聚。

基 本 原 则

一、案例选择标准

（一）诊断标准

1. 西医诊断标准

（1）病理诊断

①肝组织学检查证实为原发性肝癌者。

②肝外组织的组织学检查证实为肝细胞癌者。

（2）临床诊断

①如无其他肝癌证据，AFP 对流法阳性或放射免疫法≥400ng/ml，持续 4 周以上，并能排除妊娠、活动性肝病、生殖腺胚胎源性肿瘤及转移性肝癌者。

②有或无临床表现，B 超、CT 等影像学检查有明确肝内实质性占位病变，能排除肝血管瘤和转移性肝癌，并具有下列条件之一者：

a. AFP≥200ng/ml 或 γ – GT 明显增高。

b. 典型的原发性肝癌影像学表现。

c. 无黄疸而 AKP 或 γ – GT 明显增高。

d. 远处有明确的转移性病灶，或有血性腹水，或在腹水中找到癌细胞。

e. 明确的乙型肝炎标志阳性的肝硬化。

2. 中医辨证

（1）脾虚肝郁证

两胁胀痛，嗳气纳呆，泛吐酸水，舌淡，苔薄白，脉弦。

（2）气滞血瘀证

右胁下积块，按之质硬，胀痛或刺痛，窜及两胁，舌质紫暗或有瘀斑，苔薄白，脉弦或涩。

（3）湿热蕴结证

右胁下积块，增大较快，发热，口苦口干，或面目黄如橘子色，小便短赤，大便干或溏，舌红苔黄腻，脉弦滑数。

（4）湿瘀搏结证

右胁下积块，质硬，腹痛且胀，按之如囊裹水，小便少，或面目黄而晦暗，舌质暗淡，苔白腻滑，脉沉濡。

（5）肝肾阴虚证

右胁下积块疼痛，低热或午后潮热，五心烦热，或手足心热，口干喜饮，舌红少苔，脉弦细数。

3. 临床分期标准

Ⅰ期：无明确肝肿瘤症状、体征，CT、B超发现单个结节，直径小于5cm者。

Ⅱ期：症状较轻，一般情况尚好，超过Ⅰ期标准而无Ⅲ期证据者。

Ⅲ期：有明显恶病质，黄疸，腹水或肝外转移之一者。

（二）试验案例标准

1. 案例纳入标准

明确诊断为原发性肝癌，符合中医辨证标准，预计生存期在2个月以上，受试者体力状况尚好，可纳入试验。

2. 案例排除标准（包括不适应证或剔除标准）

（1）继发性肝癌患者。

（2）合并心血管、肾脏等严重原发性疾病，精神病患者。

（3）年龄在18岁以下或65岁以上，妊娠期或哺乳期妇女，对本药过敏者。

（4）不符合纳入标准，未按规定用药，无法判断疗效或资料不全等影响疗效或安全性判断者。

二、观测指标

1. 安全性观测

（1）一般体检项目。

（2）血、尿、便常规化验。

（3）心、肝、肾功能检查。

2. 疗效性观测

（1）临床症状，如肝区疼痛、消化道症状、发热、上腹包块、出血现象、乏力消瘦等。

（2）临床体征，如肝肿大、脾肿大、腹水、黄疸、肝掌、蜘蛛痣及腹壁静脉扩张等。

（3）肝功能检查及有关酶学检查。

（4）甲胎蛋白测定。

（5）B超、CT、核磁共振或活体组织检查等（根据诊断标准内容，结合各单位条件选做）。

（6）有条件者，可做腹腔镜和肝穿刺检查。

三、疗效判定标准

中医药治疗原发性肝癌，在减轻症状、改善生活质量及延长生存期方面有显著优势。同时，对癌产生一定作用，如使癌灶消失、缩小、稳定或发展缓慢。因此，它不仅治"病"，更重要的是治"人"。根据这个特点，制订以下疗效标准。

1. 治后生存期（治后生存率）

这是作为疗效判定的主要标准。

所谓治后生存期，是指从治疗日开始，至死亡或末次随访日期为止。

观察各期原发性肝癌的治疗后 2 个月（仅限于Ⅲ期）、6 个月、1 年、2 年、3 年、4 年、5 年、5 年以上的生存期及生存率。

2. 生活质量标准

考虑到早期患者亦有无症状者，或各期症状表现的不同，无法统一，故采用生活质量，也有着概括"症状"的含义。

由于 Zubrod 及 Performance status 分级比较简单，为了更确切地观察新药的治"人"疗效，因此采用 Karnofsky 评分标准。

附：卡劳夫斯基（Karnofsky）评分标准

一切正常，无不适或病征	100
能进行正常活动，有轻微病征	90
勉强可进行正常活动，有一些症状或体征	80
生活自理，但不能维持正常活动或工作	70
生活仍需帮助，但能照顾大部分私人的需求	60
需要颇多的帮助和经常的医疗护理	50
失去活动能力，需要特别照顾和帮助	40
严重失去活动能力，要住医院，但暂未有死亡威胁	30
病重，需住院及积极支持治疗	20
垂危	10
死亡	0

3. 癌灶客观疗效判定标准

以肿瘤体积的变化作为衡量疗效的标准，其规定如下：

（1）完全缓解：可见肿瘤消失并持续 1 个月以上。

（2）部分缓解：肿瘤两个最大的相互垂直的直径乘积缩小 50% 以上，并持续 1 个月以上。

（3）稳定：肿瘤两个最大的相互垂直的直径乘积缩小不足 50%，增大不超过 25%，并持续 1 个月以上。

（4）恶化：肿瘤两个最大的相互垂直的直径乘积增大超过 25%。

四、观察、记录和总结的有关要求

按设计要求，统一表格，作出详细记录，认真写好病历。应注意观察不良反应或未预料到的毒副反应，并追踪观察。试验结束后，不能任意涂改病历，各种数据必须作统计学处理。

临 床 试 验

一、Ⅰ期临床试验

其目的在于观察人体对新药的反应和耐受性，探索安全有效的剂量，提出合理的给药方案和注意事项。有关试验设计（包括受试对象，初试剂量确定），结果的观察与记录，不良反应的判断与处理，试验总结等具体事项，按《新药审批办法》的有关规定执行。

二、Ⅱ期临床试验

本期的两个阶段，即对照治疗试验阶段与扩大对照治疗试验阶段，可以同时进行。试验设计的要求按《新药审批办法》执行。

1. 试验单位应为 3~5 个，每个单位案例不少于 30 例。
2. 治疗组案例不少于 200 例，其中主要证候不少于 100 例。对照组另设。
3. 试验案例选择，全部采用住院案例。
4. 对照组的设立要有科学性。对照组与治疗组例数之比不低于 1∶3。设立对照组的观察单位，对照组案例不少于 30 例。对照药物应择优选用公认治疗同类病证的有效药物。尽量采用双盲法。不合并放疗及化疗者，亦可自身对照。
5. 药物剂量可根据Ⅰ期临床试验结果或根据中医药理论和临床经验而定。Ⅰ~Ⅱ期患者以 2 个月为 1 疗程，Ⅰ期者随访应超过 2 年，Ⅱ期者超过 1 年。Ⅲ期案例 1 个月为 1 疗程，随访应超过 2 个月。
6. 若研制的新药既有抗癌作用，又可与放疗及化疗药物相结合，有抗癌增效作用，则合并放疗或化疗的例数均不得少于 100 例，必须另设 100 例观察该药的抗癌作用。观察其增效作用的案例，应以化疗药物或放疗作对照组。
7. 试验的全部结果由临床研究负责医院汇总，进行统计学处理和评价，并写出正式的新药临床试验总结。

三、Ⅲ期临床试验

新药得到卫生部批准试生产或上市后一段时间应进行Ⅲ期临床试验，目的是对新药进行社会性考查和评价。观察项目同Ⅱ期临床试验，重点考察新药疗效的可靠性及使用后的不良反应。有关要求均按《新药审批办法》执行。

临 床 验 证

第四和第五类新药须进行临床验证，主要观察其疗效、不良反应、禁忌和注意事项等。

一、观察方法应采取分组对照的方法，改变剂型的新药，其对照品应采用原剂型药物；增加适应证的新药，应选择公认的治疗同类病证的有效药物进行对照。

二、观察例数不少于100例，其中主要证候不少于50例。对照组例数根据统计学需要而定。

三、临床验证设计与总结的要求与Ⅱ期临床试验相同。

承担中药新药临床研究医院的条件

一、临床试验、临床验证的负责医院应是卫生部临床药理基地；参加单位应以二甲以上医院为主。

二、临床研究的负责人应具备副主任医师（包括相当职称）以上职称，并对本病的研究有一定造诣。

中药新药治疗卵巢癌的临床研究指导原则

卵巢癌是妇科发病率最高的恶性肿瘤。本病属于中医的癥瘕范畴。

基 本 原 则

一、案例选择标准

（一）诊断标准

1. 西医诊断标准

盆腔肿块迅速增大，伴有下腹痛及压痛，或合并腹水。妇科检查，子宫旁触及实体性肿物，多为双侧肿瘤，呈结节状。经腹腔镜检查，或后穹窿穿刺取出病变活体组织，或抽出腹水经检查，病理确诊为卵巢癌，包括卵巢上皮性囊腺癌（良性肿瘤恶变）、原发性囊腺癌、恶性畸胎瘤、颗粒细胞癌、生殖细胞癌、性腺母细胞瘤、继发性卵巢癌等。或经肿瘤手术后病理诊断确诊为卵巢癌者。

2. 中医辨证

（1）未手术和化疗者

①气滞证

情志不畅，心烦易怒，口苦咽干，胸胁作痛，少腹胀痛拒按，舌质暗，脉沉弦。

②血瘀证

腹部刺痛，积块坚硬，拒按，面色晦暗，形体消瘦，肌肤甲错，舌质暗有瘀斑，脉沉涩或细涩。

③痰湿证

面虚浮肿，身倦无力，腹胀胃满，腹部积块作痛，带下量多，舌质暗，舌苔白腻，脉细濡或沉滑。

（2）手术后或化疗后者

①气虚证

面色苍白，气促心慌，恶心呕吐，纳谷不香，便溏自汗，舌淡胖或有齿痕，苔薄或白腻，脉细小。

②阴虚证

头晕失眠，烘热盗汗，心烦口渴欲冷饮，口舌生疮，或鼻衄，小便赤，大便秘结，舌质红或绛，苔薄或剥脱，脉细数。

③气阴两虚证

消瘦困倦，面苍神疲，心悸气短，体力不支，动则汗出，纳呆，口干不多饮，舌质淡红，脉沉细弱。

3. 疾病轻重分级（临床分期）

参照国际妇产科联盟（FIGI）1975 年提出的分期：

Ⅰ期　肿瘤局限于卵巢。

Ⅰa　肿瘤局限于一侧卵巢，无腹水。

Ⅰb　肿瘤局限于两侧卵巢，无腹水。

Ⅰc　Ⅰa 或Ⅰb 兼有腹水，或腹水涂片癌细胞阳性。

Ⅱ期　肿瘤累及一侧或两侧卵巢，有盆腔内扩散。

Ⅱa　扩散累及子宫或输卵管。

Ⅱb　扩散累及其他盆腔组织。

Ⅱc　Ⅱa 或Ⅱb 兼有腹水或腹水涂片癌细胞阳性。

Ⅲ期　肿瘤Ⅱ期加盆腔以外腹腔内转移和/或腹膜后淋巴结或小肠网膜转移。

Ⅳ期　肿瘤累及一侧或两侧卵巢，有远处转移，腹水涂片癌细胞阳性或有肝实质转移。

（二）试验案例标准

1. 案例纳入标准

符合上述诊断和中医辨证标准者均可纳入，但对原发性卵巢癌和继发性卵巢癌，对手术后、化疗后和未经其他治疗者均须分别观察。

2. 案例排除标准（包括不适应证或剔除标准）

（1）正在进行化疗或放疗者。

（2）晚期病势危重者。

（3）年龄在 18 岁以下或 65 岁以上者，对本药过敏者。

（4）合并有心血管、肝、肾和造血系统等严重原发性疾病，精神病患者。

（5）凡不符合纳入标准，未按规定用药，无法判断疗效或资料不全等影响疗效或安全性判断者。

二、观测指标

1. 安全性观测

（1）一般体检项目。

（2）血、尿、便常规化验。

（3）心、肝、肾功能检查。

2. 疗效性观测

（1）临床症状变化情况。

（2）局部体征的变化。

（3）体重的改变。

（4）细胞学检查（后穹窿穿刺，细针抽吸腹水），找癌细胞。

（5）病变局部病理组织学检查。

（6）癌胚抗原。

（7）甲胎蛋白检测。

（8）绒毛膜促性腺激素及雌激素测定。

以上（1）～（5）必做，其他可根据病证的需要及各医疗、科研单位的条件选做。

三、疗效判定标准

1. 治后生存期（治后生存率）

此项作为疗效判定的主要标准，治后生存期指从治疗日开始，至死亡或末次随访日期为止，对各期卵巢癌手术、化疗后或不能承受手术、化疗者用中药治疗，观察1月、2月、3月、6月、1年、2年、3年、4年、5年、5年以上生存期及生存率。

生活质量标准按卡劳夫斯基（Karnofsky）评分法进行评定。

附：卡劳夫斯基（Karnofsky）评分标准

一切正常，无不适或病征	100
能进行正常活动，有轻微病征	90
勉强可进行正常活动，有一些症状或体征	80
生活自理，但不能维持正常活动或积极工作	70
生活偶需帮助，但能照顾大部分私人的需求	60
需要颇多的帮助和经常的医疗护理	50
失去活动能力，需要特别照顾和帮助	40
严重失去活动能力，要住医院，但暂未有死亡威胁	30
病重，需住院及积极支持治疗	20
垂危	10
死亡	0

2. 疗效判定标准

（1）显效：B超或CT随访中，癌灶缩小50%以上，并持续3个月以上。临床分期Ⅰ期持续5年以上，Ⅱ期持续3年以上，Ⅲ期持续1年以上者。

（2）有效：B超或CT随访中，癌灶缩小不足50%或稳定而持续6个月以上。Ⅰ期持续3年以上，Ⅱ期持续1年以上，Ⅲ期持续半年以上者。

（3）无效：癌灶扩大，生活质量下降。

四、观察、记录和总结的有关要求

按设计要求，统一表格，作出详细记录，认真写好病历。应注意观察不良反应或未预料到的毒副反应，并追踪观察。试验结束后，不能任意涂改病历，各种数据必须作统计学处理。

临 床 试 验

一、Ⅰ期临床试验

其目的在于观察人体对新药的反应和耐受性，探索安全有效的剂量，提出合理的给药方案和注意事项。有关试验设计（包括受试对象，初试剂量确定），结果的观察与记录，不良反应的判断与处理，试验总结等具体事项，按《新药审批办法》的有关规定执行。

二、Ⅱ期临床试验

本期的两个阶段，即对照治疗试验阶段与扩大对照治疗试验阶段，可以同时进行。试验设计的要求按《新药审批办法》执行。

1. 试验单位应为 3~5 个，每个单位案例不少于 30 例。

2. 治疗组案例不少于 200 例，其中主要证候不少于 100 例。对照组另设。

3. 试验案例选择，采用住院案例和门诊案例，住院案例不少于总例数的 2/3。门诊案例应严格控制可变因素。

4. 对照组的设立要有科学性。对照组与治疗组案例之比不低于 1∶3，设立对照组的观察单位，对照组案例不少于 30 例。对照药物应择优选用公认治疗同类病证的有效药物，尽量采用双盲法。

5. 药物剂量可根据Ⅰ期临床试验结果或根据中医药理论和临床经验而定。以 2~3 个月为 1 疗程。

6. 若研制的新药既有抗癌作用，又可与化疗药物或放疗相结合，有增加化疗或放疗的抗癌作用，则合并化疗或放疗的案例不得少于 100 例；必须另设 100 例观察该药的抗癌作用。观察其增效作用的案例以化疗药物或放疗作对照组。

7. 试验的全部结果由临床研究负责医院汇总，进行统计学处理和评价，并写出正式的新药临床试验总结。

三、Ⅲ期临床试验

新药得到卫生部批准试生产或上市后一段时间应进行Ⅲ期临床试验，目的是对新药进行社会性考察和评价。观察项目同Ⅱ期临床试验，重点考察新药疗效的可靠性及使用后的不良反应。有关要求均按《新药审批办法》执行。

临 床 验 证

第四和第五类新药须进行临床验证，主要观察其疗效、不良反应、禁忌和注意事项等。

一、观察方法应采取分组对照的方法。改变剂型的新药，其对照品应采用原剂型药物；增加适应证的新药，应选择公认的治疗同类病证的有效药物进行对照。

二、观察例数不少于 100 例，其中主要证候不少于 50 例。对照组例数根据统计学需要而定。

三、临床验证设计与总结的要求与 II 期临床试验相同。

承担中药新药临床研究医院的条件

一、临床试验，临床验证的负责医院应是卫生部临床药理基地；参加单位应以二甲以上医院为主。

二、临床研究的负责人应具备副主任医师（包括相当职称）以上职称，并对本病的研究有一定造诣。

中药新药治疗急性白血病的临床研究指导原则

白血病为造血系统中常见的恶性病变。其特点为异常白细胞的过度增生，体内各组织器官受到广泛的浸润，在疾病过程中发生严重的贫血、发热和出血。本病属于中医虚劳、积聚、血证等范畴。

基 本 原 则

一、案例选择标准

（一）诊断标准

1. 西医诊断标准

（1）急性非淋巴细胞白血病（ANLL）的细胞形态学分型（参照 1986 年天津白血病分类、分型讨论会标准）

①原粒细胞的形态分型

Ⅰ型：典型原粒细胞，胞浆中无颗粒。

Ⅱ型：有原粒细胞的特征，胞浆量少，有少量细小颗粒。

原单核细胞的形态也为Ⅰ、Ⅱ两型，标准与原粒细胞相似。

②ANLL 分型

a. 急性粒细胞白血病未分化型（M1）：骨髓中原粒细胞（Ⅰ＋Ⅱ型）≥90%（非红系细胞），早幼粒细胞很少，中性中幼粒细胞以下阶段不见或罕见。

b. 急性粒细胞白血病部分分化型（M2）：分为 2 亚型。

M2a：骨髓中原粒细胞（Ⅰ＋Ⅱ型）在 30%～90%（非红系细胞），单核细胞 <20%，早幼粒细胞以下阶段 >10%。

M2b：骨髓中异常的原始及早幼粒细胞明显增多，以异常的中性中幼粒细胞增生为主，其胞核常有核仁，有明显的核浆发育不平衡，此类细胞 >30%。

c. 急性颗粒增多的早幼粒细胞白血病（M3）：骨髓中以颗粒增多的异常早幼粒细胞增生为主，>30%（非红系细胞），其胞核大小不一，胞浆中有大小不等的颗粒。可分为 2 亚型。

粗颗粒型（M3a）：嗜苯胺蓝颗粒粗大、密集甚或融合。

细颗粒型（M3b）：嗜苯胺蓝颗粒密集而细小。

d. 急性粒 – 单核细胞白血病（M4）：依原粒和单核细胞系形态不同，可包括下列 4 种亚型。

M4a：原始和早幼粒细胞增生为主，原幼单和单核细胞 >20%（非红系细胞）。

M4b：原、幼单核细胞增生为主，原始和早幼粒细胞 >20% （非红系细胞）。

M4c：原始细胞既具粒系又具单核细胞系形态特征者 >30% 。

M4d：除上述特点外，有嗜酸颗粒粗大而圆，着色较深的嗜酸粒细胞占 5% ~ 30% 。

e. 急性单核细胞白血病（M5）：分为 2 亚型。

未分化型（M5a）：骨髓中原始单核细胞（Ⅰ + Ⅱ型，非红系细胞）≥80% 。

部分分化型（M5b）：骨髓中原始和幼稚细胞 >30% （非红系细胞），原单核细胞（Ⅰ + Ⅱ型）<80% 。

f. 红白血病（M6）：骨髓中红细胞系 >50% ，且常有形态学异常的原粒细胞（Ⅰ + Ⅱ型）或原始 + 幼单核细胞 >30% ；血片中原粒（Ⅰ + Ⅱ型）或原单细胞 >5% ，骨髓非红系细胞中原粒细胞（或原始 + 幼单核细胞）>20% 。

g. 巨核细胞白血病（M7）：分为以下 2 型。

未分化型：外周血有原巨核（小巨核）细胞，骨髓中原巨核细胞 >30% 。原巨核细胞由组化电镜或单克隆抗体证实；骨髓造血细胞少时往往干抽，活检有原始和巨核细胞增多，网状纤维增加。

分化型：骨髓及外周血中以单圆核和多圆核病态巨核为主。

（2）急性淋巴细胞白血病（ALL）的细胞形态学分型（参照 1980 年苏州全国白血病分类分型经验交流会标准）

第一型（L1）：原始和幼稚淋巴细胞以小细胞（直径可大至正常小淋巴细胞的两倍，约 12μm）为主；核圆型，偶有凹陷及折叠，染色质较粗，结构较一致，核仁少而小，不清楚；胞浆少，轻或中度嗜碱。过氧化物酶或苏丹黑染色阳性；原始细胞一般不超过 3% 。

第二型（L2）：原始和幼稚淋巴细胞以大细胞（直径可大于正常小淋巴细胞的两倍以上，>12μm）为主，核形不规则，凹陷和折叠常见，染色质较疏松，结构较不一致，核仁较清楚，一个或多个；胞浆量常较多，有些细胞深染。

第三型（L3）：原始和幼稚淋巴细胞大小较一致，以大细胞为主；核形较规则，染色质呈均匀细点状，核仁明显，一个或多个，呈小泡状；胞浆量较多，深蓝色，空泡常明显，呈蜂窝状。

2. 中医辨证

急性白血病主要临床表现为：发热，头晕，头痛，胸骨及四肢骨痛，贫血，出血，心悸，乏力，耳鸣，腰膝酸软，或伴癥瘕、痞块、瘰疬、痰核等。

（1）邪毒隐伏证

可无明显症状，或只有轻微周身不适，如疲乏无力，低热，肝脾轻度肿大，舌脉无明显变化。

（2）瘟毒入髓证

壮热，牙齿衄血，或舌有血泡，周身皮肤瘀点瘀斑，心烦，便秘，或贫血，骨痛，舌质红，苔黄，脉弦滑数。

（3）血瘀证

皮肤瘀斑，癥瘕痞块，瘰疬，痰核，伴有贫血，发热，头晕，乏力，舌质红，舌边有瘀点，苔黄腻，或黄白相间，脉滑数或弦数。

（4）气血两虚证

面色㿠白无华，心悸气短，神疲肢倦，食少纳呆，头晕目眩，舌质淡胖，苔白，脉细弱。

（5）阴阳两虚证

头晕乏力，面色无华，口干咽燥，头晕目眩，耳鸣，手足心热，或畏寒，腰膝酸软，男子遗精，女子月经不调，舌质淡嫩，少苔或无苔，脉虚或细数。

3. 中医症状轻重分级

见下表。

中医症状轻重分级表

症状	轻（＋）	中（＋＋）	重（＋＋＋）
癥瘕，瘰疬疼痛	呈胀闷隐痛，可以忍受，不需服药。	疼痛时间较长，超过4小时，偶需服药才缓解	反复发作，疼痛剧烈，需服药才能缓解
胸骨及四肢骨痛	偶觉隐痛，不需服药	疼痛时间较长，偶需服药才能缓解	呈持续性疼痛，疼痛剧烈，需服药才能缓解
头晕，乏力	偶感头晕，乏力	时常头晕，乏力	整日感到头晕，乏力
发热	偶有低热，不需服药	经常发热，偶需服药才能缓解	反复高热，需服药后才能缓解
出血	时有少量出血，一般不需用药	反复出血，量不多，偶需用药缓解	反复出血，量多，需用药才能缓解

（二）试验案例标准

1. 纳入案例标准

符合急性白血病西医诊断标准及中医辨证的患者，可纳入试验。

2. 排除案例标准（包括不适应证或剔除标准）

（1）年龄在18岁以下或65岁以上，妊娠或准备妊娠及哺乳期妇女，过敏体质及对本药过敏者。

（2）合并有其他心血管、脑血管、肝、肾及造血系统等严重原发性疾病，精神病患者。

（3）不符合纳入标准，未按规定用药，无法判断疗效，或资料不全等影响疗效或安全性判断者。

二、观察指标

1. 安全性观测

（1）一般体检项目。

（2）心、肝、肾功能检查。

（3）血、尿、便常规化验。

2. 疗效性观测

（1）相关症状及体征。

（2）末梢血象：每周检验1次。

（3）骨髓象。

三、疗效判定标准

1. 细胞形态疗效判定标准

（1）完全缓解

①骨髓象：原粒细胞Ⅰ+Ⅱ型（原单+幼单细胞或原淋+幼淋细胞）≤5%，红细胞及巨核细胞系正常。

M2b型——原粒Ⅰ型+Ⅱ型≤5%，中性、中幼粒细胞比例在正常范围。

M3型——原粒+早幼粒≤5%。

M4型——原粒Ⅰ、Ⅱ型+原单及幼单细胞≤5%。

M6型——原粒Ⅰ、Ⅱ型≤5%，原红+幼红以及红系细胞比例基本正常。

M7型——粒、红两系比例正常，原巨+幼巨细胞基本消失。

②血象：Hb≥100g/L（男）或90g/L（女），中性粒细胞绝对值≥1.5×10^9/L，血小板≥100×10^9/L，外周血分类中无白血病细胞。

③临床无白血病细胞浸润所致的症状和体征，生活正常或接近正常。

（2）部分缓解

骨髓原粒细胞Ⅰ+Ⅱ型（原单+幼单或原淋+幼淋）＞5%且＜20%，或临床表现、血象2项中有1项未达完全缓解标准者。

（3）未缓解

骨髓象、血象及临床表现3项均未达上述标准者。

2. 症状疗效判定标准

（1）显效：主要症状基本消失，或减轻2级以上。

（2）有效：主要症状减轻，无明显发热、出血、骨痛，痞块缩小，或症状减轻1级以上。

（3）无效：主要症状无变化，或反恶化。

四、观察、记录和总结的有关要求

按临床研究设计要求，统一表格，作出详细记录，认真写好病历，应注意观察不良反应，并追踪观察。试验结束后，不能任意涂改病历，各种数据必须作统计学处理。

临床试验

一、Ⅰ期临床试验

其目的在于观察人体对新药的反应和耐受性，探索安全有效的剂量，提出合理的给药方案和注意事项，有关试验设计（包括受试对象，初试剂量确定），结果的观察与记录，不良反应的判断与处理，试验总结等具体事项，按《新药审批办法》的有关规定执行。

二、Ⅱ期临床试验

本期的两个阶段，即对照治疗试验阶段与扩大对照治疗试验阶段，可以同时进行。试验设计的要求按《新药审批办法》执行。

1. 试验单位应为 3～5 个，每个单位案例不少于 30 例。

2. 治疗组案例不少于 300 例，其中主要病证不少于 100 例。对照组另设。

3. 试验案例选择，采用住院案例和门诊案例，住院案例不少于总例数的 2/3。门诊案例应严格控制可变因素。

4. 对照组的设立要有科学性。对照组与治疗组案例之比不低于 1∶3，设立对照组的观察单位，对照组案例不少于 30 例。对照药物应择优选用公认治疗同类病证的有效药物，尽量采用双盲法。

5. 药物剂量可根据Ⅰ期临床试验结果或根据中医药理论和临床经验而定。以 2 个月为 1 疗程，治疗结束再观察 1 个月。

6. 试验的全部结果由临床研究负责医院汇总，进行统计学处理和评价，并写出正式的新药临床试验总结。

三、Ⅲ期临床试验

新药得到卫生部批准试生产或上市后一段时间应进行Ⅲ期临床试验，目的是对新药进行社会性考察和评价。观察项目同Ⅱ期临床试验，重点考察新药疗效的可靠性及使用后的不良反应。有关要求均按《新药审批办法》执行。

临床验证

第四和第五类新药须进行临床验证，主要观察其疗效，不良反应，禁忌和注意事项等。

一、观察方法应采取分组对照的方法。改变剂型的新药，其对照品应采用原剂型药物；增加适应证的新药，应选择公认的治疗同类病证的有效药物进行对照。

二、观察例数不少于 100 例，其中主要病证不少于 50 例。对照组例数根据统计学需要而定。

三、临床验证设计与总结的要求与 Ⅱ 期临床试验相同。

承担中药新药临床研究医院的条件

一、临床试验、临床验证的负责医院应是卫生部临床药理基地；参加单位应以二甲以上医院为主。

二、临床研究的负责人应具备副主任医师（包括相当职称）以上职称，并对本病的研究有一定造诣。

中药新药治疗慢性白血病的临床研究指导原则

慢性白血病是一种与辐射、化学、病毒、遗传和激素等有密切关系的血液系统恶性疾患，其病变实质是造血干细胞水平上的异常增殖。本病属中医虚劳，癥瘕，积聚，血证等范畴。

基 本 原 则

一、案例选择标准

（一）诊断标准

1. 西医诊断标准

（1）慢性粒细胞白血病（慢性期，参照 1989 年贵阳第二届全国白血病治疗讨论会标准）

①贫血或脾大。

②外周血白细胞 $>30 \times 10^9/L$，粒系核左移，原粒 + 早幼粒 $<10\%$。

③外周血淋巴细胞 $<10\%$。

④骨髓粒系增生，以中间阶段细胞为主，原粒 + 早幼粒 $<15\%$，嗜碱性粒细胞增多。

⑤中性粒细胞碱性磷酸酶积分降低或消失。

⑥Ph 染色体阳性。

（2）慢性淋巴细胞白血病（CLL）

①临床表现

a. 可有疲乏、消瘦、低热、贫血或出血表现。

b. 可有淋巴结（包括颈部、腋窝、腹股沟等）及肝脾肿大。

②实验室检查

a. 外周血 WBC $>10 \times 10^9/L$，成熟淋巴细胞 $\geqslant 60\%$，成熟淋巴细胞绝对值 $>6 \times 10^9/L$，持续增高时间 $\geqslant 3$ 个月（每月至少检查 1 次 WBC 和分类）。可除外其他引起淋巴细胞增多的疾患，如病毒感染、传染性单核细胞增多症、结核等。

b. 骨髓增生活跃及以上，成熟淋巴细胞 $\geqslant 40\%$。

c. 组织学检查（骨髓，淋巴结，器官活检）显示以成熟淋巴细胞为主的浸润表现。

③可除外淋巴瘤合并白血病和幼淋细胞白血病

外周血成熟淋巴细胞绝对值持续增高而无其他原因能够解释者，应高度怀疑本病。在较长期观察下，仍高或继续增高，结合骨髓及其他上述所见，可诊断为本病。

2. 临床分期标准

（1）慢性粒细胞白血病（参照 1989 年贵阳全国第二届白血病治疗讨论会标准）

①慢性期

a. 临床表现：无症状或有低热，乏力，多汗，体重减轻等症状。

b. 血象：白细胞计数增高，主要为中性中、晚幼粒和杆状粒细胞。原始细胞（Ⅰ+Ⅱ型）≤10%，嗜酸粒细胞和嗜碱粒细胞增多，可有少量的有核红细胞。

c. 骨髓象：增生明显至极度活跃，以粒系增生为主，中晚幼粒和杆状核粒细胞增多。原始粒细胞（Ⅰ+Ⅱ型）≤10%。

d. 染色体：有 Ph 染色体。

e. CFU – GM 培养：集落或集簇较正常明显增加。

②加速期

具下列之 2 项者：

a. 不明原因的发热、贫血、出血加重和/或骨骼疼痛。

b. 脾脏进行性肿大。

c. 不是因为药物引起的血小板进行性降低或增高。

d. 原始细胞（Ⅰ+Ⅱ型）在血中及/或骨髓中>10%。

e. 外周血嗜碱粒细胞>20%。

f. 骨髓中显著的胶原纤维增生。

g. 出现 Ph 以外的其他染色体异常。

h. 对传统的抗慢粒药物治疗无效。

i. CFU – GM 增殖和分化缺陷。集簇增多，集簇和集落的比值增高。

③急变期

具下列之 1 项者：

a. 原始细胞（Ⅰ+Ⅱ型）或原淋+幼淋，或原单+幼单在外周血或骨髓中≥20%。

b. 外周血中原始粒+早幼粒细胞≥30%。

c. 骨髓中原始粒+早幼粒细胞≥50%。

d. 有髓外原始细胞浸润。

此期临床症状、体征比加速期更恶化，CFU – GM 培养呈小簇生长或不生长。

（2）慢性淋巴细胞白血病

①Ⅰ期：淋巴细胞增多或/和淋巴结肿大。

②Ⅱ期：Ⅰ期+肝大或脾大或血小板减少（$<100 \times 10^9/L$）。

③Ⅲ期：Ⅰ期或Ⅱ期+贫血（Hb<110g/L）。

3. 中医辨证

慢性白血病的主要临床表现为：发热，贫血，出血，乏力，骨痛，癥瘕，积聚，腰膝酸软等。

（1）毒邪壅盛证

邪毒壅盛，正气虚衰，癥瘕，积聚，瘰疬，或兼有发热，出血，骨痛，舌质红，脉弦细。

（2）阴阳两虚证

邪毒日久，阴阳衰竭，正气衰败，积聚剧增，高热，出血，全身骨痛，舌质红，脉虚大而数。

4. 中医症状轻重分级

见下表。

中医症状轻重分级表

症状	轻（＋）	中（＋＋）	重（＋＋＋）
神疲肢倦，头晕，乏力	偶感头晕，乏力	时常感到头晕，乏力，休息后好转	静卧时感神疲肢倦，周身乏力
癥瘕，积聚，瘰疬，痰核疼痛	呈胀闷隐痛，可以忍受不需服药	疼痛持续时间在4小时以上，偶需服药缓解	积块处疼痛剧烈，反复发作，需服药后才能缓解
鼻衄齿衄，牙宣血泡，皮肤瘀点瘀斑	偶见鼻齿衄血，皮肤散见瘀点瘀斑	经常鼻齿衄血，量不多，皮肤瘀点瘀斑	反复鼻衄，量多，甚则齿衄，舌有血泡，肌衄
壮热，烦躁，心神不安，便秘	偶见发热，心烦不安	间断性壮热，心烦不安	持续性壮热，烦躁不安，便秘
口干咽燥，手足心热	偶见口干咽燥	经常口干咽燥，偶有手足心热	持续口干咽燥，手足心热
胸骨及四肢骨痛	呈持续性隐痛，不需服药，可以忍受	间断性全身骨痛，偶需用药缓解	持续性胸骨及四肢骨痛，需用药缓解

（二）试验案例标准

1. 案例纳入标准

符合慢性白血病西医诊断标准及中医辨证的患者，可纳入试验案例，以稳定期为主要观察对象。

2. 案例排除标准（包括不适应证或剔除标准）

（1）年龄在18岁以下或65岁以上，妊娠或准备妊娠或哺乳期妇女，过敏体质及对本药过敏者。

（2）合并有其他心血管、脑血管、肝、肾及造血系统等严重原发性疾病，精神病患者。

（3）不符合纳入标准，未按规定用药，无法判断疗效，或资料不全等影响疗效或安全性判断者。

二、观测指标

1. 安全性观测

（1）一般体检项目。

（2）心、肝、肾功能检查。

（3）血、尿、便常规化验。

2. 疗效性观测

（1）相关症状及体征。

（2）末梢血象：每周检验1次，如有病情变化应随时检测。

（3）骨髓象。

三、疗效判定标准

1. 综合疗效判定标准

（1）完全缓解：无贫血、出血、感染及白血病细胞浸润表现；血红蛋白 $>100g/L$，白细胞总数 $<10 \times 10^9/L$，分类无幼稚细胞，血小板 $(100 \sim 400) \times 10^9/L$；骨髓象正常。

（2）部分缓解：临床表现、血象、骨髓象3项中有1项或2项未达完全缓解标准。

（3）未缓解：临床表现、血象、骨髓象3项均未达到部分缓解标准。

2. 症状疗效判定标准

（1）显效：主要症状消失或减轻2级以上者。

（2）有效：主要症状减轻1级以上者。

（3）无效：主要症状减轻不足1级或反恶化者。

四、观察、记录和总结的有关要求

按临床研究设计要求，统一表格，作出详细记录，认真写好病历。应注意观察不良反应，并追踪观察，试验结束后，不能任意涂改病历，各种数据必须作统计学处理。

临床试验

一、Ⅰ期临床试验

其目的在于观察人体对新药的反应和耐受性，探索安全有效的剂量，提出合理的给药方案和注意事项，有关试验设计（包括受试对象，初试剂量确定），结果的观察与记录，不良反应的判断与处理，试验总结等具体事项，按《新药审批办法》的有关规定执行。

二、Ⅱ期临床试验

本期的两个阶段，即对照治疗试验阶段与扩大对照治疗试验阶段，可以同时进行。试验设计的要求按《新药审批办法》执行。

1. 试验单位应为3~5个，每个单位案例不少于30例。

2. 治疗组案例不少于200例，其中主要病证不少于100例，对照组另设。

3. 试验案例选择，采用住院案例和门诊案例。住院案例不少于总例数的 1/2，门诊案例应严格控制可变因素。

4. 对照组的设立要有科学性。对照组与治疗组例数之比不低于 1：3，设立对照组的观察单位，对照组案例不少于 30 例。对照药物应择优选用公认治疗同类病证的有效药物。尽量采用双盲法。

5. 药物剂量可根据 I 期临床试验结果或根据中医药理论和临床经验而定。以 2 个月为 1 疗程，随访 1 个月。

6. 试验的全部结果由临床研究负责医院汇总，进行统计学处理和评价，并写出正式的新药临床试验总结。

三、Ⅲ期临床试验

新药得到卫生部批准试生产或上市后一段时间应进行Ⅲ期临床试验，目的是对新药进行社会性考察和评价。观察项目同Ⅱ期临床试验，重点考察新药疗效的可靠性及使用后的不良反应。有关要求均按《新药审批办法》执行。

临 床 验 证

第四和第五类新药须进行临床验证，主要观察其疗效，不良反应，禁忌和注意事项等。

一、观察方法应采取分组对照的方法。改变剂型的新药，其对照品应采用原剂型药物；增加适应证的新药，应选择公认的治疗同类病证的有效药物进行对照。

二、观察例数不少于 100 例，其中主要病证不少于 50 例。对照组例数根据统计学需要而定。

三、临床验证设计与总结的要求与Ⅱ期临床试验相同。

承担中药新药临床研究医院的条件

一、临床试验、临床验证的负责医院应是卫生部临床药理基地；参加单位应以二甲以上医院为主。

二、临床研究的负责人应具备副主任医师（包括相当职称）以上职称，并对本病的研究有一定造诣。

中药新药治疗子宫颈癌的临床研究指导原则

子宫颈癌是妇女常见恶性肿瘤之一。本病属中医崩漏、带下等范畴。

一、诊断标准

1. 西医诊断标准

（1）症状：原位癌及早期浸润癌常无任何症状，多在普查中发现。浸润癌可见以下症状。

①阴道分泌物增多：具有不同程度的阴道分泌物增多，初期产生黏液性白带，随着癌组织的发展，癌组织出现坏死、脱落及继发感染，白带变混浊，如淘米水样或脓样带血，具有特殊的恶臭。

②阴道不规则流血：早期表现为少量血性白带及接触性阴道出血（常在性交、内诊检查时出现），继则可见阴道不规则出血，一般是先少后多，或时多时少。菜花型出血早，量多。晚期癌肿侵蚀大血管，可引起致命的大量阴道出血。由于该期的反复出血，患者可出现继发贫血。

③疼痛：为晚期宫颈癌的症状。当宫旁组织明显受侵，并已累及盆壁、闭孔神经、腰骶神经时，可出现严重持续性的腰骶部或坐骨神经疼痛。盆腔病变广泛时，可因静脉和淋巴回流受阻，而导致患侧下肢肿胀和疼痛。

④其他症状：晚期宫颈癌侵犯膀胱时，可引起尿频、尿痛或血尿，甚则出现膀胱阴道瘘。两侧输尿管受压阻塞时，可见尿闭及尿毒症。若肿瘤向后压迫或侵犯直肠时，可有里急后重、便血或排便困难，甚至形成阴道直肠瘘。

（2）体征：早期宫颈癌无明显体征，或类似一般宫颈糜烂，随浸润癌的出现，妇科内诊检查，宫颈可表现为：糜烂型，菜花型（外生型），结节型（内生型），溃疡型（由于癌组织的坏死脱落，宫颈形成凹陷性溃疡，甚则宫颈消失被空洞所代替）。癌组织向外发展可侵犯阴道，致使阴道弹力降低乃至消失，甚则外阴受侵，宫颈癌与外阴癌同时存在。三合诊检查可发现主韧带、骶韧带、宫旁组织、盆壁、淋巴结受癌组织侵犯情况，甚则可形成冰冻骨盆，癌组织向内可由颈管延及宫体。

还应检查患者髂窝、腹股沟及锁骨上淋巴结有无肿大。

（3）阴道脱落细胞学检查为巴氏Ⅳ～Ⅴ级（1978年全国第一次宫颈癌防治协作组织采用巴氏5级分类法）。

Ⅳ级：涂片含有异常细胞，形态符合原位癌。

$$\left.\begin{array}{l}\text{重度不典型增生}\\\text{原位癌}\end{array}\right\}==\text{CIN Ⅲ}$$

Ⅴ级：涂片含有异常细胞，形态符合鳞癌。

（4）在阴道镜下或碘试验下取宫颈活体组织，进行病理诊断。

①原位癌：

A. 鳞状上皮全层均为癌细胞。

B. 上皮分层结构消失，细胞极性消失，有时表层细胞可保持正常极向，但细胞具不典型性或称角化不良细胞。

C. 基底膜完整，癌细胞可沿腺体基底膜及柱状上皮之间生长（原位癌累及腺体），但无间质浸润。

②早期浸润癌：癌组织只穿破基底膜，浸润深度不超过 5mm，宽度不超过 7mm，无癌灶融合，未侵犯间质内脉管。

③鳞状上皮浸润癌：共分 3 级。

A. 高分化鳞癌：大细胞，有明显的角化珠形成。可见细胞间桥。癌细胞异型性较强，核分裂较少，无不正常核分裂。

B. 中分化鳞癌：大细胞，细胞异型性明显，核深染，不规则，核浆比例高，核分裂较多见。细胞间桥不明显。有少量或无角化珠。有单个角化不良细胞（胞浆红染，核浓缩不规则形）。

C. 低分化鳞癌：大细胞或小细胞。无角化珠形成，亦无细胞间桥，偶尔可找到散在单个角化不良的细胞。细胞异型性和核分裂多见。

④腺癌：高分化腺癌如分泌多量黏液，可呈黏液性腺癌结构。中分化腺癌的细胞和腺管的异型性明显增加，黏液分泌减少。低分化腺癌的癌细胞形成实性巢、索或片块，很少形成腺管。

⑤宫颈腺鳞癌：癌组织内有明确的腺癌和鳞癌成分，称为腺鳞癌。

2. 临床分期（FIGO，1985 年）

浸润前癌。

0 期　原位癌；浸润癌。

Ⅰ期　肿瘤局限于子宫颈。

Ⅰa　子宫颈临床前癌，仅由显微镜诊断者。

Ⅰa1　显微镜检查证实微小间质浸润。

Ⅰa2　取自上皮基底，浸润深度不超过 5mm，宽度不超过 7mm。

Ⅰb　病变超过 Ⅰa2 范围，而不论其临床可见与否。

Ⅱ期　肿瘤侵犯阴道，但未达下 1/3；侵犯宫旁组织，但未达盆壁。

Ⅱa　肿瘤侵犯阴道，但无宫旁浸润。

Ⅱb　有宫旁浸润，但未达盆壁。

Ⅲ期　肿瘤侵犯阴道下 1/3，或延及盆壁。

Ⅲa　侵犯阴道下 1/3。

Ⅲb　肿瘤延及盆壁，与盆壁间无空隙。

Ⅳ期 癌已扩散至盆腔外，或膀胱，或直肠黏膜已被波及。

Ⅳa 膀胱或直肠黏膜已被波及。

Ⅳb 盆腔以外的远处器官转移。

3. 卡劳夫斯基（Karnofsky）评分法

一切正常，无不适或病征	100分
能进行正常活动，有轻微病征	90分
勉强可进行正常活动，有一些症状或体征	80分
生活自理，但不能维持正常活动或积极工作	70分
生活偶需帮助，但能照顾大部分私人的需求	60分
需要颇多的帮助和经常的医疗护理	50分
失去活动能力，需要特别的照顾和帮助	40分
严重失去活动能力，要住医院，但暂未有死亡威胁	30分
病重，需住院及积极支持治疗	20分
垂危	10分
死亡	0分

4. 中医辨证

（1）肝肾阴虚证

时有阴道出血，带下量较多，色黄或赤，头晕耳鸣，腰膝酸软，五心烦热，口干喜饮，大便燥结，小溲涩痛或短赤，舌质红，舌苔少或剥脱或无苔，脉象弦细或细数。

（2）肝郁气滞证

时有阴道出血，夹有血块，带下时多，其色或白或黄或青，质稀，有秽臭，胸胁胀满，口苦咽干，少腹疼痛，舌质暗或有瘀点，苔薄白，脉象弦细或弦涩。

（3）湿热瘀毒证

阴道出血反复发作，量或多或少或有血块，带下量多，色黄或白，或如米泔，或赤白相兼，味腥臭，尿黄，小腹疼痛，腰骶酸痛，身重体倦，胸闷纳差，舌质暗淡，舌苔黄腻，脉象滑数或弦数。

（4）脾肾阳虚证

阴道出血，崩漏互见，带下量多，色白质清稀，或灰黑兼见且恶臭，身倦乏力，纳差，精神不振，形寒畏冷，腰膝冷痛，小腹坠痛，大便溏薄，面黄体弱，舌体胖，边有齿痕，舌苔薄白或白腻，脉象沉弱或细弱。

（5）心脾两虚证

阴道出血或崩或漏，或有血块，带下量多，或白或黄或赤，质稀，味腥臭，心悸怔忡，失眠或多梦，气短乏力，纳呆，便溏，面色萎黄，爪甲不荣，肢体瘦弱，舌质淡暗，舌体胖大，边有齿痕，舌苔薄白，脉象沉细或沉弱。

二、试验案例标准

1. 纳入案例标准

符合本病诊断及中医辨证者，可纳入试验。以原位癌 I 期、II 期案例为主要观察对象。

2. 排除案例标准（包括不适应证或剔除标准）

（1）年龄在 18 岁以下或 65 岁以上，妊娠或哺乳期妇女，过敏体质或对本药过敏者。

（2）非原发性宫颈癌，停止放、化疗不足 2 个月的患者。

（3）合并有心血管、脑血管、肝、肾和造血系统等严重原发性疾病，精神病患者。

（4）不符合纳入标准，未按规定用药，无法判断疗效，或资料不全等影响疗效或安全性判断者。

三、观测指标

1. 安全性观测

（1）一般体检项目。

（2）血、尿、便常规化验。

（3）心、肝、肾功能检查。

（4）根据药物可能出现的毒性反应做相应的安全性检查。

2. 疗效性观测

（1）相关症状及体征。

（2）阴道脱落细胞学检查，肉眼观察宫颈组织基本正常时可进行 3 次以上。

（3）阴道镜或碘试验检查。

（4）宫颈管刮术检查。

（5）病理检查。

（6）胸部 X 线检查。

（7）B 超检查。

四、疗效判定标准

1. 临床痊愈　主要症状及病灶消失，阴道脱落细胞学检查连续 3 次均为阴性，浸润癌在阴道镜下或碘试验下取 2 次活检及宫颈管刮术病理检验均阴性。

2. 显效　主要症状明显改善或消失，卡劳夫斯基评分 80 分以上，病灶缩小 1/2 以上。

3. 有效　主要症状有所改善或明显改善，卡劳夫斯基评分 60 分以上，病灶缩小 1/3 以上。

4. 无效　主要症状无改善或加重，病灶无变化或发展。

原位癌、早浸癌及 I a 期癌疗效统计仅分痊愈、无效两级。

五、临床试验的有关要求

试验案例全部采用住院案例。疗程为 2 ~ 3 个月，治疗结束再随访 1 个月。临床痊愈案例治疗结束后随访 1 年。

若需观察药物对放、化疗的增效减毒作用，可参照本篇原则另行严格制订临床试验研究方案。

中药新药治疗鼻咽癌的临床研究指导原则

一、诊断标准

1. 西医诊断标准

（1）症状与体征：涕中带血，鼻衄，鼻塞，耳鸣，听力减退，或中耳积液；患侧头痛，晚期加剧，侵犯第Ⅱ～Ⅵ对颅神经；颈淋巴结肿大，大小不一，质硬，粘连，可单侧或双侧。

（2）检查：影像学（X线、CT、MRI等）检查，鼻咽镜检查。

（3）病理学诊断：鼻咽部活检或颈淋巴结活检，病理形态提示来源于鼻咽部者可确诊。

2. 中医辨证

（1）肝郁气滞证

耳胀鼻塞，耳鸣耳聋，颈项肿核，情志抑郁，心烦易怒，舌红，苔薄黄或白。

（2）痰浊凝聚证

涕中带血，鼻塞或微咳，口苦，偶见头晕，头痛，舌质微红或正常，苔白腻，脉滑有力。

（3）气血凝结证

精神抑郁，烦躁易怒，口苦，梦多，舌有瘀斑，苔黄或白，脉弦滑。

（4）火热内困证

头痛剧或偏头痛，复视，舌、面歪斜，鼻塞，鼻衄，流浊涕，口苦咽干，心烦不寐，舌红，苔黄厚，脉弦滑或弦数。

3. 临床分期标准

Ⅰ期　T1N0M0。

Ⅱ期　T2N0M0，T0～2N1M0。

Ⅲ期　T3N0M0，T3N1M0，T0N2M0。

Ⅳ期　T4N0M0，T4N1M0，T4N2M0，T0～4N3M0，M1。

注：①T0期虽用目前一般检查方法难以发现，但客观上确有病灶存在，同时颈淋巴结转移灶病理形态，提示来源于鼻咽，血清学检查阳性，且在以后病程发展的某个时期终于在鼻咽镜下明显表现出来。②淋巴结转移虽限于颈上深部，但明显固定者，应归入N2。

4. TNM 标准

T　原发癌

　T0　未见原发癌。

　T1　肿瘤局限于鼻咽腔一壁或两壁交界处的局限病灶。

T2　肿瘤侵犯两壁以上，但未超腔。

T3　原发癌超腔，有颅神经侵犯或有颅底骨质破坏。

T4　有 T3 的两种以上。

N　颈淋巴结转移

N0　未摸到颈淋巴结肿块。

N1　颈深上组有活动的淋巴结肿块（3cm×3cm 作参考）。

N2　颈深上部位以下至锁骨上有淋巴结转移，或淋巴结肿块活动受限制或固定。

N3　颈淋巴结肿块大于 8cm×8cm，或锁骨上窝有转移淋巴结。

M　远处转移

M0　无远处转移。

M1　有客观指标证实远处转移。

5. 卡劳夫斯基（Karnofsky）评分法

一切正常，无不适或病征	100 分
能进行正常活动，有轻微病征	90 分
勉强可进行正常活动，有一些症状或体征	80 分
生活自理，但不能维持正常活动或积极工作	70 分
生活偶需帮助，但能照顾大部分私人的需求	60 分
需要颇多的帮助和经常的医疗护理	50 分
失去活动能力，需要特别的照顾和帮助	40 分
严重失去活动能力，要住医院，但暂未有死亡威胁	30 分
病重，需住院及积极支持治疗	20 分
垂危	10 分
死亡	0 分

二、试验案例标准

1. 纳入案例标准

符合本病诊断标准及中医辨证，体力状况（KNS）评分在 60 分以上，估计能存活 3 个月以上者，可纳入试验案例。

2. 案例排除标准（包括不适应证或剔除标准）

（1）年龄在 18 岁以下或 65 岁以上，妊娠或哺乳期妇女，过敏体质或对本药过敏者。

（2）正在接受放、化疗或放、化疗结束不足 2 月，或已有远处转移者。

（3）合并有心血管、脑血管、肝、肾和造血系统等严重原发性疾病，精神病患者。

（4）不符合纳入标准，未按规定用药，无法判断疗效，或资料不全等影响疗效或安全性判断者。

三、观测指标

1. 安全性观测

（1）一般体检项目。

（2）血、尿、便常规化验。

（3）心、肝、肾功能检查。

（4）根据药物可能出现的毒性反应作相应的安全性检查。

2. 疗效性观测

（1）相关症状及体征。

（2）必要的影像学检查。

（3）VCA - IGA，EA - IGA。

（4）细胞免疫检查。

四、疗效判定标准

1. 近期疗效判定标准

（1）可测量的病变

①CR：可见的病变完全消失，超过4周。

②PR：肿块缩小50%以上，超过4周，可采用双径测量或单径测量。

双径测量：单个病变，肿瘤面积（指肿块两个最大垂直径的乘积）缩小50%以上。

多个病变，多个肿块两个最大垂直径乘积之和缩小50%以上。

单径测量：线状肿块测得数值减少50%以上。

③NR：肿块缩小不及50%或增大未超过25%。

④PD：一个或多个病变增大25%以上或出现新的病变。

（2）不可测量的病变

①CR：所有症状、体征完全消失至少4周。

②PR：肿瘤大小估计减少≥50%至少4周。

③NR：病情无明显变化至少4周，肿瘤大小估计增大<25%，减少<50%。

④PD：新病灶出现或原有病变估计增大≥25%。

2. 生存时间（MST） 指治疗至死亡或末次随访的时间，常用中位数表示。

3. 带癌或无癌生存（NED） 应在治疗记录上注明，如死亡应写明死亡原因。

4. 显效时间 指治疗开始到肿瘤出现客观缩小（一般指鼻咽部癌灶）的时间。

5. 复发时间 指病灶经治疗显效至复发、长大的时间，常用中位数表示，如统计时仍未增大则用"+"表示（如"3+月"）。

6. 健康状况的变比 以 Karnofsky 评分为指标，在治疗前及疗程后均打分，描述治疗前后的变比。

7. 生存率　以1、2年甚至5年生存率表示，分期统计对比应采用生命表法计算。

五、临床试验的有关要求

试验案例采用住院案例和门诊案例，住院案例不少于总例数的1/3，门诊案例应严格控制可变因素。疗程为2~3个月，治疗结束再随访观察1个月，以判定近期疗效的肿瘤缓解情况。远期疗效与生存期应长期随访。

若研制的新药既有抗癌作用，又可与放疗、化疗药物配合，有增加放、化疗的抗癌作用，则合并放、化疗的案例均不得少于100例，并必须另设100例观察该药物的抗癌作用。观察其增效作用的案例应以化疗药物或放疗作对照组。

中药新药治疗食管癌的临床研究指导原则

食管癌是我国常见的恶性肿瘤之一，中医谓之噎膈。

一、诊断标准

1. 西医诊断标准

（1）症状：①早期症状：进食时胸骨后、心窝部有烧灼感或针刺样不适感，食管内异物感，或进食时食物停滞感，或有呕逆，或吞咽疼痛或哽噎感。②中期症状：持续性进行性吞咽困难，逐渐加重，即开始进普通食物受阻，以后进半流质饮食、流质饮食亦咽下困难，严重时滴水不进，流涎，胸痛，消瘦。③晚期症状：食管穿孔，若致纵隔炎可有持续高热、咳嗽、胸痛、脉数，穿入气管则进食时呛咳出食物，穿入大血管可大量呕血、声嘶、便血。

（2）体征：消瘦，体重减轻，贫血，锁骨上凹淋巴结肿大等。若肝转移则肝肿大，腹腔转移则出现腹水等。

（3）X线钡餐检查：食管黏膜紊乱，食管壁僵硬，蠕动减弱，充盈缺损或狭窄，周围软组织受侵和阴影等。

（4）食管镜检查：可见局部黏膜粗糙增厚，表面糜烂，易出血及浅表性溃疡，新生物及管腔狭窄等。

（5）食管细胞学检查及病理组织学诊断：食管拉网检查、食管镜检查时进行细胞学检查诊断以及食管镜检查时活检、肿大淋巴结活检，病理组织学确诊为食管癌。

2. 中医辨证

（1）肝胃不和证

进食发噎，胸膈胀满，嗳气，恶心纳差，舌苔薄，脉弦。

（2）脾虚痰湿证

进食发噎，面色无华，胸胁痞满隐痛，呕恶痰涎，便溏，日行数次，舌淡，苔厚腻或滑，脉弦滑。

（3）气滞血瘀证

进食发噎较重，嗳气闷胀，胸骨后刺痛，夜间较甚，呃逆呕吐，舌质暗或有瘀斑，脉涩。

（4）气血双亏证

面色㿠白，神疲乏力，消瘦，舌淡，苔薄白，脉细弱。

（5）热毒内结证

进食梗阻，食入即吐，发热，胸痛，大便干结，舌质红或绛，苔黄少津，脉弦数。

3. 临床分期

见下表。

食管癌临床分期表

分期		临床症状	病变范围	长度
早期	0	无明显症状，可进普通饮食	局限于食管黏膜层，食管舒张度良好，健康情况良好，无淋巴转移（原位癌）	
	1	无症状，或轻度吞咽不适，胸骨后疼痛，间歇性梗阻感	局限于食管黏膜及黏膜下层，食管舒张度无明显改变，无淋巴结转移（早期浸润癌）	<3cm
中期	2	症状较明显，持续性吞咽不适感，健康状况尚好	局限于食管肌层及侵犯食管周径，无外侵及淋巴结转移	3~5cm
	3	症状显著，进行性吞咽困难或有持续性胸背不适、疼痛，健康情况不良	癌已侵及食管周径或局部淋巴结转移	>5cm
晚期	4	症状严重，有时会有恶病质	①癌已明显外侵②穿孔③远处转移或有上列1项并发症	>5cm

4. 食管癌国际 TNM 标准和分期

（1）TNM 标准（UICC，1987 年）

T　原发肿瘤

　　Tx　原发肿瘤不能测定。

　　T0　无原发肿瘤证据。

　　T1a　原位癌。

　　T1　肿瘤只侵及黏膜固有层或黏膜下层。

　　T2　肿瘤只侵及肌层。

　　T3　肿瘤侵及食管纤维膜。

　　T4　肿瘤侵及临近器官。

N　区域淋巴结

　　Nx　区域淋巴结不能测定。

　　N0　无区域淋巴结转移。

　　N1　区域淋巴结转移。

　　注：食管癌的区域淋巴结定义。

　　颈段食管癌：颈部淋巴结，包括锁骨上淋巴结。

　　胸段食管癌：纵隔及胃周淋巴结，不包括腹腔动脉旁淋巴结。

M　区域以外的淋巴结或器官转移

　　M0　无远处转移。

M1　有远处转移。

（2）食管癌的 TNM 临床分期

0 期　T1aN0M0。

Ⅰ期　T1N0M0。

Ⅱa 期　T2N0M0，T3N0M0。

Ⅱb 期　T1N1M0，T2N1M0。

Ⅲ期　T3N1M0；T4，任何 N，M0。

Ⅳ期　任何 T，任何 N，M1。

5. 卡劳夫斯基（Karnofsky）评分法

一切正常，无不适或病征	100 分
能进行正常活动，有轻微病征	90 分
勉强可进行正常活动，有一些症状或体征	80 分
生活自理，但不能维持正常活动或积极工作	70 分
生活偶需帮助，但能照顾大部分私人的需求	60 分
需要颇多的帮助和经常的医疗护理	50 分
失去活动能力，需要特别的照顾和帮助	40 分
严重失去活动能力，要住医院，但暂未有死亡威胁	30 分
病重，需住院及积极支持治疗	20 分
垂危	10 分
死亡	0 分

二、试验案例标准

1. 纳入案例标准

符合本病诊断标准及中医辨证，不能手术的 Ⅱ～Ⅳ期患者（包括经手术探查未切除肿瘤患者），或手术后复发者，或经放化疗结束 2 个月以上，体力状况（KNS）评分在 60 分以上，估计能存活 3 个月以上者，可纳入试验案例。

2. 排除案例标准（包括不适应证或剔除标准）

（1）年龄在 18 岁以下或 65 岁以上，妊娠或哺乳期妇女，过敏体质或对本药过敏者。

（2）合并有心血管、脑血管、肝、肾和造血系统等严重原发性疾病，精神病患者。

（3）不符合纳入标准，未按规定用药，无法判断疗效，或资料不全等影响疗效或安全性判断者。

三、观测指标

1. 安全性观测

（1）一般体检项目。

（2）血、尿、便常规化验。

（3）心、肝、肾功能检查。

（4）根据药物可能出现的毒性反应做相应的安全性检查。

药物毒性的评价：

①血液学表现：血小板、白细胞、红细胞、血红蛋白的变化。

②其他毒性表现：恶心，呕吐，口腔炎，脱发，特异性器官（肺、心、肾、神经系统、皮肤等）症状。

可分为 0 ~ 4 级：

0 级　无毒性症状。

1 级　轻度毒性症状。

2 级　中度毒性症状。

3 级　严重毒性症状。

4 级　危及生命毒性症状。

③心、肝、肾功能检查情况。

2. 疗效性观测

（1）相关症状与体征。

（2）X 线钡餐检查。

（3）食管镜检查。

（4）食管脱落细胞学检查及病理学检查。

（5）相关的免疫学指标检查。

四、疗效判定标准

1. 缓解率　经各种检查（包括 X 线等）测量肿瘤，以其最大直径及最大垂直径的乘积表示肿瘤治疗前后的变化和疗效。根据吸收程度可分为：

完全缓解（CR）：肿瘤病灶完全消失。

部分缓解（PR）：病灶二径乘积缩小≥50%。

稳定（NR）：病灶两径乘积缩小 <50% 或增大 <25%。

进展（PD）：瘤灶二径乘积增大≥25%。

2. 生存时间（MST）　指治疗至死亡或末次随访时间，常用中位数表示。

3. 带癌或无癌生存（NED）　应在治疗记录上注明，如死亡应写明死亡原因。

4. 显效时间　指治疗开始到肿瘤出现客观缩小（一般指 X 线钡餐检查）的时间。

5. 复发时间（MRT）　指病灶经治疗显效至复发、增大的时间，常用中位数表示，如统计时仍未增大则以"＋"表示（如"3＋月"）。

6. 健康状况的变比　以 Karnofsky 评分为指标，在治疗前及每个疗程治疗后均打分，描述治疗前后的变化。

7. 生存率 以半年、1、2、3、5、10 年生存率表示疗效，应采用生命表法计算。

8. 体重变化 以每月体重增加或减轻 3kg 计算。

五、临床试验的有关要求

试验案例全部采用住院案例。疗程为 2 个月，治疗结束，再观察 1 个月，以判定近期疗效的肿瘤缓解情况。远期疗效与生存期应长期随访。

若研制的新药既有抗癌作用，又可与放疗、化学药物配合，有增加放、化疗的抗癌作用，则合并放化疗的案例均不得少于 100 例，并必须另设 100 例观察该药的抗癌作用。观察其增效作用的案例应以化疗药物或放疗作对照组。

中药新药治疗乳腺癌的临床研究指导原则

乳腺癌是女性常见恶性肿瘤之一，在我国亦是常见的恶性肿瘤之一。中医谓之乳岩。

一、诊断标准

1. 西医诊断标准

（1）临床表现：①肿块：逐渐增大，多为单发，多数肿块质硬韧，少数质软，边缘多不规则，肿块侵犯胸大肌或胸壁，活动度小而固定；②疼痛：部分患者乳房病变局部有隐痛、钝痛；③肿块与皮肤粘连：皮肤呈橘皮样改变，皮肤出现瘤结，晚期也可破溃；④乳房轮廓改变：有乳腺弧形缺损或异常；⑤乳头溢液：肿块伴乳头溢液，多为血性或浆血性等；⑥乳头改变：乳头回缩已固定，乳头抬高；⑦浅表淋巴结肿大：腋下、锁骨上下窝及胸骨旁淋巴结肿大。

（2）病理及细胞学诊断：乳腺肿块针吸、切取、活检及手术标本，有关区域淋巴结活检标本，经病理组织学确诊为乳腺癌。乳头溢液细胞学检查，确诊为乳腺癌。

（3）X线检查诊断：X线片上显示为分叶状、圆形、椭圆形或不规则块影，肿块边缘不整齐，多有长短不一的毛刺或短粗的角状隆起，并在肿块阴影内有细小钙化点等。

（4）液晶热图像检查：乳腺癌热图像可表现为：①肿块部有局限性热区，并有放射状走行的血管图形；②以肿块为中心或肿块附近出现放射状，加粗迂曲，分支离心走向的异常血管图形；③乳晕部近肿块侧出现热增加。

（5）近红外线乳腺扫描：可出现：①血管变粗、中断或局限性密集；②肿块影暗黑，边缘不清等。

（6）B超检查：呈不均质的弱回声肿块，形状不规则，边缘不整齐。部分乳腺癌边缘整齐，后壁不光整，出现"卵月征"等。

2. 中医辨证

（1）肝郁气滞证

精神刺激，情志抑郁或急躁发怒时症状加重，乳腺肿块胀痛，胸胁胀痛，苔白，脉弦。

（2）热毒蕴结证

乳腺肿块红硬疼痛，增大迅速，溃烂味臭，舌红苔黄，脉数。

（3）气血双亏证

形体消瘦，面色无华，乏力倦怠，心慌气短，舌淡苔白，脉细弱。

（4）肝肾亏损证

乳腺肿块，头晕耳鸣，腰膝酸软，月经量少，前后不定期，或闭经，舌红，苔少薄白，脉沉细或沉细无力。

3. TNM 分类分期（参照国际抗癌联盟 1978 年实行标准）

（1）TNM 分类

T　原发肿瘤

Tis　浸润前期癌（原位癌），非浸润导管癌，局限于乳头（乳腺内无明显肿块）的派杰氏病（有肿瘤的派杰氏病，则根据肿瘤大小而分类）。

T0　乳腺内未触及肿瘤。

T1　肿瘤最大直径 <2cm。

T1a　与胸肌筋膜或胸肌无粘连。

T1b　与胸肌筋膜或胸肌有粘连。

T2　肿瘤最长径 >2cm，但 ≤5cm。

T2a　与胸肌筋膜或胸肌无粘连。

T2b　与胸肌筋膜或胸肌有粘连。

T3　肿瘤最大直径 >5cm，或肿瘤 ≥2 个。

T3a　与胸肌筋膜或胸肌无粘连。

T3b　与胸肌筋膜或胸肌有粘连。

T4　无论肿瘤大小，只要侵犯胸壁或皮肤（胸壁指肋骨、肋间肌和前锯肌，不包括胸大肌）。

T4a　肿瘤与胸壁固定。

T4b　乳房皮肤水肿、浸润或溃破（包括橘皮样改变，或有局限于同侧乳房范围内的卫星状结节）。

T4c　包括 T4a 和 T4b。

N　区域淋巴结

N0　同侧腋窝未触及淋巴结。

N1　同侧腋窝触及活动的肿大淋巴结。

N1a　考虑淋巴结内无转移。

N1b　考虑淋巴结内有转移。

N2　同侧腋窝淋巴结融合成团或与其他组织粘连。

N3　同侧锁骨上下淋巴结内有转移或上肢水肿（淋巴管堵塞所致）。

M　远处转移

M0　无远处转移。

M1　有远处转移，包括皮肤浸润超过同侧乳房。

注：①肿瘤大小测定：先测其最大直径，再测与其垂直的最长直径，计算单位为 cm。

②局部皮肤有粘连，有凹陷（酒窝征）改变，乳头回缩，除 T4b 外，在 T1～T3 各项中皆不影响分期。③T3 项中"或肿瘤 ≥2 个"为 1978 年天津座谈会讨论补充。

（2）TNM 临床分期

0 期　TisN0M0。

Ⅰ 期　T1N0M0。

Ⅱa 期　T0N1M0，T1N1M0，T2N0M0。

Ⅱb 期　T2N1M0，T3N0M0。

Ⅲa 期　T0N2M0，T1N2M0，T2N2M0，T3N1～2M0。

Ⅲb 期　T4，任何 N，M0；任何 T，N3M0。

Ⅳ 期　任何 T，任何 N，M1

4. 卡劳夫斯基（Karnofsky）评分法

一切正常，无不适或病征	100 分
能进行正常活动，有轻微病征	90 分
勉强可进行正常活动，有一些症状或体征	80 分
生活自理，但不能维持正常活动或积极工作	70 分
生活偶需帮助，但能照顾大部分私人的需求	60 分
需要颇多的帮助和经常的医疗护理	50 分
失去活动能力，需要特别的照顾和帮助	40 分
严重失去活动能力，要住医院，但暂未有死亡威胁	30 分
病重，需住院及积极支持治疗	20 分
垂危	10 分
死亡	0 分

二、试验案例标准

1. 纳入案例标准

符合本病诊断标准及中医辨证，不能手术的 Ⅱ～Ⅳ 期患者（包括经手术探查未切除肿瘤患者），或手术后复发者，或经放化疗结束 2 个月以上，体力状况（KNS）评分在 60 分以上，估计能存活 3 个月以上者，可纳入试验案例。

2. 排除案例标准（包括不适应证或剔除标准）

（1）年龄在 18 岁以下或 65 岁以上，妊娠或哺乳期妇女，过敏体质或对本药过敏者。

（2）合并有心血管、脑血管、肝、肾和造血系统等严重原发性疾病，精神病患者。

（3）不符合纳入标准，未按规定用药，无法判断疗效，或资料不全等影响疗效或安全性判断者。

三、观测指标

1. 安全性观测

（1）一般体检项目。

（2）血、尿、便常规化验。

（3）心、肝、肾功能检查。

（4）根据药物可能出现的毒性反应做相应的安全性检查。

药物毒性的评价：

①血液学表现：血小板、白细胞、红细胞、血红蛋白的变化。

②其他毒性表现：恶心、呕吐、口腔炎、脱发、特异性器官（肺、心、肾、神经系统、皮肤等）症状。

可分为 0～4 级：

0 级　无毒性症状。

1 级　轻度毒性症状。

2 级　中度毒性症状。

3 级　严重毒性症状。

4 级　危及生命毒性症状。

③心、肝、肾功能检查情况。

2. 疗效性观测

（1）与该病有关的症状、体征，特别是肿瘤及区域淋巴结检查。

（2）乳腺 X 线检查。

（3）超声波检查。

（4）液晶热图像检查。

（5）近红外线乳腺扫描。

（6）晚期乳腺癌可进行生化方面检查，如血红蛋白、血浆蛋白、碱性磷酸酶、血浆钙和磷等。

（7）细胞免疫学检查。

以上（1）～（3）项必做，其他项目可根据病情及临床研究需要选做。

四、疗效判定标准

1. 缓解率　经各种检查（包括 X 线等），可测量肿瘤，以其最大直径及最大垂直径的乘积表示肿瘤治疗前后的变化和疗效。根据吸收程度可分为：

完全缓解（CR）：肿瘤病灶完全消失。

部分缓解（PR）：肿瘤病灶两径乘积缩小≥50%。

稳定（NR）：肿瘤病灶两径乘积缩小＜50% 或增大＜25%。

进展（PD）：肿瘤病灶两径乘积增大≥25%。

2. 中数生存期（MST）　生存期是指自治疗开始至患者死亡的时间（或末次随访时间）。中数生存期是指全组患者生存及死亡各占 50% 时的时间。以周或月计。

3. 带癌生存或无癌生存期（NED）　自治疗开始至死亡时间。注意说明死亡原因。

4. 复发时间（MRT） 指经治疗出现显效开始，至肿瘤再次增大（两径乘积≥25%）或复发的时间，常以中位数表示，以天、周或月计。若统计时仍未增大，则以"+"表示（如"3+月"）。

5. 显效时间 自治疗开始到肿瘤出现客观缩小≥25%的时间。

6. 生存率 以6个月、1、2、3、5、10年生存率表示其疗效，采用生命表法计算。最好用 Kaplan – Meier 曲线表示。并经时序检验，平衡其他可能影响因素。

7. 健康状况评价 用卡劳夫斯基（karnofsky）评分法。

8. 体重变化 以每月体重增加或减轻3kg计算。

五、临床试验的有关要求

试验案例全部采用住院案例。疗程为2个月。治疗结束，再观察1个月，以判定近期疗效的肿瘤缓解情况。远期疗效与生存期应长期随访。

若研制的新药既有抗癌作用，又可与放疗、化疗配合，有增加放化疗的抗癌作用，则合并放化疗的案例均不得少于100例，并必须另设100例观察该药的抗癌作用。观察其增效作用的案例应以化疗药物或放疗作对照组。

中药新药治疗胃癌的临床研究指导原则

一、诊断标准

1. 西医诊断标准

（1）病史与症状：早期可无症状，或 40 岁以上，尤其男性，出现原因不明的上腹部胀满不适、疼痛，进行性贫血及消瘦，或溃疡病症状规律有改变等，食欲不振，呕吐，呕血或便血。

（2）体征：上腹部压痛，或可扪及包块，晚期可扪及浅表淋巴结肿大、较硬，腹水，贫血征象。

（3）大便潜血试验：连续 3 天持续性大便潜血试验阳性。

（4）胃液分析：胃液量减少，胃酸缺乏。

（5）上消化道造影：蠕动障碍，胃黏膜破坏，胃排空时间改变（加快或延迟滞留），胃轮廓失常，边缘不规则的龛影及充盈缺损。

（6）胃纤维内窥镜检查：可见肿瘤、巨大不规则溃疡等。

（7）胃液脱落细胞学检查：找到典型的癌细胞。

（8）手术病理标本，浅表淋巴结活检，胃镜病理标本等，明确胃癌病理学诊断者。

2. 中医辨证

（1）脾胃虚弱证

胃脘隐痛或稍胀，喜按，食欲不振，神疲乏力，大便稀，舌淡苔白，脉弱。

（2）痰湿困中证

胃脘胀闷而痛，呕恶痰涎，头晕身重，大便溏，舌苔白腻，脉濡滑。

（3）气滞血瘀证

胃脘胀满，包块坚硬，割刺样疼痛，夜间为甚，舌质紫暗，或有瘀斑，苔薄白，脉沉涩。

（4）气血双亏证

形体消瘦，面色无华，乏力心悸，胃脘疼痛，舌淡苔白，脉细弱。

3. 胃癌分期

由于胃癌位于腹腔内，目前的临床检查难以在术前确定其肿瘤浸润程度及转移情况，因此需结合手术所见及术后病理检查予以分期。国际抗癌协会曾制订了胃癌的 TNM 分类法，为了作参考，现将国际 TNM 分类法略加修改介绍于下。

T　原发肿瘤

为了便于估计肿瘤的范围及大小，将胃分为上、中、下 3 个区，在胃大小弯各分为 3 个等距离的点，并将相应的上下点连接，上 1/3 包括贲门及胃底，中段 1/3 为胃体，下 1/

3 包括胃窦。

T1：肿瘤不论其大小，只限于黏膜或黏膜下层（包括恶性带蒂息肉，恶性无蒂息肉样癌变，癌性溃疡，溃疡边缘或周围有癌性浸润）。

T2：肿瘤侵及肌层，但大小不超过 1 个分区的 1/2。

T3：肿瘤侵及浆膜层，或虽未侵及浆膜层，然病变超过 1 个分区的 1/3，但不超过 1 个分区。

T4：肿瘤超过 1 个分区以上或累及周围组织。

N　淋巴结转移情况

将胃引流淋巴结分为 3 组，第 1 组仅胃周围淋巴结受累；第 2 组累及其他淋巴结，如胃左、肝总淋巴结，脾动脉及十二指肠韧带附近的淋巴结手术可以切除；第 3 组淋巴结手术时无法切除，如沿腹主动脉、肠系膜和髂动脉的淋巴结。根据肿瘤的部位及淋巴结转移情况而分为以下 4 级。

N0：无淋巴结转移。

N1：肿瘤邻近部位的浅组淋巴结转移，如胃窦部癌时幽门上、下淋巴结转移。

N2：肿瘤远隔部位的浅组淋巴结转移（如胃窦部癌有贲门旁淋巴结转移），或第 2 组淋巴结转移。

N3：第 3 组淋巴结转移。

M　远处转移情况

M0：无远处转移情况。

M1：有远处转移情况。

根据以上分类，可将胃癌的病期分为 4 期：

Ⅰ期：无淋巴结转移的表浅型胃癌及肿瘤虽侵入肌层以下但未超过 1/2 分区者。

Ⅱ期：有第 1 组淋巴结转移的表浅型胃癌及肿瘤侵入肌层，病变范围超过 1 个分区，以及没有或仅有邻近部位的浅组淋巴结转移的 T3 肿瘤。

Ⅲ期：不论肿瘤大小，凡有远隔部位的浅组淋巴结转移，或附近之深组淋巴结转移，或者虽仅有邻近部位的浅组淋巴结转移，甚至无淋巴结转移，但肿瘤大小超过 1 个分区或已累及周围组织者。

Ⅳ期：不论肿瘤大小，凡有远处转移或肝门、腹腔动脉旁、腹主动脉旁、结肠中动脉旁或肠系膜根部的淋巴结转移。

4. 卡劳夫斯基（Karnofsky）评分法

一切正常，无不适或病征	100 分
能进行正常活动，有轻微病征	90 分
勉强可进行正常活动，有一些症状或体征	80 分
生活自理，但不能维持正常活动或积极工作	70 分
生活偶需帮助，但能照顾大部分私人的需求	60 分

需要颇多的帮助和经常的医疗护理	50 分
失去活动能力，需要特别的照顾和帮助	40 分
严重失去活动能力，要住医院，但暂未有死亡威胁	30 分
病重，需住院及积极支持治疗	20 分
垂危	10 分
死亡	0 分。

二、试验案例标准

1. 纳入案例标准

符合本病诊断标准及中医辨证，不能手术的 Ⅱ～Ⅳ 期患者（包括经手术探查而未切除肿瘤患者），或手术后复发者，经放化疗结束 2 个月以上，体力状况（KNS）评分在 60 分以上，估计能存活 3 个月以上者，可纳入试验。

2. 排除案例标准（包括不适应证或剔除标准）

（1）年龄在 18 岁以下或 65 岁以上，妊娠或哺乳期妇女，过敏体质或对本药过敏者。

（2）合并有心血管、脑血管、肝、肾和造血系统等严重原发性疾病，精神病患者。

（3）不符合纳入标准，未按现定用药，无法判断疗效，或资料不全等影响疗效或安全性判断者。

三、观测指标

1. 安全性观测

（1）一般体检项目。

（2）血、尿、便常规化验。

（3）心、肝、肾功能检查。

（4）根据药物可能出现的毒性反应做相应的安全性检查。

药物毒性的评价：

①血液学表现：血小板、白细胞、红细胞、血红蛋白的变化。

②其他毒性表现：恶心、呕吐、口腔炎、脱发、特异性器官（肺、心、肾、神经系统、皮肤等）症状。

可分为 0～4 级：

0 级：无毒性症状。

1 级：轻度毒性症状。

2 级：中度毒性症状。

3 级：严重毒性症状。

4 级：危及生命毒性症状。

③心、肝、肾功能检查情况。

2. 疗效性观测

（1）有关症状及体征的变化。

（2）X线上消化道钡餐造影或气钡双重造影检查。

（3）胃纤维内窥镜检查。

（4）大便潜血试验。

（5）胃液分析。

（6）癌胚抗原（CEA）检测。

（7）B超检查。

（8）CT检查。

（9）细胞免疫检查。

以上（1）～（3）项必做，其他可根据病情和临床研究的需要选做。

四、疗效判定标准

1. 缓解率　经各种检查（包括X线等）测量肿瘤，以其最大直径及最大垂直径的乘积表示肿瘤治疗前后的变化和疗效。根据吸收程度可分为：

完全缓解（CR）：肿瘤病灶完全消失。

部分缓解（PR）：肿瘤病灶两径乘积缩小≥50%。

稳定（NR）：肿瘤病灶两径乘积缩小<50%或增大<25%。

进展（PD）：肿瘤病灶两径乘积增大≥25%。

2. 生存时间（MST）　指治疗至死亡或末次随访的时间，常用中位数表示。

3. 带癌或无癌生存（NED）　应在治疗记录上注明，如死亡应写明死亡原因。

4. 显效时间　指治疗开始到肿瘤出现客观缩小（一般指X线钡餐检查）的时间。

5. 复发时间（MRT）　指病灶经治疗显效至复发、长大的时间，常用中位数表示，如统计时仍未增大则以"＋"表示（如"3＋月"）。

6. 健康状况的变化　以Karnofsky评分为指标，在治疗前及每个疗程治疗后均打分，描述治疗前后的变化。

7. 生存率　以半年、1、2、3、5、10年生存率表示疗效，应采用生命表法计算，最好用Kaplan－Meier曲线表示，并经时序检验平衡其他可能影响因素。

8. 体重变化　以每月体重增加或减轻3kg计算。

五、临床试验的有关要求

试验案例全部采用住院案例。疗程为2个月。治疗结束，再观察1个月，以判定近期疗效的肿瘤缓解情况。远期疗效与生存期应长期随访。

若研制的新药既有抗癌作用，又可与放疗、化学药物配合，增加放、化疗的抗癌作用，则合并放化疗的案例均不得少于100例，并必须另设100例观察该药的抗癌作用，观察其增效作用的案例应以化疗药物或放疗作对照组。

中药新药治疗大肠癌的临床研究指导原则

人肠癌是我国常见恶性肿瘤之一，包括直肠癌和结肠癌。本病属中医的便血、脏毒、肠蕈、锁肛痔等范畴。

一、诊断标准

1. 西医诊断标准

（1）临床症状：有黏液血便，大便习惯改变，形状改变，便秘与便溏交替出现，肛门部下坠感，里急后重，腹胀，腹部隐痛，有时腹部可扪及包块或出现肠梗阻症状，贫血，乏力，消瘦等。

（2）肛门指诊：距肛门 8~9cm 以下的直肠癌，肛门指诊可触及肿块。肿块质硬，表面不光滑，触之易出血。晚期肿瘤固定而活动度小。

（3）内窥镜检查：可见肿块，呈菜花状，或有溃疡，易出血等。

（4）X 线检查：钡灌肠检查及气钡双重造影，显示充盈缺损范围等。

（5）癌胚抗原（CEA）测定：阳性。

（6）大便潜血试验：连续 3 天试验持续阳性。

（7）病理组织学和细胞学检查为大肠癌。

2. 中医辨证

（1）脾虚证

便血紫暗，纳呆腹胀，腹部隐痛，或肛门下坠，面色无华，神疲懒言，便溏，舌质淡，苔白，脉弱。

（2）湿热证

大便不畅，里急后重，便血污秽，口苦而干，或发热，小便黄，舌红，苔黄腻，脉滑数。

（3）气血双亏证

病程日久，便血稀但腥臭，神疲乏力，面色㿠白，消瘦，舌淡苔白，脉细弱。

3. 大肠癌分期

（1）临床病理分期

Ⅰ期（Dukes' A）

Ⅰ0：病变限于黏膜层（原位癌）。

Ⅰ1：病变侵及黏膜下层。

Ⅰ2：病变侵及肠壁肌层。

Ⅱ期（Dukes' B）

病变侵及浆膜，或侵及周围组织和器官，但尚可一起作整块切除。

Ⅲ期（Dukes'C）

Ⅲ1：伴病灶附近淋巴结转移（指肠壁旁或边缘血管旁淋巴结转移）。

Ⅲ2：伴供应血管和系膜边缘附近淋巴结转移。

Ⅳ期（Dukes'D）

Ⅳ1：伴远处脏器转移（如肝、肺、骨、脑等处之转移）。

Ⅳ2：伴远处之淋巴结转移（如锁骨上淋巴结转移等），或供应血管根部淋巴结广泛转移无法全部切除。

Ⅳ3：伴腹膜广泛播散，无法全部切除。

Ⅳ4：病变已广泛浸润邻近器官而无法全部切除。

（2）国际 TNM 分期

①TNM 的含意

T　原发肿瘤

　　Tis　原位癌。

　　T0　临床未发现肿瘤。

　　T1　癌限于黏膜或黏膜下层（包括腺瘤癌变）。

　　T2　癌侵犯肌层或浆膜，但未超出肠壁。

　　T3　癌穿透肠壁，并扩散至邻近组织或器官。

　　T4　癌穿透肠壁，侵入邻近器官并已形成瘘管。

　　T5　T3 或 T4，直接扩散已超出邻近组织或器官。

　　Tx　侵犯深度不肯定。

N　区域淋巴结

　　N0　淋巴结无转移。

　　N1　淋巴结已转移。

　　Nx　淋巴结转移情况未加描述或未记录。

M　远处转移

　　M0　无远处转移。

　　M1　有远处转移。

　　Mx　未测定有无远处转移。

②TNM 临床分期

0 期（TisN0M0）：组织学证明为原位癌。

IA 期（T1N0M0）：癌限于黏膜或黏膜下层，无区域淋巴结转移，无远处转移。

IB 期（T1N0M0，T2NxM0）：癌侵犯肌层，但未超出浆膜，无区域淋巴结转移，无远处转移。

Ⅱ期（T3～5N0M0，T3～5N1M0）：癌穿透肠壁或浆膜，无区域淋巴结转移，无远处转移。

Ⅲ期（任何 T，N1M0）：任何深度的肠壁侵犯，区域淋巴结有转移，但远处无转移。

Ⅳ期（任何 T，任何 N，M1）：任何深度的肠壁侵犯，区域淋巴结有或无转移，但有远处转移。

4. 卡劳夫斯基（Karnofsky）评分法

一切正常，无不适或病征	100 分
能进行正常活动，有轻微病征	90 分
勉强可进行正常活动，有一些症状或体征	80 分
生活自理，但不能维持正常活动或积极工作	70 分
生活偶需帮助，但能照顾大部分私人的需求	60 分
需要颇多的帮助和经常的医疗护理	50 分
失去活动能力，需要特别的照顾和帮助	40 分
严重失去活动能力，要住医院，但暂未有死亡威胁	30 分
病重，需住院及积极支持治疗	20 分
垂危	10 分
死亡	0 分

二、试验案例标准

1. 纳入案例标准

符合本病诊断标准及中医辨证，不能手术的Ⅱ～Ⅳ期患者（包括经手术探查未切除肿瘤患者），或手术后复发者，或经放化疗结束 2 个月以上，体力状况（KNS）评分在 60 分以上，估计能存活 3 个月以上者，可纳入试验。

2. 排除案例标准（包括不适应证或剔除标准）

（1）年龄在 18 岁以下或 65 岁以上，妊娠或哺乳期妇女，过敏体质或对本药过敏者。

（2）合并有心血管、脑血管、肝、肾和造血系统等严重原发性疾病，精神病患者。

（3）不符合纳入标准，未按规定用药，无法判断疗效，或资料不全等影响疗效或安全性判断者。

三、观测指标

1. 安全性观测

（1）一般体检项目。

（2）血，尿，便常规化验。

（3）心，肝，肾功能检查。

（4）根据药物可能出现的毒性反应做相应的安全性检查。

药物毒性的评价：

①血液学表现：血小板、白细胞、红细胞、血红蛋白的变化。

②其他毒性表现：恶心，呕吐，口腔炎，脱发，特异性器官（肺、心、肾、神经系统、皮肤等）症状。

可分为 0 ~ 4 级：

0 级；无毒性症状。

1 级：轻度毒性症状。

2 级：中度毒性症状。

3 级：严重毒性症状。

4 级：危及生命毒性症状。

③心、肝、肾功能检查情况。

2. 疗效性观测

（1）有关的症状、体征。

（2）内窥镜检查。

（3）大肠 X 线检查（钡灌肠及钡餐检查）。

（4）癌胚抗原（CEA）检查。

（5）细胞免疫检查。

以上（1），（2）项必做，其他可根据病情和临床研究的需要选做。

四、疗效判定标准

1. 缓解率　经各种检查（包括 X 线等）测量肿瘤，以其最大直径及最大垂直径的乘积表示肿瘤治疗前后的变化和疗效，根据吸收程度又可分为：

完全缓解（CR）：经 X 线检查或/和内窥镜检查，病灶全部消失。

部分缓解（PR）：病灶缩小 ≥ 50% 。

稳定（NR）：病灶缩小不到 50% 或增大不足 25% 。

进展（PD）：病灶较治疗前增大 25% 以上。

2. 生存时间（MST）　指治疗至死亡或本次随访的时间，常用中位数表示。

3. 带癌或无癌生存（NED）　应在治疗记录上注明，如死亡应写明死亡原因。

4. 显效时间　指治疗开始到肿瘤出现客观缩小（一般指 X 线钡餐检查）的时间。

5. 复发时间（MRT）　指病灶经治疗显效至复发、长大的时间，常用中位数表示，如统计时仍未增大则用"＋"号表示（如"3＋月"）。

6. 健康状况的变化　以 Karnofsky 评分为指标，在治疗前后均打分，描述治疗前后的变化。

7. 生存率　以半年、1、2、3、5、10 年生存率表示疗效，应采用生命表法计算，最好用 Kaplan - Meier 曲线表示，并经时序检验平衡其他可能影响因素。

8. 体重变化　以每月体重增加或减轻 3kg 计算。

五、临床试验的有关要求

试验案例全部采用住院案例。疗程为 2 个月。治疗结束，再观察 1 个月，以判定近期疗效的肿瘤缓解情况。远期疗效与生存期应长期随访。

若研制的新药既有抗癌作用，又可与放疗、化学药物配合，有增加放、化疗的抗癌作用，则合并放化疗的案例均不得少于 100 例，并必须另设 100 例观察该药的抗癌作用，观察其增效作用的案例应以化疗药物或放疗作对照组。

中药新药治疗恶性骨肿瘤的临床研究指导原则

凡发生于骨的恶性肿瘤，不论其为原发或继发，都称为恶性骨肿瘤。本病属中医骨瘤、骨疽、石瘤、肉瘤等范畴。

一、诊断标准

1. 西医诊断标准

骨肉瘤诊断标准：

（1）多见于青少年。

（2）好发于四肢长骨，多见于股骨下端和胫骨上端。

（3）局部疼痛，以夜间为甚；局部肿胀，表浅皮肤紧张发亮，有静脉怒张，伴血管杂音，活动功能受限。

（4）血红蛋白，血浆蛋白降低，血碱性磷酸酶增高。

（5）X 线片示骨肿瘤阴影及软组织肿胀阴影，病变呈溶骨性破坏，侵蚀骨皮质，有骨膜反应，呈日光放射样，后期出现 Codman 三角。

（6）病理组织活检可确诊。

（7）核素扫描，血管造影，CT 检查可辅助诊断。

其他恶性骨肿瘤的诊断与骨肉瘤类同又各有特点，确诊需病理组织活检。

2. 中医辨证

（1）热毒蕴结证

病变局部疼痛，肿胀或肿块，局部或皮肤温度较高，或皮色潮红，或布有青筋，可有发热及精神倦怠，食纳不香，口干渴，便干结，尿短赤，舌质偏红，苔薄或薄黄，脉弦数。

（2）痰瘀交阻证

肿瘤所在部位持续疼痛，入夜尤剧，肿块坚硬，固定不移，局部肤色或见暗紫或见血管曲张，舌质或紫暗或有瘀斑，脉涩或弦细。

（3）邪盛正虚证

局部疼痛，肿块坚硬，固定不移，面色苍白，形体瘦弱，神疲倦怠，唇甲淡白，舌质偏红或胖，苔薄或腻，脉虚细或沉迟。

3. 生活质量评分（Karnofsky 评分）标准

一切正常，无不适或病征	100 分
能进行正常活动，有轻微病征	90 分
勉强可进行正常活动，有一些症状或体征	80 分
生活自理，但不能维持正常活动或积极工作	70 分

生活偶需帮助，但能照顾大部分私人的需求	60 分
需要颇多的帮助和经常的医疗护理	50 分
失去活动能力，需要特别的照顾和帮助	40 分
严重失去活动能力，要住医院，但暂未有死亡威胁	30 分
病重，需住院及积极支持治疗	20 分
垂危	10 分
死亡	0 分

二、试验案例标准

1. 纳入案例标准

符合本病诊断标准及中医辨证者，可纳入试验。应预期至少还能存活足够的时间以完成最低限度的观察。合并其他抗肿瘤治疗者应按治疗方法划出独立的观察组。

2. 排除案例标准（包括不适应证或剔除标准）

（1）年龄在 18 岁以下或 65 岁以上，妊娠或哺乳期妇女，过敏体质或对本药过敏者。

（2）合并有心血管、脑血管、肝、肾和造血系统等严重原发性疾病，精神病患者。

（3）不符合纳入标准，未按规定用药，无法判断疗效，或资料不全等影响疗效或安全性判断者。

三、观测指标

1. 安全性观测

（1）一般体检项目。

（2）血、尿、便常规化验。

（3）心、肝、肾功能检查。

（4）根据药物可能出现的毒性反应做相应的安全性检查。

2. 疗效性观测

（1）肿瘤局部症状及体征。

（2）全身情况。

（3）X 线或 CT，核素扫描等检查。

四、疗效判定标准

1. 治疗生存期　指治疗开始至死亡或末次随访日期为止。随访观察治疗后 3 个月，6 个月，1 年，3 年，5 年以上的生存期及生存率。

2. 生活质量评分　以 Karnofsky 评分为指标。

3. 瘤体客观疗效判定标准

（1）完全缓解：治疗期间肿瘤完全消失，并持续 4 周。

（2）部分缓解：肿瘤体积缩小≥50%（最大径与其垂直径的乘积），持续4周，并且未出现新的肿瘤迹象。

（3）无变化：肿瘤体积缩小<50%，增大不超过25%，持续4周，并且未出现新的肿瘤迹象。

（4）恶化：肿瘤体积增大>25%，或出现新的肿瘤。

五、临床试验的有关要求

试验案例全部采用住院案例。疗程为1~3个月，以判定近期疗效的缓解情况。远期疗效与生存期应长期观察。

若研制的新药既有抗癌作用又可与放疗、化疗、手术配合，以提高放疗、化疗或手术的疗效，则合并放疗、化疗或手术的案例均不得少于100例。观察其增效作用的案例应以放疗、化疗或手术作对照组。

中药新药对放化疗减毒和/或增效作用的临床研究指导原则

放疗和化学治疗是肿瘤治疗的主要手段，但两种治疗都会对身体造成一定损伤，如肝肾功能损害，骨髓、免疫功能抑制及恶心呕吐、食欲减退、乏力、脱发等症状。中药放化疗辅助用药应具有减毒和/或增效作用，减毒作用是使上述症状减轻或减少，增效作用是通过应用中药可以提高放化疗的有效率（RR = CR + PR）。

减毒增效中药作为辅助用药可适用于肿瘤的化疗或放疗，或两者皆有之。根据适应证的不同，例数的要求也不同。

一、案例选择

（一）诊断标准

1. 西医诊断标准

肿瘤诊断标准和分期参见中华人民共和国卫生部颁发的《中国常见恶性肿瘤诊治规范》。

2. 中医证候诊断标准

（1）证候根据不同试验目的分主症、次症

放化疗辅助用药的中医证候诊断标准可以分以下 3 类：

①常见中医证候。

②放化疗损伤所产生的中医证候（预防用药）。

③属于有效成分或有效部位的中药可酌情观察不同的中医证候。

（2）症状的分级量化（根据不同疾病和不同中医证候决定分级量化）

（二）纳入标准

（1）明确诊断的恶性肿瘤。

（2）中医辨证符合标准。

（3）放和/或化疗适应证。

（4）增效药要求治疗组单病种带瘤者不少于 100 例。

（5）预计生存期在 3 个月以上者。

（6）受试者体力状况尚好，卡劳夫斯基（Karnofsky）评分≥60 分。

（7）受试者同意并签署知情同意书。

（8）住院例≥2/3，全部有病案记载。

（9）年龄≥18 岁且≤70 岁（根据不同试验观察期可适当变更）。

（三）排除标准

（1）不符合上述标准。

（2）妊娠、哺乳期妇女。

（3）精神病患者。

（4）过敏体质或对多种药物过敏者。

（5）用药前 1 个月内行抗肿瘤治疗。

二、观测指标

（一）安全性观测

（1）一般体检项目。

（2）血、尿、便常规检查。

（3）心、肝、肾功能检查。

（4）免疫功能检测。

（5）药物可能出现的不良反应观测。

（二）疗效观测

1. 增效药

主要指标：瘤体变化。

次要指标：症状改善情况，生活状态评价（Karnofsky，体重），肿瘤相关指标变化（CEA，CA19 - 9，CA125，AFP 等），心、肝、肾及造血系统相关检查。

2. 减毒药

（1）主要指标

①放化疗完成率。

②症状改善情况。

③放射性损伤（放疗）。

④生活状态评价（Karnofsky，体重，生存质量的自我评价）。

⑤心、肝、肾及造血系统的损害。

（2）次要指标

①免疫功能变化。

②其他放化疗不良反应。

三、试验方法要点

（1）关于临床试验方法中的随机盲法，试验分期设计，给药方案，合并用药，可比性项目的研究，试验质量控制，不良反应观察，随访方案等应按照国家食品药品监督管理局颁布的《新药审批办法》、《中药新药研究的技术要求》及本书"总论"中的有关要求进行设计和执行。

（2）疗程应以放化疗周期计算。化疗 21 ~ 28 天为 1 周期，观察时间一般应为 2 个周期，放疗应观察 5 ~ 7 个周期，疗程最少不应少于 30 天。

（3）随访增效药应在治疗后 1 个月对瘤体疗效（按 WHO 疗效评价标准）进行再评价。

四、疗效判定

减毒药与增效药疗效判定指标：详见下表。

疗效判定指标

	减毒药	增效药
主要指标疗效判定指标	放/化疗完成率，WBC、Hb、BPC，心肝肾功能，KNS，免疫	瘤体变化
证候疗效判定指标	症状	症状
其他疗效判定指标	化疗药、放疗的不良反应	
疾病疗效判定指标	上述标准主要指标 3 项有效	上述标准主要指标有效

疗效判定标准建议根据药物的功能主治、试验目的选择病种，酌情制订。

（一）肿瘤客观疗效判定标准

按照卫生部《中国常见恶性肿瘤诊治规范》疗效判定标准进行评定。

（二）临床证候疗效判定标准

治疗后临床证候积分值比治疗前积分值下降≥70% 为显著改善；积分值下降≥30% 为部分改善；积分无变化者为无改善。

（三）行为状况评分标准

以 Karnofsky 行为状况评分标准为指标，在治疗前及每个疗程结束后均予评分，凡在疗程结束后较治疗前评分增加大于 10 分者为提高，减少大于等于 10 分者为降低，增加或减少不及 10 分者为稳定。

（四）体重

凡在疗程结束后，治疗后较治疗前体重增加或减少 1kg，作为"增加"或"下降"；增加或减少不超过 1kg 者为"稳定"。

（五）免疫功能评价

各项指标，疗前、疗后作比较。

（1）提高：治疗后较疗前由异常提高≥10%，或由异常恢复到止常。

（2）下降：治疗后较疗前由异常下降≥10%，或由正常转变为异常。

（3）稳定：治疗后较疗前上升、下降不足 10% 者或维持在正常范围。

（六）毒性反应

根据 WHO 急性和亚急性毒副反应的表现和分度标准拟定。

中药新药临床试验的证候及其疗效评价

一、证候确立依据和主症与次症

中医证候的正确确立是中药新药临床试验的重要内容。

（一）证候确立依据

1. 新药的处方功效

中药新药药物组成、配伍和功效是确立主治证候的主要依据。

常见的错误倾向是忽视全方整体功效和理论指导作用，有一味药，就有一种功能，就增加一种证候。如在治疗水肿证的处方中，增加一味活血药，就增加了治疗血瘀证功效；增加了一味理气药，就增加了治疗气滞证功效。实际上增加的理气活血药物，仅仅是通过调畅气血、助水下行，以发挥主要功效。

研制有效部位或单体制剂的中药新药，其证候的确立应当有充分的根据。在证候难以明确的情况下，鼓励在临床试验中进行证候研究，通过临床试验明确该药物的适应证候。

2. 疾病和证候协调统一

疾病和证候都是认识生命活动的科学方法，两者相辅相成，取长补短，可以对病证有更全面的认识。

对于以病统证的新药研究对象，应采用辨病和辨证相结合的方法，在明确疾病诊断的前提下，结合新药功能主治，选择适应证候。对于以证统病的新药研究对象，应当确定可以反映同一证候特点的不同疾病。但需要注意中医证候和中医病种、中医证候和西医病种间的相互联系，不能单纯以西医疾病疗效作为评价中医证候疗效的标准。

对于改善症状的新药研究，如解热、止痛、止泻等，也要注意症状和疾病、证候的相互联系。

（二）主症和次症

在证候研究中确立主症和次症是比较常用的一种方法。

主症一般能够反应证候的基本属性，有时对属性的判断具有决定作用。次症对证候基本属性的判断起辅助作用。要注意不同疾病的同一证候也可以有不同的主症和次症。

二、证候诊断标准

证候诊断应遵循现行公认的标准、原则执行。这类标准主要是指国家标准和行业标准。如由国家技术监督局发布的，在 1996 年 1 月 1 日实施的《中医病证分类与代码》（编号为：GB/T15657 - 1995），1997 年 10 月 1 日实施的国家标准《中医临床诊疗术语——证候部分》（编号为：GB/T16751·2 - 1997），国家中医药管理局医政司公布的《中医病症诊断疗效标准》。国际、国内专业学术组织和会议所制订的标准，只要是现行公认的也具有较高的权威性。

鉴于医学实践的不断发展和临床情况的复杂性，确实无现成标准可供借鉴，可以结合实际情况制订临床试验证候标准，并注意进行制订方法和依据的科学性考察。

三、证候计量方法

在现代科学研究中，定量研究是形成正确科学概念的重要条件。中医证候计量诊断一直受到关注，各方面均在积极探索研究。计量方法的建立需要经过一系列的科学研究和严格评价。

目前采用的方法，以专家经验为基础：首先列出构成证候诊断的主要症状和次要症状，指明必须具备的若干主症及次症。根据主症、次症在证候诊断中的贡献大小确定其权重，一般主症占有较大权重。症状一般可分为4级，即正常、轻度异常、中度异常、重度异常。最后，根据症状总计分，建立证候轻、中、重的分级诊断标准。

四、证候疗效评价

为了提高评价证候疗效的客观性，较多采用以证候计分的形式进行疗效评价。具体就是前述证候计分方法，以可用于疗效评价的证候征象构成综合指标，观察治疗前后的变化，进行加权求和的计算。此外，在评价证候疗效时，对不同病种间同一证候和同一疾病不同证候间的比较，应注意病种和证候的均衡性。

五、证候研究注意事项

中医证候观察是中药新药临床试验的重点内容之一，也是中药新药研究的技术关键。在临床试验中要注意以下事项。

（一）证候夹杂和证候动态转化

中医证候夹杂现象比较常见，如寒热错杂，虚实兼见，更经常遇到气滞血瘀、痰瘀互结等情况。确定中药新药适应的证候类型应根据新药处方的特点进行。单一功效的处方，只能选择单一证候；多功效的处方，可以选择复合证候；不同主次功效的处方，可以采用主症和兼症的设计方法。例如具有活血功效的新药，可以选择血瘀证候；具有利湿化痰功效的新药，可以选择痰湿证候；具备活血和利湿双重功效的新药，可以选择瘀痰互结或瘀痰阻络证候。若新药处方包括益气活血和温化痰湿两种药物，则先要判断孰轻孰重，来决定选择气虚血瘀兼痰湿停聚的证候，还是湿伏停聚兼气虚血瘀的证候。

疾病的不同特点，不同阶段可以表现为不同证候，并有其自然的演变转化规律，这是证候的动态性。因此，在确定受试对象标准时，应重视证候的转化，注意纳入证候的相对稳定性。同样，证候在治疗过程中，可以随着病情的变化而发生演变转化。中药新药选择试验观察证候时，应保证新药试验期间所选择受试者的病理特征基本符合该证候的病理发展过程，以保证试验结果的可靠性。若在新药试验期间，证候发生了质的变化，已不再适合新药的主治范围，此时，应结合具体情况，考虑是否退出试验，并对这部分受试对象作出统计描述，分析转化原因。

（二）证候客观化及微观辨证

证候客观化，即应用现代科学理论、方法、技术和仪器等理化检测手段，对中医证候的组合要素进行定性、定量、定位的研究，如核技术、超声技术、影像技术、显微技术及生化方法等进行证候的客观化研究和四诊客观化研究。这些指标纳入到中医辨证论治中，被看作某种证候诊断的现代依据。目前，这种研究还只是在初期阶段，仅提示某种指标对某种证候具有某种程度的相关性，而其相关程度及准确性并不很清楚，许多基本问题尚有待解决，这是一个正在积极进行探索的领域。

证候微观辨证，系相对于通过四诊获得体表信息进行宏观辨证而言。是借助现代科学技术手段从人体的不同层次和水平（系统、器官、细胞、亚细胞及分子等）去阐明证候在结构、代谢、功能等方面的生物学物质基础，探索对证候具有诊断价值的微观指标，建立证候的微观诊断标准。虽然微观辨证是宏观辨证的深入和发展，对于临床上少数无证可辨的受试对象，如某些高脂血症患者，可能有一定的证候辅助诊断作用；对于揭示证候的现代生物学基础的研究也取得了一些成果，如血液流变学、微循环检查对血瘀证，17－羟皮质醇对肾阳虚，木糖代谢对脾虚证的诊断等。但是，目前各证候的特异性指标大体上还没有筛选出来，微观指标与证候关系及应用价值也有待于深入研究，现在还不具备将微观辨证直接纳入中药新药证候观察之中的条件，应当大力加强这方面研究，积极进行探索，并将公认可靠的成果引入到证候诊断和疗效评价中去，提高中药新药临床研究水平。

参 考 文 献

[1] 张友会. 现代肿瘤学. 北京：北京医科大学中国协和医科大学联合出版社，1994.

[2] 吕宝忠，赵寿元. 肿瘤遗传学. 北京：科学出版社，1998.

[3] 周衡. 中医防治学总论. 武汉：湖北科学技术出版社，1989.

[4] 区永欣. 中医病机学. 广州：广东高等教育出版社，1998.

[5] 匡调元. 现代中医病理学基础. 上海：上海科学普及出版社，1998.

[6] 潘鸿鹄. 中医药抗癌学. 北京：中医古籍出版社，1998.

[7] 汤钊猷. 现代肿瘤学. 上海：上海医科大学出版社，1993.

[8] 南登崑. 康复医学. 第3版. 北京：人民卫生出版社，2004

[9] 刘积良，王坤. 癌症预防与康复. 上海：复旦大学出版社，2001.

[10] 屈健宁，吴小翎. 幽门螺杆菌在胃癌发生中的作用机制. 临床消化病杂志，2002，14（2）：93.

[11] Strader DB, Wright T, Thomas DL, et al. Diagnosis, management and treatment of hepatitis C. Hepatology, 2004, 39：1147.

[12] 梁晓峰，陈园生，王晓军，等. 中国3岁以上人群乙型肝炎血清流行病学研究. 中华流行病学杂志，2005，26：655.

[13] 范金水，庄辉，李远贵，等. 我国8城市HBsAg阳性和阴性乙型肝炎患者的病毒血清型和基因型分析. 中华微生物学和免疫学杂志，1998，（18）：88.

[14] John T J, Cooksleyg. Hepatitis B vaccine boosters：Is there a clinical need in high endemicity populations? Gastroenterol Hepatol, 2005, （20）：5.

[15] Updated U. S. Public health service guidelines for the management of occupational exposures to HBV, HCV and HIV and recommendations for postexposure prophylaxis. MMWR Recomm Rep, 2001, 50：1.

[16] 陆伦根，曾民德，茅益民，等. 氧化苦参碱胶囊治疗慢性乙型病毒性肝炎的随机双盲、安慰剂对照多中心临床研究. 肝脏，2002，7：218.

[17] 于岩岩，王勤环，朱理珉，等. 苦参素治疗慢性乙型肝炎的临床研究. 中华肝脏病杂志，2002，10：280.

[18] Douma S, Van Laar T, Zevenhoven J, et al. Suppression of anoikis and induction of

metastasis by the neurotrophic receptor TrkB. Nature, 2004, 430 (7003): 1034.

[19] Rennebeckg, Martelli M, KyPrianou N. Anoikis and survival connections in the tumor microenvironment: Is there a role in prostate cancer metastasis. Cancer Res, 2005, 65 (24): 11230.

[20] Aoudjit F, Vuorik k. Matrix attachment regulates Fas – induced apoptosis in endothelial cells: a role for c – flip and implications for anoikis. J Cell Biol, 2001, 152 (3): 633.

[21] Martin SS, Vuori K. Regulation of Bcl – 2 protein during anoikis and amorophosis. Biochi Biophys Acta, 2004, 692 (2 – 3): 145.

[22] Gilmore AP, Metcalfe AD, Romer LH, et al. Integrin – mediated survival signals regulates the apoptotic function of Bax through its conformation and subcellular localization. J Cell Biol, 2000, 149 (2): 431.

[23] Hamois C, Demers M J, Bounchard V, et al. Human intestinal epithelial crypt cell survival and death: Complex modulations of Bcl – 2 homologs by Fak, PI3 – K/Akt – 1, MEK/ Erk, and P38 signaling, Pathways. J Cell Physiol, 2004, 198 (2): 209.

[24] Grossmann J, Walther K, Artinger M, et al. Apoptotic signaling, during, initiation of detachment – induced apoptosis ("anoikis") of primary human intestinal epithelial cells. Cellg, rowth Differ. 2001, 12 (3): 147.

[25] 沈洪彦, 孙治君. Th1/Th2 细胞与肿瘤复发. 中国普外基础与临床杂志, 2006, 13 (4): 490.

[26] 林光美. 太子参研究进展. 中国野生植物资源, 2004, 23 (6): 15.

[27] 武彦芳. 关于白术的研究进展. 大同职业技术学院学报, 2005, 19 (4): 79.

[28] 季旭明, 王伟庆, 刘琳. 黄芪功效研究简述. 1998, 22 (3): 224.

[29] 李鹏飞, 杜海燕, 赵孟春. 黄芪多糖的化学和免疫学研究. 上海畜牧兽医通讯, 2005 (5): 4.

[30] 黄可儿, 赵敏, 王建华. 黄芪总苷的药理研究进展. 中药新药与临床药理, 2005, 16 (6): 461.

[31] 李成义. 甘草"和诸药, 解百毒"辨析. 甘肃中医, 1996, 9 (2): 42.

[32] 高鸿霞, 邵世和, 王国庆. 中药甘草研究进展. 井冈山医专学报, 2004, 11 (5): 8.

[33] 陈红. 甘草药理作用概述. 海峡药学, 2005, 17 (4): 7.

[34] 翟延君, 冯夏红, 康廷国, 等. 软枣猕猴桃不同药用部位微量元素的含量测定. 微量元素与健康研究, 1996, 13 (3): 32.

[35] 张海防, 窦昌贵, 顾菲菲. 虎杖清热解毒抗癌药理作用的研究进展. 中药材, 2003, 26 (8): 606.

[36] 马超, 朴惠善. 白花蛇舌草的研究进展. 时珍国医国药, 2006, 17 (2): 269.

[37] 谭永红，李晓梅，曾仁杰，等. 白花蛇舌草治疗胃部疾病的研究进展. 西南国防医药，2005，15（2）：180.

[38] 黄建荣，刘咏海，喻志标，等. 白花蛇舌草化学成分和药理活性研究进展. 中成药，2005，27（11）：1329.

[39] 肖海涛，李铣. 半枝莲化学成分和药理活性研究进展. 中药研究与信息，2005，7（4）：20.

[40] 邹箴蕾，吴启南. 半枝莲有效化学成分及药理作用研究进展. 时珍国医国药，2005，16（2）：149.

[41] 蒋小岗，顾振纶. 半枝莲的化学成分和药理作用. 中国野生植物资源，2004，23（1）：3.

[42] 杨振江. 活血化瘀对肿瘤转移影响的研究概况，湖南中医学院学报，2002，22（4）：66.

[43] 张培彤，裴迎霞，祁鑫，等. 活血药对人肺癌细胞黏附和侵袭的影响. 中国中西医结合杂志，1999，19（2）：103.

[44] 邱佳信. 在恶性肿瘤治疗中如何合理应用活血化瘀药物. 中医杂志，1988，29（5）：60.

[45] 中国医学百科全书编委会. 肿瘤学. 上海：上海科学技术出版社，1992.

[46] 周岱翰. 临床中医肿瘤学. 北京：人民卫生出版社，2003.

[47] 刘振华. 肿瘤预后学. 北京：科学技术文献出版社，1995.

[48] 孙桂芝. 常见肿瘤诊疗指南. 北京：中国科学技术出版社，1991.

[49] 郁仁存. 中医肿瘤学. 北京：科学出版社，1983.

[50] 陈锐深. 现代中医肿瘤学. 北京：人民卫生出版社，2003.

[51] 徐振晔. 中医治疗恶性肿瘤. 北京：人民卫生出版社，2007.

[52] 李树玲. 头颈部肿瘤学. 北京：人民卫生出版社，1998.

[53] 李龙芸. 老年Ⅲ/Ⅳ期非小细胞肺癌的化学治疗. 中华老年多器官疾病杂志，2005，4（3）：33.

[54] 陆嘉德，Michael F. Back. 小细胞肺癌的治疗现状及进展. 中国肿瘤杂志，2006，16（8）：609.

[55] 陈志峰，李成柱，刘少翔，等. 中医药治疗原发性非小细胞肺癌的 Meta 分析. 中医杂志，1999，40（5）：287.

[56] 周际昌. 实用肿瘤内科学. 北京：人民卫生出版社，1999.

[57] 周宜强，范宏宇. 中医药治疗非小细胞肺癌的研究概况. 中国中医基础医学杂志，2002，（10）：31.

[58] 徐敏. 中医治疗肺癌的研究概述. 辽宁中医药大学学报，2007，9（3）：57.

[59] 王小震，李宁. 恶性胸膜间皮瘤的临床研究进展. 肿瘤进展杂志，2006，4

（1）：22.

［60］刘福校．恶性胸膜间皮瘤与常见胸肺部疾病的鉴别诊断．临床误诊误治，2004，17（11）：776.

［61］刘爱娜，王绿化，黄镜．恶性胸膜间皮瘤的治疗现状．肿瘤进展杂志，2004，4（1）：27.

［62］梁志欣，陈良安．恶性胸膜间皮瘤的诊治进展．中国肺癌杂志，2005，8（6）：575.

［63］郑玉玲，韩新巍．中西医肿瘤诊治大全．北京：中国中医药出版社，1996.

［64］刘伟胜．肿瘤科专病．北京：人民卫生出版社，2005.

［65］潘敏求．中华肿瘤治疗大成．石家庄：河北科学技术出版社，1996.

［66］陈文庆．胸腺瘤外科治疗近况．中华胸心血管外科杂志，1994，10（1）：83.

［67］林冬梅，吕宁，冯晓莉，等．恶性胸腺瘤的临床病理特点．中华肿瘤杂志，1999，（2）：136.

［68］薛志强，王如文，蒋耀光，等．胸腺瘤患者预后因素分析．中国胸心血管外科临床杂志，2003，10（2）：98.

［69］王敬慧，张树才．胸腺瘤的诊断与治疗进展．结核病与胸部肿瘤，2005，（4）：309.

［70］曾灿光，戎铁华．407 例原发性纵隔肿瘤的临床分析．肿瘤，1999，18（1）：79.

［71］张志庸，周易东．纵隔神经源性肿瘤的诊断和治疗．中华外科杂志，2002，40（9）：676.

［72］刘复生，刘彤华．肿瘤病理学．北京：北京医科大学，中国协和医科大学联合出版社．1997.

［73］柱星．名医治癌良方．南宁：广西科学技术出版社，1991.

［74］王德元．胸部肿瘤学．北京：科学技术文献出版社，2002.

［75］张熙曾．纵隔肿瘤学．郑州：郑州大学出版社，2002.

［76］钱伯文．肿瘤的辨证论治．上海：上海科学技术出版社，1980.

［77］周耀群．益气活血法治愈胸腺瘤一例报告．新中医，1983，11：38.

［78］高国俊．中西医结合治愈恶性胸腺瘤 2 例报告．新医学，1985，4：190.

［79］江泽飞，宋三泰．乳腺癌术后辅助治疗最新指导原则．肿瘤研究与临床，2001，13（5）：293.

［80］王涛，江泽飞，宋三泰，等．单药希罗达治疗复发转移性乳腺癌的疗效观察．中华肿瘤杂志，2004，26（6）：379.

［81］张少华，江泽飞，宋三泰，等．泰索帝联合希罗达治疗蒽环类化疗失败复发转移性乳腺癌的临床研究．肿瘤进展，2004，2（3）：217.

［82］Coombes RC, Hall E, Gibson LJ, et al. A randomized trial of exemestane after two to three years of tamoxifen therapy in postm2 enopausal women with primary breast cance. N Eng J Med, 2004, 350：1081.

［83］ 江泽飞，宋三泰．乳腺癌内分泌治疗的新思路和新策略．中华肿瘤杂志，2003，25
（4）：410.

［84］ 江泽飞，姚开泰，宋三泰．乳腺癌治疗的新循证医学证据和临床实践．中华医学杂
志，2005，85（43）：3025.

［85］ 孙燕，李丽庆，宋三泰，等．注射用曲妥珠单抗治疗晚期乳腺癌临床验证结果．中
华肿瘤杂志，2003，25（6）：581.

［86］ 刘燕珠，王泳，吴丹红，等．中西医结合治疗乳腺癌68例．福建中医药，2000，31
（3）：30.

［87］ 卢雯平，陈长怀，花宝金，等．乳腺癌的中医治疗思路及方法．中国肿瘤，2003，
12（6）：331.

［88］ 刘晓雁，赖世隆，刘鹏熙，等．中医药及中西医结合治疗乳腺癌研究文献的质量评
价．循证医学，2005，5（1）：26.

［89］ 孙燕，周际昌．临床肿瘤内科手册．第4版．北京：人民卫生出版社，2003.

［90］ 罗荣城，韩焕兴．肿瘤综合治疗新进展．北京：人民军医出版社，2003.

［91］ 陈峻青．胃癌根治术后复发形式和方法的选择．中国实用外科杂志，1995，15
（12）：709

［92］ 王舒宝．复发胃癌及晚期胃癌的外科治疗．中国实用外科杂志，2000，20
（10）：587.

［93］ 徐光炜．胃癌治疗的现状及问题．外科理论与实践，2003，8（1）：3.

［94］ 金懋林．胃癌内科化学治疗的新进展．医学临床研究，2003，20（10）：735.

［95］ 李玉升．晚期胃癌的化疗与用药．中华医学杂志，2004，84（24）：2139.

［96］ 刘鹏，邓清华．胃癌放疗的进展．国外医学肿瘤学分册，2005，32（7）：552.

［97］ 郑坚，顾缨，周浩，等．健脾中药对进展期胃癌生存期及转移复发状况的作用．辽
宁中医杂志，2003，30（8）：683.

［98］ 杨金坤，郑坚，沈平，等．中药胃肠安防治进展期胃癌术后转移的临床研究．中国
中西医结合杂志，2003，23（8）：580.

［99］ 许尤琪，薛惠宁，诸晓秋，等．健脾活血解毒中药抗胃癌术后转移的临床观察．中
西医结合学报，2003，1（3）：192.

［100］ 赵健雄，沈世林，曲勇，等．扶正抑瘤颗粒对食管癌胃癌术后患者免疫功能及血液
流变学影响的临床观察．中华实用中西医杂志，2003，16（4）：517.

［101］ 卜平，周荣卿，陈齐鸣．扶正化瘀方对胃癌患者术后转移的抑制作用及T淋巴细胞
亚群的影响．中医杂志，2001，42（4）：226.

［102］ 卜平，周荣卿．扶正化瘀方对胃癌转移及血液流变学的影响．中国中西医结合脾胃
杂志，2000，8（4）：193.

［103］ 杨继泉，张斌斌．中医药治疗中晚期胃癌102例临床疗效分析．中医杂志，2000，

41（8）：483.

［104］陆星华．我国胰腺癌诊断的现状和发展前景．中华内科杂志，1997，6（7）：435.

［105］成文武，刘鲁明，于尔辛．202 例胰腺癌临床分析．中华消化杂志，2003，23（12）：758.

［106］宋伟祥，刘鲁明．胰腺癌中医药临床和实验研究进展．浙江中西医结合杂志，2004，14（1）：65.

［107］成文武，刘鲁明，尹永祥．202 例胰腺癌转移临床分析．中华实用医药杂志，2003，3（6）：484.

［108］成文武，刘鲁明，章英剑，等．血清学检查在胰腺癌诊断中的作用．肿瘤防治杂志，2003，10（4）：386.

［109］沈晔华，刘鲁明．中晚期胰腺癌的化学药物治疗．世界临床药物，2004，25（5）：279.

［110］王桐，孔棣．中西医结合治疗晚期胰腺癌效果分析．中国中西医结合外科杂志，2000，6（3）：173.

［111］李增灿，侯鹏．双介入并中药治疗胰腺癌35 例疗效分析．中华内科杂志，1997，36（12）：827.

［112］贺用和，林洪生．中西医结合治疗中晚期胰腺癌63 例临床观察．中国中医药信息杂志，2001，8（3）：65.

［113］李秋，雷正明，夏先明．参芪抑癌液和细胞因子治疗晚期肝癌胰腺癌临床观察．河南肿瘤学杂志，1999，12（1）：27.

［114］王炳胜，刘秀芳．益气活血中药在中晚期胰腺癌放化疗中的作用．中国中西医结合杂志，2000，20（10）：736.

［115］Liu LM, Wu LC, Lin SY, et al. Therapeutic evaluation on advanced pancreatic cancer treated integrative chinese and western medicine：Clinical analysis of 56 cases. Chinese Journal of Integrative Medicine, 2003, 9（1）：39.

［116］Liu Luming. Comprehensive therapy of pancreatic cancer by integrative traditional and western medicine. Chinese Journal of Integrative Medicine, 2004, 10（3）：236.

［117］陈培丰，刘鲁明．中药蛇六谷抗癌活性及诱导癌细胞凋亡．中国中医基础医学杂志，2000，6（9）：30.

［118］张兴荣，蔡洪培，邓志华，等．氧化砷诱导胰腺癌细胞凋亡的实验研究．肝胆胰外科杂志，2001，3（3）：156.

［119］许青，鲍洪涛，王杰军，等．羟基喜树碱对 SW 199 的体外增殖及凋亡的影响．肿瘤学杂志，2001，7（2）：73.

［120］徐如堂．汉方药对人胰腺癌细胞作用的体外实验研究．国外医学·中医中药分册，1997，19（4）：45.

[121] 宋焱．屠揆先治疗恶性肿瘤验案简介．中医杂志，1993，(1)：588.

[122] 韩先知．中西医结合治疗胰腺腺泡癌一例疗效观察．实用中医内科杂志，1990，(2)：29.

[123] 李济仁．名中医肿瘤验案辑按．上海：上海科学技术出版社，1990.

[124] 周信达．肝癌诊治的若干进展及展望．中华消化杂志，1999，19 (2)：5.

[125] 张俊，顾丕荣．老中医辨治肝癌的经验．新中医，1999，31 (1)：8.

[126] 张效霞，王媛．健脾理气法与原发性肝癌．山东中医药大学学报，1999，23 (1)：18.

[127] 何秀兰，周而复，袁尚华，等．王沛教授治肝癌临床经验总结．中国中医基础医学杂志，2004，10 (3)：70.

[128] 沈敏鹤．吴良村运用中医治疗原发性肝癌．中国肿瘤，2000，9 (5)：238.

[129] 陈玉琨，陈竟平．原发性肝癌术后的中医治疗．新中医，1996，28 (7)：38.

[129] 段平，张来鹏，汪慧珠，等．中医药治疗晚期原发性肝癌．新乡医学院学报，1998，15 (4)：375.

[130] 杨勤龙．大黄甲虫汤治疗原发性肝癌 30 例临床报告．黑龙江中医药，2001，(5)：28.

[131] 彭海燕，章永红，王瑞平，等．补肝软坚方治疗肝癌 100 例临床观察．北京中医，2004，23 (1)：30.

[132] 龚惠民，张静言，王金兵，等．健肝软坚丸治疗原发性肝癌 74 例分析．中西医结合肝病杂志，1994，4 (1)：33.

[133] 王佩，王羽．龙胆泻肝汤加减治疗肝癌发热 52 例．四川中医，2003，21 (9)：49.

[134] 赵付芝，刘辉，王传岱．疏肝化瘀汤治疗原发性肝癌 30 例．山东中医杂志，2003，22 (4)：215.

[135] 刘绮．自拟健脾化积汤治疗中晚期原发性肝癌 36 例．广西中医药，2000，23 (1)：16.

[136] 覃燕明，湛永滋．艾迪注射液治疗晚期原发性肝癌的疗效观察．广西医学，2003，25 (12)：2505.

[137] 刘俊保，姚志伟．白花蛇舌草注射液对原发性肝癌的临床作用．医学论坛杂志，2004，25 (15)：37.

[138] 李学，吴晓秀，李佩文，等．康莱特注射液治疗原发性肝癌的临床研究．中国肿瘤临床，1999，26 (6)：475.

[139] 官纯寿，易屏，刘艳娟，等．薏苡仁注射液治疗原发性肝癌的研究．中国中西医结合消化杂志，2001，9 (6)：355.

[140] 高雪梅，芦书田，崔利中，等．肝癌止痛散外敷治疗中晚期肝癌疼痛 50 例．山东中医药大学学报，1999，23 (6)：452.

[141] 何子强，黄瑜峰，陈祖安．速效镇痛膏贴敷治疗原发性肝癌疼痛 26 例．河北中医，1994，16（6）：19.

[142] 李佩文，张代钊．中药清水方外敷治疗癌性腹水的研究．中医杂志，1991，32（7）：28.

[143] 胡怀强，李杰．癌痛膏外敷治疗肝癌疼痛 46 例．中医外治杂志，1998，7（2）：18.

[144] 牛志世，王佩兰，王国庆．瘤痛消贴膏治疗肿瘤疼痛 100 例．河南中医药学刊，2000，15（3）：40.

[145] 冯敢生，郑川胜，周汝明，等．中药白及栓塞肝动脉治疗肝癌的对比性研究．临床医学影像杂志，1996，7（4）：209.

[146] 孙秉严，孙丽瀛．孙秉严 40 年治癌经验集．北京：华龄出版社，1997.

[147] 卢祥之．名中医治疗肿瘤方药及实例．重庆：科学技术文献出版社重庆分社，1990.

[148] 贾立群．现代名中医肿瘤绝技．北京：科学技术文献出版社，2002.

[149] 王绪鳌．老年肠癌的中医药治疗．浙江中医学院学报，1986，（1）：21.

[150] 钱伯文．以辨证施治配合"消瘤净"治疗 61 例肠道癌肿的疗效观察．上海中医药杂志，1988，（7）：6.

[151] 陈培丰．单纯中医药治疗晚期直肠癌 18 例．陕西中医，1995，16（1）：12.

[152] 郑冬梅．中西医结合治疗放射性直肠炎的疗效分析．湖北中医杂志，2000，22（12）：25.

[153] 吴晓春．辨证治疗宫颈癌放疗后并发膀胱炎 30 例临床观察．中国中医药信息杂志，2000，7（6）：61.

[154] 丁希海．辨病治疗中晚期宫颈癌 34 例报告．黑龙江中医药，1986，2（10）：10.

[155] 曹泽毅．妇科肿瘤学．北京：北京出版社，1998.

[156] 罗元恺．实用中医妇科学．上海：上海科学技术出版社，1993.

[157] 董志伟．临床肿瘤学．北京：人民卫生出版社，2002.

[158] 周际昌．实用肿瘤内科学．北京：人民卫生出版社，1999.

[159] 徐晓明．肿瘤药膳良方．北京：人民卫生出版社，2002.

[160] 耿德章．中国老年医学．北京：人民卫生出版社，2002.

[161] 蒋益兰，金红．中医辨证与化疗治疗晚期膀胱癌 56 例对比观察．上海中医药杂志，1994，10（3）：3.

[162] 谢桐，凌桂明，叶郎清．中药治疗膀胱肿瘤远期疗效观察．上海中医药杂志，1982，（4），11.

[163] 张守谦，梁恒新，丛德弟．地榆炭醋煎剂和斑蝥治疗膀胱肿瘤 23 例临床观察．黑龙江中医药，1982，（4）：27.

[164] 谢文纬. 中医成功治疗肿瘤 100 例. 北京：中国财政经济出版社，2007.

[165] 马腾骧. 男性生殖系肿瘤·前列腺癌. 中华泌尿外科杂志，1999，20（9）：1520.

[166] 张剑. 李辅仁治疗前列腺癌睾丸摘除术后诸症的经验. 中医杂志，1998，39（2）：283.

[167] 刘嘉湘. 现代中医药应用与研究大系·肿瘤科. 上海：上海医科大学出版社，1996.

[168] 李佩. 中西医结合临床肿瘤学. 北京：中国中医药出版社. 1996.

[169] 凌耀星. 中医治癌秘诀. 上海：文汇出版社，1995.

[170] 李卫真. 前列腺病中医诊疗学. 北京：北京科学技术出版社，1996.

[171] 朱白冰. 方伯英治疗前列腺癌一则. 上海中医药杂志，1988，（1）：4.

[172] Hashimoto M，Yamashita Y，Mori N. Immunohistoc hemical detection of CD79a expression in precursor T cell lymphoblastic lymphoma/leukaemias. J Pathol，2002，197（3）：341.

[173] Reddy KS，Perkins SL. Advances in the diagnostic approach to childhood lymphoblastic malignant neoplasms. Am J Clin Pathol，2004，9（122 Suppl）：s3.

[174] Hyjek E，Chadburn A，Liu YF，et a1. BCL－6 protein is expressed inprecursor T－cell lymphoblastic lymphoma and in prenatal and postnatal thymus. Blood，2001，97（1）：270.

[175] Reiter A，Schrappe M，Ludwig WD，et a1. Intensive ALL－type therapy without local radiotherapy provides a 90% event，free survival for children with T－cell lymphoblastic lymphoma：a BFM，group report. Blood，2000，95（2）：416.

[176] Hoelzer D，Gokbuget N，Digel W，et a1. Outcome of adult patientswith T－lymphoblastic lymphoma treated according to protocols for acute lymphoblastic leukemia. Blood，2002，99（12）：4379.

[177] Thomas DA，Kantarjian HM. Lymphoblastic lymphoma. Hematol Oncol Clin North Am，2001，15（1）：51.

[178] Thomas DA，O'brien S，Cortes J，et a1. Outcome with the hyper－CVAD regimens in lymphoblastic lymphoma. Blood，2004，104（6）：l624.

[179] Kantarjian HM，O'brien S，Smith TL，et a1. Results of treatmentwith hyper－CVAD，a dose－intensive regimen，in adult acute lymphocytic leukemia. J Clin Oncol，2000，18（3）：547.

[180] Dabaja BS，Ha CS，Thomas DA，et a1. The role of local radiationtherapy for mediastinal disease in adults with T－cell lymphoblastic lymphoma. Cancer，2002，94（10）：2738.

[181] Hoelzer D，Gokbuget N. New approaches to acute lymphoblastic leukemia in adults：

where do wego？Semin Oncol，2000，27（5）：540.

［182］Levine JE，Harris RE，Loberiza FR，et a1. A comparison of allogeneic and autologous bone marrow transplantation for lymphoblastic lymPhoma. Blood，2003，101（7）：2476.

［183］Piccaluga PP，Malagola M，Amabile M，et a1. The achievement of molecular complete remission during，treatment with imatinib mesylate correlates with relapse – free survival in bcr/abl – Positive acute lymphoid leukemia patients. Hematologica，2004，89（10）：1269.

［184］韩锐. 肿瘤化疗预防与药物治疗. 北京：北京医科大学中国协和医科大学联合出版社，1991.

［185］张代钊. 中西医结合治疗放化疗毒副反应. 北京：人民卫生出版社，2000.